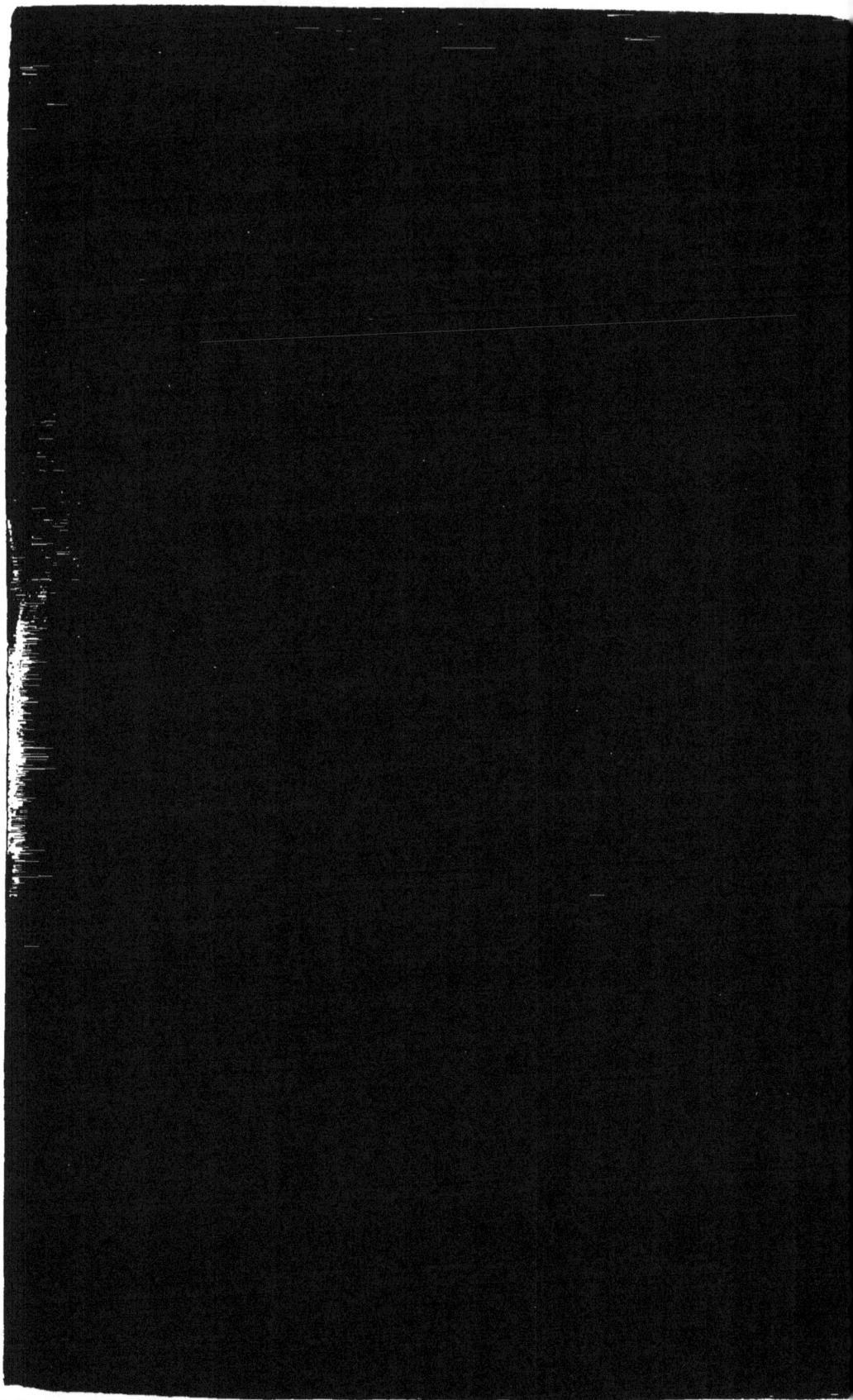

8 Ta 50

14

PARENCHYME HÉPATIQUE

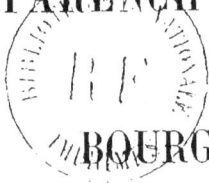

ET

BOURGEON BILIAIRE

CORBEIL. — IMPRIMERIE CRÈTE

PARENCHYME HÉPATIQUE

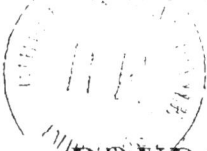

ET

BOURGEON BILIAIRE

PAR

ÉMILE GÉRAUDEL

CHEF DE LABORATOIRE A L'HOPITAL DE LA PITIÉ

Avec 89 figures dans le texte

PARIS

MASSON ET Cie, ÉDITEURS

LIBRAIRES DE L'ACADÉMIE DE MÉDECINE

120, BOULEVARD SAINT-GERMAIN, 120

—

1909

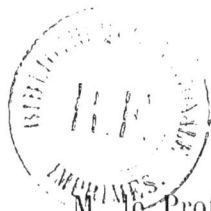

A

M. le Professeur agrégé RÉNON

MÉDECIN DE LA PITIE

MON CHER MAÎTRE,

Permettez-moi de vous dédier ce travail, en remerciement de l'hospitalité que vous m'avez accordée dans votre laboratoire et surtout en témoignage de mon respect affectueux.

ÉMILE GÉRAUDEL.

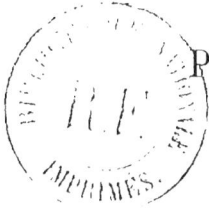

PRÉFACE

Il est remarquable de constater que, dans les descriptions qu'ils donnent des lésions du foie, les anatomo-pathologistes persistent à faire état de l'existence supposée d'une lobulation de cet organe, alors que tous les anatomistes s'accordent aujourd'hui à reconnaître que le foie de l'homme est un organe non lobulé. Il y a là un désaccord frappant, et qui doit disparaître, si l'on songe que l'anatomie normale et l'anatomie pathologique ne forment, à tout prendre, qu'un seul et même domaine.

J'ai voulu précisément, dans ce travail, accorder les données fournies par l'étude du foie normal et celles fournies par l'étude du foie pathologique.

J'ai donc cherché tout d'abord, dans une première partie, à déterminer le caractère essentiel des formations qui constituent l'appareil hépato-biliaire, la place qu'elles occupent parmi les tissus de l'organisme, leur valeur embryologique; puis, j'ai tenté d'établir la formule structurale de la principale de ces formations, à savoir le tissu hépatique proprement dit. J'ai été amené ainsi à reconnaître que le tissu hépatique n'est pas, comme le bourgeon biliaire, un dérivé direct entodermique, à type épithélial, mais un dérivé mésodermique, à type parenchymateux. Il est construit sur le plan très simple d'un réseau de travées cellulaires intriqué avec un réseau d'espaces vasculaires.

Cette notion d'anatomie normale doit dominer toute l'étude des déviations morphologiques du foie. Cette étude fait l'objet de la seconde partie de ce travail.

Mais, parmi les déviations morphologiques du foie, celles surtout qui ressortissent à l'inflammation et plus spécialement celles qui caractérisent les hépatites avec sclérose ou cirrhoses ont été exposées avec détail. J'ai voulu en particulier montrer par quel processus se constituaient les différentes formes de cirrhose.

Les déviations morphologiques de type néoplasique n'ont pas été abordées. On y verrait la même notion d'anatomie normale, qui dominait l'étude des déviations de type inflammatoire, garder toute sa valeur. C'est là un sujet que je me propose de développer ultérieurement.

Dans cet exposé des lésions du foie, j'ai toujours rapporté l'observation du malade à qui appartenait l'organe dont je décrivais les altérations. Les constatations anatomo-pathologiques ne peuvent être, en effet, impunément isolées des circonstances cliniques correspondantes.

Au cours de ces recherches enfin, j'ai été frappé par la fréquence avec laquelle je rencontrais, comme facteurs étiologiques des cirrhoses, la tuberculose d'une part, la syphilis d'autre part. J'ai essayé de mettre en relief ces facteurs étiologiques, non pas qu'ils soient entièrement méconnus, mais parce qu'ils n'occupent pas toujours la place à laquelle ils ont droit.

On ne s'étonnera donc pas de trouver réunis dans ce volume des chapitres empruntés aux domaines habituellement séparés de l'anatomie normale, de l'anatomie pathologique, de la nosologie.

La plupart des matériaux de ces études ont été recueillis

dans les services hospitaliers de MM. Lancereaux, Duguet,
Richardière, Rénon, Launois, Oulmont, Claisse.

L'accueil bienveillant de ces maîtres, l'intérêt qu'ils ont
témoigné pour mes recherches furent pour moi le meilleur
des encouragements. C'est avec joie que je leur exprime
ici toute ma gratitude.

Paris, mai 1909.

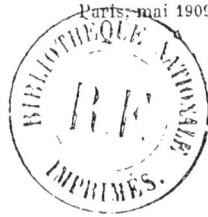

PARENCHYME HÉPATIQUE

ET

BOURGEON BILIAIRE

ETUDES SUR LE FOIE NORMAL ET PATHOLOGIQUE

PREMIÈRE PARTIE

LE FOIE A L'ÉTAT NORMAL

INTRODUCTION

LE PARENCHYME HÉPATIQUE ET LES VOIES BILIAIRES CONSTITUENT
DEUX FORMATIONS DE VALEUR EMBRYOLOGIQUE DIFFÉRENTE.

Au niveau de la future région hépatique, l'intestin primitif,
ou entoderme, fournit immédiatement au-dessous du cœur
(l'embryon étant supposé debout) un diverticule ou bourgeon
creux.

Ce diverticule intestinal n'est pas libre dans la cavité générale, mais enfoui dans une masse cellulaire pleine, qui
s'étend de l'intestin à la paroi ventrale, logeant dans son épaisseur les larges sinus veineux qui remontent au cœur. Cette
masse cellulaire a reçu le nom de septum transversal. C'est
en effet une sorte de diaphragme, de plancher, sur lequel
repose le cœur, au-dessous duquel se trouve la cavité abdominale.

La partie de cette masse cellulaire plus particulièrement
en rapport avec le diverticule intestinal, qui s'y loge, a reçu de

GÉRAUDEL. 1

Kölliker (1) le nom de bourrelet hépatique. His l'appelle foie primitif.

On admet, depuis Remak (2), que du diverticule entodermique proviennent les cellules du parenchyme hépatique et l'épithélium des voies biliaires. La masse cellulaire où est plongé ce diverticule fournirait : 1° le revêtement séreux du foie (capsule de Glisson) ainsi qu'une partie des ligaments de l'organe (petit épiploon et ligament suspenseur); 2° le tissu conjonctif ou gaine de Glisson qui entoure les voies biliaires.

On voit donc que la théorie classique admet que, dans la glande hépatique, voies d'évacuation et parenchyme sécréteur constituent en définitive une même formation embryologique, un diverticule entodermique. Cette formation originelle unique se différencie ultérieurement en une portion proximale, ou voies biliaires, et en une portion distale, ou parenchyme hépatique. Mais, fait essentiel, ces deux portions ainsi différenciées gardent néanmoins leur même valeur entodermique.

Remak a formulé nettement cette conception : « Le parenchyme hépatique, écrit-il, est un équivalent génétique de l'épithélium qui tapisse le tube digestif; le feuillet glandulaire (l'entoderme) est leur matrice commune. »

Dastre, dans son article sur la physiologie comparée du foie, écrit : « Le foie est une annexe de l'intestin moyen... C'est un organe qui, envisagé au point de vue morphogénique, se confond d'abord avec l'intestin, puis s'en sépare graduellement. »

Et il cite Gegenbaucr : « La différenciation du foie aboutit à sa séparation graduelle de l'intestin, séparation poussée finalement à un tel degré que l'organe n'est plus relié au tube digestif que par son conduit excréteur (3). »

C'est sur cette conception classique que Sabourin a édifié sa théorie du foie, glande biliaire.

Un même bourgeon né de l'entoderme formerait donc, d'une part, les voies biliaires, d'autre part, le parenchyme hépatique.

(1) Kölliker, Embryologie de l'homme et des animaux supérieurs, trad. française, 1882, p. 925.

(2) Remak, Untersuchungen ueber die Entwickelung der Wirbelthiere, folio, Berlin, 1850-1855.

(3) Dastre, art. Foie, in Dictionnaire de physiologie de Richet, 1904, t. VI, 3e fasc., p. 768.

Et voici par quel processus s'établirait *grosso modo* cette différenciation du bourgeon entodermique en ses deux parties constituantes.

Le bourgeon entodermique, dit encore bourgeon hépatique,

en se ramifiant un grand nombre de fois, passerait du type glande tubulée simple au type glande ramifiée.

De cette glande ramifiée, les premières ramifications resteraient indépendantes et constitueraient les voies biliaires.

Les dernières ramifications s'anastomoseraient les unes avec les autres, d'où la constitution d'une sorte de réticulum cellulaire, ou parenchyme hépatique.

Telle est la façon dont on suppose que doivent se passer les choses. Car rien n'est moins prouvé. Aucun auteur n'a constaté, au niveau de la partie distale du bourgeon entodermique, le pas-

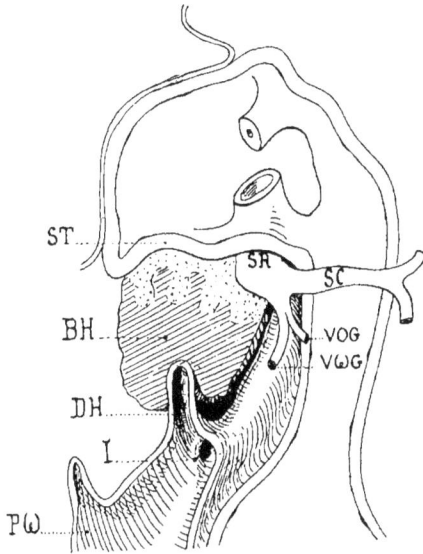

Fig. 1. — Coupe sagittale d'un embryon humain long de 3 millimètres.

I, Intestin avec son diverticule ou bourgeon « hépatique » DH s'enfonçant dans le bourrelet hépatique BH ; Pω, pédicule de la vésicule ombilicale; ST, *septum transversum* formant le plancher de la cavité péricardique, d'où le cœur a été enlevé; VOG, veine ombilicale gauche : VωG, veine omphalo-mésentérique gauche; SC, sinus de Cuvier; SR, *sinus reuniens* (d'après Kollmann).

sage du type initial, arborisation à rameaux indépendants, au type ultérieur, réseau par anastomose des rameaux d'abord libres. Il suffit de se reporter aux textes originaux de Remak et de Kölliker, dont on invoque l'autorité, pour se convaincre que leur conception est une conception hypothétique.

Ce qu'ont constaté ces auteurs, c'est, à un stade précoce du

développement, l'existence d'un bourgeon entodermique dans
la future région hépatique ; puis, à un stade ultérieur, sur
des embryons plus développés, l'existence d'un réticulum de
cylindres pleins ou creux en rapport avec le bourgeon entodermique en question. Ils n'ont rien constaté de plus. En particulier Kölliker dit explicitement : « Dans le foie, presque dès
les premiers instants, se montre un réticule clos d'éléments
glandulaires, et dans les interstices un réticule clos de vaisseaux sanguins. »

C'est par pure hypothèse que les deux constatations successives : 1° présence d'un bourgeon entodermique plus ou moins
ramifié ; 2° présence à un stade ultérieur d'un réseau de
cylindres hépatiques, ont été enchaînées l'une à l'autre par la
formule devenue classique : le réseau résulte de l'anastomose
des ramifications du bourgeon. Il n'existe aucune preuve tirée
de l'ontogenèse en faveur de cette hypothèse.

Dès que le foie se différencie, c'est sous forme de réseau
qu'il apparaît : « Dans le cours du développement, chez le
poulet, par exemple, dit Shore, il n'est nullement établi que
les cylindres hépatiques aient jamais été non anastomosés, bien
que généralement on affirme que tel a été le cas (1). »

En résumé, rien n'est moins prouvé que la prétendue
transformation de la portion distale du bourgeon entodermique
en parenchyme hépatique par anastomose de ramifications
primitivement indépendantes.

Et, par suite, la question reste entière de savoir quelle est la
destinée exacte du bourgeon entodermique et de la masse
cellulaire qui le coiffe.

Les recherches des embryologistes modernes permettent
d'attribuer au tube entodermique et au massif cellulaire plein
qui le coiffe une signification et une destinée très différentes.

Je les formule par avance. Le tube entodermique donne
exclusivement naissance aux voies biliaires. La masse cellulaire
a été à tort considérée comme l'ébauche vasculo-conjonctive de
l'organe. C'est, au moins pour partie, un véritable tissu hépatogénique, d'où proviennent les cellules du parenchyme hépatique.

Les constatations positives les plus récentes nous montrent,

(1) Th. W. Shore, Notes on the Origin of the Liver (*Journ. of Anat a.
Phys.*, V. 25, 1891, p. 166).

en effet, le parenchyme s'édifiant au niveau d'une masse cellulaire pleine qui coiffe l'extrémité du bourgeon intestinal.

Dès que le foie apparaît, dit Hammar, c'est sous forme d'un massif cellulaire plein coiffant le bourgeon entodermique, le massif hépatique. Ce massif cellulaire semble provenir de la prolifération du fond du diverticule entodermique. C'est une sorte d'épaississement du fond du diverticule, un véritable bloc fait de cellules accolées les unes aux autres.

Shore a nettement formulé cette genèse : « Le réseau hépatique, dit-il, ne peut s'être constitué que suivant l'un ou l'autre de ces deux processus : ou par l'union réciproque des extrémités de tubes originellement distincts, ou par la subdivision d'une masse cellulaire pleine, grâce au développement à son intérieur d'un réseau d'espaces intracellulaires.

Aucun fait ne permet de penser que le réseau hépatique se soit édifié suivant le premier processus. Des preuves ontogéniques et phylogéniques montrent au contraire que le parenchyme hépatique a parcouru dans son évolution les stades suivants :

1° Conduit tubulé simple, limité par un entoderme sécréteur spécifiquement différencié (type de l'*Amphioxus* reproduit chez l'embryon de poulet);

2° Subdivision des cellules entodermiques à l'extrémité aveugle du tube, pour former une masse pleine de cellules, à peine drainée par de minces canaux servant à évacuer la sécrétion, le diverticule originel servant de canal excréteur;

3° Multiplication ultérieure des cellules de cette masse et sa pénétration par des vaisseaux sanguins, d'où sa division imparfaite en cordons pleins anastomosés de cellules sécrétantes drainées par un système de capillicules biliaires intercellulaires (type de la lamproie);

4° Pénétration plus complète des vaisseaux sanguins entre les cylindres de cellules hépatiques, d'où la formation d'un système bien marqué de larges sinus sanguins séparant un réseau de cordons où les cellules se disposent en un seul rang autour des capillicules biliaires (type des poissons, amphibiens et reptiles, reproduit ontogéniquement au cours du développement des mammifères);

5° Pénétration encore plus fine des vaisseaux sanguins et subdivision consécutive des cylindres hépatiques, et arrangement des capillaires sanguins au pourtour de foyers d'exhaustion (*foci of exit*) pour le sang, de façon à former des lobules hépatiques (stade des mammifères adultes) » (*loc. cit.*).

« Ch.-S. Minot et Brachet sont fortement tentés, dit Hertwig, d'admettre avec Shore que le réseau de cylindres hépatiques résulte de ce fait que l'épithélium du diverticule hépatique primitif s'épaissit considérablement par prolifération et que cette masse épithéliale pleine se découpe en quelque sorte par pénétration des vaisseaux sanguins (1). »

Le réseau parenchymateux hépatique ne provient donc pas du bourgeonnement du diverticule creux et de l'anastomose de ses dernières ramifications. Il naît par réticulation d'une masse cellulaire pleine où pénètre le bourgeon. Ce dernier ne fournit en définitive que les voies biliaires épithéliales.

En d'autres termes, dans l'hypothèse classique, voies biliaires et parenchyme hépatique ne constituent qu'une seule et même formation continue, diversement différenciée, mais de même valeur embryologique. C'est une formation monovalente ento-dermique.

Dans l'hypothèse que je formule ici, les voies biliaires d'une part, le parenchyme hépatique d'autre part, constituent deux formations distinctes.

Les voies biliaires résultent de la prolifération du diverticule creux; le parenchyme hépatique résulte de la prolifération de l'épaississement terminal de ce diverticule.

Les deux parties, diverticule creux d'une part, épaississement terminal d'autre part, évoluent chacune pour leur compte.

En se multipliant, les cellules épithéliales du diverticule pro-duisent de nouvelles cellules épithéliales, formant de nouveaux tubes biliaires. En se multipliant, les cellules du massif pro-duisent de nouvelles cellules, augmentant la masse du paren-chyme hépatique.

Diverticule biliaire et massif hépatique ont une destinée indépendante. Il y a coupure entre leurs dérivés : ceux-ci ne forment plus dans leur ensemble une même unité embryolo-gique.

---

(1) HERTWIG, Traité d'embryologie, trad. JULIN, Paris, 1900.

Si l'on peut, en effet, conserver aux dérivés du diverticule biliaire creux le nom de dérivés entodermiques, les dérivés du bourgeonnement terminal plein de ce diverticule doivent être désignés autrement. Il est bien évident que, en dernière analyse, ils dérivent encore du diverticule entodermique: mais c'est une dérivation au second degré pour ainsi dire. Ce point est capital, et je désire y insister.

Il faut, en effet, distinguer deux types de dérivés des feuillets épithéliaux, externe et interne :

1° Les dérivés qui gardent leurs rapports avec le milieu externe-interne, et dont les cellules conservent le type épithélial. C'est par exemple le type des glandes de Lieberkühn. Ce sont des dérivés véritablement entodermiques, dérivés directs ou épithéliaux ;

2° Les dérivés qui perdent tout rapport avec le milieu externe-interne, et dont les cellules ne gardent plus le type épithélial.

Le parenchyme hépatique appartient précisément à cette classe, la classe des dérivés indirects ou parenchymateux. Ils ont perdu tout rapport avec le milieu externe-interne ; mais, en revanche, ils sont en rapport intime avec les vaisseaux sanguins, alors que les dérivés directs, épithéliaux, n'ont aucun rapport vasculaire.

Or ce sont là précisément les caractères des formations dites mésodermiques.

On ne nomme habituellement mésodermiques que les formations qui semblent naître à distance dans l'intervalle des deux feuillets externe et interne. Mais ces formations n'en proviennent pas moins de ces feuillets. Elles ont seulement perdu ultérieurement toute connexité avec eux. Ce sont, malgré tout, de véritables dérivés indirects du feuillet externe-interne. Je citerai, par exemple, la rate, la surrénale, les formations lymphatiques, les muscles, etc., le tissu conjonctif ou mésenchyme. Le mésoderme tout entier n'est qu'une production indirecte du feuillet externe-interne par prolifération de ce feuillet, d'abord sessile, puis pédiculée, puis indépendante (1).

_____

(1) Cette origine et cette genèse du mésoderme, à partir de l'ecto-entoderme primitif, seront facilement suivies dans les types à embryogénie dilatée, c'est-à-dire dans les types qui sérient sans les confondre toutes les phases évolutives. Origine et genèse sont au contraire méconnues quand

On peut dès lors étendre la signification du mot mésoderme
à tous les dérivés indirects des feuillets externe et interne, que
ces dérivés perdent (tissus mésodermiques des classiques) ou
gardent (parenchyme hépatique) leurs connexions avec le
feuillet souche. Tous ces dérivés indirects constituent une
véritable famille naturelle de même valeur embryologique.

Par contre, il convient d'opposer à ces dérivés indirects ou
mésodermiques les dérivés directs ou ecto-entodermiques,
même si les premiers ont gardé avec les derniers leurs connexions.

C'est ainsi que le diverticule endodermique à type épithélial qui
donne naissance aux voies biliaires et à la vésicule biliaire n'a
pas la même valeur génétique que la masse cellulaire pleine qui
coiffe ce diverticule et d'où provient le parenchyme hépatique.

De même, le pli ectodermique qui devient le canal épendymaire n'a pas la même valeur génétique que la masse cellulaire pleine qui provient indirectement de ce pli et constitue le
névraxe proprement dit.

Le bourgeon biliaire est un descendant au premier degré,
si l'on veut, de l'entoderme, de même que le canal épendymaire
est un descendant au premier degré de l'ectoderme. Ce sont
des formations entodermiques. Le parenchyme hépatique est
un descendant au second degré de l'entoderme, de même que
le parenchyme cérébro-médullaire est un descendant au second
degré de l'ectoderme. Ce sont des formations mésodermiques.
Bourgeon biliaire, canal de l'épendyme d'une part, parenchyme hépatique et parenchyme cérébro-médullaire, d'autre
part, sont deux séries de formations différentes.

Ces formations se développent par la suite indépendamment
l'une de l'autre. Pour le foie, par exemple, le bourgeon entodermique va se ramifier, pousser des prolongements creux, de
plus en plus multipliés, constituer en définitive l'arbre biliaire,
— la glande biliaire, pourrait-on dire, — si désormais, à la suite
de l'interprétation de Sabourin (1), ce terme ne devait prêter à
confusion.

la formation mésodermique, brûlant les étapes, semble naître à distance
du feuillet ecto-entodermique originel, dans les types à embryogénie condensée, là où se fusionnent ou manquent les stades successifs évolutifs.
  (1) SABOURIN, La glande biliaire de l'homme, Paris, 1888.

Le parenchyme hépatique, formation mésodermique, va voir augmenter le nombre de ses cellules; mais ces cellules garderont leur disposition spéciale en massif plein, contractant ultérieurement des rapports avec les vaisseaux au pourtour desquels elles se développent.

Chacune de ces deux formations, bourgeon biliaire, parenchyme hépatique, gardera sa physionomie propre, son indépendance, sa valeur embryologique.

Les cellules épithéliales du bourgeon intestinal vont se multiplier, mais elles garderont leur type épithélial initial. Elles se rangeront en palissade, déterminant la formation d'un nombre de plus en plus grand de ramifications creuses issues du tube primitif.

Les cellules parenchymateuses nées par prolifération du fond du diverticule perdront leurs rapports avec ce lieu d'origine et, en se multipliant, constitueront un massif cellulaire solide, fait de cellules n'ayant nullement le type épithélial.

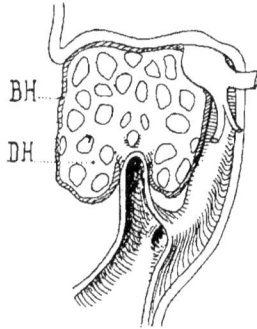

Fig. 2. — Ce schéma, conforme à l'hypothèse classique de Remak et Kölliker, montre que le parenchyme hépatique et les voies biliaires (en blanc) ont même origine à partir du diverticule entodermique DH. Le bourrelet hépatique BH (hachures) fournit seulement la capsule et les gaines conjonctivo-vasculaires du foie.

Dorénavant, chaque formation poursuit sa destinée propre. De même que la peau et le névraxe, quoique provenant d'un même ectoderme, évoluent ultérieurement de façon différente, au point que ni leur forme, ni leurs fonctions, ni leurs réactions pathologiques n'ont plus de trait commun, de même le bourgeon entodermique et le parenchyme hépatique, quoique provenant d'un même feuillet interne, évoluent ultérieurement de façon indépendante.

Considérer le parenchyme hépatique avec Kölliker et Remak et tous les classiques comme la partie distale de l'arbre biliaire, dont les rameaux se seraient secondairement soudés, c'est conserver au parenchyme hépatique son caractère de dérivé entodermique direct.

Considérer le parenchyme hépatique avec Hammar, Shore et
Ch.-S. Minot, comme une formation cellulaire pleine, provenant
de la prolifération massive d'une des régions de l'entoderme,
c'est donner au parenchyme hépatique son caractère de dérivé
entodermique indirect. Pour parler net, c'est le faire rentrer
dans la classe des productions dites mésodermiques.

Unité de valeur embryologique pour les voies biliaires et le
parenchyme hépatique, tous deux dérivés directs d'un même
bourgeon entodermique, voilà la
doctrine classique.

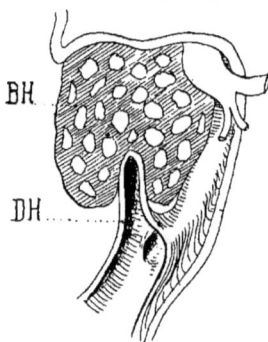

Dualité de valeur embryologique
pour les voies biliaires, dérivé
entodermique direct, et pour le
parenchyme hépatique, dérivé entodermique indirect, ou mieux
formation mésodermique, voilà la
conception que je soutiens.

Les voies biliaires et le parenchyme hépatique sont-elles deux
formations de valeur embryologique différente, à destinée évolu-
tive indépendante ? Immédiatement s'éclairent nombre de données
positives auxquelles se heurte la
conception de l'unité d'origine et
de constitution de la formation
bilio-hépatique.

Fig. 3. — Ce schéma traduit
l'hypothèse que je soutiens,
à savoir la dualité d'origine
du foie, dérivé mésodermique
né du bourrelet hépatique
BH (hachures) et des voies
biliaires, dérivé entodermique né du diverticule intestinal DH (en blanc).

Si l'on admet que les dernières ramifications des voies
biliaires ont, par leur anastomose, donné naissance au
réseau parenchymateux hépatique, il faut s'étonner des différences considérables de structure que présentent la cellule
biliaire et la cellule hépatique. Il n'y a ni analogie, ni transition
entre ces deux types cellulaires. La cellule biliaire est une cellule épithéliale, reposant sur une basale et garnie d'un plateau.
Entre elles, les cellules biliaires réservent une lumière large,
arrondie. La cellule biliaire est en résumé assez semblable à
une cellule intestinale, avec laquelle, d'ailleurs, elle a des
rapports génétiques évidents.

La cellule hépatique a une physionomie toute spéciale, ne

rappelant aucunement celle de la cellule intestinale. Elle n'a pas de plateau et ne repose pas sur une basale. Entre elles, les cellules hépatiques réservent une lumière extrêmement fine, à laquelle ne répond qu'une partie de leur surface, le capillicule biliaire. Il semble même que, aux premières phases du développement de l'embryon, les cellules hépatiques forment des cordons pleins, ce qui s'accorde peu avec la notion classique qui ferait provenir ces cordons cellulaires des ramifications des tubes biliaires creux. Si l'on veut chercher une analogie parmi les autres espèces cellulaires de l'organisme, c'est aux cellules surrénales par exemple qu'il faut penser.

Les cellules biliaires sont en contact avec une gangue conjonctive, ou mésenchyme, qui s'interpose entre elles et les vaisseaux les plus proches. Il n'y a pas contact direct de la cellule biliaire et du vaisseau sanguin.

Les cellules hépatiques sont en rapport intime, sans interposition de mésenchyme, avec les vaisseaux capillaires qui les baignent.

Les cellules biliaires, nous assurons l'occasion de le démontrer ultérieurement, sont nourries par des capillaires mésenchymateux nés de l'artère hépatique leur amenant le sang artériel de l'aorte, et collectés en veinules qui font retour à la veine porte.

Les cellules hépatiques sont nourries par des capillaires parenchymateux nés de la veine porte leur amenant le sang veineux qui sort de l'intestin ou de ses annexes, et collectés en veinules qui font retour à la veine sus-hépatique.

Enfin les lymphatiques démontrés au niveau des voies biliaires manquent totalement au niveau du parenchyme hépatique.

A ces différences morphologiques correspondent, on le sait, des différences fonctionnelles et des différences dans les réactions pathologiques, sur lesquelles je reviendrai par la suite.

Il résulte déjà de ces données que l'identité de valeur embryologique de parties aussi dissemblables ne laisse pas de surprendre.

Considérons maintenant l'ensemble des voies biliaires, issues du bourgeon entodermique initial. Nous voyons que, dans

l'hypothèse classique, il faudrait admettre que les rameaux
issus de ce bourgeon pourraient tantôt se terminer en cul-de-
sac : c'est le cas des *vasa aberrantia* ou du canal cystique;
tantôt donner naissance à du parenchyme hépatique. Il y a
plus : Toldt et Zuckerkandl ont démontré qu'en certaines
régions du foie, au niveau des ligaments triangulaires et sus-
penseurs, au niveau des ponts parenchymateux qui passent
au-dessus de la veine cave inférieure ou de la veine ombilicale,
au voisinage de la vésicule biliaire, le parenchyme hépatique
régresse, s'atrophie et peut entièrement disparaître. Au niveau
des parties devenues membraneuses, persistent seules les voies
biliaires. Le même phénomène se produit au niveau des plaies
du foie, au pourtour des tumeurs intrahépatiques, partout où
une action nocive, habituellement l'excès de pression, agit
sur le parenchyme qui disparaît, alors que résiste le bourgeon
biliaire.

Si l'on accepte la théorie classique, il faudrait encore admettre
que les ramifications biliaires pourraient donner tantôt du
parenchyme hépatique, tantôt du parenchyme pancréatique,
tantôt, d'après quelques auteurs, du parenchyme splénique.
Les recherches de tous les embryologistes ont montré, en
effet, que, sur le cholédoque, c'est-à-dire sur le bourgeon hépatique, apparaissaient deux bourgeons dits bourgeons pancréatiques ventraux, d'où naît en effet du tissu pancréatique, alors
que, en aval, le même cholédoque fournit du tissu hépatique.
Kupffer pense même avoir démontré que, chez l'estur-
geon et chez les cyclostomes, le pancréas ventral se trans-
formerait pour donner la partie antérieure de la rate (1). Et
Kupffer conclut de ces faits qu'il existe « entre les organes
annexes de l'intestin moyen, le foie, le pancréas, la rate, des
rapports génétiques plus étroits qu'on ne l'avait admis
jusqu'alors... Tous ces faits, dit-il, indiquent que ces organes
se sont constitués par une différenciation fonctionnelle et morphologique, aux dépens d'une formation univoque qui leur a
servi de point de départ et qui s'étendait le long de l'intestin
moyen ».

On peut à la doctrine uniciste faire encore d'autres objec-

(1) Prenant, Traité d'embryologie.

tions. Comment expliquer les faits où il y avait agenésie des voies biliaires et cependant développement parfait du parenchyme hépatique?

D'autre part, si voies biliaires et cordons hépatiques appartiennent à la même ramification glandulaire diversement différenciée dans ses portions proximale et distale, pourquoi ces passages de Hering, qui rappellent bien plus l'abouchement des deux parties, abouchement sans règle bien précise, sous les angles les plus variés, parfois de façon paradoxale, à contre-courant?

Tous ces faits, qui cadrent mal avec la conception classique, sont au contraire faciles à comprendre dès que l'on admet que foie et voies biliaires sont des formations de valeur embryologique différente.

Voies biliaires et parenchyme hépatique nous apparaissent donc comme, constituant, dans leur ensemble, une formation née en dernière analyse de l'entoderme, mais à double étage pour ainsi dire; le premier étage, diverticule épithélial, dérivé direct ayant conservé son caractère entodermique: le second étage, massif parenchymateux, dérivé indirect ayant revêtu les caractères très différents du type mésodermique.

Dans le développement ultérieur de cette formation composite, entodermo-mésodermique, chaque étage prolifère pour son compte et donne l'un, l'arbre biliaire, l'autre le réseau parenchymateux hépatique.

De telle sorte qu'il est permis de dire qu'il y a là en réalité deux formations composantes : l'une entodermique, donnant les voies biliaires; l'autre mésodermique, donnant le parenchyme hépatique.

En fait, la continuité canaliculaire qui existe finalement au niveau du passage de Hering, entre la lumière des voies biliaires et le réseau des espaces intercellulaires du parenchyme hépatique ou capillicules biliaires, est un phénomène secondaire, à tout prendre accessoire, anastomosant deux formations d'abord indépendantes. La bile, qui, des confins du parenchyme hépatique, coule jusqu'à l'extrémité du cholédoque, parcourt une voie d'écoulement hétérogène, non une seule et même formation tubulée.

L'abouchement des fossettes buccale et anale ectodermiques

et de l'entoderme ne doit pas nous faire oublier que le tube digestif unique qui en résulte est une formation composite. Il en est de même pour l'appareil hépato-biliaire, formation composite entodermo-mésodermique.

Il n'est pas aisé de démontrer ni le moment ni le processus de cet abouchement. Mais cette démonstration, non encore fournie pour le foie, a été donnée pour le rein, par exemple. Et les phénomènes semblent tellement apparentés que leur description même sommaire me paraît devoir présenter ici quelque utilité. Aussi bien est-ce l'étude de ces faits encore peu connus — puisqu'ils ne sont pas cités dans nos anatomies les plus récentes — qui m'a amené à rechercher si, pour le foie comme pour le rein, il ne fallait pas abandonner la théorie classique pour laquelle voies d'évacuation et parenchyme sécréteur représentent une seule et même formation, continue anatomiquement, monovalente génétiquement, et accepter au contraire l'idée d'une bivalence génétique et d'une indépendance morphologique primitive des voies d'évacuation d'une part, du parenchyme sécréteur d'autre part, dont la soudure et la continuité apparente ne seraient qu'un phénomène secondaire.

LE PARENCHYME RÉNAL URINIPARE ET LES CANAUX COLLECTEURS URINIFÈRES SONT DEUX FORMATIONS DE VALEUR EMBRYOLOGIQUE DIFFÉRENTE.

On sait que Remak, puis Kölliker et, à leur suite, Colberg, Waldeyer, Toldt, Pye, Löwe, Ribbert, Hortoles, Kallav, Janosik, Nagel, Golgi, Minot, Haycraft, Schultze, Kollmann, V. Ebner, Gerhardt, Stœrk, Strahl, Disse, admettent que les tubes contournés constituant le parenchyme rénal naissent par bourgeonnement des canaux collecteurs. Dans cette conception, reproduite presque exclusivement par tous les traités classiques, au moins en France, urètre, bassinet, canaux collecteurs de Bellini, tubes contournés uripares, toutes ces formations auraient même valeur embryologique. Ils formeraient une seule et même arborisation glandulaire, représentant les dérivés par bourgeonnement du canal de Wolff. La masse cellulaire compacte qui coiffe le canal de Wolff aurait la valeur d'un tissu mésenchymateux, destiné à former la capsule du

rein, le tissu conjonctif interstitiel, les enveloppes et les vaisseaux de l'organe.

A l'encontre de cette conception, Kuppfer (1) a soutenu que les
canalicules contournés d'une part, les tubes collecteurs (tubes
de Bellini, bassinet, urètre) d'autre part, avaient une origine
distincte. Seuls les tubes collecteurs proviennent du canal de
Wolff. Les canalicules contournés, c'est-à-dire le parenchyme
rénal, ne sont pas les derniers bourgeons issus de ce canal de
Wolff. Ils naissent directement de la masse cellulaire qui coiffe
le bourgeon. Bornhaupt, Riedel, Balfour, Braun, Fürbringer,
Emery, Widersheim, Hamburger, Weber, Chievitz, Ribbert,
Herring, Schreiner, Haugh, Keibel, Félix, se rangent à l'avis
de Kuppfer. Carl Huber (2), dans une étude très importante touchant le développement du rein, étude faite sur un matériel
considérable : 19 embryons humains, 14 embryons de chat,
14 embryons de lapin, 12 embryons de porc coupés en série et
reconstitués suivant la méthode de Born, a bien précisé le mode
de genèse très différent des tubes collecteurs d'une part, des
vésicules rénales d'autre part.

On peut résumer ainsi les résultats auxquels il est parvenu.

Le canal de Wolff se termine par un cæcum élargi, enfoui
dans une masse cellulaire. Ce cæcum est le bassinet rénal primaire, son pédicule est l'uretère. La masse cellulaire ou tissu
néphrogénique (*the metanephrogenic tissue*) se différencie en
deux zones : l'une interne, composée de cellules épithélioïdes
immédiatement appliquées au bassinet primaire, l'autre externe
présentant l'apparence d'un mésenchyme condensé, se continuant insensiblement avec le mésenchyme voisin.

Ultérieurement le bassinet primaire donne naissance à des
ramifications ou branches primaires. La zone interne du tissu
néphrogénique n'entoure plus dès lors que les extrémités bul-
beuses des branches primaires. La zone externe, plus lâche, à
noyaux moins serrés, d'où sa coloration plus pâle, entoure le
tout.

(1) KUPFFER, Untersuchungen über die Entwickelung des Harn- und
Geschlechtssystems (*Arch. mik. Anat.*, Bd. I, 1865).
(2) HUBER, On the Development and Shape of uriniferous Tubules of the
certain of the higher Mammals (*The american Journ. of Anat.*, suppl. to
vol. IV, juin 1905).

Le même processus de bourgeonnement se reproduisant sur les branches primaires, celles-ci donnent naissance à des branches secondaires, et ainsi de suite. En même temps, la zone interne du tissu néphrogénique se fragmente en autant de capuchons isolés qu'il y a de bourgeons produits sur les tubes collecteurs.

Dans un second stade, aux dépens de la zone interne de tissu néphrogénique, jusque-là masse cellulaire pleine, se forment des vésicules, les vésicules rénales primitives. Ce sont ces vésicules creusées d'une lumière centrale qui, par transformations successives, formeront le tube contourné avec ses différentes parties.

Elles ne restent pas indépendantes des tubes collecteurs auxquels elles sont adossées. A un moment donné, une soudure se fait entre ces deux formations jusque-là distinctes, la cavité de la vésicule rénale primitive s'ouvrant dans la cavité du canal collecteur. Le canal d'union est le lieu de cette soudure.

Dès lors, canal collecteur et tube urinifère semblent ne plus constituer qu'une même formation. Ce sont pourtant deux formations de valeur embryologique différente.

APPLICATION AU FOIE DES DONNÉES PRÉCÉDENTES.

Ces résultats positifs fournis par l'étude du rein me paraissent avoir la valeur plus générale de données indicatrices pour le développement d'autres organes, en particulier le foie.

Ces résultats montrent d'abord avec une netteté indiscutable que, à un stade précoce, il y a solution de continuité entre le tissu néphrogénique et le bassinet rénal primitif. Puis, à un stade ultérieur, il y a abouchement des vésicules rénales primitives en lesquelles s'est transformé le tissu néphrogénique et les bourgeons creux issus du bassinet rénal primitif. Le lieu de soudure devient le canal d'union.

Il me semble infiniment probable que le passage de Hering représente dans le foie ce lieu de soudure, et que des recherches ultérieures montreront, avant le stade de soudure, l'indépendance du réseau parenchymateux hépatique d'une part, des voies biliaires d'autre part.

Il est un autre point que l'étude du développement du rein

met en lumière. J'ai montré, d'après Schreiner et Huber, le bourgeon wolffien primitivement plongé dans une masse cellulaire pleine, à type mésodermique. Ceci rappelle trait pour trait le bourgeon dit hépatique plongé dans le bourrelet hépatique de Kölliker ou avant-foie de His.

Dans le blastème néphrogénique, nous avons vu qu'il fallait distinguer une zone interne, seule néphrogénique au sens strict, et une zone externe, qui fournirait la capsule du rein, son tissu interstitiel, ses gaines vasculaires. Il est infiniment probable que, dans le bourrelet hépatique, il faut distinguer deux zones : l'une interne, véritable blastème hépatogénique ; l'autre externe, d'où naîtront la capsule du foie, son tissu interstitiel, ses gaines vasculaires (gaine de Glisson). Et tout porte à penser qu'il y a identité absolue entre cette zone interne ou blastème hépatogénique et le massif hépatique de Hammar.

Dans le foie, comme dans le rein, nous voyons, d'une part, une évagination épithéliale, bourgeon hépatique ou canal de Wolff, pousser des prolongements, se ramifier et pénétrer dans une masse cellulaire primitivement pleine, blastème néphrogénique ou bourrelet hépatique. Cette masse cellulaire fournit ici les tubes urinipares, se transforme là en un réseau de travées hépatiques pleines ou creusées d'une mince lumière intercellulaire. Dans les deux cas, les canaux collecteurs et le parenchyme glandulaire, d'abord nettement séparés, se soudent, les lumières intercellulaires des éléments parenchymateux communiquant avec les cavités des canaux collecteurs. Dans le rein, le lieu de soudure se nomme le canal d'union ; dans le foie, c'est le passage de Hering.

Mais cette soudure secondaire n'aboutit qu'à constituer une unité purement morphologique. En fait, les deux formations soudées gardent leur indépendance génétique, et partant leur structure, leurs fonctions, leurs réactions propres.

Dans le foie, comme dans le rein, il faut donc distinguer nettement la formation parenchymateuse et la formation épithéliale creuse à laquelle elle s'abouche. Le parenchyme hépatique, le parenchyme rénal sont des formations autonomes, secondairement et accessoirement soudées à des formations voisines de valeur embryologique différente. La soudure peut manquer sans que rien d'essentiel soit changé pour ces parenchymes.

GÉRAUDEL.   2

Le cas de la glande génitale dans les deux sexes est particulièrement démonstratif à cet égard. Nous voyons, en effet, les parenchymes homologues, ovaire et testicule, se souder ou non aux diverticules épithéliaux correspondants. Chez le mâle, la soudure existe entre le testicule et les dérivés wolffiens (canaux évacuateurs de la cellule mâle). Chez la femelle, la soudure manque et l'ovaire reste indépendant des dérivés du canal de Müller (canaux évacuateurs de la cellule femelle). Mais que la soudure existe ou manque, rien d'essentiel n'est changé. Dans les deux cas, nous avons, d'une part, un parenchyme sécréteur mésodermique; d'autre part, un diverticule épithélial creux ecto-entodermique, au total deux unités génétiques. Tantôt elles se soudent en une seule unité morphologique ou, au contraire, constituent deux unités morphologiques. Le fait important est que, dans un cas comme dans l'autre, il y a là deux formations embryologiques distinctes.

Ce qui est vrai du foie, du rein, du testicule, de l'ovaire, me paraît être la règle pour d'autres organes : pour le poumon, le pancréas (1), le pronéphros ou rein antérieur, le mésonéphros ou corps de Wolff, pour la glande mammaire, la glande sébacée, la glande sudoripare, et très probablement pour les glandes péribuccales et plus généralement pour les glandes péri-intestinales.

Dans toutes ces glandes, arbitrairement considérées comme des évaginations du feuillet externe-interne, comme des formations directes des feuillets « nobles », il faut considérer deux formations génétiques: d'une part, l'appareil d'évacuation;

_____

(1) Pour ces deux viscères, les recherches de Laguesse ont montré qu'il y avait non pas une seule formation pleine d'où dérivait tout le parenchyme de l'organe, mais de nombreuses formations d'où dérivaient autant d'unités parenchymateuses, lobules ou organites. La différence est minime. Les voies pancréatiques ramifiées se hérissent à un moment de l'évolution de masses pleines que formeront les lobules pancréatiques. Le bourgeon biliaire non ramifié se coiffe au début de l'évolution d'une seule masse pleine qui forme tout l'organe hépatique.

Le processus est identique dans les deux cas. Dans les deux cas, le développement est à double étage : premier étage, dérivé direct ecto-entodermique, voies biliaires, voies pancréatiques, voies bronchiques; deuxième étage, dérivé indirect, mésodermique, parenchyme hépatique continu, parenchyme pancréatique, pulmonaire, discontinu ou lobulé. Tous ces parenchymes sont des formations dont la valeur embryologique diffère essentiellement de la valeur embryologique des diverticules épithéliaux associés.

d'autre part, le parenchyme de sécrétion. Les appareils d'évacuation sont seuls formés par l'évagination directe du feuillet
externe-interne. Les parenchymes de sécrétion ont un mode
génétique distinct. Ils naissent indirectement du feuillet
externe-interne, sous forme de massif plein, et prennent la
signification de formations mésodermiques.

Dès lors l'abouchement qui se fait entre les cavités des ramifications que pousse de son côté le diverticule épithélial et les
interstices qui apparaissent entre les cellules de la masse parenchymateuse d'abord pleine, puis fragmentée en vésicules, en
tubes, en réticulum, ne doit plus être considéré que comme
un accident morphologique purement secondaire.

Cet abouchement en particulier ne doit point faire perdre
de vue la nature essentiellement mésodermique de tous ces
parenchymes. Et, par suite, on doit classer dans la même
famille naturelle, aussi bien ces parenchymes soudés secondairement à des diverticules épithéliaux, qui se prêtent à
l'évacuation d'une partie de leurs sécrétions (voies biliaires,
voies urinaires, voies spermatiques, voies salivaires, voies
bronchiques) que ces parenchymes restant indépendants des
feuillets épithéliaux externes-internes. Tous ces parenchymes
forment une seule et même famille, celle des glandes à sécrétion interne, en rapport caractéristique et primordial non pas
avec le milieu interne-externe (surface ecto-entodermique),
mais avec le milieu sanguin, avec les formations vasculaires.
Ce sont des glandes vasculaires sanguines. Le parenchyme
rénal, le parenchyme hépatique, le parenchyme pulmonaire,
voilà autant de glandes vasculaires sanguines. Leurs rapports
secondaires, contingents avec les appareils ecto-entodermiques
voisins, les ont fait considérer comme des dérivés ecto-entodermiques directs, comme des glandes à type externe. Mais
cette conception s'est d'emblée heurtée à nombre de difficultés.
Renaut a dû, pour résoudre ces difficultés, imaginer sa théorie
des glandes dites remaniées.

La réalité est plus simple. Les rapports intimes de ces
parenchymes et des vaisseaux sanguins sont des rapports
primordiaux essentiels et ne sont pas le fait du remaniement,
d'une évagination épithéliale par une ébauche vasculaire
annexée. Le seul remaniement est la fusion du parenchyme

vasculaire sanguin avec le bourgeon épithélial adjacent.

Dès lors, ces parenchymes, envisagés isolément, se rapprochent naturellement des parenchymes qui ne se soudent jamais à des diverticules épithéliaux adjacents, et qu'on a nommés glandes closes : la rate, la surrénale, l'hypophyse en sont des exemples bien connus.

En séparant de l'ectoderme ou de l'entoderme les masses parenchymateuses secondairement fusionnées avec ces feuillets, et en y ajoutant les masses parenchymateuses qui sont restées toujours indépendantes des diverticules nés de ces feuillets, on crée ainsi une classe toute nouvelle et très homogène de formations parenchymateuses, mésodermiques, que réunissent leur mode de développement, leur mode de circulation, leurs réactions pathologiques. Le tableau suivant donne une nomenclature sans doute provisoire et sujette à revision de ces parenchymes, classés suivant deux types : *a*. les parenchymes qui restent indépendants des diverticules formés par les feuillets ecto-entodermiques ; *b*. les parenchymes qui se fusionnent soit temporairement, soit de façon permanente, soit différemment suivant l'un ou l'autre sexe, avec les diverticules ecto-entodermiques adjacents.

PARENCHYMES MÉSODERMIQUES.

A

*Parenchymes restant indépendants des diverticules épithéliaux
ecto-entodermiques.*

Parathyroïde.	Substance nerveuse.
Amygdale.	Mésenchyme ou tissu conjonctif.
Thymus.	Tissu réticulé.
Plaques de Peyer et follicules clos.	Ganglions lymphatiques.
Glande carotide.	Tissu adipeux.
Glande coccygienne.	— cartilagineux.
Myocarde.	— osseux.
Rate.	— hématopoïétique { érythroblastique. / leucoblastique.
Surrénale.	
Tissu épiploïque.	Muscles striés.
Glande interstitielle paragénitale.	— lisses.

Parenchymes unis à des diverticules épithéliaux ecto-entodermiques.

B

α. *Union temporaire.*	β. *Union permanente.*	γ. *Union variable suivant le sexe.*
—	—	—
Hypophyse (et poche de Rathke). Thymus (et troisième poche branchiale). Thyroïde (et canal thyréoglosse).	Glandes sébacées. Glande mammaire. Glandes sudoripares. } et diverticules évacuateurs correspondants. Poumon (diverticule bronchique). Foie (diverticule biliaire). Pancréas (diverticule pancréatique). Pronéphros (canal du pronéphros). Mésonéphros ou corps de Wolff (canal de Wolff). Métanéphros ou rein (diverticule urétéral).	Testicule (*uni* au diverticule spermatique). Ovaire (*indépendant* du diverticule oviducte).

A propos de ce tableau, je tiens à faire deux remarques.

C'est d'abord que la plupart des glandes de l'économie y figurent. Je pense, en effet, que toutes les glandes, ou plus exactement tous les parenchymes glandulaires sont des formations de perfectionnement à type mésodermique, c'est-à-dire provenant des feuillets externe et interne, non pas directement, suivant le type épithélial, mais indirectement, suivant le type massif cellulaire plein. Seuls, les diverticules d'évacuation annexés à ces parenchymes proviennent de ces feuillets directement, suivant le mode épithélial.

Une seconde remarque a trait à la présence, dans la famille naturelle dont je donne ici le tableau, du mésenchyme ou tissu conjonctif et des tissus congénères, formations lymphoïdes, tissus hématopoïétiques, etc.

C'est que, à vrai dire, le mésenchyme ou tissu conjonctif nous apparaît dans son mode de genèse (Cf. les travaux de Hertwig) et dans sa structure comme une formation très comparable au parenchyme hépatique par exemple. C'est un massif cellulaire plein, dérivé indirect du feuillet externe-interne, en rapport intime avec le milieu vasculaire, sans rapport avec le milieu externe-interne.

Il diffère des autres parenchymes par deux points : il est diffus au lieu d'être massé en une seule formation bien limitée. Il se dispose entre les autres parenchymes, ceux-là plus individualisés, comme un tissu de remplissage si l'on veut, à condition de n'attribuer à cette image qu'une valeur morphologique. Car le mésenchyme n'a ni plus ni moins de valeur que tel parenchyme comme le foie, le rein, le névraxe. Ses fonctions, pour mal connues qu'elles soient encore, sont d'ordre aussi élevé que la fonction du foie ou du rein par exemple. Les travaux de Renaut et de ses élèves nous ont déjà habitués à ne plus voir en lui ce banal tissu secondaire, à différenciation minima, uniquement destiné à remplir les interstices laissés entre des formations de spécialisation plus élevée.

Le dernier venu dans la série, le dernier développé chez l'individu, il doit à son apparition tardive son autre caractère, à savoir la présence au milieu de lui d'un dérivé vasculaire, le système lymphatique, sorte de bourgeon creux qui, du système veineux, s'étend peu à peu par un trajet rétrograde dans le tissu mésenchymateux, qu'il draine en quelque sorte.

Comme l'avait pressenti Ranvier, le système lymphatique doit être considéré comme une évagination du système veineux. Cette évagination naît-elle, comme pense l'avoir démontré Florence Sabin (1), de quatre diverticules partant des deux veines cardinales inférieures, les deux premiers au niveau de leur réunion avec les cardinales supérieures, les deux autres au delà de la région rénale ? Ou, suivant Frédéric-T. Lewis, y aurait-il toute une série d'évaginations partant de la jugulaire interne, des azygos, des mammaires externes, mésaraïques, etc., ultérieurement fusionnées en un tout continu ? Le fait important est que le système lymphatique représente une évagination du système veineux, de même que le système vasculaire ou angioblaste représente une évagination du tube entodermique primitif. Tandis que les parenchymes mésodermiques ou glandes vasculaires sanguines (closes ou secondairement anostomosées avec des diverticules ecto-entodermiques) se mettent en connexion intime avec les diverticules angioblastiques (système circulatoire sanguin), le mésenchyme se met en connexion intime non

_____

(1) Fl. S. Sabin, On the Origin of the lymphatic System from the Veins and the Development of the Lymph Hearts and thoracic Duct in the Pig (*Americ. Journ. of Anat.*, 1901). — On the Development of the superficial Lymphatics in the Skin of the Pig (*Americ. Journ. of Anat.*, 1904).

seulement avec les diverticules angioblastiques, mais encore avec les diverticules lymphatiques (système lymphatique) nés de ces diverticules angioblastiques. Ainsi, indépendamment des rapports avec les vaisseaux sanguins, le mésenchyme contracte des rapports avec un diverticule de perfectionne‑ ment issu des vaisseaux sanguins, avec les vaisseaux lympha‑ tiques.

Disposition diffuse, présence de vaisseaux lymphatiques à son intérieur, voilà deux caractères propres au mésenchyme. Mais, malgré ces caractères particuliers, le mésenchyme n'en demeure pas moins une formation qui doit être rangée dans la famille des dérivés indirects des feuillets épithéliaux, la famille des dérivés mésodermiques.

On le voit, le mésoderme est constitué non seulement par l'ébauche du tissu conjonctif, mais encore par l'ébauche de toutes les productions cellulaires ultérieurement différenciées en parenchymes. Elles sont toutes en connexion intime avec des vaisseaux, et le seul tissu conjonctif ne doit pas être dénommé tissu conjonctif vasculaire. Il faudrait dire aussi tissu hépato-vasculaire, tissu pneumo-vasculaire, néphro‑ vasculaire, etc.

Le mésoderme apparaît ainsi comme l'ensemble des forma‑ tions dérivées indirectement des feuillets épithéliaux. C'est l'ensemble de toutes les formations par où se perfectionne la série et se complique l'individu. Mais ces formations de perfec‑ tionnement ne se développent que tardivement, du fait même qu'elles sont des acquisitions récentes; la masse cellulaire pleine qui constitue le mésoderme ne comporte longtemps que des cellules peu ou pas différenciées, d'apparence indif‑ férente, embryonnaire, comme on a dit, alors que déjà l'ecto‑ derme et l'entoderme, formations plus anciennes, ont de bonne heure leurs cellules mieux individualisées.

Dans cette masse mésodermique, le foie, le rein, la glande génitale, par exemple, restent longtemps à l'état d'ébauche, bourrelet hépatique ou sexuel, blastème néphrogénique. L'apparence indifférente, banale que présentent les cellules de ces masses mésodermiques a longtemps contribué à ne faire voir en elles que des cellules à spécialisation peu développée. On s'est refusé à les considérer comme les représentants de ces

cellules glandulaires hautement différenciées que sont les
cellules hépatiques, rénales, testiculaires. On voit ce qu'il faut
penser de cette conception, qui règne encore sous le nom de
théorie des trois feuillets.

En résumé, il y a à considérer d'une part : 1° le feuillet
externe-interne, à type épithélial, en rapport avec le milieu
externe-interne, sans rapport vasculaire ; 2° ses dérivés directs,
diverticules ou bourgeons, en général annexés et soudés aux
parenchymes ; 3° tous les dérivés indirects de ce feuillet externe-
interne nés sous forme d'épaississements pleins des feuillets
précédents et se développant ultérieurement suivant un type spécial. Ces dérivés ont le type parenchymateux, c'est-à-dire ont
des rapports vasculaires. Par contre, ils n'ont aucun rapport
avec le milieu externe-interne.

Dans leur ensemble, ils constituent une grande famille naturelle, qu'on peut dénommer mésoderme.

LES PARENCHYMES MÉSODERMIQUES.

Toutes ces formations constituent bien une véritable famille
naturelle. Une revue rapide de leur mode de développement,
de leur type circulatoire, de leurs réactions pathologiques,
illustrera ce fait :

Mode de développement. — Le mode de développement
de ces parenchymes mésodermiques se fait en effet suivant
un même plan. Il suffit de relever toutes les descriptions un
peu détaillées des traités d'embryologie pour retrouver toujours :

1° La *masse initiale* de cellules embryonnaires, ou blastème
organogénique : blastème du pronéphros, blastème wolffien,
tissu néphrogénique, bourrelet sexuel, bourrelet hépatique,
blastème splénique, etc., bourgeon plein de la mamelle, masse
d'apparence sarcomateuse du lobe antérieur de l'hypophyse, etc. :

2° Les *cordons pleins* en lesquels cette masse initiale se découpe par prolifération et intrication réciproques de cette
masse et des lacunes ou vaisseaux sanguins voisins : cordons
ovariens de Pflüger, cylindres hépatiques de Remak, cordons du thymus, cordons spléniques, cordons de la thyroïde,

cordons pancréatiques, travées musculaires du cœur, etc. ;

3° Dans un grand nombre de cas, la transformation de ces cordons pleins en *vésicules creuses* ou en *tubes creux* : vésicules pulmonaires primitives, vésicules du thymus, tubes hépatiques, tubes séminipares, tubes contournés du mésonéphros et du rein définitif, vésicules et tubes hypophysaires, tubes pancréatiques, etc.

4° L'*alouchement* dans certains cas de ces parties secondairement creuses avec des diverticules entodermiques ou ectodermiques adjacents : poche de Rathke et hypophyse, canal thyréoglosse et thyroïde, bronches et poumon, voies biliaires et foie, voies pancréatiques et pancréas, voies urinaires et rein, voies spermatiques et testicule, trompes et ovaire, canaux galactophores et glande mammaire, canal de Sténon et parotide, canal de Wharton et sous-maxillaire, etc.

Type circulatoire. — Le type circulatoire de ces parenchymes les unit lui aussi en un même groupement naturel.

Tandis que seuls les feuillets épithéliaux ont des rapports directs avec le milieu extérieur (cavités digestives et évaginations annexes étant considérées comme une dépendance de ce milieu extérieur), les tissus mésodermiques (le mésenchyme y compris) seuls sont en rapport direct avec le milieu intérieur (système circulatoire).

Cette première remarque étant posée, voyons comment se comporte ce milieu intérieur, c'est-à-dire les cavités du système circulatoire avec les tissus mésodermiques.

C'est ici que doit intervenir une conception toute récente formulée par Ch.-S. Minot et que je crois devoir modifier. Mais, auparavant, j'exposerai la conception de Ch.-S. Minot(1).

Les sinusoïdes de Minot. — Cet auteur a attiré l'attention sur ce fait que, chez tous les vertébrés, il y a deux types de vaisseaux sanguins à parois endothéliales ou endothélioïdes. Ces deux types de vaisseaux sont interposés entre les terminaisons des artères et des veines. Un premier type est le type des *capillaires*, dont la structure et les dimensions sont bien connues. Un second type constitue ce que S. Minot propose

(1) CHARLES-S. MINOT, On a hitherto unrecognized form of blood circulation without capillaries in the organs of Vertebrata (*Proc. of the Boston Soc. of Nat. Hist.* vol. XXIX, n° 10, 1900).

de nommer les *sinusoïdes*, en raison de leur ressemblance avec les vrais sinus, et pour les séparer des capillaires proprement dits. Un sinusoïde diffère en beaucoup de points importants d'un capillaire, bien que ses parois consistent également en une couche endothéliale (ou endothélioïde) sans addition de couche de renforcement : tunique moyenne ou adventice.

Un sinusoïde a une largeur relativement considérable, et son endothélium est accolé étroitement aux cellules de l'organe dans lequel il se développe.

Il présente de larges communications, nombreuses et faciles, avec les sinusoïdes voisins des organes. Sa paroi épouse étroitement les contours du parenchyme adjacent, tandis qu'un capillaire conserve sa forme propre et est, de façon exclusive ou prépondérante, entouré de tissu conjonctif. Un sinusoïde type n'admet entre lui et le parenchyme voisin que peu ou pas de tissu conjonctif, et l'adjonction de ce tissu conjonctif est alors une acquisition tardive et secondaire, et sa quantité reste habituellement, toujours peut-être, tout à fait minime.

Le développement des sinusoïdes chez l'embryon, autant qu'il est connu, est essentiellement différent de celui des vrais capillaires.

Les sinusoïdes se trouvent constituer les principales voies de la circulation dans les organes suivants :

1° Pronéphros;

2° Mésonéphros (corps de Wolff);

3° Foie;

4° Cœur;

5° Glandes surrénales;

6° Glandes parathyroïdes;

7° Glandes carotidiennes (probablement);

8° Glandes coccygiennes.

Ch.-S. Minot considère comme probable que la circulation dans les ganglions lymphatiques, dans la rate, la thyroïde, de certains animaux est sinusoïdale; mais des recherches ultérieures sont nécessaires. Il semble que tel est effectivement le cas pour l'hypophyse et les îlots de Langerhans. Pour la thyroïde, S. Minot fait observer que, sur des sections de cet organe chez le chat, les follicules sont séparés par des espaces, très larges par endroits, qui sont tapissés par un endothélium accolé étroitement contre les cellules glandulaires. Il ne semble pas que ce soient des capillaires. Ces espaces à revêtement endothélial sont-ils des espaces sanguins ou lymphatiques? Minot se déclare dans l'impossibilité de le dire exactement. Mais, si ce sont des espaces sanguins, ils rentrent alors dans la catégorie des sinusoïdes.

Il est possible que la circulation « caverneuse » des organes érectiles soit également de type sinusoïdal. Il en serait de même pour le placenta.

Voici, d'autre part, comment Minot résume les caractères différentiels des capillaires et des sinusoïdes : capillaires et sinusoïdes, dit-il, diffèrent les uns des autres sur trois points importants, peut-être même sur quatre points.

1° **Dimensions et forme**. — Les capillaires sont de petit diamètre et habituellement trop étroits pour permettre le passage de front de deux globules sanguins.

De plus larges capillaires existent évidemment, mais leur calibre n'est jamais considérable.

Au contraire, les sinusoïdes ont habituellement plusieurs fois le diamètre d'un capillaire. Leurs dimensions offrent des variations considérables. Dans le foie, par une modification ultérieure, ils sont réduits et ressemblent aux capillaires. Les capillaires tendent vers la forme cylindrique ou subcylindrique. Les sinusoïdes ont une forme irrégulière et des connexions réciproques irrégulières.

2° **Rapports avec les autres tissus**. — Un capillaire est essentiellement entouré par et comme inclus dans du tissu conjonctif d'origine mésenchymateuse. Le fait est facilement démontrable dans toutes les classes des vertébrés, tant à l'état embryonnaire qu'à l'état adulte. Lorsqu'un capillaire arrive au voisinage d'un épithélium, comme dans la villosité intestinale d'un mammifère, il demeure encore entouré principalement de tissu conjonctif. Dans les poumons des mammifères, l'accolement intime de la paroi capillaire à l'entoderme respiratoire est une acquisition secondaire, et les mailles du réseau capillaire gardent encore du tissu conjonctif. Même ces cas où un capillaire semble partiellement ou complètement inclus dans

un épithélium semblent devoir être considérés comme résultant d'une acquisition secondaire.

Un sinusoïde a son endothélium étroitement appliqué contre
le parenchyme de l'organe. Aussi loin qu'on l'observe dans
les stades du développement, il n'y a aucun tissu d'aucune
sorte interposé entre eux. Un envahissement partiel de l'organe
par le mésenchyme, pénétrant entre l'endothélium et le parenchyme, peut se produire, comme dans la glande surrénale, ou
à un degré plus marqué dans le foie. Par suite, si l'organe
entre en régression ou en dégénération, le tissu conjonctif
envahissant devient prédominant et altère complètement les
rapports des vaisseaux, comme dans le parovarium par
exemple.

Mais ces relations des sinusoïdes et du tissu conjonctif sont
certainement secondaires. Et il n'apparaît pas que les relations intimes des sinusoïdes et des parenchymes soient changées,
même si une mince couche de tissu fibrillaire se développe
entre eux à l'âge adulte. Une pareille couche fibrillaire s'observe,
semble-t-il, dans le foie de l'homme, entre les soi-disant « capillaires » et les cellules hépatiques, d'après les observations
faites par le professeur F.-B. Mallory à l'aide de sa nouvelle
coloration.

3° **Développement.** — Un capillaire naît d'une cellule vaso-
formative ou d'une chaîne de semblables cellules, qui se
creusent et s'unissent à leurs deux bouts avec d'autres vaisseaux. Ainsi il s'agit ici d'une addition par histogenèse nouvelle
à des vaisseaux auparavant différenciés.

Un sinusoïde, au contraire, n'est pas le produit d'une histogenèse nouvelle. Il ne naît pas directement des cellules vaso-
formatives, mais provient de la prolifération de la paroi endothéliale d'un vaisseau sanguin préexistant et de l'intrication
de l'endothélium proliféré avec le parenchyme également en
voie de prolifération de l'organe voisin.

Il est possible que dans certains cas les sinusoïdes proviennent de l'expansion des capillaires; mais ce processus n'a pas
encore été observé. Pour quatre organes, nous possédons, dit
Minot, des observations directes sur le développement des
sinusoïdes, à savoir le pronéphros, le mésonéphros, le foie et
le cœur. Présentement nous pouvons considérer l'endocarde

comme un endothélium veineux et dès lors dire que dans ces quatre organes *les sinusoïdes se développent par prolifération et intrication, d'une part, de l'endothélium veineux et, d'autre part, du parenchyme* (tubes rénaux, cylindres hépatiques ou muscles) *de l'organe.*

4° **Endothélium.** — Les noyaux sont de beaucoup plus espacés dans les sinusoïdes que dans les capillaires. Minot a noté cette particularité dans tous les sinusoïdes sans exception qu'il a étudiés. Et il se pose dès lors la question suivante : Y a-t-il une différence constante entre l'endothélium des sinusoïdes et celui des capillaires. Mais on ne peut encore donner de réponse. Les observations de Kupffer, de Mayer, montrent que l'endothélium supposé des sinusoïdes du foie des mammifères adultes n'est pas un véritable endothélium, mais une couche de cellules mésenchymateuses plus ou moins largement espacées. Si pareille particularité était observée dans d'autres sinusoïdes, cela indiquerait entre les sinusoïdes et les capillaires une différence morphologique plus grande qu'il ne semble actuellement.

La physiologie des sinusoïdes diffère-t-elle de celle des capillaires? C'est un point qui doit faire l'objet des recherches des physiologistes, qui ont un intérêt égal à celui des anatomistes à différencier ces deux types de vaisseaux.

Ch.-S. Minot envisage enfin le point de vue phylogénétique et dit : « Chez l'embryon, les sinusoïdes et les capillaires proprement dits commencent leur développement à peu près au même moment, celui des capillaires étant peut-être plus précoce. D'où l'on ne peut affirmer que l'un ou l'autre type a la priorité dans l'évolution des vertébrés. En fait, quand les sinusoïdes du foie et du pronéphros apparaissent, les capillaires de la tunique sous-ectodermique viennent d'apparaître. »

Dans le cours de l'évolution des vertébrés, les sinusoïdes deviennent moins importants. En ce qui concerne les quatre principaux organes à sinusoïdes, le pronéphros avec ses sinusoïdes vraiment énormes, est remplacé par le mésonéphros, dont les sinusoïdes sont plus étroits, et le rein, qui remplace à son tour le mésonéphros, possède de vrais capillaires. Le foie voit ses sinusoïdes rapidement transformés en vaisseaux capilliformes. Dans le cœur, par l'adjonction des artères coronaires, la circulation sinusoïdale primitive est au moins suppléée par une circulation capillaire.

Dans tous les cas, les formes les plus élevées ont des vaisseaux de moindre calibre substitués à de plus larges vaisseaux préalables. Cette réduction de calibre est un autre exemple de la loi physiologique bien connue, qu'illustrent encore, d'autre part, la réduction progressive des dimensions des globules sanguins quand nous nous élevons dans la série des vertébrés, ou la réduction des dimensions des tubes excréteurs quand nous passons du pronéphros au mésonéphros, et du mésonéphros au rein définitif.

De ceci résulte que nous pouvons présumer que l'infériorité fonctionnelle de la circulation de type sinusoïdal a conduit à sa modification et à sa suppression partielle chez les vertébrés les plus élevés.

On voit, en résumé, que S. Minot propose de considérer quatre types de vaisseaux : les artères, les veines, les capillaires, et un quatrième type non encore décrit, les sinusoïdes. Les capillaires naissent à la façon de petits bourgeons vasculaires d'un vaisseau préexistant, et ces bourgeons se développent dans le mésenchyme. Un sinusoïde, au contraire, aurait une histoire génétique entièrement différente, car il provient de la subdivision d'un vaisseau préexistant et relativement large. La subdivision est produite par la prolifération des tubes ou trabécules d'un organe, qui va à l'encontre du large vaisseau et envahit sa lumière, refoulant devant lui l'endothélium, avec d'ailleurs des variations dans le mode de prolifération et d'intrication réciproques. L'endothélium du vaisseau, d'autre part, prolifère de son côté et s'étale sur les tubuli ou trabécules qu'il recouvre. Grâce aux circonvolutions et anastomoses ainsi produites, un large vaisseau est subdivisé en de plus petits. D'où il résulte qu'une circulation sera purement veineuse ou purement artérielle. La structure de nombre d'organes importants, le foie et le corps de Wolff par exemple, ne peut être bien comprise ni même correctement décrite si l'on néglige le caractère sinusoïdal de leur circulation.

J'ai proposé de remplacer ce terme sinusoïde par celui de capillaire parenchymateux. Sinusoïde éveille dans l'esprit une image plus géométrique qu'anatomique. On songe plus à la courbe ainsi nommée qu'à un vaisseau né d'un sinus. Parenchy-mateux a l'avantage de spécifier que, génétiquement, le vaisseau considéré est produit par la prolifération d'un parenchyme, d'une glande refoulant et subdivisant le vaisseau préexistant. Et, par opposition, je proposais de nommer capillaires mésen-chymateux ceux jusqu'ici connus.

Cette conception de Minot, que j'ai tenu à présenter en détail, et en empruntant presque mot à mot à son auteur sa description, s'est peu répandue. Von Ebner (1) déclare ne pas se rallier à la conception de Minot pour les raisons suivantes : sous cette appellation, dit-il, Minot range des formations très différentes. Les sinusoïdes du cœur sont des lacunes ou espaces réservés entre les trabécules cardiaques et qui, dans le cœur embryonnaire et chez les animaux inférieurs (cœurs avasculaires de Hyrtl) ressemblent au tissu lacunaire d'une éponge et partant communiquent avec la lumière des cavités cardiaques. Les sinusoïdes du rein antérieur et du corps de Wolff sont des vaisseaux embryonnaires qui précisément con-servent le type primitif, c'est-à-dire celui où, en dehors de l'endothélium, il n'y a pas de paroi spéciale, comme c'est d'ailleurs le cas des gros vaisseaux (aorte, etc.) à la période embryonnaire. Les sinusoïdes des surrénales sont évidemment des veines à paroi mince, au moins pour la plus grande part. Il en est de même pour les sinusoïdes de la glande carotidienne et, pour la glande coccygienne, il faudrait démontrer par des injections que ce ne sont précisément pas non plus des veines précapillaires. Pour ce qui concerne enfin les sinusoïdes du foie, c'est seulement dans le foie embryonnaire que se trouvent de larges capillaires que l'on pourrait désigner sous ce nom de sinusoïdes. Mais les capillaires du foie adulte des mammifères, en dépit de leur structure particulière, ne méritent pas ce nom.

Minot croit de plus trouver une différence essentielle entre les sinusoïdes et les capillaires dans ce fait que les premiers proviendraient du bourgeonnement des vaisseaux persistants, tandis que les seconds naîtraient de formations cellulaires particulières, les cellules vaso-formatives. Il est

(1) V. EBNER, art. VENEN, in *Kölliker's Handbuch der Gewebelehre des Menschen*, VI Aufl., Leipzig, 1902, p. 664.

évident que cette différence serait très significative; mais
précisément les capillaires naissent eux aussi par bourgeonnement, et les soi-disant cellules vaso-formatives n'ont rien à
voir avec la formation, mais se rapportent seulement à la
régression des vaisseaux. Aussi cette conception de Minot doit-
elle être abandonnée.

De la critique de V. Ebner que j'ai citée intégralement, le
dernier argument, celui qui a trait à la distinction génétique
donnée par Minot entre les capillaires et les sinusoïdes, me
paraît seul avoir quelque valeur. Et l'appréciation de Laguesse
me paraît beaucoup plus justifiée.

Laguesse (1) reconnaît, tout en faisant quelques réserves, la
réalité de la conception de Minot. Mais il ajoute : « D'une
façon générale, il serait bon aussi, nous semble-t-il, de ne pas
mettre les sinusoïdes sur le même rang que les capillaires,
comme le fait Minot, mais de les considérer comme une simple
variété très intéressante de ces vaisseaux. »

J'estime, pour ma part, que la distinction admise par Minot
entre les sinusoïdes et les capillaires est beaucoup moins
profonde que ne l'admet cet auteur. Il n'y a pas lieu de séparer
ni morphologiquement, ni génétiquement, d'une part, tous les
capillaires et, d'autre part, tous les sinusoïdes, ou si l'on veut
accepter les désignations que j'ai proposées, les capillaires
parenchymateux et les capillaires mésenchymateux.

Si l'on se rappelle la conception très spéciale que nous avons
donnée du mésenchyme, considéré lui aussi comme un parenchyme diffus, né du mésoderme au même titre que les parenchymes condensés en organes comme le foie, la rate, la
surrénale, etc., on voit dès lors que les capillaires mésenchymateux mériteraient eux aussi d'être nommés capillaires
parenchymateux. De fait, il ne faut pas opposer l'un à l'autre
le capillaire parenchymateux et le capillaire mésenchymateux,
mais considérer qu'il y a autant d'espèces capillaires que de
parenchymes, et, par suite, il faut mettre sur un même plan
toutes les variétés possibles de capillaires : capillaires hépatiques, capillaires rénaux, capillaires surrénaux, etc., capillaires
mésenchymateux. Les capillaires ne sont pas des formations

_____

(1) Laguesse, Revue annuelle d'anatomie, in *Rev. gén. des sciences,*
30 déc. 1906.

banales indépendantes des parenchymes, mais tout au contraire des formations spécifiques, accompagnant les formations mésodermiques variées, interposées entre l'ectoderme et l'entoderme, et comportant autant de variétés qu'il y a de formations mésodermiques.

Il y a même lieu de se demander si les endothéliums capillaires ne sont pas en réalité des cellules parenchymateuses ayant évolué suivant un type un peu spécial, si par exemple la cellule de Kupffer ou endothélium des capillaires hépatiques n'est pas la sœur très proche de la cellule hépatique. Mais je ne fais que signaler ce point de vue auquel je suis très incliné à me ranger.

Réactions pathologiques. — L'identité de leurs réactions pathologiques contribue enfin à grouper toutes les formations mésodermiques que nous avons énumérées en une véritable famille naturelle.

Qu'il s'agisse de processus inflammatoires ou néoplasiques, les réactions parenchymateuses sont absolument comparables.

Les processus inflammatoires se caractérisent en dernière analyse, et suivant l'intensité de la cause pathogène, soit par des dégénérescences cellulaires, si le processus est aigu, soit par des proliférations cellulaires, si le processus est subaigu et chronique, et dans ce dernier cas, à la multiplication des éléments cellulaires correspond la multiplication parallèle des vaisseaux annexés. A ce point de vue, le processus hyperplasique du rein, du foie, de la surrénale, est superposable au processus hyperplasique du tissu conjonctif. Mais cette analogie a été méconnue.

Ainsi on fut frappé, en étudiant l'inflammation du tissu conjonctif, de constater que les capillaires mésenchymateux se développaient considérablement dans le tissu mésenchymateux enflammé. D'autre part, on n'a pas été frappé également du développement, pourtant comparable en tous points, des capillaires parenchymateux dans le parenchyme inflammé. Et, par suite, alors que l'on créait les dénominations d'artériosclérose, de sclérose capillaire, pour traduire la présence simultanée de la sclérose (prise dans le sens d'hyperplasie conjonctive) et des néoformations capillaires, on négligeait de traduire pareillement la coexistence de l'hyperplasie parenchymateuse et des néoformations capillaires.

GÉRAUDEL.   3

Bien plus, on imaginait une théorie pathogénique expliquant l'hyperplasie conjonctive par l'irritation que causaient les produits circulant à l'intérieur des vaisseaux trouvés au milieu du tissu enflammé, alors que ces vaisseaux naissent précisément consécutivement à cette irritation, au lieu de préexister à celle-ci et d'en systématiser les effets. J'aurai à développer et à illustrer par des exemples tirés de la pathologie hépatique cette notion toute spéciale que je ne fais qu'ébaucher ici.

Les processus néoplasiques ont un air de famille encore plus tranché. On admet cliniquement que l'épithélioma est rare pour la plupart des parenchymes mésodermiques et inexistant pour les autres. L'épithélioma de la rate, du cœur par exemple, est inconnu. Et, si l'on accepte qu'il y a des épithéliomas du foie, du rein, du poumon, c'est *a priori* pour ainsi dire, et sans démonstration précise.

Déjà la rareté des observations inscrites sous le nom épithélioma primitif du foie ou du poumon ou du rein est assez suggestive. Mais, si l'on considère que l'on décrit en réalité sous ce nom des épithéliomas des voies bronchiques ou des voies biliaires, ou des voies urinaires, c'est-à-dire en définitive des épithéliomas nés aux dépens des diverticules entodermiques annexés aux parenchymes mésodermiques, voisins, on voit que, parmi les parenchymes mésodermiques : 1° les parenchymes restés glandes closes ne présentent pas d'épithélioma ; 2° ceux fusionnés et transformés en fausses glandes à sécrétion externe présentent des épithéliomas parfaitement attribuables aux diverticules épithéliaux annexés. Il en résulte la conséquence infiniment probable que l'épithélioma n'existe pas pour ces dérivés mésodermiques, — conclusion qui est théoriquement conforme à la conception nouvelle que je propose de l'origine de ces dérivés.

Mais, par contre, tous ces parenchymes ont une néoplasie caractéristique, le sarcome : sarcome du foie, du rein, de la rate, des os, du myocarde, sarcome du tissu conjonctif, etc., car il y a non pas *un*, mais des *sarcomes*. Il y a autant de sarcomes qu'il y a de tissus mésodermiques. Le sarcome n'est pas la néoplasie banale du tissu conjonctivo-vasculaire, considéré comme un tissu banal de remplissage. C'est la néoplasie de tous les dérivés du mésoderme.

Sarcome hépatique, sarcome pulmonaire, sarcome testiculaire, cela ne veut pas dire néoplasie du mésenchyme intrahépatique ou intrapulmonaire, ou intratesticulaire. Cela veut dire prolifération anormale développée aux dépens du parenchyme même de ces tissus. Et, de même que j'ai montré qu'aux feuillets épithéliaux il ne fallait pas opposer en bloc un feuillet mésodermique, mais autant d'ébauches qu'il y a de formations ultérieurement différenciées dans la masse mésodermique, de même aux tumeurs épithéliales il faut opposer non pas une tumeur, le sarcome, mais autant de tumeurs différentes qu'il y a de formations mésodermiques. Il faut dès lors distinguer, à côté du sarcome, tumeur du mésenchyme, des séminomes (testicule), des hépatomes (foie), des néphromes, des hypernéphromes, etc.

Toutes ces tumeurs reproduisent plus ou moins déformé le type même du parenchyme mésodermique intriqué intimement, sans interposition d'autre tissu, avec les vaisseaux correspondants. Et par suite les colonies essaimées d'eux empruntent tout naturellement la voie vasculaire avec laquelle ils sont en rapport si intime.

Par leur mode de développement, par leur structure, par leurs connexions vasculaires, par leurs réactions pathologiques, toutes les formations que j'ai rattachées au mésoderme se comportent, on le voit, en fait, comme si elles constituaient une vraie famille naturelle.

De ce long préambule, ce qu'il importe de retenir, c'est ce fait essentiel qui dominera l'exposé que je vais faire de la structure normale et des modifications pathologiques du foie, à savoir la nécessité qu'il y a de considérer comme deux formations distinctes le parenchyme hépatique d'une part, l'arbre biliaire d'autre part. Alors que l'arbre biliaire peut être ramené en dernière analyse à une évagination ramifiée de l'entoderme, le parenchyme hépatique, théoriquement rattachable au même entoderme, n'en forme pourtant qu'une émanation indirecte, d'abord indépendante, ensuite abouchée avec le bourgeon biliaire arrivant à son contact.

Je décrirai donc séparément le foie proprement dit, glande vasculaire sanguine, à type mésodermique ou parenchymateux, et l'arbre biliaire, à type entodermique ou épithélial.

1

LE PARENCHYME HÉPATIQUE, FORMATION MÉSODERMIQUE

SIGNIFICATION GÉNÉRALE DU PARENCHYME HÉPATIQUE

Tant que le foie a été considéré génétiquement comme une évagination directe de l'entoderme, comme une région spécialisée de la paroi duodénale, on n'a vu en lui, au point de vue physiologique, qu'une sorte de glande digestive perfectionnée. Dastre, dans son article du *Dictionnaire de physiologie* de Richet, cherche à homologuer les fonctions de la cellule intestinale et de la cellule hépatique. Sabourin a ingénieusement soutenu la thèse bien connue du foie, glande biliaire. Mais il n'en demeurait pas moins de la dernière évidence que le foie, physiologiquement, est avant tout une glande vasculaire sanguine. Ses rapports avec l'intestin ne sont que des rapports secondaires et qui pourraient manquer sans que le foie perdît rien de sa signification. La physiologie s'inscrivait donc contre cette conception qu'on croyait basée sur l'anatomie. En réalité, l'anatomie était d'accord avec la physiologie : les rapports de l'intestin et du foie étaient seulement interprétés de façon incorrecte.

Ce qui caractérise essentiellement le foie, ce sont en effet ses rapports non avec le tube digestif, mais avec le système circulatoire. Nous devons nous familiariser peu à peu avec cette idée nouvelle qu'il faut considérer le foie comme une production sans rapport essentiel avec le tube digestif, en rapport intime au contraire avec le courant sanguin. Le parenchyme hépatique doit être isolé de l'arbre biliaire invaginé dans sa masse. Il faut l'étudier comme on étudie la rate, l'hypophyse ou la surrénale.

Dès lors, à ne plus considérer dorénavant que ses rapports

vasculaires, le foie apparaît comme une masse cellulaire développée au pourtour d'une région très spéciale du système vasculaire. Chez l'*Amphioxus*, ce rapport vasculaire capital du foie est déjà ébauché (1). Il apparaît immédiatement en amont du cœur, et plus exactement au point de convergence des vaisseaux, qui, revenant des surfaces d'absorption, aboutissent à l'oreillette droite.

Ces surfaces d'absorption, par où notre organisme prend contact avec les apports solides ou liquides du monde extérieur (2), varient suivant le stade de développement de l'individu. Il faut, au point de vue qui nous occupe, distinguer trois stades : le stade embryon, le stade fœtus, le stade nouveau-né.

L'embryon, né de l'ovule fécondé, se nourrit grâce à une sorte de garde-manger auquel il est accolé. Ce garde-manger, c'est la vésicule ombilicale. Elle est constituée par une partie, primitivement la plus importante au point de vue quantitatif, des cellules issues de l'ovule fécondé, les cellules vitellines. Ces cellules vitellines constituent la réserve nutritive aux dépens de laquelle vont peu à peu se multiplier les cellules destinées à former le corps de l'embryon, les cellules somatiques.

Frappé des rapports intimes qui unissent chez certains types de vertébrés, la grenouille par exemple, le foie et la masse vitelline, Shore considère comme probable que le foie n'est en réalité que la partie antérieure persistante de cette masse vitelline. Tandis que la partie postérieure est absorbée intégralement pour subvenir aux premiers besoins de l'organisme, la partie antérieure persisterait et fonctionnerait comme un organe de réserve nutritive. Il retiendrait d'abord une partie des produits vitellins issus de la partie postérieure de la vésicule, qu'il serait possible de retrouver dans les cellules hépatiques (gouttes de graisse). Ce rôle continuerait par la suite, le foie fonctionnant toujours suivant le même type d'organe de nutrition.

(1) Le cæcum intestinal de l'*Amphioxus*, considéré comme un équivalent du foie des vertébrés supérieurs, est en rapport par son fond avec une veine qui ramène le sang de tout le reste de l'intestin. Cette veine devient une véritable veine artérieuse, un vrai système porte, et le sang ainsi amené au cæcum en sort, grâce à une véritable veine sus-hépatique.

(2) J'excepte ici les apports gazeux qui pénètrent dans l'organisme au niveau du parenchyme pulmonaire et par l'intermédiaire d'une circulation spéciale, artère et veines pulmonaires.

Ainsi s'expliquerait, d'après Shore, que le foie commence à se développer quand l'absorption du vitellus et son utilisation pour la nutrition des cellules de l'embryon qui grossit commencent à être particulièrement actives. Ainsi s'expliquerait également que le foie apparaisse en même temps que le vitellus dans l'œuf des vertébrés.

Quand les provisions amassées dans la vésicule ombilicale sont épuisées, l'embryon, greffé sur la muqueuse utérine, devenu fœtus, se nourrit en parasite, empruntant directement ses aliments au milieu sanguin maternel, grâce à une sorte de suçoir, les villosités de l'allantoïde-placenta.

Enfin l'organisme maternel parasité parvient à expulser le parasite. Ce dernier, vivant pour son propre compte, emprunte ses aliments au milieu extérieur. C'est le nouveau-né. A vrai dire, malgré sa séparation de l'organisme maternel, le nouveau-né, pendant quelques mois, vit encore aux dépens de sa mère, appliquant de façon intermittente son suçoir bucco-pharyngé sur le mamelon maternel et se nourrissant des sécrétions glandulaires de son ancien hôte. Ce n'est qu'après quelque temps qu'il vit réellement de vie indépendante. Mais ce stade ne diffère pas essentiellement du stade définitif qui persistera dans toute la vie de l'individu. Car, dès cette période, l'épithélium digestif du nouveau-né travaille pour son propre compte, comme fait l'épithélium digestif de l'adulte. Dans la période fœtale, au contraire, l'épithélium digestif n'intervient pas. Seul intervient le tissu placentaire.

En résumé, l'embryon vit sur ses réserves, c'est-à-dire se nourrit d'une partie de sa propre substance formant la vésicule ombilicale.

Puis le fœtus se nourrit de la substance maternelle.

Enfin l'enfant emprunte ses aliments au milieu extérieur.

A chacun des ces trois stades correspond une formation vasculaire distincte.

Les produits de la vésicule ombilicale sont amenés au cœur, grâce aux veines omphaliques ou vitellines.

Ceux absorbés par le suçoir allantoïdo-placentaire sont recueillis par les veines ombilicales.

Ceux élaborés au niveau de l'intestin dès la naissance sont recueillis par les veines entériques. Veines vitellines, veines ombilicales, veines entériques, convergent et ne forment plus en définitive qu'un seul tronc veineux, le sinus intermédiaire. C'est au pourtour de ce sinus intermédiaire que se développe le foie.

Dès lors, la signification du foie apparaît clairement. Sa situation, au point même où convergent tous les vaisseaux charriant les substances qui vont servir à la constitution, au développement et à l'entretien de l'organisme, ou plus brièvement qui vont pénétrer réellement dans le milieu intérieur, nous le montre comme une sorte de douane, placée à l'entrée de cet organisme. Tous les éléments absorbés en un point quelconque de l'entoderme digestif, au moins ceux pénétrant par la voie vasculaire sanguine, sont soumis dès leur absorption au contrôle et aux modifications que leur impose le foie (1). Le foie *arrête* d'abord toutes les substances étrangères à notre organisme. Une partie d'entre elles est transformée et pénètre plus avant dans l'organisme, dont elle fait dès lors partie intégrante. Une autre partie, transformée ou non, ne pénètre pas plus

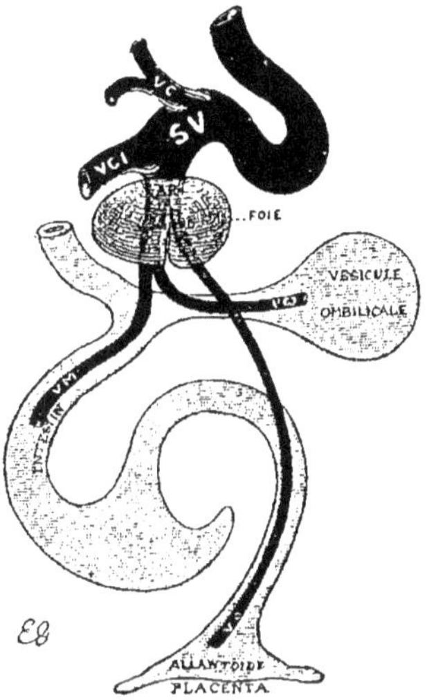

Fig. 4. — Le foie se développe au point de convergence des vaisseaux qui, revenant des surfaces d'absorption, aboutissent à l'oreillette droite.

Vω, veine omphalo-mésentérique revenant de la vésicule ombilicale chez l'embryon; VO, veine ombilicale revenant de l'allantoïde-placenta chez le fœtus; VM, veine entérique ou veine porte revenant de l'intestin chez le nouveau-né.

avant et est entreposée soit définitivement, soit temporairement pour, après avoir été transformée et arrêtée, être déversée ultérieurement dans la circulation, au fur et à mesure des besoins et des demandes de l'individu. Parmi

(1) J'excepte ici les apports liquides et solides qui empruntent la voie lymphatique pour pénétrer dans la circulation générale.

toutes ces substances transformées, immobilisées ou mobilisées par le foie, les unes sont utilisées, les autres sont inutiles ou nuisibles à l'organisme.

Nous nommons aliments les matériaux étrangers d'où naîtront les substances utiles; poisons, les matériaux étrangers d'où naîtront les substances nuisibles. Mais, quelle que soit la destinée et l'utilisation ultérieures de ces substances qui abordent le foie, le foie arrête et transforme les unes et les autres. Les dénominations, poisons, aliments, n'ont qu'une valeur toute relative. Un même corps sera poison pour tel organisme, aliment pour tel autre. Le foie arrête à l'entrée les uns comme les autres. Dès lors, si le foie arrête certains corps toxiques, comme l'ont montré les recherches de Roger, ce n'est pas parce qu'il exerce une fonction providentielle et défend l'organisme contre les poisons qui pourraient envahir le système circulatoire. C'est parce que, de par sa situation même, il arrête et transforme tous les matériaux qui l'abordent. Il arrête tel alcaloïde végétal, comme il arrête tel sucre. Il transforme l'un comme il transforme l'autre. Fonction antitoxique ou fonction glycogénique, si l'on veut, mais au demeurant fonction unique.

Au surplus, le foie n'arrête pas toutes les substances. Ce nom même de fonction antitoxique convient mal, quand on voit que le foie laisse passer la strychnine, par exemple, ou transforme en un produit plus toxique encore la toxine diphtérique. Pour le foie, comme pour tout l'organisme, ce point de vue téléologique doit donc cesser d'être considéré. Le foie, situé à l'entrée des voies vasculaires d'absorption, agit sur les matières absorbées. La transformation qu'il fait subir à ces matières peut être utile ou nuisible. Il s'agit uniquement d'une réaction entre la cellule hépatique et le corps étranger amené à son contact.

Cette situation si caractéristique du foie interposé comme une barrière vivante entre les apports de l'extérieur et le milieu intérieur ne doit pas nous faire perdre de vue que le foie, d'autre part, comme toutes les formations de l'organisme, est également abordé par les sécrétions des autres parenchymes de cet organisme. En particulier, les rapports intimes qui l'unissent avec la rate méritent une mention. Le sang qui a traversé la rate aborde directement le foie, et un véritable couple organique, le couple spléno-hépatique, fonctionne, dont les effets sur le milieu sanguin commencent à être bien connus. Il semble bien démontré en particulier que l'élaboration biliaire hépatique est en rapport intime avec l'élaboration sanguine splénique.

D'autres glandes déversent leurs produits dans le milieu sanguin, et ces produits de sécrétion interne abordent le foie, qui leur fait subir, à certains d'entre eux au moins, des transformations notables. De même ses produits propres de sécrétion subissent, au contact des parenchymes qu'ils abordent au sortir du foie, des transformations.

Mais le foie, qui à ce dernier point de vue subit la loi générale des échanges interparenchymateux, se sépare pourtant des autres parenchymes par le fait même qu'il est en rapport primaire et direct avec des substances étrangères à l'organisme et pénétrant pour la première fois dans l'économie. A ce point de vue, il ne peut être comparé qu'à deux autres formations :

1° Au poumon, mis en rapport grâce à l'appareil bronchique avec le milieu extérieur et qui reçoit les aliments gazeux ; 2° aux ganglions lymphatiques, parmi lesquels on peut considérer deux groupes : *a.* les ganglions ressortissant au territoire de l'intestin grêle et mis en rapport normal avec le milieu extérieur (cavité digestive) grâce au système vasculaire lymphatique de la villosité : à ces ganglions parviennent certains aliments, ou mieux certains produits dérivés des aliments, et ne pénétrant pas dans l'organisme par la voie vasculaire sanguine directe ; — *b.* les ganglions ressortissant aux territoires nombreux et variés, cutanés ou muqueux, des feuillets de revêtement, mis en rapport, anormalement par voie d'effraction, avec le milieu extérieur, grâce au système vasculaire lymphatique du derme ou des chorions muqueux ; à ces ganglions parviennent certains produits étrangers, en particulier les micro-organismes, ne pénétrant pas dans l'organisme par la voie vasculaire sanguine directe.

MODE DE DÉVELOPPEMENT DU PARENCHYME HÉPATIQUE

Avant d'aborder le mode de développement du foie, il convient de rappeler brièvement les deux notions fondamentales exposées précédemment, car elles dominent toute cette question :

1° Le foie est une formation cellulaire du type mésodermique née par prolifération du fond d'un diverticule entodermique ;

2° Cette formation cellulaire contracte des rapports intimes avec le sinus intermédiaire où convergent veines vitellines, entériques et ombilicales.

Donc deux sortes de rapports doivent être ici envisagés pour le foie : rapports avec le diverticule entodermique et rapports avec le sinus vasculaire.

On s'est borné, jusqu'à présent, à insister presque exclusivement sur les premiers. Brachet, qui a étudié avec soin la question envisagée à ce seul point de vue, a nettement précisé ces rapports.

« Chez les sélaciens, les reptiles et les mammifères, dit-il, le foie se développe aux dépens d'un renflement longitudinal du pourtour ventral du tube digestif, occupant toute l'étendue du trajet de ce dernier organe compris entre le sinus veineux et l'ombilic (oreillette primitive).

Ce renflement est dû à la présence d'une gouttière, longitudinale également, formée par une dilatation dans le sens dorsoventral de la lumière du tube digestif et régnant dans toute l'étendue du renflement.

Cette gouttière, avec la paroi qui la délimite, constitue la toute première ébauche du foie et des voies d'excrétion. Cette ébauche n'a pas la même destinée dans toute son étendue.

Sa portion antérieure céphalique fournit, par prolifération de sa paroi, des travées épithéliales qui deviendront le tissu propre du foie et les canaux hépatiques.

Sa portion postérieure, caudale, ne prolifère jamais ; elle donne naissance exclusivement à la vésicule biliaire et au canal cystique.

Plus tard, cette ébauche primitive se modifie de façon différente, suivant les groupes, et de ces modifications résulte la formation des bourgeons ou diverticules décrits par les auteurs. »

C'est donc dans la partie antérieure seule de la gouttière de Brachet que naît par prolifération de sa paroi le parenchyme hépatique. A ce point de vue, elle mérite bien son nom de bourgeon hépatique.

Mais il convient de bien préciser que ce bourgeon n'est hépatique que par les cellules nées par prolifération massive de sa paroi. Les cellules les plus internes, celles qui limitent la lumière du diverticule entodermique, ne fournissent pas du tissu hépatique. Elles constituent la matrice des voies biliaires, du canal hépatique aux passages de Hering.

La partie postérieure de la gouttière dont la paroi ne prolifère pas suivant le mode mésodermique ne donne pas de parenchyme hépatique. Elle fournit le cystique et la vésicule biliaire. Le pédicule de la gouttière tout entière constitue enfin le canal cholédoque.

Swaen(1) a reconnu que, chez l'embryon humain, le bourgeon antérieur hépatique apparaît le premier sous forme d'un assez long diverticule. Puis, quelque temps après, apparaît le bourgeon postérieur ou ébauche cystique, sous la forme d'une évagination plus petite.

La masse pleine, née par prolifération du bourgeon hépatique, est d'autre part en rapport direct avec les vaisseaux veineux, collecteurs des surfaces d'absorption, c'est-à-dire avec les veines vitellines ou omphaliques, puis les veines ombilicales, puis les veines entériques (future veine porte), revenant respectivement de la vésicule ombilicale chez l'embryon, de l'allantoïde-placenta chez le fœtus, de l'intestin grêle chez le nouveau-né. Ces différentes veines s'unissent deux à deux, puis convergent finalement en un tronc veineux unique, le

---

(1) Swaen, Recherches sur le développement du foie, du tube digestif, de l'arrière-cavité du péritoine et du mésentère (*Journ. de l'anat.*, 1896, t. XXXII, p. 1-84).

sinus intermédiaire, qui, grossi des veines de Cuvier, se continue à son tour sous le nom de *sinus reuniens*, dilaté immédiatement au delà en oreillette primitive.

Toutes les veines d'absorption qui convergent au niveau du foie en un sinus intermédiaire ne subissent pas la même destinée. Certaines d'entre elles prennent un développement prépondérant : la veine ombilicale gauche et la veine omphalo-mésentérique droite. Les autres semblent disparaître, envahies par le tissu hépatique voisin. Je montrerai plus tard qu'il est cependant possible de les reconnaître dans le système vasculaire du foie définitivement constitué.

Ce qu'il importe de retenir ici, ce sont les rapports de la masse hépatique et des vaisseaux veineux autour desquels elle se développe. Ces rapports vasculaires sont une des caractéristiques primordiales du foie. Ils sont de beaucoup les plus significatifs.

Les rapports vasculaires si constants et si précis nous montrent en effet que le foie est en réalité un parenchyme en connexion étroite non seulement topographique, mais structurale, avec certains vaisseaux veineux de signification spéciale, les vaisseaux d'absorption. Partant, le foie est essentiellement une glande vasculaire sanguine, une glande à sécrétion interne, endocrine.

Ainsi donc, une masse cellulaire, située entre le cœur en haut, le canal ombilical en bas, la paroi abdominale en avant, l'intestin en arrière (le sujet étant supposé debout), coiffant d'une part le bourgeon antérieur hépatique (partie céphalique), en rapport étroit d'autre part avec le sinus intermédiaire autour duquel elle se développe, telle est la première image connue que nous donne le futur parenchyme hépatique (1).

(1) La première ébauche du futur parenchyme hépatique avait été constatée par Kölliker. C'est au moins pour partie la formation qu'il a décrite sous le nom de bourrelet hépatique ; après lui, His dénomma avant-foie la même formation. Mais ces deux auteurs n'y voyaient pas la matrice même du foie. « Le développement de ce canal hépatique (évagination entodermique biliaire, ébauche de l'appareil biliaire), dit cet auteur, est accompagné d'autres particularités qui n'ont pas encore été observées sur des embryons de poulet. Le premier fait curieux est un développement tout spécial de la lame fibro-intestinale (mésoderme) dans la région de l'orifice pharyngo-ombilical (future région duodénale) sur le côté ventral et caudal du canal hépatique. Cet épaississement considérable, présen-

La considération de ces rapports vasculaires si caractéristiques du foie nous aide encore à comprendre les relations si intimes que le foie a avec le diaphragme et avec leur ébauche commune, le *septum transversum.*

Les veines omphalo-mésentériques, qui montent le long de l'intestin, abandonnent ce dernier au niveau de la future région duodénale pour se porter en avant et en haut et gagner le *sinus reuniens* ou oreillette primitive.

Elles s'engagent dès lors dans une masse cellulaire que His a nommée *septum transversum.* Cette masse cellulaire se détachant de la paroi ventrale et des parois latérales du corps se dirige en haut et en arrière (le sujet étant supposé debout), son bord libre postéro-supérieur faisant saillie dans le cœlome. Pardessus ce rebord, la cavité péricardique primitive, située à un étage plus élevé, communique en bas et en arrière de chaque côté de la ligne médiane avec les cavités pleuro-péritonéales primitives.

A la partie inférieure du *septum transversum* pénètrent les veines ombilicales, de telle sorte que, peu de temps après son apparition, il renferme dans son épaisseur tous les troncs veineux qui débouchent dans le *sinus reuniens.*

D'ailleurs, on peut dire que le développement de ce septum est en rapport intime avec le développement des veines. On peut, d'une façon approximative, mais très saisissable, le considérer comme une sorte de région de soudure de la paroi postérieure du corps avec la paroi antérieure, soudure résultant de la convergence, en un seul tronc, *sinus reuniens,* de veines venant de la paroi postérieure (veines omphalo-mésentériques et veine cave inférieure), de la paroi antérieure (veines ombilicales), des parois latérales (veines de Cuvier). Ces veines, en se détachant des parois respectives du corps où elles sont

---

tant des bosselures arrondies de forme et de grandeur diverses, proémine dans la cavité qui contient le cœur et représente la masse de laquelle se développera l'enveloppe mésodermique du foie. Cette enveloppe préexisterait donc au foie jusqu'à un certain point chez les Mammifères ; je donne pour cette raison à cette formation le nom de renflement hépatique.... » Plus loin (p. 925), Kölliker ajoute : « Au moment où paraît le second canal hépatique,... le renflement hépatique augmente de volume et se développent dans son intérieur de nombreux vaisseaux,... bourgeons des veines omphalo-mésentériques. »

primitivement logées pour aboutir en un seul tronc commun, semblent entraîner avec elles le tissu avoisinant, splanchno et somato-pleure, et de la fusion de ces parties ainsi soulevées et rapprochées résulte la formation d'une masse indivise, séparant la cavité générale en deux étages, l'un inférieur pleuro-péritonéal, l'autre supérieur ou péricardique. Comme la cloison ainsi formée n'atteint la paroi postérieure que sur la ligne médiane, mais en reste distante de chaque côté de cette ligne, un double canal latéral de communication reste ouvert qui unit les deux cavités ainsi superposées : c'est le *ductus communicans*.

C'est dans cette masse unissant la paroi postérieure où rampe l'intestin à la paroi antérieure que se développe le foie, en rapport précisément avec tous les vaisseaux qui ont contribué à la formation de la cloison. Le foie se développe dans la partie inférieure de ce septum.

La partie supérieure du septum, qui sert de plancher à la cavité péricardique primitive, donne naissance au diaphragme.

Il en résulte que, entre l'intestin encore accompagné des veines vitellines et la cavité péricardique, s'étend une masse cellulaire, qui sera constituée de trois parties bien différentes :
1° une partie mince postéro-inférieure, accompagnant les veines vitellines (future veine porte), se détachant de l'intestin pour se porter en avant : c'est le mésentère ventral ou petit épiploon gastro-hépatique ;

2° Une partie moyenne plus épaisse ou bourrelet hépatique occupé par les vaisseaux veineux et le parenchyme hépatique qui les enveloppe et les envahit ;

3° Une dernière portion antéro-supérieure, qui donnera naissance au diaphragme et que traverse le sinus veineux collecteur des différentes veines intrahépatiques (origine de la veine cave inférieure).

D'abord étroitement unies, pour former le *septum transversum*, la deuxième et la troisième partie se séparent peu à peu, le foie s'énucléant pour ainsi de la masse commune, à laquelle il ne se rattache plus que par un mince repli conjonctif revêtu de part et d'autre par le péritoine ; ce repli, qui, par son mode de genèse, unit le diaphragme au foie, formera ultérieurement le ligament dit suspenseur et les ligaments postérieurs de ce dernier organe.

J'ajouterai que, dans le petit épiploon gastro-hépatique qui unit le foie à la face antérieure de l'intestin, monte, le long des veines vitellines, le bourgeon biliaire, qui donne naissance aux voies biliaires intrahépatiques et va, par ses extrémités, se mettre en rapport avec le parenchyme hépatique proprement dit.

DÉVELOPPEMENT DU PARENCHYME HÉPATIQUE CHEZ L'INDIVIDU.

J'aborde maintenant l'étude du développement du foie. La première ébauche du foie, avons-nous vu, apparaît tout d'abord sous l'aspect d'une masse cellulaire pleine entourant les vaisseaux veineux qui des surfaces d'absorption aboutissent au cœur.

A partir de cette première ébauche, le développement du foie se fait de façon fort simple. Il y a prolifération et pénétration réciproques du parenchyme hépatique et des vaisseaux. D'où il résulte que la masse hépatique envahit la veine, dont elle repousse l'endothélium et qu'elle découpe en vaisseaux plus petits, sinusoïdes au sens de Minot, ou capillaires parenchymateux, si l'on accepte la désignation que j'ai proposée. En amont comme en aval de cette région de capillarisation persiste entier le sinus veineux.

Peut-être le sinus veineux ne reste-t-il pas passif et pousse-t-il de son côté des bourgeons vasculaires qui pénètrent la masse cellulaire, s'y anastomosent les uns avec les autres et y taillent des travées plus ou moins épaisses. Quoi qu'il en soit du détail même du processus et de la part active qu'y prennent respectivement le parenchyme d'une part, le sinus veineux d'autre part, il en résulte la production d'un réseau hépatique succédant au massif initial et la production d'un réseau capillaire succédant aux vaisseaux veineux primordiaux.

Les travées du réticulum cellulaire sont d'abord des travées pleines ou cylindres de Remak, tout à fait irrégulières de forme et de dimensions. Toldt et Zuckerkandl (1) ont noté que les mailles du réseau parenchymateux étaient plus serrées et

---

(1) TOLDT et ZUCKERKANDL, Ueber die Form und Texturveränderungen der menschlichen Leber während des Wachsthum (*Sitz. d. k. Akad. d. Wiss.*, LXXII Bd., 3 Abth.).

les travées plus étroites dans les parties antérieures et latérales du foie, ces mailles étant plus larges et les travées plus
épaisses dans les parties centrale et postérieure de l'organe.

Ces travées, d'abord solides, se creusent assez rapidement
d'une lumière étroite, présente chez un embryon de quatre semaines (Swaen). Dès lors, on trouve au pourtour de cette
lumière un nombre variable de cellules : les travées les plus
fines comptant trois à quatre cellules, les travées les plus larges
un nombre bien plus considérable.

A ce moment, toute la masse hépatique ne présente nulle
part trace de canaux biliaires. On ne trouve alors et au voisinage du cholédoque ou de l'hépatique que la coupe des premiers
rameaux de l'hépatique, gros canaux à large lumière bordée
de cellules cylindriques et à gaine conjonctive nucléée.

Cette irrégularité et cette épaisseur des travées hépatiques
persiste pendant toute la période fœtale. Ce n'est qu'à partir de
la naissance que ces travées affectent l'arrangement définitif.
Elles deviennent plus longues et plus étroites, les cellules paraissant subir une sorte de réarrangement analogue à celui que
produirait un glissement des cellules les unes par rapport aux
autres ; si bien que le nombre des cellules que présente la
coupe transversale d'une travée se réduit graduellement à deux.

Rarement on compte trois cellules sur une pareille section.
Au cours de ce réarrangement, la travée prend d'abord un
aspect en zigzag, puis bientôt se régularise et rectifie sa forme.
Pareille métamorphose n'a pas lieu régulièrement, de telle
sorte que, sur un champ microscopique, on peut en observer les
différents stades.

Dans le premier mois après la naissance, on note que certaines travées ont un diamètre moindre que d'autres. En
coupe longitudinale, les cellules ne sont même plus opposées
deux à deux, mais alternent. Sur d'autres tubes d'ailleurs,
l'aspect fœtal est conservé.

Ces tubes étroits augmentent pendant la deuxième année.
Dans la quatrième et la cinquième année, on observe encore
des travées en zigzag, c'est-à-dire faites d'une seule rangée
cellulaire ordonnée de telle sorte que les noyaux des cellules
voisines ne sont pas pour la plupart disposés en une rangée
suivie, ni sur un même plan.

Au fur et à mesure qu'on s'éloigne de la naissance, le caractère fœtal des travées, à savoir la présence sur une même coupe de plusieurs cellules, disparaît. Mais jusqu'à la vingtième année, parfois même plus tard, on peut le rencontrer (Toldt et Zuckerkandl).

J'ai jusqu'ici décrit le réseau hépatique régularisant ses mailles et rétrécissant ses travées, comme si ce réseau ne comportait toujours, durant toute l'évolution, qu'une seule espèce de cellules.

Toldt et Zuckerkandl ont fait remarquer que de la quatrième semaine jusqu'à la fin de la vie fœtale il fallait distinguer dans le foie deux sortes de cellules : 1° de larges cellules polyédriques semblables aux cellules hépatiques adultes; 2° de petites cellules rondes, à noyau prenant fortement la couleur. Pour ces auteurs, ces petites cellules rondes représenteraient des cellules hépatiques jeunes. C'est du quatrième ou septième mois de la vie embryonnaire qu'elles sont le plus nombreuses. Vers la fin de la période fœtale, elles ont notablement diminué, en comparaison du nombre des cellules polyédriques.

Pourtant on en rencontre encore chez le nouveau-né à terme. Quelques jours après la naissance, elles ont tout à fait disparu.

Van der Stricht(1) pense que les cellules rondes en question ne représentent nullement un stade jeune de la cellule hépatique, mais sont des globules sanguins nucléés, et il considère leur présence dans le foie fœtal comme la preuve directe du rôle hématopoiétique du foie dans la période fœtale. Quoi qu'il en soit de la réalité de cette interprétation de Van der Stricht, cet auteur a bien montré qu'il fallait distinguer à un certain stade du développement du foie deux espèces de capillaires, ceux réservés entre les larges travées hépatiques et qui contiennent du sang circulant, ceux au contraire n'apparaissant que postérieurement, découpant les travées primitives, et contenant ces cellules rondes, qu'il interprète comme des hématies nucléées en voie de prolifération. Ce qui, en somme, revient à dire que, lors du bourgeonnement et de la pénétration réciproques du parenchyme hépatique et des vaisseaux veineux

_____

(1) VAN DER STRICHT, Nouvelles recherches sur la genèse des globules rouges et des globules blancs du sang (*Arch. de biol.*, t. XII, 2° fasc., 1892).

d'absorption, il y a néoformation de cellules, cellules du réseau parenchymateux si l'opinion de Toldt et Zuckerkandl est exacte, cellules sanguines si l'opinion de Van der Stricht est la vraie.

ÉVOLUTION DU PARENCHYME HÉPATIQUE DANS LA SÉRIE.

Ce processus de développement du foie que je viens d'esquisser chez l'individu est reproduit et par suite illustré de façon fort suggestive par le développement envisagé dans la série.

Un premier point doit être mis en vedette. Le foie est un organe qui n'apparaît que chez les vertébrés. On sait que, dans la région moyenne de l'entoderme chez les invertébrés, il y a une évagination tubulée dans laquelle on a voulu voir une sorte de foie primitif, l'ancêtre du foie des vertébrés. Shore (*loc. cit.*) a particulièrement insisté sur l'inexactitude de l'homologie qu'on tente ainsi d'établir. Le pseudo-foie des invertébrés, dit-il, diffère de façon fondamentale du foie des vertébrés par quatre points :

1° Par l'absence d'un système anastomotique des tubes sécréteurs disposés de façon à constituer un réseau ;

2° Par l'absence de tout réseau vasculaire coexistant ;

3° Par sa constitution, faite de culs-de-sac dilatés d'un canal formé de cellules sécrétrices disposées au pourtour de larges cavités centrales ;

4° Par la présence d'une membrane basale à la périphérie de ces cellules.

Et il conclut que le foie des vertébrés ne provient d'aucun type ancestral connu chez les invertébrés. Il doit par conséquent avoir apparu dans les limites mêmes du phylum des vertébrés.

En faveur de cette affirmation, on peut apporter les arguments suivants :

Il n'y a pas de dispositifs de passage entre les deux espèces de « foies ». A aucun stade du développement du foie chez les vertébrés, on n'observe de dispositif qui puisse être comparé au « foie » de n'importe quel invertébré. Dans tout le cours du développement, chez le poulet, par exemple, on n'a pu prouver que les cylindres cellulaires primitifs aient jamais existé à l'état indépendant, sans être anastomosés, quoique l'on affirme en général le contraire. Kölliker avait déjà dit : « Dans le foie, presque dès les premiers instants, se montre un réticule clos d'éléments glandulaires et, dans les interstices, un réticule clos de vaisseaux sanguins. »

Le foie des vertébrés sécrète très rarement, sinon jamais, un suc digestif contenant un ferment. On sait, par contre, que le foie des invertébrés, dans de nombreux cas, est *polyenzymatic* (Shore), c'est-à-dire sécrète un ferment polyvalent.

Nous pouvons donc ne considérer que la série des vertébrés dans l'étude que nous faisons de l'évolution du foie.

Chez tous les vertébrés, le foie se présente en somme comme constitué essentiellement par l'intrication de deux réseaux ; un réseau parenchymateux fait de cellules hépatiques, un réseau vasculaire fait de capillaires parenchymateux ou sinusoïdes au sens de Minot.

Mais ce plan général de structure du foie comporte évidemment quelques variétés.

Ces variétés tiennent d'ailleurs en résumé au degré plus ou moins intime de pénétration des deux réseaux l'un dans l'autre. D'où résulte corrélativement une densité plus ou moins grande du réseau des cylindres hépatiques et un nombre plus ou moins considérable d'assises cellulaires disposées autour de la lumière des cylindres.

Et il est intéressant, à ce point de vue, de noter que les travées deviennent d'autant plus serrées et d'autant plus étroites que l'on s'élève dans la série. Chez la lamproie, la pénétration est si peu prononcée que les lacunes sanguines réservent entre elles de larges masses de cellules hépatiques.

Chez le requin, entre les mailles vasculaires, la travée présente sur une section huit à dix cellules. Chez les amphibies et les reptiles, la pénétration est bien plus complète : les travées du réseau parenchymateux sont plus serrées et plus étroites et ne comptent plus que quatre à cinq cellules.

Chez les mammifères enfin, chaque travée comprend au plus deux cellules.

En même temps que le réticulum parenchymateux devient plus serré et plus étroit, il en est de même du réseau vasculaire. En même temps aussi la lumière centrale des cylindres hépatiques se réduit de plus en plus.

Les rapports vasculaires de la cellule hépatique augmentent ainsi considérablement, tandis que se réduisent, par contre, les rapports de cette cellule avec la lumière qui centre la travée.

Dans l'évolution phylogénétique du foie des vertébrés, il faut faire deux parts :

D'abord, de l'Amphioxus à la lamproie, multiplication progressive des cellules originellement disposées en une seule couche autour d'une large cavité (Amphioxus), puis étagées sur plusieurs couches autour de la cavité, progressivement réduite (lamproie).

Ensuite, de la lamproie aux mammifères, perfectionnement inverse : les cellules des travées diminuent de plus en plus, mais les rapports vasculaires deviennent plus intimes, et la lumière du cylindre se réduit corrélativement. De telle sorte que, chez le mammifère, on retrouve un nombre minime de cellules comme chez l'Amphioxus ou le squale : mais ces cellules ne réservent plus entre elles une large lumière tubulaire. Elles ne réservent entre elles qu'un minime capillicule central.

Hermann Braus (1) a tenté d'expliquer cette double évolution allant du type tube paucicellulaire au type travée multicellulaire, puis du type travée multicellulaire au type travée paucicellulaire.

Selon lui, ces trois types ne seraient pas trois types successifs, appartenant à la même lignée. Le parenchyme hépatique à partir du tube primitif, en rapport avec des vaisseaux, creusé intérieurement d'une large lumière, évoluerait suivant trois directions différentes. Dans une première direction, il s'écarterait peu du type ancestral. C'est le cas des myxines. Arrangement tubuleux des cellules hépatiques, avec capillicules centraux largement ramifiés et capillicules latéraux bien formés. Ces capillicules latéraux permettent aux cellules de s'écarter par places vers la périphérie du tube, d'où la formation de mailles polycellulaires.

Dans une seconde direction, les amphibiens et les reptiles s'écartent davantage du type fondamental. Les tubes hépatiques se sont changés en massifs cellulaires, grâce aux capillicules

(1) H. Braus, Untersuchungen zur vergleichenden Histologie der Leber der Wirbelthiere (*Habilit. med. Fak.*, Iéna, analysé in *Oppel*); Lehrbuch der vergl. mikrosk. Anat. der Wirbelthiere, Iéna, 1900.

latéraux unis en réseau assurant le départ de la sécrétion cellulaire. Les pérennibranches ont porté cette transformation au plus haut degré; les anoures et les reptiles montrent un stade régressif plus marqué.

Dans une troisième direction, caractérisée surtout par les rapports de chaque cellule avec non seulement un capillaire biliaire, mais encore avec au moins un capillaire sanguin, évolue le foie des mammifères. Il ne dérive pas du type précédent, où les rapports vasculaires sont bien moins intimes, mais peut être rattaché comme le type précédent à un ancêtre proamphibien. De ce type dériverait d'un côté le foie des amphibiens et des sauropsidés; de l'autre, le foie des échidnés et du reste des mammifères.

En résumé, du type primordial, tube unistratifié en rapport vasculaire, partirait d'une part la lignée où la paroi tubulaire devient multistratifiée et par suite où chaque cellule n'est plus en rapport avec le capillaire sanguin ; d'autre part, la lignée où, malgré la multiplication des cellules de la travée, chaque cellule reste en rapport vasculaire avec les capillaires. D'où le schéma suivant :

TYPE PRIMITIF TUBULÉ.

| a. *Type amphibien :* massif cellulaire plein. | b. *Type mammifère :* massif cellulaire découpé par vaisseaux. |

FORMATION DU RÉSEAU VASCULAIRE.

Je n'ai considéré jusqu'ici le développement du foie que relativement aux cellules constituant le réseau parenchymateux. Le réseau vasculaire, durant toutes les transformations du réseau parenchymateux que j'ai énumérées, subit de son côté des modifications très nettes qui l'amènent progressivement à l'état qu'il présentera dans le foie définitivement constitué. Ce sont ces transformations que je vais exposer maintenant.

J'emprunte les données qui vont suivre au travail récent de Franklin P. Mall (1).

Le foie, je l'ai montré, dans sa prolifération, envahit les vais-

(1) FRANKLIN P. MALL, A Study of the structural Unit of the Liver (*The american Journ. of anatomy,* vol. V, n° 3, juillet 1906).

seaux veineux qui ramènent au cœur le sang des surfaces
d'absorption. J'ai énuméré à différentes reprises ces vaisseaux;
ce sont d'abord les veines omphaliques ou vitellines, puis les
veines ombilicales, enfin à la naissance les veines entériques
unies en une seule veine porte.

Ces vaisseaux préexistants au foie, le foie les transforme en
sinusoïdes au sens de Minot, ou, si l'on veut, en capillaires
parenchymateux, sorte de monnaie du vaisseau initial.

Mais, dans le cours de cette capillarisation des troncs veineux
qui traversent le foie, certaines voies vasculaires gardent tantôt
simultanément, tantôt successivement leur prépondérance et
servent de voie de décharge au sang qui traverse le foie et ne
peut tout entier emprunter la voie capillaire en formation. Or
ces parties, qui persistent plus larges dans le réseau capillaire
hépatique, ont une fixité remarquable, et il est possible de les
identifier avec le reliquat des vaisseaux primitifs.

On y reconnaît en effet les veines omphalo-mésentériques et
les veines ombilicales. De telle sorte que, en définitive, les choses
se passent comme si une partie seulement des vaisseaux primitifs qui entourent puis pénètrent le foie était transformée par
lui en réseau capillaire.

Examinons d'abord comment se présentent avant toute
capillarisation les vaisseaux primitifs. Ces vaisseaux ou veines
d'absorption sont au nombre de trois paires. Mais les veines
omphaliques et mésentériques s'unissant deux à deux, il en résulte que les troncs veineux se réduisent à deux paires, une paire
ombilicale droite et gauche et une paire omphalo-mésentérique
droite et gauche. La paire ombilicale venue de l'allantoïde-
placenta longe la paroi abdominale antérieure, dans la somato-
pleure, et de là, quittant la paroi, se dirige d'avant en arrière et
de bas en haut vers le cœur, déterminant ainsi la formation d'une
cloison, ou *septum transversum*, dans lequel se développera
en haut le diaphragme, en bas, le foie. La paire omphalo-
mésentérique venue de la vésicule ombilicale et des parois
intestinales s'accole à l'intestin et monte avec lui dans la
splanchno-pleure de bas en haut vers le cœur.

Les deux veines omphalo-mésentériques contractent des
anastomoses transversales : 1° elles s'unissent avant d'aborder le foie au-devant de l'intestin, puis contournent celui-ci et

s'unissent de nouveau sur sa face postérieure, d'où la constitution d'un premier anneau veineux qui entoure l'intestin, anneau inférieur de His; 2° elles constituent par le même procédé un second anneau ou anneau supérieur de His. La partie supérieure de ce dernier anneau, qui passe au-devant de l'intestin, constitue en réalité un véritable sinus intrahépatique aboutissant au *sinus reuniens* par un prolongement ou canal veineux d'Aranzi (Cf. fig. 17).

Les deux veines ombilicales, qui primitivement se jettent directement dans le canal de Cuvier correspondant, contractent ultérieurement des anastomoses respectives avec l'extrémité correspondante du sinus intrahépatique. Il semble même que cette anastomose soit plus complète à gauche qu'à droite. A gauche, veine ombilicale et veine omphalo-mésentérique aboutiraient par un seul tronc commun au sinus intrahépatique. A droite, les deux veines y aboutiraient par un trajet indépendant.

A ce sinus aboutit aussi supérieurement une veine pariétale postérieure qui prendra la place des deux cardinales postérieures et constitue la veine cave inférieure.

Ainsi grossi de toutes ces formations vasculaires, le sinus veineux prend le nom de sinus intermédiaire. A ce dernier sinus aboutissent enfin les canaux de Cuvier droit et gauche. Toutes les veines de l'économie sont désormais collectées en un seul tronc veineux, le *sinus reuniens*, qui se dilate immédiatement en oreillette primitive. Le foie se développe au pourtour et à l'intérieur du sinus intrahépatique, empiétant d'une part sur les veines omphalo-mésentériques, d'autre part sur les veines ombilicales, tant en amont qu'en aval de l'anastomose transversale qui unit ces différentes formations vasculaires. Il empiète également en partie sur la veine cave inférieure.

Le stade primordial étant rappelé, je vais immédiatement décrire le stade définitif des vaisseaux intrahépatiques, le stade que l'on retrouve sur le foie adulte. Je montrerai ensuite par quel processus ces deux stades, stade primordial, stade définitif, sont reliés l'un à l'autre.

Je décris donc d'abord aussi brièvement que possible le *stade définitif des vaisseaux intrahépatiques*, le mode de distribution de la veine porte et de la veine sus-hépatique dans le foie adulte. La chose est d'autant plus nécessaire que, à s'en tenir aux des-

criptions des traités classiques, on risquerait de se faire une
idée tout à fait inexacte de ce mode de distribution. Ma description est basée sur les recherches importantes de Rex (1), à
qui j'emprunte également la figure ci-contre.

Veine porte. — La *veine porte* se divise en deux bras divér-
geant à angle droit, l'un *droit*, court et gros, l'autre *gauche*, long
et volumineux. Le bras gauche est situé dans le sillon transversal, qu'il parcourt de droite à gauche.

Arrivé à l'extrémité de ce sillon, le bras gauche de la veine
porte se continue dans un segment vasculaire de calibre à peu
près égal, mais dirigé perpendiculairement d'arrière en avant
le long du sillon longitudinal. Ce vaisseau se termine par une
extrémité antérieure arrondie en cul-de-sac, où vient s'attacher le ligament rond. Ce segment vasculaire est nommé *recessus umbilicalis*.

Bras droit, bras gauche, *recessus umbilicalis*, tels sont les
trois segments vasculaires de premier ordre du système porte,
les *segments primordiaux* (2). Ces segments primordiaux
donnent naissance à des branches de deuxième ordre, *branches
secondaires*.

Mais les branches de deuxième ordre ne naissent pas, indifféremment et suivant le mode dichotomique ou collatéral habituel,
des segments primordiaux. Le bras droit se divise dès son origine en deux ou trois fortes branches et peut sans doute être
comparé à ce sujet à une artère. Mais, par contre, le bras gauche
et le *recessus umbilicalis* ne fournissent aucune branche par
leurs faces supérieure et inférieure. Le bras gauche ne fournit
de branches que par sa face postérieure, le *recessus umbilicalis*
que par ses faces droite et gauche, ou plus simplement *bras
gauche et recessus umbilicalis ne donnent de branches que dans
le plan horizontal*.

Les branches de deuxième ordre, nées de façon très spéciale,
on le voit, ne donnent elles-mêmes de *branches tertiaires* que
par un mode également peu habituel. Ce n'est nullement suivant
le mode dendritique ou dichotomique.

---

(1) Hugo Rex, Beitrage zur Morphologie der Säugerleber (*Morphologisches Jahrbuch*, Bd. XIV, 1888).
(2) Les expressions segments primordiaux, branches secondaires,
branches tertiaires, n'ont qu'une valeur purement descriptive.

Toutes ces branches de deuxième ordre montrent en effet une tendance caractéristique à conserver leur individualité et à traverser le territoire qu'elles commandent comme des branches maîtresses.

Souvent elles occupent par rapport à ce territoire une situation excentrique, d'où il résulte que les rameaux qu'elles lui fournissent naissent sur une seule de leurs faces, celle en rapport avec le territoire. D'où résulte encore la tendance marquée de la branche maîtresse à s'arquer, sa convexité fertile se mettant en rapport avec le parenchyme irrigué.

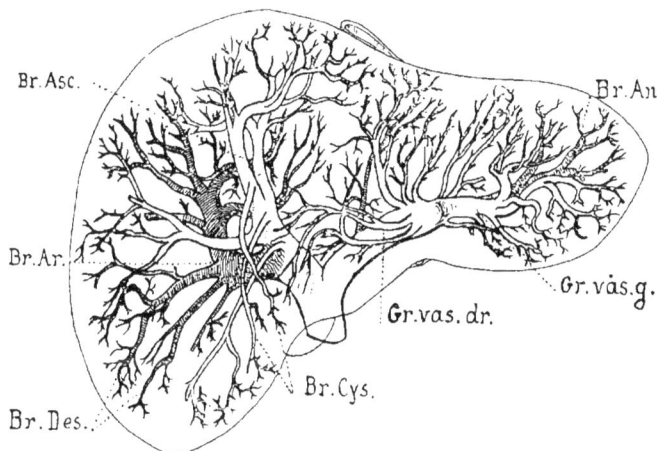

Fig. 5. — La veine porte et ses branches (d'après Rex).

La plupart des branches de deuxième ordre se disposent à la partie inférieure du territoire qu'elles desservent. C'est suivant un même type excentrique que se disposent les branches tertiaires. En général, le territoire est irrigué par des rameaux qui s'élèvent vers la face supérieure du foie, par des rameaux ascendants. C'est presque exclusivement par des rameaux à type ascendant qu'est irriguée la portion du foie située en arrière du sillon transversal, le *territoire dorsal* du foie.

Ces généralités étant rappelées sur le mode d'arborisation de la veine porte, j'aborde la description même du type de distribution de la veine porte.

Ce type de distribution de la veine porte est un type fixe. On le retrouve chez tous les Mammifères, y compris l'homme (1).

1° Le *segment primordial* ou *bras droit* donne deux branches secondaires : la branche ascendante ou cystique, et la branche arquée.

La *branche ascendante* (Br. Asc.) fournit, d'une part, des rameaux ascendants, les plus développés chez l'homme, et, d'autre part, deux ou trois rameaux antéro-postérieurs, rameaux cystiques destinés au parenchyme situé à droite de la fosse cystique. Les branches cystiques, relativement peu importantes par leur volume chez l'homme, méritent pourtant d'être nettement individualisées, car chez d'autres mammifères elles sont au contraire prépondérantes et font donner à la branche d'où elles naissent le nom de *branche cystique* (Br. Cys.) au lieu du nom de branche ascendante. Il faut noter que branche ascendante et branche cystique ne donnent de ramifications que presque exclusivement par leurs faces droite et antérieure.

La *branche arquée* (Br. Ar.) est caractéristique en ce sens qu'elle décrit une magnifique courbe en haut, en arrière et en dedans, embrassant le tronc de la veine cave inférieure. De plus, elle se trouve située excentriquement à la limite interne du territoire qu'elle irrigue. Partant, elle ne donne de rameaux que par sa face droite, presque exclusivement.

Ici encore il faut noter que les premières branches fournies par la branche arquée et dirigées en bas et en dehors doivent être individualisées et représentent une branche très importante chez d'autres mammifères que l'homme, la branche *descendante* (Br. des.).

2° Le *bras gauche* de la veine porte ne fournit que quelques rameaux au lobe de Spigel. Ces rameaux naissent exclusivement de la face postérieure du bras gauche. Le bras gauche représente presque purement et simplement, suivant la remarque de Rex, une sorte d'arc-boutant interposé entre le bras droit

(1) Un seul élément introduit sa variabilité dans ce type fixe, c'est le point d'origine de la branche ascendante ou cystique. Cette branche naît tantôt sur le bras droit, tantôt sur le bras gauche, parfois au lieu même de séparation du tronc porte. Et, sur le bras gauche, elle peut naître soit au niveau de la moitié droite, soit au niveau de la moitié gauche. Je suppose dans ma description que cette branche naît sur le bras droit, type figuré par Rex.

et le *recessus umbilicalis*, qui eux, portent la presque totalité de l'arborisation porte.

3° Le *recessus umbilicalis* donne naissance, vers son extrémité antérieure, à deux bouquets vasculaires, l'un droit, l'autre gauche.

Le *bouquet droit* (Gr. vas. dr.) est constitué par cinq ou six rameaux, dont trois volumineux disposés en une rangée serrée et dirigés à droite et en haut. Ce groupe irrigue le territoire hépatique situé à gauche de la fossette cystique, le « lobe carré ».

Le *bouquet gauche* (Gr. vas. g.) est en général représenté par un gros vaisseau qui, à la façon de la branche arquée, décrit une courbe convexe en dehors. Comme la branche arquée, cette branche est excentriquement placée à la face inférieure du territoire qu'elle dessert. Ses faces supérieure et inférieure se hérissent presque exclusivement de ramifications.

En arrière de ce bouquet vasculaire gauche, un fort vaisseau dirigé obliquement en bas et en arrière, la *branche angulaire* (Br. An.), naît au niveau du lieu de réunion angulaire (d'où son nom) du recessus ombilical et du bras gauche. Bien que, chez l'homme, il n'atteigne qu'un développement moindre que chez les mammifères, ce qui concorde avec le faible développement du territoire parenchymateux correspondant, il mérite, comme la branche descendante, d'être individualisé, à cause de sa constance et de sa signification très particulière.

On voit par la description qui précède, et grâce au schéma correspondant (fig. 5), que le système de ramification portale est très particulier et ne rappelle en rien le type dichotomique et dendritique qu'on lui attribue à tort :

1° Les vaisseaux gardent longtemps leur individualité propre;

2° Ces troncs veineux sont excentriques par rapport au territoire qu'ils desservent. Le foie tout entier repose pour ainsi dire sur le système porte disposé à sa face inférieure;

3° Enfin on peut résumer de la façon suivante les branches de second ordre. De droite à gauche, on trouve quatre couples ou bouquets vasculaires :

1° Le couple *arqué descendant*;

2° Le couple *ascendant cystique*;

3° Le bouquet *vascu'aire droit*;

4° Le couple bouquet *vasculaire gauche angulaire*;

J'ajouterais 5° le bouquet *spigelien* né de la face postérieure du bras gauche de la veineporte.

Veine sus-hépatique. — Le système *sus-hépatique* n'est pas moins particulier.

Dans ce système, les troncs veineux gardent, plus encore que dans le système porte, leur individualité propre. De plus, ils sont, eux aussi, disposés excentriquement par rapport au territoire desservi. Enfin, si chez l'homme le système sus-hépatique n'est pas, comme chez certains mammifères, le calque du système porte, chaque branche principale de l'un des systèmes accompagnant fidèlement une branche correspondante de l'autre système, il n'en résulte pas moins que, même chez l'homme, on peut accoupler branches portes et branches sus-hépatiques de la façon suivante :

SYSTÈME PORTE.	SYSTÈME SUS-HÉPATIQUE.
1° Couple arqué descendant....	V. sus-hépatique droite.
2° Couple ascendant cystique..	V. sus-hépat. médiane accessoire.
3° Bouquet vasculaire droit....	V. sus-hépat. médiane.
4° Couple bouquet vasculaire gauche angulaire..........	V. sus-hépat. gauche.
5° Rameaux spigéliens........	Petit groupe sus-hép. ventral.

On voit, par le tableau précédent, qu'il y a conformité absolue de plan entre les deux systèmes. Tout se passe comme si deux vaisseaux, l'un porte, l'autre sus-hépatique, séparés par un réseau de capillaires, *résultaient du dédoublement d'un tronc d'abord unique*.

En réalité, c'est bien ce phénomène qui se produit. Je ne puis suivre ici le détail du processus et renvoie à ce propos aux descriptions de Hochstetter (1), de Swaen (2), de P. Franklin Mall (3). Je me bornerai à en indiquer les résultats.

Rappelons-nous notre *point de départ* :

---

(1) F. Hochstetter, Beiträge zur Entwickelungsgeschichte des Venensystems der Amnioten, III Säuger (*Morphologisches Jahrbuch*, Bd. XX, 1893).

(2) Swaen, Recherches sur le développement du foie, du tube digestif, de l'arrière-cavité du péritoine et du mésentère (*Journ. de l'anatomie*, t. XXXII, janv.-fév. 1896; t. XXXIII, janv.-fév. 1897, mai-juin 1897).

(3) *Loc. cit.*

Deux veines omphalo-mésentériques, droite et gauche, montent perpendiculairement de bas en haut. Elles s'anastomosent transversalement et forment les deux anneaux de His. Ne considérons que l'anneau supérieur :

Sa moitié supérieure se soude en arrière avec la veine cave inférieure ; le canal de soudure prend le nom de canal d'Arantius.

A cette même moitié de l'anneau se soudent de même les deux veines ombilicales venues de la paroi antérieure, se dirigeant à travers le foie, vers le cœur.

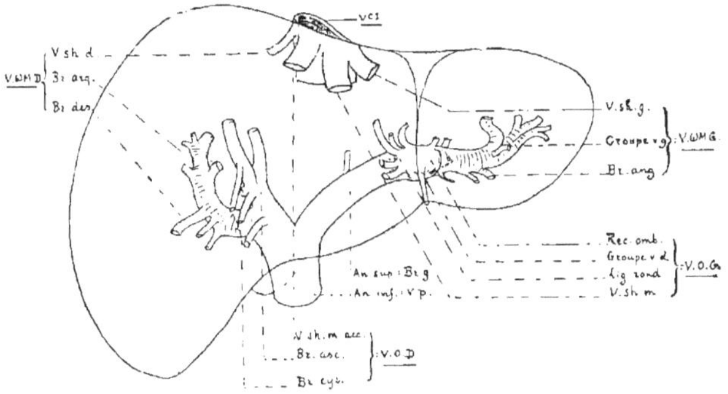

Fig. 6. — Cette figure a pour but de mettre en évidence la disposition par coupes des branches du système porte et des branches du système sus-hépatique.

Je viens à l'instant même de décrire notre *point d'arrivée*, à savoir le système vasculaire intrahépatique. Pour, de ce point de départ, aboutir à notre point d'arrivée, il suffit que le parenchyme hépatique qui entoure les sinus veineux prolifère et transforme, en tout ou en partie, ces sinus en un réseau sinusoïdal.

La transformation a été tantôt complète et, dès lors, le sinus a disparu à ce niveau. Tantôt elle a été incomplète, et il en résulte une sorte de clivage du sinus primitif, dédoublé en deux sinus secondaires. De ces deux sinus secondaires, l'un reste fixé au demi-anneau supérieur et fait dorénavant partie du système porte ; l'autre s'abouche avec le sinus veineux intermédiaire et appartient désormais au système sus-hépatique.

Il est facile de figurer et d'énumérer (fig. 7) les résultats de cette transformation des sinus primitifs :

Moitié inférieure de l'anneau (An. inf.). Persiste et forme le tronc porte ;

Moitié supérieure de l'anneau (An. sup.). Persiste et forme le bras gauche porte ;

Veine omphalo-mésentérique droite (VωMD). Interruption par *sinusoïdalisation totale*, au-dessous de l'anneau. Au delà de cette interruption, *sinusoïdalisation partielle*, d'où clivage

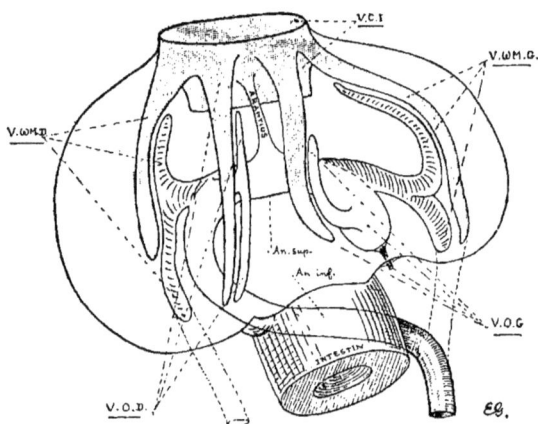

Fig. 7. — Schéma figurant la sinusoïdalisation partielle ou totale des sinus veineux primitifs intrahépatiques, et leur transformation en un double système vasculaire porte et sus-hépatique.

de la veine en deux segments. L'un, attenant à l'anneau péri-intestinal, donnera la branche descendante et la branche arquée. L'autre, attenant au sinus veineux, donnera la veine sus-hépatique droite. Un réseau sinusoïdal développé aux dépens de la région de clivage s'interpose entre les deux vaisseaux ainsi dédoublés.

Veine omphalo-mésentérique gauche (VωMG). Interruption par *sinusoïdalisation totale*, au-dessous de l'anastomose supérieure, rompant à ce niveau l'anneau péri-intestinal. Au delà de cette interruption, *sinusoïdalisation partielle*, d'où clivage de la veine en deux segments. L'un, attenant à l'anneau

péri-intestinal, donnera la branche angulaire et le bouquet vasculaire gauche. L'autre, attenant au sinus veineux, donnera la
veine sus-hépatique gauche. Réseau sinusoïdal développé dans
la zone de clivage ;

Veine ombilicale droite (VOD). Interruption par *sinusoïdalisation totale*, au-dessous de l'anastomose supérieure. Au delà
de cette interruption, *sinusoïdalisation partielle*, d'où clivage
de la veine en deux segments. L'un, attenant à l'anneau
péri-intestinal, donnera la branche cystique et la branche
ascendante. L'autre, attenant au sinus veineux, donnera la
veine sus-hépatique médiane accessoire. Réseau sinusoïdal
développé dans la zone du clivage ;

Veine ombilicale gauche (VOG). L'interruption au-dessous
de l'anastomose supérieure n'a pas lieu pendant la vie intra-
utérine. Mais cette interruption se produit aussitôt après la
naissance. La veine s'oblitère dès son entrée dans le foie et
forme le ligament rond. Au delà du futur point d'interruption,
sinusoïdalisation partielle, d'où clivage de la veine en deux
segments. L'un, attenant à l'anneau péri-intestinal, donnera
le recessus ombilical et le bouquet vasculaire droit. L'autre,
attenant au sinus veineux, donnera la veine sus-hépatique
médiane. Réseau sinusoïdal développé dans la zone de clivage ;

Anastomose omphalo-cave. Clivage par *sinusoïdalisation
partielle* de l'anastomose en deux segments. L'un, attenant à
l'anneau péri-intestinal, donnera les branches portes de Spigel.
L'autre, attenant au sinus veineux, donnera les veines sus-
hépatiques ou bouquet ventral de Rex. Réseau sinusoïdal
développé dans la zone de clivage.

La partie non sinusoïdalisée forme le canal d'union ou canal
d'Aranzi, étendu de la veine cave inférieure à l'anastomose supérieure.

*A chacune de ces proliférations locales du parenchyme hépa-
tique et du réseau sinusoïdal de clivage correspond une localisation lobaire.* Le fait est évident pour les foies lobés. On peut le
retrouver encore pour les foies non lobés, comme est le foie de
l'homme.

Il est facile de retrouver dans le foie non lobé de l'homme des
territoires homologues aux lobes des foies lobés. La comparai-

son des figures 8, 9 et 10, imitées de Rex, traduit cette homologie.

La figure 8 représente un foie de chien, foie lobé. On y trouve
sept lobes : quatre latéraux, deux droits, supérieur et inférieur ;

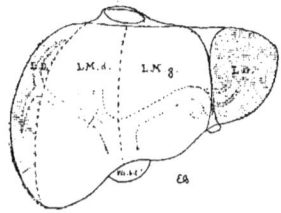

Fig. 8.   Fig. 9.

deux gauches, supérieur et inférieur ; deux lobes médians, droit
et gauche, de part et d'autre de la vésicule biliaire ; un lobe
impair, le lobe de Spigel.

Les figures 9 et 10 représentent le foie de l'homme, foie non
lobé, vu d'avant (fig. 9) et vu
d'en bas (fig. 10).

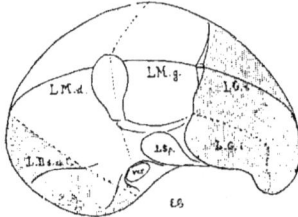

Fig. 10.

On y voit que la correspondance avec la figure 8 est parfaite pour les lobes gauches,
situés à gauche du ligament
suspenseur, bien que, chez
l'homme, les deux lobes gauches soient soudés en une seule
masse.

Il en est de même pour le
lobe de Spigel, situé en arrière du sillon transverse du foie.

Par contre, lobes droits et lobes médians sont chez l'homme
fusionnés en une seule formation, située à droite du ligament
suspenseur, improprement nommée lobe droit par les anatomistes.

Mais cette fusion, parfaite extérieurement, est imparfaite
intérieurement. Rex a fait voir que les vaisseaux portes sont
disposés de telle sorte qu'ils réservent entre eux de véritables
zones neutres, zones de partage entre des territoires lobaires
homologues aux lobes droits et moyens des foies lobés.

Sur le foie de l'homme ainsi partagé idéalement en ses lobes constituants, la disposition du système vasculaire intrahépatique est telle que à chaque territoire lobaire correspond un sinus de clivage. Le tableau suivant et la figure 9 traduisent cette correspondance :

SINUS DU FOIE.	LOBES CORRES-PONDANTS.	PRODUITS DE CLIVAGE ANNEXÉS	
		au système porte.	au système sus-hépatique.
V. omph.-m dr.	L. lat. dr. sup. L. lat. dr. inf.	Branche arquée. Br. desc.	V. sh. dr.
V. omph.-m. g.	L. lat. g. sup. L. lat. g. inf.	Bouquet vasc. g. Br. angulaire.	V. sh. g.
V. omb. dr.	L. moyen dr.	Br. asc. Br. cyst.	V. sh. m. acc.
V. omb. g.	L. moyen g.	Bouquet vas. dr.	V. sh. m.
Canal d'Aranzi et V. cave inf.	L. de Spigel.	Br. spigéliennes.	Gr. ventral.

De cette étude où j'ai été forcé de résumer brièvement nombre de données embryologiques empruntées aux travaux de Mathias Duval, Swaen, Hochstetter, Minot, Franklin Mall, etc., et les données morphologiques tirées de l'important travail de Rex, il ressort donc que l'on peut retrouver sur le foie adulte la trace du travail de sinusoïdalisation opéré au niveau du parenchyme hépatique. *Les vaisseaux du foie adulte représentent essentiellement le reliquat des vaisseaux primordiaux, en partie réticulés par le processus sinusoïdal.* Les descriptions classiques, qui présentent la veine porte et la veine sus-hépatique comme deux systèmes vasculaires quelconques, ramifiés de façon banale, à la façon des artères et des veines, ne tiennent aucun compte de ce mode de genèse du type circulatoire du foie.

GÉRAUDEL. 5

La capillarisation ou sinusoïdalisation des troncs veineux primitifs n'a pas lieu simultanément sur tous. On peut, avec Mall, distinguer plusieurs stades.

Au début, le foie se développe seulement autour et à l'intérieur des veines omphalo-mésentériques, les veines ombilicales longeant à distance dans la paroi le parenchyme hépatique et se déversant directement dans les canaux de Cuvier (embryon de 4^{mm},5).

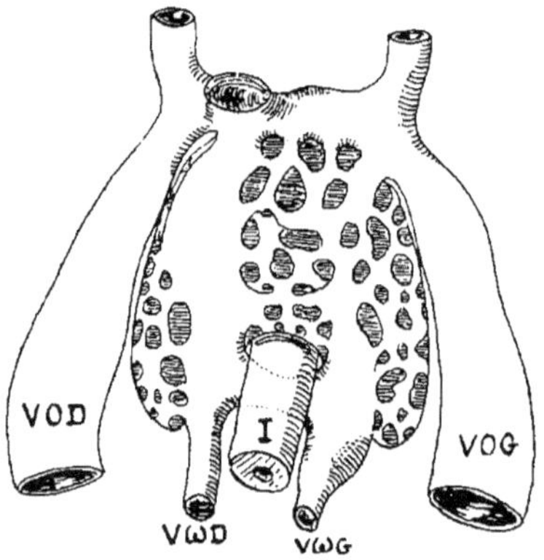

Puis les veines ombilicales sont envahies à leur tour et semblent dès lors devenues intrahépatiques de parahépatiques qu'elles étaient jusque-là (embryon de 4 millimètres).

Mais la transformation des veines intrahépatiques en réseau capillaire n'est jamais complète. Des voies plus larges de décharge persistent. C'est d'abord une des veines omphalo-mésentériques, la veine droite, qui n'est pas capillarisée dans toute sa longueur, alors que la

Fig. 11. — Les vaisseaux du foie d'un embryon humain, long de 4^{mm},5.

VOD, VOG, veine ombilicale droite, gauche ; VωD, VωG, veine omphalo-mésentérique, droite, gauche ; I, intestin. (Reconstruction demi-schématique de F. Mall.)

gauche est totalement capillarisée dans la partie intermédiaire de son trajet intrahépatique, et que ses parties extrêmes ont donné, d'une part, le bouquet vasculaire gauche et la branche angulaire, d'autre part la veine sus-hépatique gauche (embryon de 6 millimètres, vingt-six à vingt-huit jours).

Ensuite la veine omphalo-mésentérique droite a subi le même sort que la gauche et fourni à son tour, d'une part, la branche arquée et la branche descendante, d'autre part la veine sus-hépatique droite. Le canal veineux d'Aranzi sert de voie directe de dérivation.

La veine ombilicale droite a été capillarisée de bonne heure, et il semble que seuls persistent ses reliquats annexés au sinus intrahépatique pour constituer la branche ascendante et cystique d'une part, la veine sushépatique médiane accessoire d'autre part (Cf. vaisseaux *advehentes* ou *revehentes* de His, fig. 14). En amont du foie, la partie inférieure de l'ombilicale droite persiste, mais charrie le sang en sens inverse du courant primitif, fonctionnant comme veine pariétale.

La veine ombilicale gauche, qui persiste longtemps, jus-

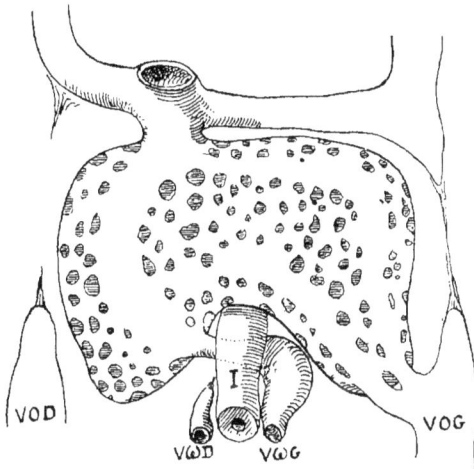

Fig. 12. — Les vaisseaux du foie d'un embryon humain, long de 4 millimètres (vingt-six à vingt-huit jours).

Stade de sinusoïdalisation plus avancé que dans la figure précédente. Reconstruction demi-schématique de F. Mall.)

qu'à la naissance, est cependant capillarisée en partie, sur sa face antérieure, vers la fin de la cinquième semaine ; car, à ce moment, du *recessus umbilicalis* partent les branches du bouquet vasculaire droit intriquées avec les rameaux de la veine sus-hépatique médiane, du lobe médian gauche (embryon de 11 millimètres, trente et un à trentedeux jours).

A ce moment également, la veine cave inférieure, au point où elle se jette dans le canal d'Aranzi, ou ce canal lui-même s'est partiellement capillarisé pour donner les branches spigéliennes, d'une part, le groupe ventral annexé à la veine cave inférieure, d'autre part.

En dehors du foie, les deux veines vitellines ou omphalo-mésentériques n'arrivent plus à former qu'une seule veine, impaire, la veine porte : voici par quel processus. Les deux

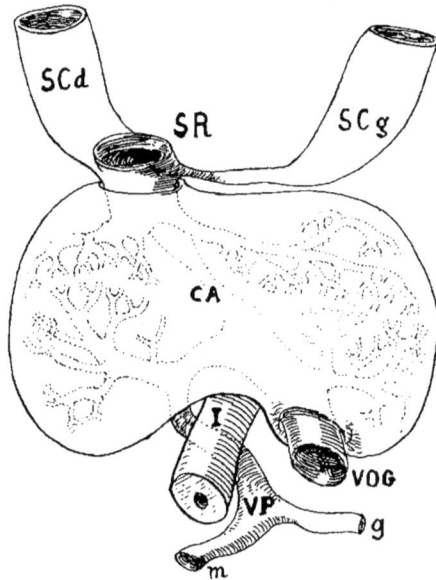

Fig. 13. — Les vaisseaux du foie d'un embryon humain, long de 9 milli-mètres (vingt-huit à trente jours).

VOG, veine ombilicale ; VP, veine porte ; m, veine mésentérique ; g, veine gastrique ; CA, canal d'Aranzi ; SCd et SCg, sinus du cœur droit, gauche ; SR, sinus veineux (d'après F. Mall).

anneaux de His se modifient de telle sorte que seuls persistent le côté droit de l'anneau supérieur et le côté gauche de l'anneau inférieur, d'où la formation d'un seul vaisseau continu, qui par son mode d'origine fait nécessairement un tour complet en spirale autour de l'intestin (Cf. fig. 17).

La veine porte et la veine ombilicale gauche apportent ainsi en définitive au foie le sang veineux, formant près de la face inférieure de cet organe deux larges courants qui s'unissent et se continuent au delà par l'unique canal d'Arantius.

Après le troisième mois de la vie intra-utérine, ils se trouvent reportés vers la ligne médiane et ont un trajet beaucoup plus direct qu'auparavant.

Le stade final n'est atteint qu'après la naissance, quand la veine ombilicale s'atrophie rapidement. Un peu plus tard, disparaît le canal d'Aranzi, excepté dans sa portion située entre le cœur et l'embouchure de la veine cave inférieure, qui formera l'extrémité cardiaque de la veine cave inférieure.

J'ajouterai, pour clore ce long chapitre embryologique, que, à partir de la dixième semaine de la vie embryonnaire, il est possible de distinguer les rameaux portes et les rameaux sus-hépatiques.

Les rameaux portes apparaissent entourés d'une substance conjonctive riche en noyaux, en quantité notable, alors que les rameaux sus-hépatiques ont des parois très minces directement en rapport avec les cellules hépatiques. Vaisseaux portes et vaisseaux sus-hépatiques se montrent toujours éloignés relativement beaucoup les uns des autres, sans pourtant qu'on

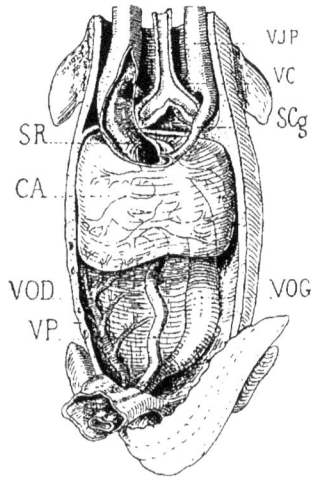

Fig. 14. — Les vaisseaux du foie chez un embryon humain, long de 10 millimètres (trente à trente et un jours).

Des deux veines ombilicales, la droite VOD est devenue veine pariétale; la gauche VOG pénètre dans le foie et s'unit à la veine porte VP, pour former le canal d'Aranzi CA. Les branches veineuses, nées des sinus intrahépatiques, se divisent en deux groupes, les veines annexées au système porte, ou *venæ adventes* de His (celles situées au-dessous de CA), et les veines annexées au système sus-hépatique, ou *venæ revehentes* de His (celles situées au-dessus de CA). Le canal d'Aranzi aboutit au *sinus reuniens* SR, qui s'ouvrait dans le cœur (enlevé ainsi que la paroi antérieure du corps). A ce *sinus reuniens* aboutissaient d'autre part les sinus de Cuvier, chacun d'eux SCg étant formé par l'union d'une veine jugulaire primitive VJP et d'une veine cardinale VC (d'après Kollmann).

puisse observer une systématisation topographique bien nette.

LE PARENCHYME HÉPATIQUE CHEZ LES MAMMIFÈRES.

Maintenant que j'ai étudié comment se développe le foie par
la prolifération et l'intrication respectives d'un parenchyme
cellulaire et de vaisseaux d'absorption adjacents, processus qui

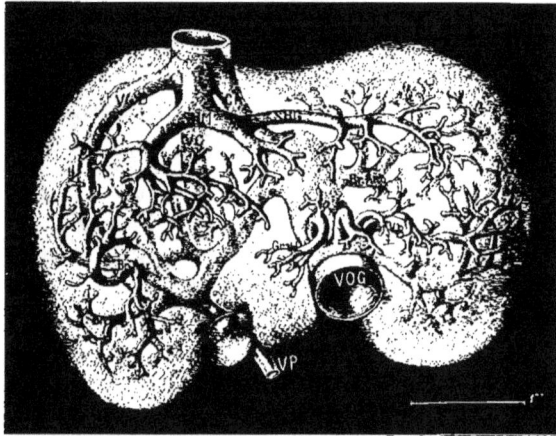

Fig. 15. — Les vaisseaux du foie d'un embryon humain, long de 11 millimètres (trente et un à trente-deux jours).

La sinusoïdalisation des vaisseaux du foie est presque complète, sauf
pour la veine omphalo-mésentérique droite VoD, que doit fournir d'une part la
branche arquée, d'autre part la veine sus-hépatique droite. Aux dépens des
vaisseaux primitifs du foie, en partie ou en totalité sinusoïdalisés, naissent
les rameaux annexés, soit au système porte, soit au système sus-hépatique.
VOG, veine ombilicale gauche ; VP, veine porte ; CA, canal d'Aranzi ;
VC, veine cave inférieure ; Br. desc., branche descendante ; Br. asc., branche ascendante ; Gr. v. d., groupe vasculaire droit ; Gr. v. g., groupe vasculaire gauche ; Br. ang., branche angulaire ; Sh. m., veine sus-hépatique
médiane ; a, veine sus-hépatique médiane accessoire ; Sh. g , veine sus-
hépatique gauche. (Reconstruction de F. Mall.)

ne varie pas essentiellement, quel que soit le type des vertébrés auquel on s'adresse, il me reste à indiquer la dernière
transformation qui précisément caractérise le foie des mammifères.

Le foie des mammifères non seulement montre du côté
réticulum hépatique une plus fine pénétration de ce réticulum
par les vaisseaux et une subdivision poussée plus avant encore

des cylindres hépatiques, mais surtout, du côté réticulum vasculaire, un arrangement très particulier des capillaires sanguins centrés par des *foci of exit*, suivant l'expression de Shore.

Hermann Braus fait remarquer que cet arrangement spécial

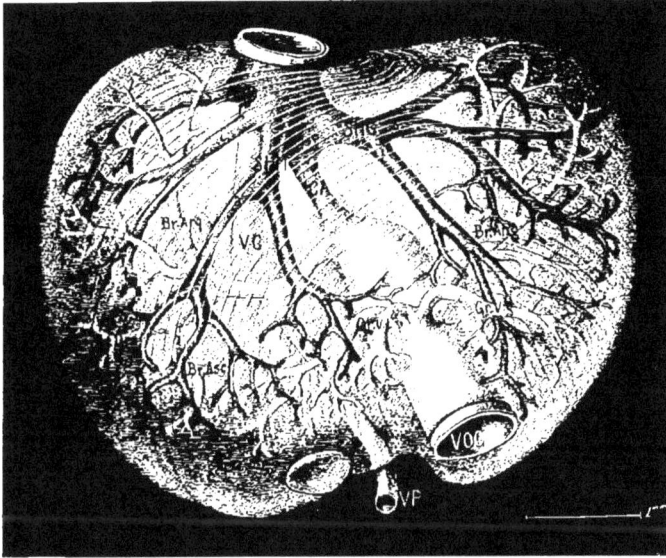

Fig. 16. — Les vaisseaux du foie d'un embryon humain, long de 24 millimètres.

La sinusoïdalisation est achevée ; en particulier, la veine omphalo-mésentérique droite, respectée encore dans le stade précédent (fig. 15), a été clivée en branche arquée, annexée au système porte, *Br. arq.*, et en veine sus-hépatique droite, annexée au système sus-hépatique, *Sh. d.* Veine sus-hépatique droite, *Sh. d.*, et veine sus-hépatique gauche, *Sh. g.*, se subdivisent nettement en un rameau supérieur *s* et un rameau inférieur *i*, rappelant la bipartition latente des lobes latéraux où ces veines se distribuent. (Reconstruction de F. Mall.)

du réseau capillaire est en relation de cause à effet avec l'apparition du diaphragme.

De l'existence du diaphragme il résulte, en effet, la production d'une pression négative dans la cavité thoracique, pression négative qui se propage dans le système sus-hépatique.

Le sang est alors aspiré avec force, et l'irrégulier plexus capillaire s'ordonne lentement par rapport à la veine aspiratrice en direction radiaire.

Chacun de ces *foci of exit* de Shore peut être considéré
comme l'origine d'un vaisseau de décharge, qui, précisément
par sa situation même et son rôle de vaisseau collecteur, prend
un développement plus marqué et constitue une veine sus-
hépatique. Pour une
raison analogue, à dis-
tance de cette veine de
décharge et parmi les
capillaires du réseau
drainé par cette veine,
certaines voies plus
fréquentées, parce que
plus directes ou plus
largement ouvertes,
fonctionneront comme
vaisseaux distributeurs
et constitueront les
veines portes. Veines
portes et veines sus-
hépatiques alterneront
ainsi dans toute l'éten-
due du réseau capil-
laire.

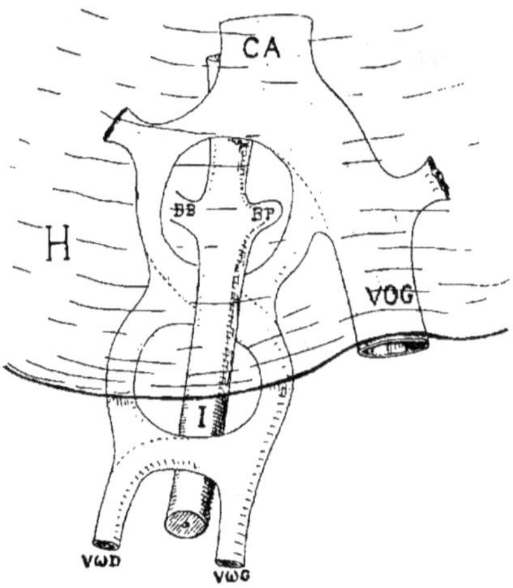

Il importe, bien en-
tendu, d'excepter de
cette désignation géné-
rale les troncs princi-
paux, dont j'ai montré
plus haut l'origine om-

Fig. 17. — Les deux anneaux de His, constitués par les anostomoses transversales des
deux veines omphalo-mésentériques droite
et gauche VωD et VωG.

Le grisé montre les parties qui persistent
et constituent une seule veine impaire, future
veine porte. VOG, veine ombilicale gauche ;
CA, canal d'Aranzi ; BB, bourgeon biliaire ;
BP, bourgeon pancréatique.

bilicale ou vitelline, et de ne considérer que les capillaires
du réseau primitif développés plus complètement que d'autres,
en raison probablement des conditions de calibre et surtout de
situation leur permettant de recueillir ou de distribuer plus
facilement le sang qui traverse le réseau capillaire du foie.

Dès le troisième ou le quatrième mois de la vie fœtale, Toldt
et Zuckerkandl ont pu reconnaître cette disposition alternante
des branches portes et sus-hépatiques. Ils ont montré que les
choses se passent comme si deux arbres vasculaires, l'un
porte, l'autre sus-hépatique, s'allongeant et se ramifiant, crois-

saient l'un à la rencontre de l'autre, intriquant leurs arborisations respectives. Bien entendu, il y a là seulement une apparence, car il s'agit, en l'espèce, d'un réseau capillaire multipliant
ses mailles et où certaines mailles prennent un développement
prépondérant, parce qu'elles fonctionnent comme voies d'apport ou voies d'export.

Au fur et à mesure que le réseau grandit, de nouvelles voies
d'apport ou d'export s'individualisent au sein du réseau
capillaire jusque-là formé de capillaires équivalents, et il
semble que les premières voies individualisées ont poussé
ces voies de nouvelle formation. Et ainsi de suite. Dès lors,
on ne s'étonnera pas de constater que, toujours, on trouvera
au centre d'une portion de la trame capillaire hépatique un
gros vaisseau d'export ou veine sus-hépatique, alors qu'au
pourtour de cette portion ainsi individualisée de la trame
capillaire apparaîtront des vaisseaux d'apport ou veines portes.
Ainsi se trouve partiellement délimité une sorte de territoire
vasculaire alimenté par des veines portes, drainé par une veine
sus-hépatique.

Au cours du développement, ce territoire vasculaire multipliant ses mailles, les veines portes semblent pousser de
nouvelles ramifications à son intérieur, y délimitant ainsi
autant de territoires secondaires que collecteront par suite
autant de capillaires ou veines sus-hépatiques.

Et comme ces veines sus-hépatiques gagneront par le plus
court chemin la veine sus-hépatique qui centrait le territoire
primitif que nous avons d'abord considéré ; il semblera que cette
veine a poussé à son tour les ramifications qui drainent les
territoires secondaires envisagés.

Ce processus se répète un grand nombre de fois, ne s'arrêtant
que lorsque s'arrête la multiplication des mailles du réseau
vasculaire hépatique. Dès lors, le foie ne grossit plus que par
la croissance de chacune de ses parties, et non plus par leur
multiplication.

C'est le long des mailles du réseau vasculaire développées
pour constituer les voies d'apport que s'engagent dans l'intérieur du parenchyme hépatique les ramifications du bourgeon
biliaire et sa gangue mésenchymateuse. J'aurai à développer
ultérieurement ce point.

Nous sommes arrivés à la fin de ce long exposé, et nous pouvons désormais prendre du foie une idée précise.

Le foie est une glande vasculaire sanguine développée au pourtour des veines d'absorption convergeant vers le cœur, un parenchyme. Nous avons suivi pas à pas le développement de ce parenchyme, montré comment d'une masse pleine initiale, d'abord longée par les veines omphalo-mésentériques et ombilicales, sont résultés par prolifération et intrication réciproques du massif cellulaire et des sinus veineux, d'une part un réseau continu de travées hépatiques d'abord pleines, puis creusées d'une fine lumière, et, d'autre part, un réseau également continu de capillaires sanguins ou sinusoïdes interposés au reliquat des sinus ainsi capillarisés dans leur partie moyenne et restés intacts dans leurs parties extrêmes, tant d'amont que d'aval.

Nous avons vu également que, dans le réseau vasculaire ainsi formé, certaines mailles gardent une prépondérance marquée, servant de voie directe de décharge pendant le développement du réseau capillaire hépatique, et que ces courants directs sont en réalité les anciens vaisseaux primordiaux aux dépens desquels naît le réseau capillaire.

Nous avons vu qu'on peut, de façon grossière, considérer que ces vaisseaux ont été interrompus dans leur trajet entre l'anneau supérieur de His et le cœur.

Les tronçons restés en rapport avec l'anneau veineux constitueront le système des voies d'apport ou veine porte des anatomistes.

Les tronçons restés en rapport avec le cœur (*sinus reuniens*) constitueront le système des voies d'export ou veine sus-hépatique des anatomistes.

Mais veine porte et veine sus-hépatique n'ont pas d'autre valeur, on le voit, qu'une valeur purement descriptive. L'une et l'autre sont faites de parties primitivement différentes, veines omphalo-mésentériques, veines ombilicales et anastomoses.

Et, par contre, l'une et l'autre sont composées de façon équivalente par les mêmes parties.

La veine porte, le réseau capillaire hépatique, la veine sus-hépatique constituent en réalité une seule et même formation vasculaire, qui prend la signification d'une voie veineuse ramenant au cœur le sang qui vient de se charger, au niveau de l'intestin et de ses annexes, des matières absorbées. C'est, à l'état adulte, le collecteur d'absorption intestinale prenant la place des collecteurs d'absorption vitelline (veines vitellines ou omphaliques de l'embryon) ou placentaire (veines ombilicales du fœtus). Là où ce collecteur prend contact avec le parenchyme hépatique, il se trouve transformé en un réseau capillaire.

En amont, le collecteur, non transformé, est la veine porte. En aval, il se reconstitue sous la forme veine sus-hépatique.

A ce collecteur aboutissent non seulement les vaisseaux qui reviennent de l'intestin proprement dit, du cardia à l'anus, mais encore les vaisseaux qui reviennent des annexes intestinales, en particulier de la rate, du pancréas et des voies biliaires. Le sang amené à ces annexes par des artères venues de l'aorte en est emporté par des veines correspondantes qui convergent pour constituer le collecteur de décharge.

Il est remarquable de constater que toutes les circulations partielles qui composent la circulation intestinale en général, circulations de l'estomac, de l'intestin, des glandes annexes (rate, pancréas, voies biliaires) sont totalisées tant au départ qu'à l'arrivée. Pour le système de départ, ou artériel, la totalisation n'est pas, à vrai dire, parfaite. Cependant la coronaire stomachique, la splénique, la gastro-duodéno-hépatique, naissent déjà d'un tronc commun, le tronc cœliaque et, à brève distance de ce vaisseau, se détachent les deux artères mésentériques. La moindre évagination de la surface d'implantation de ces trois troncs créerait là une véritable artère intestinale générale, une sorte d'« artère porte »(1), tronc artériel commun distribuant le sang à l'estomac, au duodénum, à l'intestin grêle, au gros intestin, au pancréas, à la rate, aux voies biliaires.

Cette totalisation presque réalisée pour le courant artériel d'apport est, par contre, réalisée entièrement pour le courant veineux de décharge. Toutes les branches veineuses de retour,

(1) La désignation d'artère porte n'est ici présentée que pour faire ressortir l'homologie des territoires desservis par cette artère et par la veine porte, l'adjectif porte ne gardant nulle ent sa valeur de type spécial de circulation.

correspondant aux artères que nous avons énumérées, s'unissent en un tronc commun. Ce tronc est le collecteur porto-sus-hépatique, tout entier capillarisé au niveau du foie.

Nous devons donc nous représenter que, à chaque pulsation cardiaque, le sang lancé par le tronc artériel commun, par l'artère porte, vient irriguer tout le territoire intestinal, y compris les voies biliaires, la rate et le pancréas, se charger principalement au niveau de la muqueuse intestinale de tous les apports empruntés au milieu extérieur et absorbés par cette muqueuse.

Et nous devons nous représenter en même temps que tout ce sang, collecté par la veine porte, vient circuler entre les travées du réticulum hépatique, pour gagner au delà le cœur. C'est seulement après avoir subi le contrôle, les apports, les prélèvements, les modifications que lui fait subir le foie qu'il aborde le cœur. Dans le cœur droit, le sang hépatisé, déjà mêlé au sang ramené par la veine cave inférieure, se mélange au sang qui fait retour par la veine cave supérieure, chargé des matériaux absorbés par les voies lymphatiques et ayant subi le contrôle des ganglions. Parmi ces matériaux, il faut citer plus particulièrement les produits que déverse dans la veine cave le diverticule lymphatique ramifié, qui a été puiser au niveau de la muqueuse digestive les aliments échappant à la voie vasculaire et au contrôle hépatique.

Dès lors, le sang n'a plus qu'à gagner le parenchyme pulmonaire, où il reçoit les derniers apports extérieurs, les apports gazeux, pour devenir à sa sortie du poumon du sang total.

Lancé dans l'aorte, ce sang peut emprunter des cycles différents. C'est ainsi que, gagnant la thyroïde, par exemple, par les artères thyroïdiennes, il s'en échappe par les veines du même nom, traverse le cœur droit, le poumon et revient à son point de départ. On pourrait théoriquement admettre qu'il suivra à nouveau le même cycle, échappant ainsi à tous les autres parenchymes. De fait, le brassage énergique que subit le sang au niveau du cœur et le mélange qui résulte de son passage à travers le réseau pulmonaire suppriment la possibilité de pareille indépendance.

Par contre, pareille indépendance théorique n'existe pas vis-à-

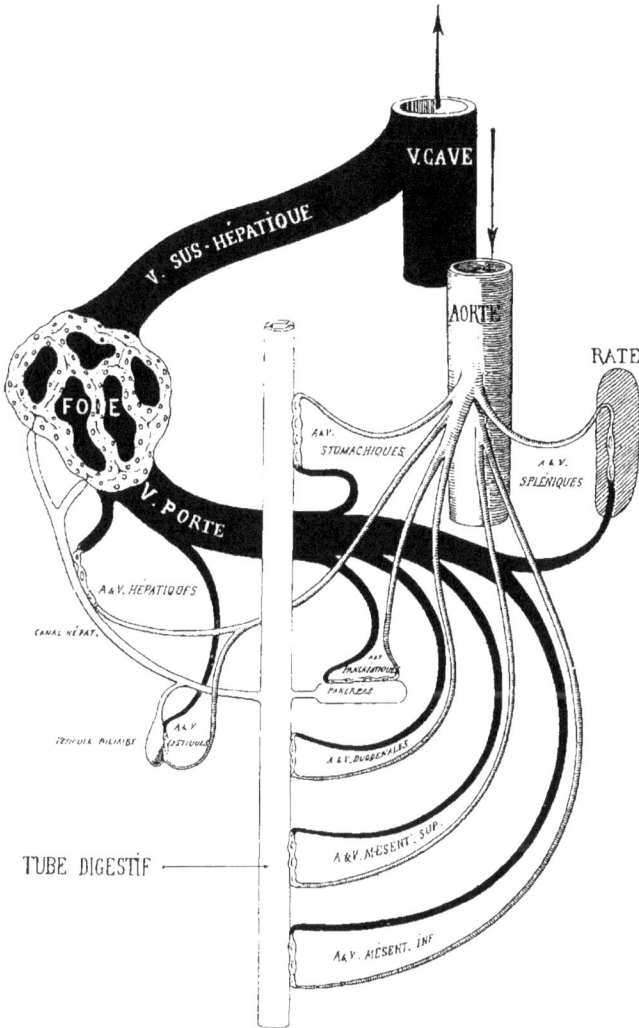

Fig. 18. — Cette figure a pour but de montrer la différence du type circulatoire du parenchyme hépatique et du bourgeon biliaire. Le *bourgeon
biliaire*, évagination de l'intestin, a le même type circulatoire que l'intestin.
L'unité de plan qui préside à la circulation de tous les dérivés entodermiques, intestin et annexes (pancréas, rate, bourgeon biliaire), apparaît
nettement sur la figure. Le *parenchyme hépatique*, formation de type
mésodermique, a un type circulatoire particulier, résultant de la capillarisation ou sinusoïdalisation du collecteur veineux de décharge de l'intestin et de ses annexes (voie porto-sus-hépatique).

vis du foie, pour le sang qui emprunte la voie du tronc artériel
commun de l'intestin (artère porte). Tout le sang ainsi dirigé
aboutit inéluctablement à la veine porte correspondante et
doit, de toute nécessité, traverser le foie avant de gagner
cœur et poumon.

Si donc on peut admettre que le globule sanguin lancé par
l'artère thyroïdienne dans la thyroïde peut circuler indéfiniment dans un même cycle et ne subir que les modifications
de la thyroïde, par contre, il devient impossible aux globules
sanguins qui ont gagné les surfaces d'absorption intestinale
et à ceux qui ont gagné le pancréas, la rate, les voies biliaires,
de recommencer un nouveau cycle avant d'avoir traversé le foie.

Et corrélativement, le sang qui aborde la thyroïde est du
sang artériel, du sang neuf, du sang total. Le sang qui aborde
le foie n'est jamais du sang artériel, mais du sang veineux, du
sang ayant déjà subi les apports et les soustractions des
organes qu'il a au préalable irrigués, du sang modifié considérablement, chargé des matériaux absorbés au niveau de
l'intestin, des déchets hématiques déversés par la rate, enrichi
des ferments qu'y ajoute très probablement le pancréas, ayant
récupéré enfin un certain nombre de produits résorbés dans
les voies biliaires et évacués primitivement par lui.

Ce dispositif du foie, baigné par du sang venant directement
d'autres organes, n'est d'ailleurs pas unique dans l'économie.
Nous le retrouvons au niveau du rein, au niveau du poumon.

Dans le rein, le cas est très simple. Le sang, après avoir
nourri le glomérule, passe immédiatement sous le contrôle des
tubes contournés. Le collecteur de décharge glomérulaire est
successivement l'ensemble des artères post-glomérulaires, le
réseau capillaire des tubes et, plus loin, la veine rénale.

Comparé au rein, le foie représente donc déjà un cas plus
complexe, puisque le courant que son parenchyme contrôle
résume non plus une circulation locale, mais toutes les circulations locales des différentes parties de l'intestin, annexes
comprises. Tout le sang qui longe les surfaces destinées à
l'absorption subit la révision du foie.

Un cas plus général nous est, par contre, fourni par le poumon.
Ce que fait le foie pour le sang qui vient de l'intestin et de ses
annexes, le poumon le fait pour le sang qui revient de toute

l'économie. Le poumon contrôle le courant de décharge qui totalise toutes les circulations locales de l'organisme.

On peut donc dire petite circulation, si l'on veut dire par là que le sang parti du cœur y vient par un petit parcours après avoir traversé le poumon. A vrai dire, on ne voit pas ce qu'a de différent ce qu'on nomme grande circulation, puisque, en réalité, le sang qui part du cœur et traverse telle glande cutanée du pied, par exemple, revient non moins directement au cœur. Et, si l'on ne tient compte ici que du plus long parcours mesuré en centimètres, il sera facile de citer telle circulation empruntant le cycle artère coronaire, veine coronaire qui sera plus petite encore que la circulation pulmonaire.

Il vaudrait mieux abandonner cette expression fâcheuse de petite circulation, quand on parle de circulation pulmonaire, puisque, à tout prendre, c'est au niveau et à ce niveau seulement que se réunit en un seul collecteur le courant sanguin total. De même que le parenchyme hépatique capillarise à son niveau le courant de décharge intestinale, de même le parenchyme pulmonaire capillarise à son niveau le courant de décharge générale de l'organisme. Le courant de décharge, quand il s'agissait du foie, prenait successivement les noms de veine porte, réseau capillaire hépatique, veine sus-hépatique. Quand il s'agit du poumon, le courant de décharge prend le nom d'artère pulmonaire, de réseau capillaire pulmonaire, de veine pulmonaire.

STRUCTURE DU PARENCHYME HÉPATIQUE

Bien que j'aie en vue dans toutes ces recherches le foie de l'homme, au moment d'aborder l'étude de la structure définitive du parenchyme hépatique, je me vois obligé de faire précéder l'étude du foie de l'homme par l'étude du foie du porc. Ceci pour deux raisons : la première est que la description du foie du porc simplifie celle du foie de l'homme. La seconde raison, non moins importante, est que toutes les descriptions classiques que l'on a données du foie de l'homme sont les reproductions plus ou moins modifiées du schéma initial que Kiernan a formulé dans son mémoire célèbre [1]. Et comme le schéma de Kiernan a été établi d'après le foie du porc, on peut dire sans exagération, avec Sabourin, que ce qu'on a décrit dans le foie de l'homme, c'est surtout le foie du porc.

« Ce dernier, dit encore Sabourin, avec juste raison, a paru très simple ; il a été très incomplètement étudié, et, voulant appliquer son interprétation anatomique au foie humain, on est arrivé, de comparaison en comparaison, à faire entrer dans la description de celui-ci un certain degré de fantaisie, qui sans doute peut frapper l'imagination comme toute formule mnémotechnique, mais contre lequel on doit à la vérité de réagir. Car il ne s'agit pas ici d'interprétation pouvant, comme toujours, laisser plus ou moins de prise au doute, mais il s'agit bien réellement et simplement de l'observation pure. »

Pour ces deux raisons, je commencerai donc à décrire la structure du foie chez le porc.

LE FOIE DU PORC ADULTE

J'envisage ici le foie du *porc adulte*. Si, en effet, on examine des embryons de porc, on constate que le foie de cet

(1) Francis Kiernan, The Anatomy and Physiology of the Liver (*Philosophical Transactions, of the Royal Society of London*, 1833).

animal ressemble absolument au foie de l'embryon humain. Il
suffit, au contraire, de jeter les yeux sur des coupes de foie de
porc adulte pour se rendre compte que ce foie est nettement
décomposable en petites masses indépendantes ou lobules,
alors que le foie de l'homme n'est nullement décomposable en
lobules. Ainsi donc, à partir d'un stade embryonnaire sem-

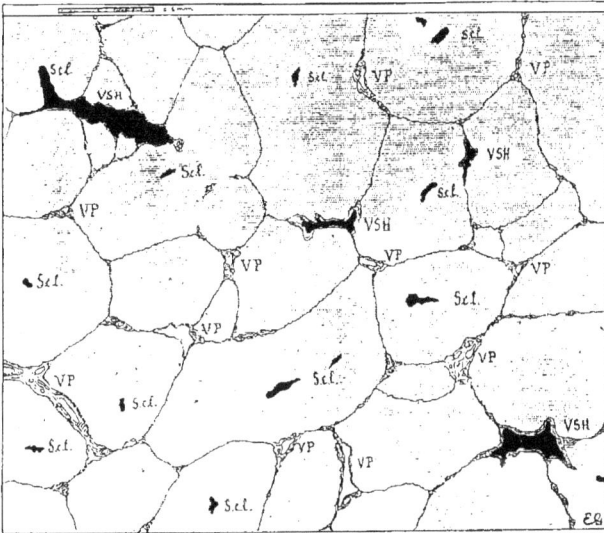

Fig. 19. — La figure 19 représente une coupe de foie de porc. On y voit la
section des nombreux lobules qui constituent la masse hépatique. Entre
ces lobules, bien isolés, sont les vaisseaux et voies biliaires La veine
porte, flanquée des voies biliaires, VP, est figurée en blanc : la veine sus-
hépatique VSH, en noir. A l'intérieur des lobules, a été seulement figuré
le sinus centro-lobulaire *Scl*, résumant le réseau capillaire intralobulaire.

blable, masse hépatique continue, le porc et l'homme évoluent
différemment : chez le porc, la masse hépatique se fragmente
en unités indépendantes ou lobules : chez l'homme, la masse
hépatique reste indivise. J'ai cherché à préciser le moment
où le foie du porc, masse indivise, devient foie lobulé. Malgré
tous mes soins, je n'y suis pas parvenu. Chez le cochon de lait, à
quatre semaines, le foie est nettement lobulé. Il est extrêmement
probable que la lobulation débute pendant la vie intra-utérine.

Dès maintenant, nous voyons ce qu'il faut penser des homologies établies entre ces deux types d'un même organe. Quand on soutient que le foie de l'homme ne diffère du foie du porc que parce que, primitivement lobulé, il y a eu fusion ultérieure de tous ces lobules primordiaux en une masse continue, on fait une hypothèse que rien ne vient justifier. J'ajouterai que cette hypothèse rend au contraire inintelligible la structure du foie de l'homme et a les conséquences les plus désastreuses quand on la transporte, comme l'a fait Charcot, dans le domaine de l'anatomie pathologique.

Si l'on examine une coupe du foie du porc, on constate que cette coupe a l'apparence d'une véritable mosaïque faite de l'apposition de surfaces assez régulièrement polygonales accolées les unes aux autres. Ces surfaces représentent la section de masses également polyédriques ou *lobules hépatiques*. Chaque lobule hépatique est entouré complètement d'une sorte de gaine conjonctive, souvent plissée là où elle est très amincie, du fait du retrait, sous l'influence des réactifs, de la masse parenchymateuse enveloppée.

Par places, les lobules, au lieu d'être exactement accolés l'un à l'autre, séparés seulement par une mince lame conjonctive, sont assez écartés l'un de l'autre.

Dans les intervalles ou canaux, suivant l'expression de Kiernan, qui séparent ainsi les lobules hépatiques, rampent une série de formations, veine porte, veine sus-hépatique, voies biliaires et vaisseaux annexés. Les voies biliaires s'accolent toujours à la veine porte ; on ne les trouve jamais accolées à la veine sus-hépatique.

Suivant le hasard de la coupe, on peut donc rencontrer :

1º Des espaces interlobulaires contenant la veine porte et les voies biliaires accolées;

2º Des espaces interlobulaires contenant la veine sus-hépatique seule (1).

Quel que soit leur contenu, ces espaces interlobulaires ont la même valeur : ce sont des intervalles réservés entre les lobules, où se logent les vaisseaux et voies d'excrétion amenant au parenchyme hépatique les matériaux à transformer, ou

---

(1) Il est possible de trouver réunis dans un même espace la veine porte flanquée des voies biliaires et la veine sus-hépatique.

emmenant au dehors de ce parenchyme les produits de sécrétion interne ou externe.

Et pourtant, dans toutes les descriptions classiques, on ne
considère, parmi tous ces espaces, que ceux qui contiennent la
veine porte flanquée des voies biliaires. A eux seuls on a donné
un nom, celui d'espaces portes, ou celui d'espaces de Kiernan.

Les espaces occupés par les veines sus-hépatiques n'ont
pas reçu de dénomination. Le nom d'espace sus-hépatique

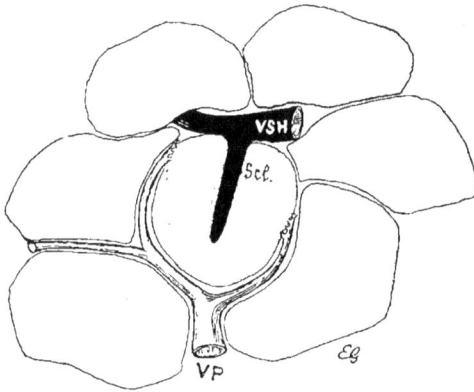

Fig. 20. — La figure 20 est une représentation schématique du foie de porc,
faite d'une *grande quantité de lobules simples,* entre lesquels sont
logées veine porte, VP, et veine sus-hépatique, VSH. Le réseau capillaire
intralobulaire est collecté par le sinus centro-lobulaire, *Scl,* sinus qui va
se jeter dans la veine. VSH. en ce point veine sublobulaire.

serait cependant tout aussi justifié que celui d'espace porte.
Il y a plus : on pourrait désigner l'espace sus-hépatique, tout
aussi bien que l'espace porte, sous le nom d'espace de Kiernan,
puisque Kiernan a décrit les uns et les autres. Kiernan dit
expressément : « Les veines sus-hépatiques peuvent être divi-
sées en deux classes : les veines contenues dans les lobules
et les veines contenues *dans les canaux formés par les lobules.* »

Le foie du porc se présente donc comme constitué par une
multitude de masses équivalentes ou lobules, encapsulées par
le tissu conjonctif. Dans les interstices des lobules, sont les
veines porte et sus-hépatique et les voies biliaires avec les

vaisseaux et nerfs annexés. Veine porte et veine sus-hépatique sont ainsi toutes deux inter ou périlobulaires. D'où il résulte encore que l'on peut se représenter les lobules comme appendus ou aux veines portes ou aux veines sus-hépatiques à la façon des grains d'une grappe de raisin.

Malpighi considérait la grappe du côté porte, Kiernan du côté sus-hépatique. On pourrait tout aussi bien la considérer du côté canal biliaire, par application au foie du porc de la conception de Sabourin, touchant le foie de l'homme.

Ceci dit, examinons un de ces lobules du foie de porc. Il est essentiellement constitué par l'intrication réciproque d'un réticulum parenchymateux et d'un réticulum vasculaire tendus entre la veine porte et la veine sus-hépatique.

Ce réticulum naît de la veine porte de la façon suivante. La veine porte qui rampe à la surface du lobule émet une ou plusieurs branches veineuses, précapillaires, c'est-à-dire terminales, qui se divisent presque immédiatement en capillaires ou sinusoïdes. Ceux-ci entourent le lobule comme d'un réseau, à la façon d'un filet entourant un ballon. Puis, de la surface, toutes les mailles du réseau convergent vers un vaisseau collecteur disposé suivant l'axe du lobule. C'est une sorte de drain centrant le lobule. Formé par la confluence des mailles du réseau à quelque distance de la périphérie du lobule, il va en ligne directe gagner la région diamétralement opposée du lobule. On nomme ce vaisseau axial sinus centro-lobulaire (veine centro-lobulaire de Kiernan); la région où il se forme, sommet du lobule; la région où il sort du lobule, base du lobule.

Le sinus centro-lobulaire qui collecte et résume la circulation interlobulaire aboutit à la veine sus-hépatique périlobulaire. Celle-ci prend à ce niveau le nom de veine sublobulaire.

Il faut distinguer nettement cette veine sublobulaire du sinus centro-lobulaire. Le sinus centro-lobulaire est en réalité un des capillaires du réseau intralobulaire plus large que les autres, qui résume la circulation du réseau tout entier. En sa qualité de capillaire, il fait partie du réseau, en constitue une des mailles, plus large, orientée plus directement vers les gros vaisseaux d'évacuation où il se jette.

La veine sublobulaire ou périlobulaire a, au contraire, perdu toute connexion avec le réseau capillaire. Elle ne reçoit sur tout son parcours que des capillaires collecteurs, ou sinus centro-lobulaires, résumant le réseau lobulaire, et elle ne reçoit directement aucun des capillaires qui constituent ce réseau.

En résumé, un lobule du foie du porc, véritable unité anatomique, considéré isolément, est constitué par l'intrication d'un réseau parenchymateux et d'un réseau vasculaire. Ce réseau vasculaire est lui-même comme interposé entre un vaisseau d'apport, la veine porte, et un vaisseau d'évacuation, la veine sublobulaire. Ainsi le lobule présente un double hile : 1° le hile porte, simple ou multiple suivant le nombre des veines portes qui l'abordent 'par ce hile, le bourgeon biliaire aborde également le parenchyme lobulaire : 2° le hile sus-hépatique, nettement marqué à la base d'un lobule.

Le réseau capillaire développe plus particulièrement l'une de ses mailles en un sinus axial ou centro-lobulaire qui résume la circulation du lobule entier et aborde seul la veine sublobulaire.

Tous les lobules du foie du porc n'ont pas cette disposition si simple, presque schématique. On rencontre fréquemment des lobules plus irréguliers et plus volumineux, présentant à leur périphérie une ébauche de lobulation secondaire plus ou moins marquée. Entre les expansions périphériques de la masse s'insinuent des prolongements conjonctifs partis des cloisons interlobulaires tantôt avasculaires, tantôt vasculaires, et logeant la veine porte ou la veine sublobulaire. C'est, dans le cas des expansions vasculaires, comme si le hile porte ou le hile sus-hépatique de ce lobule complexe, au lieu de rester disposé à la périphérie du lobule, s'était enfoncé dans le lobule, déprimant plus ou moins profondément sa surface. Dans le cas où l'expansion conjonctive reste avasculaire, c'est comme si la masse du lobule, en proliférant, avait en certains points fait hernie, bosselant sa capsule conjonctive.

Dans de pareils lobules, bourgeonnants, le sinus centro-lobulaire, au lieu de rester simple, est ramifié en autant de sinus secondaires que le lobule a poussé de bourgeons parenchymateux. Des lobules bi ou trifides ne sont pas rares. A ces lobules correspondent des sinus centro-lobulaires bi ou trifurqués. On voit des lobules plus complexes encore.

LE FOIE DE L'HOMME ADULTE

Si l'on examine une coupe du foie de l'homme, on constate que le parenchyme hépatique est partout continu et non subdivisé en aires isolées. Il n'y a nulle part ici l'aspect observé sur le foie du porc, d'une mosaïque d'aires juxtaposées, elles-mêmes sections de masses lobulaires indépendantes.

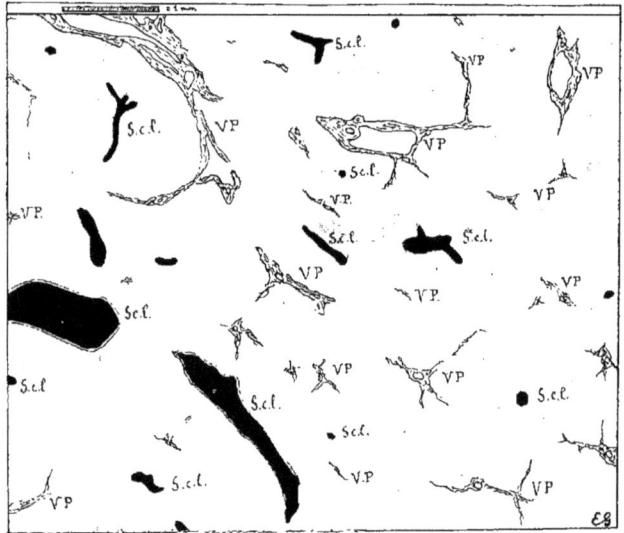

Fig. 21. — La figure 21 représente une coupe de foie d'homme. On y remarque que le parenchyme hépatique est partout continu et non subdivisé en lobules. Dans ce parenchyme, apparaissent les sections différemment orientées de la formation glissonienne, contenant la veine porte VP, réservée en blanc, et les voies biliaires. A l'intérieur du parenchyme, a été figuré le système centro-lobulaire, S.cl. La veine sus-hépatique proprement dite, c'est-à-dire périhépatique, où aboutit en définitive le système centro-lobulaire, n'a pas été intéressée par la coupe.

Mais ce parenchyme continu est parsemé régulièrement d'îlots conjonctifs, de forme et de dimensions variées. Ces îlots conjonctifs sont autant de sections planes d'une formation conjonctive qui, reconstituée dans l'espace, donne assez bien l'image d'un arbre avec ses branches et rameaux. Cet arbre conjonctif sera dorénavant désigné du nom de formation glissonienne.

Imaginons un instant cette formation arborescente plongée dans la masse parenchymateuse continue, et pratiquons des sections à travers l'ensemble. Il est évident que les sections de l'arbre glissonien prendront des aspects différents, suivant que la coupe intéressera les branches de cet arbre en long, en travers, et cela plus ou moins obliquement. On obtiendra ainsi tantôt de larges tractus, traversant la coupe sur une longueur variable, et tantôt des figures ovalaires de forme plus ou moins régulière. On peut présenter une autre comparaison aussi imagée : donnons un coup de bêche dans la terre au pied d'un arbre, et la surface de section va nous montrer diversement intéressées les nombreuses ramifications d'une des racines de cet arbre.

La formation glissonienne ainsi plongée dans la masse hépatique n'appartient pourtant pas au foie proprement dit. Elle s'enfonce dans le parenchyme, mais, malgré sa situation profonde au sein de la masse hépatique, elle lui reste extérieure.

De même les ramifications de la racine que nous supposions tout à l'heure intéressées par le coup de bêche pourraient être désinvaginées de la terre où elles plongent, être ramenées à la surface extérieure du bloc de terre considéré. Elles sont enfoncées dans la terre, mais il est aisé d'imaginer qu'elles ont, seulement, déprimé la motte de terre à partir de la surface, ce qui d'ailleurs s'est passé en réalité.

Il en est de même de la formation glissonienne, qu'on peut par la pensée désinvaginer de la masse hépatique et ramener à la surface extérieure du foie. Quel que soit le degré de complexité de ramification de l'invagination, l'excavation à sa partie la plus reculée et par suite la formation conjonctive qui la remplit est toujours limitée par une surface, intérieure en apparence, extérieure en réalité. La formation glissonienne pourrait être dite *épiparenchymateuse*, en adoptant ici le terme employé pour désigner les dépressions que poussent les canalicules glandulaires au niveau des cellules salivaires, par exemple.

La formation glissonienne pénètre dans le foie le long de la première portion du collecteur vasculaire porto-sus-hépa-

tique et s'arrête là où le collecteur est capillarisé par le parenchyme hépatique. En d'autres termes, elle pénètre dans le foie
le long de la veine porte, poussant le long de chaque branche
de cette veine une expansion correspondante. L'arbre glissonien
est comme un double fidèle de l'arbre porte. Nous trouvons donc,

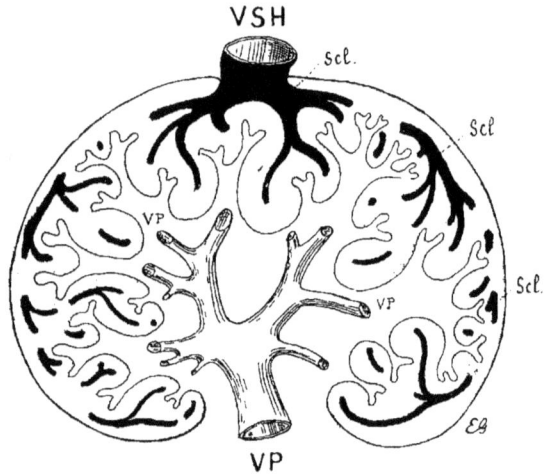

Fig. 22. — La figure 22 est une représentation schématique du foie de
l'homme, constitué par *un seul lobule géant*, au pourtour duquel se placent
les vaisseaux d'apport et de décharge. La veine porte VP, avec la formation glissonienne, déprime la masse hépatique et, tout en demeurant
extraparenchymateuse, semble pénétrer dans le foie. Le réseau capillaire
du parenchyme est drainé par un sinus centro-lobulaire, Scl, ici ramifié.
Ce sinus aboutit en définitive à l'unique veine sublobulaire VSH.
Comparer la figure 22 à la figure 20. La figure 22 peut être considérée
comme reproduisant un des lobules de la figure 20 (celui teinté). Mais ce
lobule est devenu gigantesque et se plisse en de nombreuses circonvolutions, entre lesquelles pénètre la veine porte.

sur une section, la formation conjonctive et la veine porte
intimement accolées.

Cette formation glissonienne contient à son tour le bourgeon biliaire et les vaisseaux et nerfs annexés à ce diverticule
entodermique, qui a lui aussi pénétré dans le foie, entraînant
précisément avec lui la gaine conjonctive glissonienne qui
l'accompagne. La formation glissonienne devra donc être
décrite plus tard, quand nous étudierons la glande biliaire. Je

n'en ai fait mention ici qu'à cause de ses rapports avec le parenchyme hépatique.

Sa description ne doit point faire partie du chapitre présent, consacré à l'étude de la structure du foie. On peut, par la pensée, vider la formation glissonienne de tout le contenu biliaire et conjonctivo-vasculaire qui l'occupe en partie. Il ne restera dans la cavité ainsi constituée et qui se ramifie à l'intérieur du foie que la veine porte, c'est-à-dire le collecteur veineux en amont de sa partie capillarisée.

Le foie de l'homme, ainsi isolé de ce qui appartient au bourgeon biliaire, et ramené à sa portion proprement hépatique, peut dès lors être considéré comme essentiellement constitué par une masse parenchymateuse interposée sur le trajet du grand collecteur veineux de décharge de l'intestin. Ce collecteur est capillarisé dans la région intermédiaire, où il prend contact avec le parenchyme hépatique : en amont du parenchyme hépatique, il n'est pas capillarisé, et il prend le nom de veine porte; en aval, il n'est pas non plus capillarisé et prend le nom de veine sus-hépatique.

Il est bien évident, d'après ce que nous savons du développement du foie, que la veine porte et ses affluents, d'une part, la veine hépatique et ses affluents, d'autre part, ne doivent pas être considérées indépendamment du réseau capillaire qui les unit. Le tout forme, à vrai dire, un vaste réseau, réseau veineux, c'est-à-dire sans rapports intimes avec le parenchyme hépatique, à ses deux extrémités, réseau capillaire, en rapport intime avec le parenchyme hépatique, dans sa région intermédiaire.

Nous nous trouvons ainsi ramenés à l'étude d'une formation relativement simple, faite de l'intrication d'un réseau cellulaire et d'un réseau capillaire, interposé sur le parcours d'un sinus porto-sus-hépatique étendu de l'intestin au cœur.

Dès lors, si nous cherchons en quoi se rapproche et en quoi diffère le foie de l'homme du foie du porc, on voit que le foie de l'homme peut être considéré comme l'équivalent d'un seul des lobules du foie du porc. Mais ce lobule est un *lobule géant*.

Le foie du porc était fait de la réunion d'un nombre considérable de petites masses interposées entre une branche porte et une branche sus-hépatique. Chacune de ces masses avait par suite son individualité propre, ses deux pôles vasculaires, son enveloppe conjonctive, où rampaient vaisseaux afférents et vaisseaux efférents.

Le foie de l'homme n'est constitué que par une seule masse indivise, interposée entre la veine porte ramifiée et la veine sus-hépatique. Cette masse a ses deux pôles vasculaires : l'un multiple, au niveau de la veine porte, l'autre moins complexe, au niveau de la veine sus-hépatique. Une seule enveloppe conjonctive engaine toute la masse et ne pénètre que partiellement dans le foie, au niveau des deux hiles porte et sus-hépatique.

Il en résulte que la dénomination d'espaces de Kiernan donnée par Charcot (1) à l'invagination glissonienne qui accompagne la veine porte est une dénomination tout à fait erronée.

Il n'y a pas d'espaces ou canaux de Kiernan dans le foie de l'homme. Ces espaces ou canaux existent dans le foie du porc, puisqu'ils séparent les lobules multiples de ce foie multilobulé.

Ils manquent dans le foie de l'homme, puisqu'il n'y a qu'une seule masse lobulaire indivise.

D'autre part, dans le foie du porc, on pouvait, avec Kiernan, donner le nom de canaux sus-hépatiques à ces espaces interlobulaires où rampaient entre les lobules, c'est-à-dire en aval et en dehors du parenchyme hépatique, les veines sublobulaires et les affluents de plus en plus gros des veines sus-hépatiques. On ne trouve pas dans le foie de l'homme de formations semblables. Les veines dites sus-hépatiques dans le foie de l'homme sont intraparenchymateuses, en rapport intime avec les cellules hépatiques. Seules un petit nombre d'entre elles, à savoir les plus grosses ramifications des veines sus-hépatiques, à quelque distance de leur confluent cave, cessent d'être en rapport avec le parenchyme, sont en aval de lui et méritent d'être homologuées aux veines extraparenchymateuses du foie du porc.

Reportons-nous maintenant à la coupe du parenchyme hépatique que nous avons déjà examinée.

Puisque nous avons, par la pensée, vidé le foie des formations biliaires et conjonctives en réalité étrangères au foie, nous

_____

(1) CHARCOT, Leçons sur les maladies du foie, des voies biliaires et des reins, Paris, 1877.

voyons dès lors que cette coupe va apparaître comme constituée par une surface continue de parenchyme fait d'un réseau
capillaire et d'un réseau cellulaire intriqués, mais surface
trouée çà et là par des creux correspondant à la section
diversement orientée des formations glissoniennes incluses
dans la masse.

Dans ces cavités apparaissent les sections des veines portes
le long desquelles le bourgeon biliaire a foré ses galeries intrahépatiques. De ces veines portes se détachent çà et là des
rameaux terminaux qui pénètrent dans le parenchyme hépatique.

Le point où la veine terminale porte aborde le parenchyme
est un des nombreux pôles vasculaires de la masse unilobulaire
hépatique. En ces points, chaque veine terminale ou précapillaire
se résout en une série de capillaires qui se mettent en rapport
intime avec les travées cellulaires adjacentes.

Le réseau capillaire ainsi formé, à partir de tous ces pôles
vasculaires glissoniens, n'est pas orienté de façon indifférente.
Mais on voit les mailles de ce réseau subir comme une sorte
d'attraction de la part des cavités vasculaires plus larges, qui
sont situées à égale distance des cavités glissoniennes, ou
mieux des pôles vasculaires portes. Tantôt la coupe intéresse
une de ces cavités vasculaires perpendiculairement à son axe,
et dès lors les capillaires apparaissent à la façon des rayons
d'une roue implantés sur un moyeu. Tantôt la cavité est
sectionnée longitudinalement, et les capillaires apparaissent
implantés au sommet du canal vasculaire comme les poils d'un
pinceau, et le long du canal à la façon des crins d'une brosse
pour nettoyer les verres de lampe.

Ces canaux ou sinus vasculaires, qui collectent ainsi les
capillaires du réseau, assurent le drainage du parenchyme.
Ils sont situés à égale distance des pôles portes. On les
nomme, en anatomie, veines sus-hépatiques. Mais on voit
dès maintenant que ces veines sus-hépatiques de l'homme ne
correspondent nullement aux veines sus-hépatiques du foie du
porc. Celles-ci sont interlobulaires, celles-là intralobulaires ;
les veines du porc sont situées au delà du parenchyme, les
veines de l'homme sont intraparenchymateuses. Les veines
sus-hépatiques du porc, de leur origine sublobulaire à leur

terminaison cave, n'ont aucune connexion structurale avec les
cellules hépatiques; elles ne reçoivent pas directement de
capillaires et sont situées dans les capsules conjonctives interlobulaires. Les pseudo-veines sus-hépatiques du foie de l'homme
sont, par contre, en rapport intime avec le parenchyme hépatique. Elles reçoivent sur tout leur trajet, et quel que soit leur
calibre, des capillaires, et ne sont pas logées dans une gangue
conjonctive les isolant du parenchyme. Leurs parois en contact
direct avec le parenchyme se maintiennent, grâce à cette
connexion intime, béantes sur une coupe.

Ces collecteurs du réseau capillaire du foie de l'homme
diffèrent totalement, on le voit, des veines sus-hépatiques du foie
du porc. Ces formations vasculaires ne manquent pourtant pas
chez le porc. Ce sont les sinus centro-lobulaires.

Chez le porc, le réseau capillaire était collecté très simplement
par un sinus centro-lobulaire, disposé suivant l'axe du lobule
hépatique, lobule petit et simple chez le porc. Il y avait sensiblement autant de sinus centro-lobulaires qu'il y a de lobules.

Chez l'homme, le réseau capillaire est de même collecté par
un sinus centro-lobulaire, disposé lui aussi suivant l'axe du
lobule hépatique. Mais, chez l'homme, le lobule hépatique, c'est
le foie tout entier. Ce lobule est un lobule géant, fortement
déprimé et affouillé en une région de sa périphérie par la formation glissonienne, à la surface de laquelle se multiplient les
nombreux hiles portes. La surface extérieure du lobule géant
de l'homme est, par suite, comme hérissée de multiples saillies
ou bourgeons interposés entre les ramifications multiples de
l'invagination glissonienne. Il en résulte que le sinus centro-
lobulaire, qui draine le réseau capillaire de cette masse bour-
geonnante et volumineuse, ne peut garder la disposition
simple qu'il avait chez le porc. Ce n'est plus un vaisseau axial
unique. C'est un vaisseau ramifié, comportant autant de
rameaux qu'il y a de bourgeons parenchymateux interglissoniens
à drainer. Tous ces rameaux convergeant successivement se
réduisent à un nombre de plus en plus réduit de branches
maîtresses augmentant de calibre, mais gardant néanmoins leur
caractère et leurs dispositions typiques de sinus centro-lobulaires.

Parmi ces caractères, je citerai : 1° le contact intime que

conserve toujours, quel que soit son calibre, le sinus centro-lobulaire avec le parenchyme hépatique, d'où la béance conservée de ce sinus, alors que les branches portes voisines s'aplatissent;

2° La propriété qu'il garde sur tout son trajet, et quel que soit son calibre, de recevoir en même temps, et côte à côte, soit des capillaires directement, soit les rameaux collecteurs formés au préalable par ces capillaires ;

3° Son trajet en ligne directe, qui différencie de façon si particulière ce sinus centro-lobulaire des veines portes interposées.

Le sinus centro-lobulaire géant du lobule géant constituant à lui seul tout le foie de l'homme aboutit, grossi de tous ses affluents, à la périphérie du foie. A partir de ce moment, où il sort du parenchyme, devient extraparenchymateux, il constitue ce qu'on pourrait nommer la veine sublobulaire géante, par homologie avec la veine où aboutit chaque sinus centro-lobulaire des lobules du foie de porc.

Je n'ai pas eu l'occasion de rechercher si le système de drainage centro-lobulaire sort du foie par un ou plusieurs canaux et, par suite, s'il y a une ou plusieurs veines sublobulaires. Le fait que les grosses veines sus-hépatiques qui aboutissent à la veine cave inférieure ne paraissent plus recevoir sur leur partie terminale de capillaires hépatiques peut faire considérer ces veines comme étant dès lors extériorisées. Il y aurait ainsi plusieurs voies efférentes au système centro-lobulaire, plusieurs veines sublobulaires, invaginées en quelque sorte dans le parenchyme hépatique, le hile sus-hépatique étant multiple et ayant subi le même enfouissement, quoique moins complexe et sur une étendue plus restreinte, que le hile porte.

Les sinus centro-lobulaires correspondent aux *foci of exit* de Shore. Leur formation aux dépens du réseau capillaire parenchymateux tient, avons-nous vu, à l'aspiration thoracique s'exerçant, grâce à l'apparition du diaphragme chez les vertébrés, sur la circulation intrahépatique. Une sorte de succion s'établit ainsi en aval, à chaque mouvement inspiratoire, et ordonne le réseau capillaire autour de sinus élargis, gagnant par le trajet le plus direct veine cave inférieure et cœur droit.

De cet exposé résulte la conclusion suivante :

Le foie de l'homme se comporte, en réalité, comme s'il représentait un seul des lobules du foie du porc. C'est un foie monolobulé. Mais ce lobule s'est développé de façon gigantesque.

Le foie du porc est donc un foie multilobulé. Le foie de l'homme est un foie uni ou mieux alobulé.

Pourtant il est un fait que je rappelle à nouveau et qui a son intérêt : le foie du porc n'est multilobulé qu'à l'état-adulte. Aux stades embryonnaires, il est, comme le foie de l'homme, alobulé.

Comment se fait le passage de la forme alobulée à la forme multilobulée?

Je n'ai pas pu réunir jusqu'ici de données précises sur ce point, à cause des difficultés pour obtenir un matériel favorable (1).

Les homologies étant ainsi établies entre le foie de l'homme et le foie du porc, on voit que, pour passer de l'un à l'autre, il ne faut pas supposer, comme on le fait, que les lobules restant isolés chez le porc se fusionneraient chez l'homme. A aucun moment de l'ontogenèse le foie de l'homme n'est multilobulé. Le foie de l'homme ne correspond pas à l'ensemble des lobules

---

(1) Théoriquement, on peut imaginer que, dans le réseau initial en lequel se transforment les sinus veineux dans leur région de transit hépatique, chez le porc, la région moyenne de ce réseau subit ultérieurement seule la prolifération et subdivision de ses mailles au contact du parenchyme ; le processus de développement se continue isolé pour chaque maille primitive, qui développe ainsi autant de lobules restant individualisés.

En aval comme en amont, les mailles grandissent sans se diviser et constituent les affluents portes et les affluents sus-hépatiques.

Chez l'homme, le travail de prolifération et de subdivision s'étend sur une région plus importante du réseau, ne respectant que la première partie d'amont, où les mailles primitives ne se divisent pas et constituent les rameaux portes. Partout ailleurs, dans la région moyenne comme aussi dans la région para-sus-hépatique, les mailles du réseau prolifèrent et se subdivisent, mais de façon globale, sans que les produits de prolifération d'une maille vasculaire et de la travée parenchymateuse voisine restent indépendants des produits de prolifération des mailles et travées voisines.

Il y aurait, dans le cas du porc, prolifération du parenchyme d'abord continue, pendant la vie embryonnaire, puis discontinue au delà de la vie embryonnaire.

Chez l'homme, à tous les stades de développement, la prolifération serait continue. De plus, elle transforme le collecteur veineux de décharge sur une étendue bien plus considérable que chez le porc, puisqu'elle déborde la région moyenne du réseau, seule transformée chez le porc, et capillarise sa région d'aval, para-sus-hépatique.

du foie du porc, dont les limites se seraient effacées, à un foie multilobulé fruste. C'est un foie alobulé de façon persistante, alors que le foie du porc, d'abord alobulé comme lui, devient multilobulé ultérieurement.

De même que le rein est monolobulé chez le lapin, multilobulé chez l'homme, comme chez le phoque, l'ours, la loutre, etc., de même le foie est monolobulé chez l'homme et multilobulé chez le porc.

Il est intéressant de remarquer que, malgré l'accroissement considérable des dimensions de ce lobule unique chez l'homme, la disposition même du hile portal invaginé et ramifié à l'intérieur de sa masse, en même temps qu'intriqué avec les drains du système sus-hépatique centro-lobulaire, solutionne de façon élégante le problème de l'écoulement régulier et facile du sang à travers ce lobule gigantesque qu'est le foie de l'homme.

On remarquera aussi que cette disposition, pour différente qu'elle soit de celle du foie du porc, assure, comme cette dernière, la conservation d'un intervalle capillaire équivalent, séparant la terminaison du vaisseau d'apport de l'origine du vaisseau d'export, c'est-à-dire, en d'autres termes, la conservation de la longueur fonctionnelle, parenchymateuse, du collecteur veineux de décharge.

Franklin P. Mall, d'après de nombreuses mensurations, estime que, chez le chien, la longueur du capillaire interposé entre la veine porte terminale et l'origine centro-lobulaire sus-hépatique ne dépasse pas $0^{mm},5$ en longueur et est parcourue en moins d'une seconde par le courant sanguin.

Au cours du développement du foie, qu'il s'agisse du foie du porc ou du foie de l'homme, dans le réseau capillaire initial, certaines mailles grossissent, se transforment en veines, les unes annexées aux voies afférentes, les autres aux voies efférentes, de telle sorte que toujours ce même écart de $0^{mm},5$ environ est réservé entre les extrémités des veines ainsi nouvellement formées, écart mesuré par la longueur de la maille capillaire restée capillaire.

De la description qui précède du réseau vasculaire intrahépatique, on voit que ce réseau, primitivement capillaire dans toute son étendue, entre le pôle porte d'une part, le pôle sus-hépatique d'autre part, subit, au cours de l'évolution, des transformations. La partie médiane seule de ce réseau continue à développer, au fur et à mesure que le foie grossit, de nouvelles mailles capillaires : les parties d'amont et d'aval s'élargissent pour former les branches afférentes à partir du hile porte et les branches efférentes aboutissant au hile sus-hépatique. Il y a une différence cependant entre les branches afférentes et les branches efférentes.

Les branches afférentes sont constituées par des mailles du réseau initial qui grandissent, les capillaires initiaux devenant des vaisseaux veineux, et le réseau capillaire situé au delà ne venant que s'accoler aux branches afférentes, sans contracter avec elles d'anastomoses.

Les branches efférentes se développent dans le réseau initial comme autant de voies plus larges, plus directes, renforcées et « veinalisées », mais sans perdre le contact avec d'autres mailles du réseau, qui, de leur côté, se multiplient pour former la trame vasculaire du parenchyme restant en contact direct avec les voies efférentes.

Quoi qu'il en soit, entre les voies afférentes et les voies efférentes s'interpose toujours un réseau capillaire. Il n'y a pas d'anastomose directe entre les voies portes et les voies sus-hépatiques. Rien qui rappelle, par exemple, la disposition présentée par l'embryon d'une voie directe, transhépatique, soit la veine omphalo-mésentérique droite allant directement au cœur, soit le canal veineux d'Aranzi facilitant de même le transit hépatique au courant veineux de décharge intestinale.

C'est dire que les anastomoses porto-sus-hépatiques admises encore quelquefois n'ont aucune réalité propre. Tout le sang qui traverse le foie parcourt le réseau capillaire, fonctionnel. Pas un globule n'échappe au contrôle hépatique.

Y a-t-il dans les régions d'amont et d'aval du réseau vasculaire des anastomoses de maille à maille ? En d'autres termes, en amont, deux veines afférentes peuvent-elles s'anastomoser bout à bout, au lieu d'aboutir l'une et l'autre au réseau capillaire. Les veines portes sont-elles ou non terminales au sens de Cohnheim ? La réponse est aisée. Il n'y a nulle part d'anastomose interportale.

En particulier, c'est un schéma tout à fait fantaisiste que celui qui figure encore dans nombre de traités classiques et montre des lobules hépatiques entourés d'un véritable cercle anastomotique veineux constitué par les veines portes. De ce cercle, on imagine que partent des capillaires se dirigeant vers le centre du lobule. Pareils cercles veineux et pareille origine capillaire sont pures vues de l'esprit. Il n'y a pas d'anastomose entre les veines portes.

Y a-t-il des anastomoses directes entre les mailles efférentes du réseau initial ? En d'autres termes, les voies veineuses de décharge sus-hépatique ou voies centro-lobulaires s'unissent-elles entre elles directement ? Il semble que le fait soit possible. Et Franklin Mall affirme que, si l'on veut prendre la peine de faire de bonnes corrosions du réseau vasculaire hépatique injecté à la celloïdine, on trouvera aisément des anastomoses entre les voies efférentes.

J'ai, dans le chapitre précédent, étudié de façon générale le réseau vasculaire. On peut imaginer assez aisément de quelle façon il a pu se constituer.

Un certain nombre de gros sinus convergent vers le cœur droit. Le foie, qui se développe à leur pourtour, pénètre également dans leur intérieur, refoulant leur endothélium et découpant des capillaires dans les sinus, en même temps que les sinus proliférant dans la masse hépatique y découpent un réticulum des cordons cellulaires. Ce processus entame pour ainsi dire le sinus et en transforme une partie en un réseau capillaire, le reste du sinus servant de voie de décharge directe tant que dure le développement embryonnaire. Vient un moment où la voie capillaire est suffisamment développée pour permettre le passage du sang à travers elle, et la voie directe se ferme.

Dès lors du sinus initial restent les deux extrémités : l'une annexée au système afférent, branche porte; l'autre annexée au système efférent, branche sus-hépatique. La partie intermédiaire est capillarisée.

La prolifération ultérieure du foie qui persiste dans la vie extra-utérine détermine la multiplication ultérieure des mailles du réseau et en même temps la production dans ces mailles de voies d'apport ou d'export plus larges, par transformation à leur niveau du capillaire initial en une veine; parmi ces veines ainsi formées aux dépens des capillaires initiaux, les unes sont en rapport avec les voies portes, les autres en

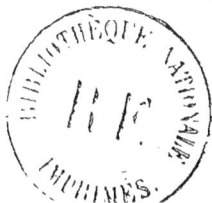

GÉRAUDEL.   7

rapport avec les voies sus-hépatiques, et ainsi de suite. Chaque bourgeonnement nouveau de la masse hépatique détermine ainsi la production, dans le réseau capillaire proliféré à ce niveau, de nouvelles voies directes, plus larges, assurant l'arrivée ou le départ du sang dans la région nouvellement formée.

On comprend ainsi que, aux confins de la prolifération hépatique, sous la capsule, veines d'apport ou veines d'export suivent un trajet à peu près parallèle. C'est comme si on avait, du réseau capillaire primitif, étiré une partie rattachée à ce réseau par une veine d'apport (veine porte) et une voie d'export (veine sus-hépatique) elles aussi étirées parallèlement, dans le même sens que le réseau capillaire.

Chez l'homme, le long des mailles constituant les voies afférentes, montent le bourgeon biliaire et ses annexes conjonctivo-vasculaires, isolant progressivement les voies portes du réseau capillaire, d'où il est issu. Aux points seuls où s'arrête le bourgeon biliaire, la continuité persiste entre les veines portes et le réseau capillaire, en lequel elles se continuent.

Il n'en est pas de même pour les voies sus-hépatiques, que rien ne vient séparer du réseau capillaire dont elles dérivent et auquel elles restent unies.

Si je veux désormais considérer, à la façon des traités classiques, les veines portes et les veines sus-hépatiques comme constituant deux formations vasculaires, parties l'une de la face inférieure du foie, l'autre du bord postérieur, unies l'une et l'autre par un réseau capillaire, je puis le faire en utilisant les données énumérées ci-dessus. Les dispositions ne varient pas, mais pourront être présentées de façon autre. Tout se réduit à une différence didactique.

J'ai préféré présenter les faits logiquement, en tenant compte d'abord du mode de développement du système circulatoire.

Il n'est cependant pas inutile de reprendre cette description, suivant la façon classique, et d'étudier séparément l'arbre porte, l'arbre sus-hépatique et le réseau capillaire interposé.

LE COLLECTEUR PORTO-SUS-HÉPATIQUE

L'ARBRE PORTE

J'ai déjà rappelé, d'après Rex, comment se ramifie la veine porte, ses branches de premier ordre correspondant en réalité au reliquat des sinus veineux d'origine, dans leur portion en amont du parenchyme hépatique.

On a vu la veine porte se diviser en deux bras divergeant à angle droit, l'un droit, gros et court, l'autre gauche très allongé, et parcourant le sillon transversal de droite à gauche. Ce bras gauche, arrivé à l'extrémité du sillon, se coude à angle droit et se prolonge d'arrière en avant, dans le sillon longitudinal, en un vaisseau de même calibre, ou *recessus umbilicalis*, terminé en cul-de-sac arrondi, sur lequel s'implante le ligament rond.

De ces segments primordiaux, bras droit, bras gauche, *recessus umbilicalis*, naissent des branches de deuxième ordre. Elles ne naissent pas indifféremment et suivant le mode dichotomique ou collatéral habituel. Le bras droit se divise dès son origine en deux ou trois fortes branches et peut être comparé à une artère.

Mais le bras gauche et le *recessus umbilicalis* ne fournissent de branches que dans le plan horizontal, le bras gauche par sa face postérieure, le recessus par ses faces latérales.

A partir des branches nées directement des segments primordiaux, branches que j'ai nommées branches secondaires, on compte en général, pour parvenir au réseau capillaire, cinq à six ramifications successives. La dernière ramification portale peut être appelée veine précapillaire ou terminale, les ramifications précédentes étant préveineuses, ne donnant jamais naissance directement à des capillaires, mais seulement à des veines de l'ordre suivant.

Il n'est évidemment pas nécessaire que le sang, à partir de la

veine porte, franchisse toujours successivement tous les vaisseaux de premier, deuxième, etc., septième ordre pour atteindre
les capillaires. Souvent, en effet, comme le fait remarquer Mall,
des veines d'un ordre donné présentent, naissant côte à côte,
des rameaux des trois ordres suivants. Ainsi une branche de
deuxième ordre, la branche arquée par exemple, pourra fournir
côte à côte des branches de troisième, quatrième et cinquième
ordre, de telle sorte que le sang amené dans la branche
arquée peut sauter deux ordres de ramifications et passer de
suite dans une branche de cinquième ordre. De même une
branche de cinquième ordre peut donner à la fois des branches
de sixième ordre et des branches terminales. Le sang de la
branche arquée peut donc atteindre le réseau capillaire en
empruntant à partir d'elle une branche de cinquième ordre
et une branche de septième ordre, au lieu de suivre la ramification portale intégralement. Mais, en général, c'est cependant
ce dernier trajet que le sang emprunte. Car, plus les ramifications nées d'un tronc veineux sont d'ordre élevé, plus leur
implantation sur ce tronc se fait à angle droit. De sorte que la
tendance que le sang pourrait avoir à raccourcir son parcours
intrahépatique, sa tendance à brûler les étapes, est contre-
balancée par la difficulté du passage à travers les raccourcis.

Les branches de ramification de la veine porte sont toutes
des branches préveineuses, sauf les dernières. Il en résulte
que toutes ces branches portes n'ont que des rapports de contiguïté avec le parenchyme hépatique. Ce parenchyme accolé à
elles pourrait, par la pensée, en être séparé sans qu'il y eût rien
de changé dans la texture du foie. Les parois de l'excavation
glissonienne développée le long de ces branches sont donc des
parois lisses. Les capillaires du parenchyme voisin n'ont aucun
rapport avec les veines portes qui les longent à quelque distance. Je montrerai ultérieurement que quelques capillaires
nés dans la gaine de Glisson abordent pourtant le parenchyme
et le tissu capillaire dans des régions de l'excavation glissonienne occupées par des veines portes, sans rapport avec le
parenchyme. Ce sont des capillaires nés du bourgeon biliaire.
Mais il s'agit là d'un fait accessoire, exceptionnel.

Seules, les veines terminales ou précapillaires, aux confins
extrêmes de l'excavation glissonienne, se mettent en rapport

avec le parenchyme. Elles se transforment là, en effet, en capillaires. Mall attribue à ces branches terminales un calibre de $0^{mm},05$ (50 μ). On en peut rencontrer de plus étroites, mesurant 15 à 20 μ, à peine larges du double d'un capillaire hépatique (8 μ). Leur longueur est de 250 μ environ. C'est par leur extrémité seule que les veines précapillaires donnent naissance aux capillaires.

VEINES SUS-HÉPATIQUES ET SINUS CENTRO-LOBULAIRES

Je vais les décrire en suivant le sens du courant sanguin, de leur origine à leur terminaison.

Les sinus centro-lobulaires naissent de l'union des capillaires, qui semblent subir comme une sorte d'attraction de la part de ces vaisseaux, d'où la production de *foci of exit*, suivant l'expression imagée de Shore. Contrairement aux capillaires implantés sur la veine porte précapillaire, qui naissent presque exclusivement au sommet de cette veine, sur son tiers extrême environ, les capillaires aboutissent au sinus centro-lobulaire sur tout son trajet, à son sommet, où ils convergent comme les poils d'un pinceau, le long de sa tige, où il viennent s'implanter comme les poils d'une brosse à nettoyer les verres de lampe.

De plus, cette implantation des capillaires sur les sinus centro-lobulaires a lieu chez l'homme tout le long de leur trajet, de telle sorte que le sinus, quel que soit son diamètre, reçoit côte à côte des capillaires et des sinus d'ordre de ramification plus élevé. Mall estime qu'il y a un nombre égal de ramifications pour les veines sus-hépatiques (sinus centrolobulaire ramifié géant) et pour la veine porte. Il y aurait donc six à sept ordres de rameaux entre la veine cave inférieure et la dernière ramification centro-lobulaire.

Celle-ci, d'après Mall, mesure 90 μ. J'ai trouvé un chiffre analogue, 80 μ. (foie non injecté, fixé à l'alcool et inclus dans la paraffine).

Cette différence de calibre entre les veines portes terminales et les premières ramifications centro-lobulaires, situées de part et d'autre d'un même réseau capillaire, s'explique, car les rameaux portes sont bien plus nombreux que les rameaux sushépatiques, et car les rameaux sus-hépatiques collectent en

outre le sang amené au réseau capillaire par les veines portes
aberrantes, satellites des ramifications artérielles intraglissoniennes que j'aurai à mentionner par la suite.

J'ajouterai que les sinus sus-hépatisés ont un trajet en ligne
directe très différent du trajet plus irrégulier que suivent les
veines portes.

LE RÉSEAU CAPILLAIRE

Entre les veines portes terminales et les premiers sinus sus-hépatisés, s'étend le réseau capillaire. Il naît par touffes capillaires
des extrémités portes logées aux confins de l'excavation ramifiée glissonienne, par autant de hiles qu'il y a de veines terminales.

D'après les calculs de Mall chez le chien, il y aurait un
million de ces hiles portes dans le foie, le volume du foie
étant de 175 centimètres cubes. Pour l'homme, dont le foie est
beaucoup plus volumineux, on voit à quel nombre considérable nous arrivons.

D'autre part, ce réseau continu est drainé par un système de
sinus résultant de l'élargissement d'un certain nombre de
mailles du réseau, sinus prenant leur origine au niveau d'un
nombre considérable de foyers de sortie *(foci of exit* de Shore),
qui, par définition pour ainsi dire, naissent à égale distance
des hiles portes.

Il résulte de cette disposition très simple que, à égale distance des hiles d'apport et des foyers de sortie, existe une région
du réseau capillaire traduisant par sa disposition même l'état
d'équilibre qui résulte des attractions exercées de part et
d'autre par les centres sus-hépatiques, et des poussées exercées de part et d'autre par les hiles portes. En particulier, les
mailles du réseau se disposent à la façon des lignes de force
d'un champ magnétique dont les deux points sus-hépatiques
voisins formeraient les pôles.

J'ai figuré cette disposition si particulière et insisté sur
l'erreur à laquelle elle pouvait donner naissance (1). Aux confins
de la région d'équilibre, aboutissent en effet, de part et d'autre,
deux veines précapillaires. Ces deux veines, dirigées l'une vers
l'autre, approchent assez près l'une de l'autre. Elles restent

(1) La structure du foie chez l'homme (*Journ. de l'anat. et de la physiologie*, nº 2, mars-avril 1905).

cependant toujours séparées par la zone neutre formée par les capillaires du réseau interposé aux deux veines. Or, sur une coupe, l'aspect de ces deux veines, à peine distantes, presque au contact, bout à bout, dans le prolongement l'une de l'autre, donne l'impression de deux veines qui vont s'aboucher.

On comprend par suite comment on a pu croire que ce

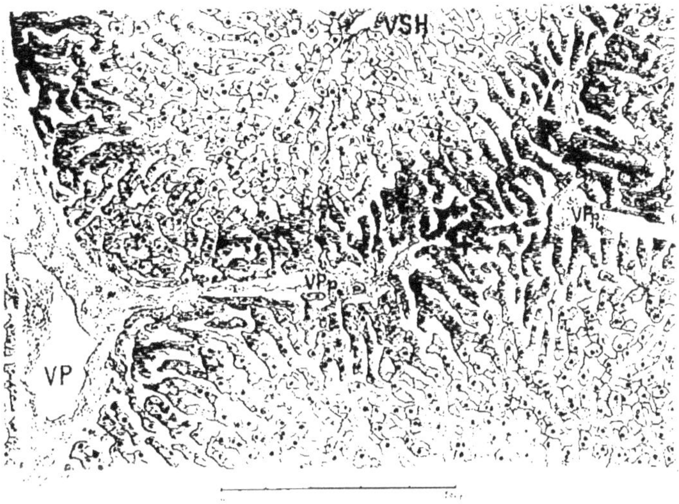

Fig. 23.

La figure 23 représente la zone d'affrontement entre deux veines portes précapillaires, VPp. On note le rebroussement très net, à ce niveau, des capillaires et des travées cellulaires interposées.

Le parenchyme montre par les différences de teinte, exagérées à dessein, sa systématisation en deux zones : zone porte et zone sus-hépatique.

abouchement, non réalisé sur la coupe examinée, devait se réaliser à un niveau sus- ou sous-jacent à celui de cette coupe, et par suite conclure qu'il y avait anastomose interportale, formation des cercles périlobulaires de Kiernan. En réalité, il s'agit d'une zone d'affrontement, non d'anastomose.

Pareille disposition a été retrouvée par M. Bauer (1). Cet auteur interprète de façon très particulière cette zone d'équilibre. Pour lui, les capillaires de cette zone se disposent en deux plans croisés à angle droit; dans un des plans, les mailles

1) A. BAUER. *Recherches sur les voies de la circulation sanguine intra-hépatique.* Thèse de Paris, 1906.

sont allongées comme pour réunir les deux veines précapillaires affrontées ; dans l'autre plan, les mailles sont allongées comme pour réunir les deux sinus sus-hépatiques d'attraction.

En réalité, il me semble qu'il y a là abus de schématisation, car les extrémités de fuseau inter-sus-hépatique ou du fuseau interportal sont seules bien marquées, ce qui n'étonnera pas, si l'on réfléchit à leur origine et à leur signification. Mais le ventre du fuseau ne présente pas cette orientation systématique que croit retrouver M. Bauer. A ce niveau, il y a indifférence des mailles, si l'on peut dire.

D'autre part, il semble difficile d'accepter l'interprétation que M. Bauer, reproduisant à ce propos l'enseignement de son maître M. le professeur Brissaud, donne de la disposition du réseau capillaire au niveau de ces zones d'équilibre.

Ces deux auteurs estiment qu'il s'agit là de plans superposés où alternent des capillaires interportaux et des capillaires inter-sus-hépatiques constituant à ce niveau tantôt des anastomoses capillaires interportales, tantôt des anastomoses capillaires inter-sus-hépatiques.

Pareille explication ne vaudrait, à tout prendre, qu'au point de vue statique. Mais, au point de vue dynamique, si du sang est amené par les veines portes de part et d'autre de la zone neutre, on ne voit guère ce que signifie ce terme d'anastomose donné aux capillaires interposés entre ces deux hiles d'apport. De même, si du sang est drainé de part et d'autre de la zone neutre, on ne voit guère ce que signifie ce terme d'anastomose donné aux capillaires interposés entre ces deux foyers d'appel. Il y a, au niveau de la zone en question, apport en sens inverse ou départ en sens inverse. Il y a là une sorte de zone de partage des eaux, tout le contraire par conséquent d'une zone d'anastomose.

L'hypothèse de Brissaud et Bauer, soutenable à la rigueur, si l'on accepte la schématisation exagérée qu'ils font du réseau capillaire, quand on considère des capillaires vides, où ne circule aucun fluide, cesse d'être acceptable si l'on fait circuler comme normalement le sang à travers ce réseau.

Franklin P. Mall a lui aussi retrouvé ces zones d'équilibre où afflue de part et d'autre le sang venant des veines portes, d'où s'écoule de part et d'autre le sang qui gagne les sinus sus-hépatiques. Il leur donne le nom de *nodal points*, points nodaux.

Cet auteur les considère comme étant les régions vers lesquelles branches portes et branches sus-hépatiques tendent à s'accroître, au fur et à mesure que le foie augmente de volume. Non pas, dit-il, que les cellules se multiplient à ce niveau, mais simplement parce que les nouveaux vaisseaux, alternativement portes et hépatiques, croissent dans la direction de ces points nodaux, les découpent en fragments et y forment de nouveaux points nodaux.

Je crois, en effet, avec Franklin P. Mall, que, à ce niveau, peuvent apparaître de nouveaux vaisseaux, puisque là seulement aboutissent les veines portes. Par suite, si, grâce à la prolifération du parenchyme hépatique, des mailles capillaires s'élargissent pour constituer de nouvelles voies d'apport et d'export plus importantes, ce seront des mailles de la région d'équilibre, de partage, du point nodal. De même pour les capillaires aboutissant au sinus sus-hépatique et qui, s'élargissant, sembleront un prolongement de ce sinus dirigé vers le même point. Ces sinus vasculaires élargis faisant suite aux veines précapillaires et aux sinus sus-hépatiques, suivant lesquels était orienté le champ capillaire, orienteront, sous la forme de nouveaux champs capillaires, les régions proliférées du champ capillaire initial. On pourra dire que, dans la zone primitive de partage, ont poussé des vaisseaux tant portes que sus-hépatiques, réservant entre eux de nouvelles zones de partage, dédoublant en points nodaux secondaires le point nodal primaire.

Mall a rencontré de temps en temps de larges groupes de figures karyokinétiques, là où se capillarise la veine porte terminale. Dans ses expériences sur l'hyperplasie hépatique provoquée par l'injection de produits empruntés au foie embryonnaire, Carnot a constaté que la multiplication des cellules hépatiques se produisait principalement immédiatement au voisinage des veines portes. J'ai moi-même observé fréquemment le fait sur des pièces anatomo-pathologiques. Il y a là tout un ensemble de données qui concordent et montrent que c'est au niveau de ces zones d'équilibre, ou points nodaux de Mall, au niveau en particulier des zones d'affrontement des veines portes terminales, qu'a lieu principalement, sinon exclusivement, la croissance de l'organe.

STRUCTURE DU RÉSEAU CAPILLAIRE

La structure des capillaires du foie a fait l'objet de nombreux travaux touchant : 1° la question des cellules de Kupffer ; 2° la question des *Gitterfasern* ou fibres en treillis. Je vais exposer séparément ces deux questions.

LA CELLULE ÉTOILÉE DE V. KUPFFER.

Les capillaires hépatiques présentent un type de structure particulier. Ils sont constitués par un tube protoplasmique continu parsemé de noyaux, par un tissu syncitial. L'imprégnation argentique n'y décèle aucune limite cellulaire. Aussi Ranvier les considère-t-il comme des capillaires restés indéfiniment embryonnaires. Sur le même foie, la veine porte en amont du réseau capillaire apparaît au contraire avec un endothélium formé de cellules indépendantes et juxtaposées les unes aux autres.

Malgré cette structure si simple des capillaires, la question a été obscurcie du fait de la découverte de v. Kupffer. C'est en 1876 que v. Kupffer découvrit sur des foies imprégnés par le chlorure d'or des cellules étoilées, sur la nature desquelles il ne se prononça pas d'abord. On en fit successivement des cellules limitant une gaine lymphatique extracapillaire (Heidenhain, Disse), des mastzellen (Ehrlich), des cellules nerveuses (Rothe), des plasmazellen, etc.

Mais v. Kupffer démontra, dans un travail ultérieur, que les cellules étoilées découvertes et discutées par lui font partie intégrante du capillaire hépatique et, de plus, ne doivent pas être considérées comme de vraies cellules. Les granulations métalliques, dans l'imprégnation par l'or, se déposent seulement dans la région périnucléaire, celle qui fait saillie dans la lumière du capillaire (la saillie est extrêmement marquée chez l'homme), et donnent ainsi l'image d'un élément indépendant À vrai dire, ce protoplasma métallisé se continue sans aucun

démarcation avec le protoplasma environnant. Toutes ces
fausses cellules constituent en réalité un syncitium parsemé
de noyaux. Ce syncitium ne s'imprègne que dans ses parties
immédiatement périnucléaires.

Dès leur découverte, V. Platen démontra que les « cellules
de v. Kupffer » se remplissent de granulations graisseuses
aussi bien dans la dégénérescence que dans la surcharge
graisseuse du foie. De même, après l'injection vasculaire
d'une solution ammoniacale concentrée de carmin, on retrouve
chez le lapin, dans ces cellules, les grains du carmin injecté.

Ponfick démontra ultérieurement le rôle capital de ces
éléments dans la fixation des substances granulées circulant
dans le sang. Asch confirma le fait et constata que, après
injection de cinabre dans la veine jugulaire d'un lapin, les
grains de cinabre se retrouvent exclusivement dans les cellules
étoilées, dont elles mettent le noyau en évidence. De même
pour les granulations ferriques dans l'anémie pernicieuse,
pour les globules rouges altérés, saisis et réduits en granules
par l'endothélium capillaire.

De toutes ces constatations, il faut conclure avec v. Kupffer :
1° que l'endothélium capillaire hépatique est à type syncitial ;
2° qu'il possède à un haut degré le pouvoir phagocytaire. Il
extrait du sang circulant avec plus d'énergie que tout autre
endothélium les corps étrangers finement divisés.

LES FIBRILLES EN TREILLIS.

J'ai montré le parenchyme hépatique essentiellement
constitué par l'intrication réciproque d'un réseau de cellules
hépatiques et d'un réseau de capillaires ou sinusoïdes.

Entre ces deux réseaux s'interpose un appareil de soutènement
ou de renforcement, constitué par un véritable treillis de
fines fibrilles, les *Gitterfasern*.

Leur étude a été surtout faite par Oppel, par Mall et, plus
récemment, par Maresch et par J. Kon (1).

C'est aux dépens du syncitium capillaire que se développent
les fibres en treillis, les *Gitterfasern*.

(1) JUTAKA KON. Das Gitterfasergerüst der Leber unter normalen und
pathologischen Verhältnissen (*Archiv. für Entwickelungsmechanik der
Organismen*, Bd. XXV, Heft 3, 24 mars 1908).

Pour Maresch, le foie mou et friable des jeunes fœtus ne montrerait que très peu ou pas de fibrilles. C'est seulement chez le nouveau-né qu'apparaîtrait un riche réticulum fibrillaire. Jutaka Kon a, par contre, dès le quatrième mois de la vie fœtale, reconnu une ébauche des *Gitterfasern*. A vrai dire, les fibrilles, s'imprégnant complètement en noir. sous forme de lignes continues, sont encore rares. On voit plutôt des fibrilles très fines, en majeure partie droites, nettement granulées, de longueur variable et courant toujours accolées intimement à la paroi capillaire. L'apparition de ces fibrilles semble être tout à fait indépendante du tissu conjonctif de la gaine de Glisson et des veines sus-hépatiques. On les trouve en différents points du parenchyme, souvent complètement isolées, dans la zone intermédiaire. Au cinquième mois, ces fibres ont encore une structure granuleuse. C'est seulement au sixième mois que l'imprégnation se fait continue, linéaire, et souvent sur une assez grande étendue.

Ces formations fibrillaires sont en relation intime avec l'endothélium capillaire. Sur les préparations destinées à mettre en évidence les *Gitterfasern*, les noyaux du syncitium endothélial se colorent en noir foncé ou en brun noir : le protoplasma apparaît habituellement rempli de fines granulations brun clair, de grosseur sensiblement égale. La fausse cellule endothéliale n'a pas toujours la forme d'un long fuseau, mais souvent aussi elle a une forme étoilée à trois ou quatre longs prolongements.

Le point intéressant est que c'est toujours d'abord dans les prolongements protoplasmiques des fausses cellules endothéliales qu'apparaît d'abord l'imprégnation métallique noir foncé, soit granuleuse, soit linéaire. De plus, tout contre le corps cellulaire, soit à la face externe, soit à la face interne, se montrent des formations fibrillaires fines, noires, granuleuses ou non, occupant tout ou partie du corps cellulaire. Par places, les prolongements de deux cellules situées vis-à-vis s'unissent.

Du sixième au septième mois, cette relation étroite des *Gitterfasern* avec les fausses cellules endothéliales et leurs prolongements se vérifie bien. Excepté au pourtour glissonien, on ne peut distinguer plusieurs sortes de fibrilles. Même au septième mois, on ne trouve pas de fibrilles unissant deux capillaires voisins, par-dessus la travée cellulaire interposée.

Ce n'est qu'au huitième mois qu'on peut différencier, parmi les fibrilles, deux espèces, dénommées par Oppel *Radiärfasern* et *Umspinnende Fasern*, d'ailleurs unies encore très lâchement les unes aux autres.

Au neuvième mois, le réseau entier des *Gitterfasern* est très fortement développé, presque continu. Mais, arrivées à leur complet développement, les fibrilles ne montrent plus leur relation intime avec les fausses cellules endothéliales.

Pendant la période des huitième et neuvième mois, on rencontre en même temps des *Gitterfasern* achevées, courant presque droit dans la couche externe du corps cellulaire endothélial, et ailleurs des cellules étoilées complètement imprégnées de noir et munies de prolongements bien développés, qui peu à peu deviennent des *Gitterfasern*.

Chez le nouveau-né, les *Gitterfasern*, non seulement les fibrilles radiées, mais encore les enveloppantes (*Umspinnende*), sont bien formées, au point que souvent on ne peut faire de différence avec le foie de l'adulte.

Cette étude du développement des *Gitterfasern* nous conduit à admettre, avec Jutaka Kon, comme extrêmement vraisemblable que ce sont les prolongements des cellules endothéliales capillaires et la couche externe du protoplasma de leur corps qui se transforment directement en *Gitterfasern*. Plus exactement, on doit dire que, aux dépens du syncitium endothélial de v. Kupffer, il se forme dans ce syncitium une matière, s'imprégnant par les sels métalliques, d'abord sous forme granuleuse, puis sous forme linéaire. Cette matière apparaît, d'une part, comme une enveloppe concentrique au noyau simulant une paroi à la cellule, d'autre part, comme des traînées faisant l'effet de prolongements cellulaires. Il se dessine dans le syncitium, grâce au dépôt de cette matière, comme des zones cellulaires, individualisant autant de cellules fusiformes ou étoilées, dites cellules de Kupffer. De la même façon, l'apparition de gouttelettes graisseuses ou de pigments à distance des noyaux du syncitium endothélial dessine comme autant de fausses cellules dans cet endothélium.

Les fibrilles ainsi développées aux dépens et à l'intérieur du syncitium s'en isolent peu à peu et perdent à un moment donné tout rapport et toute continuité avec le syncitium qui leur a donné naissance.

Dans ce réseau qui d'abord doublait comme un véritable adventice le réseau capillaire, se sont peu à peu différenciées de larges fibrilles, tendues directement sans suivre les capillaires, entre les gaines de Glisson et les sinus sus-hépatiques. Ce sont les fibres radiées d'Oppel. Les fibres plus délicates qui accompagnent les capillaires sont dites fibres enveloppantes. La disposition des fibres radiées, rayonnant à partir des sinus sus-hépatiques, est commandée par la disposition rayonnée suivant laquelle se sont groupées autour des centres de sortie du courant sanguin (foci of exit de Shore) les travées du réseau parenchymateux hépatique.

Mais ces fibres doivent être individualisées, non à cause de leur disposition rayonnée, mais à cause de leur calibre et de leur trajet indépendant. Oppel s'est en effet assuré que, chez les Vertébrés inférieurs, où manque l'ordonnancement du parenchyme hépatique en pseudo-lobules, et où par suite il n'y a pas de disposition rayonnée des fibres en treillis ou Gitterfasern, il y a cependant des fibres fortement développées, que l'on peut suivre sur une grande étendue, effectuant un trajet en ligne droite. Oppel a représenté les Gitterfasern dans le foie de la tortue grecque, et y montre des fibres très fortes, aussi fortes que chez l'homme, par exemple, bien différentes des nombreuses et fines fibrilles entourant les capillaires. On peut, sans doute, garder les termes fibres radiées et enveloppantes. Mais il ne faut pas oublier que la disposition radiée des premières ne vaut que chez les mammifères, et que des fibres analogues existent, par exemple, chez les reptiles, ayant même signification, même calibre considérable, sans pour cela être radiées. Il vaudrait certainement mieux adopter pour ces fibres le terme de fibres de soutien (Stützfasern), puisque ces fibres de soutien ne sont fibres radiées que chez les mammifères, ceux-ci ayant seuls un foie à structure pseudo-lobulaire. Il y aurait ainsi des fibres de soutien, fibres très fortes, et des fibres enveloppantes, fibres plus fines et plus nombreuses.

A la même conclusion que J. Kon, F. Mall est arrivé à savoir que le réseau des Gitterfasern provient du syncitium endothélial. Fr. Mall fait digérer des coupes fraîches de foie

d'embryon de porc à l'aide de la pancréatine. On obtient ainsi
un réticulum très délicat entourant les capillaires et dans
lequel sont inclus les noyaux de l'endothélium vasculaire.

« La continuité des cellules endothéliales avec le réticulum

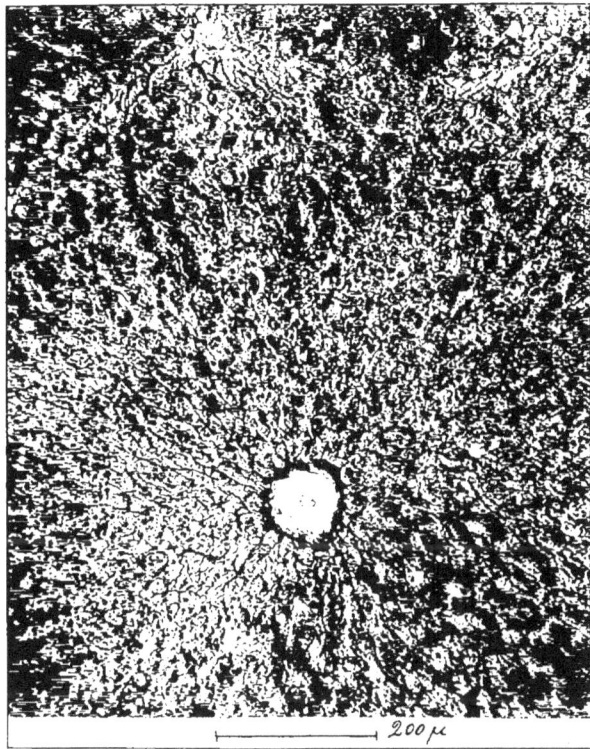

Fig. 24.

Le réseau des fibrilles dans le parenchyme hépatique normal.
(Imprégnation métallique par la méthode de Maresch.)

embryonnaire est complète et nous force à conclure que les
fibrilles se sont développées à partir des cellules endothéliales
de la même manière que j'ai constaté qu'elles se développent
ailleurs à partir du syncitium conjonctif. »

Oppel figure en 1891 les *Gitterfasern* du foie de l'homme :
c'est un réseau qui donne dès le premier coup d'œil l'impression

d'être ordonné suivant une figure rayonnée, de façon prépondérante. Pourtant on y peut distinguer deux sortes de fibrilles. Les unes sont épaisses, à parcours direct, ou peu contourné, rarement courbées angulairement. Ce sont ces fibres qui déterminent l'allure générale radiée du réseau : d'où le nom proposé par Oppel de fibres radiées : *Radiärfasern.* « Entre ces fibres radiées, dit cet auteur, d'autres fibres plus fines constituent une trame épaisse. Ce sont elles qui enveloppent les voies vasculaires et lymphatiques (?). Je les ai nommées fibres enveloppantes *(Umspinnende Fasern).* Quelques-unes des fibres radiées se laissent suivre à travers tout le lobule, allant du tissu conjonctif interlobulaire jusqu'à la veine centrale. Les fibres radiées sont bien développées chez l'homme, mais bien plus marquées chez nombre de mammifères, chez le chat par exemple, le rat, le chien (Böhm et Davidoff). Chez d'autres, au contraire, elles sont plus effacées et déterminent alors des figures semblables à celles observées chez maints reptiles (la tortue par exemple). »

Quelle est la nature exacte de ce réticulum de fibrilles ? Kupffer pensait que peut-être il s'agissait de fibrilles élastiques. C'est aussi l'avis d'Oppel. Mall, en montrant que ce réticulum n'est pas gonflé ni rendu transparent par l'acide acétique, ne fait pas une objection valable. Ni Kupffer, ni Oppel ne soutiennent qu'il s'y trouve d'élastine. Il y a de nombreux objets de nature élastique qui ne rentrent nullement dans la définition histologique des fibres élastiques, c'est-à-dire caractérisées par la présence d'élastine.

V. Ebner les considère, contrairement à Mall, d'accord avec v. Fleischl, Ewald et Kühne, Moïse Frenkel, comme des fibres et fibrilles collagènes. Comme les fines fibrilles conjonctives, elles montrent une striation fibrillaire, et leur ramification consisterait seulement en le départ de fines fibrilles quittant les faisceaux plus épais. Que, après traitement par le chlorure d'or ou imprégnation au chromate d'argent, ces fibrilles prennent le plus souvent une coloration plus foncée que le tissu conjonctif glissonien, cela n'a pas une signification essentielle, car le résultat des imprégnations métalliques tient souvent beaucoup plus à la situation et aux rapports des éléments histologiques qu'à leur composition chimique.

Mall assimile ce réseau des *Gitterfasern* au réticulum du

tissu adénoïde et considère ces fibrilles comme étant d'une nature toute particulière, ni élastique, ni collagène.

Il ne faudrait pas croire que les *Gitterfasern* ne sont décelables que par les méthodes un peu spéciales d'Oppel, Mall, Maresch. On peut les mettre en évidence par la méthode plus simple de Van Gieson, qui leur donne une teinte rouge très nette. En particulier les préparations faites suivant la technique que j'ai proposée (bleu polychrome-Van Gieson-xylol lent) sont très satisfaisantes. On doit comparer à ce propos des coupes également minces traitées soit par cette technique, soit par la méthode d'Oppel. Elles paraîtront les unes et les autres également démonstratives. Le seul avantage des méthodes d'imprégnation métallique est de permettre des coupes plus épaisses; le réseau des fibrilles, qui seul tranche sur le fond resté transparent de la préparation, apparaît très net et très riche. S'il s'agit, au contraire, de coupes également épaisses (20 à 25 μ par exemple), colorées par la méthode bleu Van Gieson, le protoplasma teinté et non transparent nuit à l'image totale et masque la majeure partie des fibrilles. On a une préparation opaque, où est confondu et comme inclus le réseau fibrillaire.

Ce réseau fibrillaire se colore également bien par la méthode de Mallory et de la même façon que le tissu conjonctif glissonien.

Le réseau fibrillaire parenchymateux a donc les mêmes affinités colorantes pour la fuchsine et pour le bleu soluble que les fibres conjonctives glissoniennes. A ce point de vue, il semble donc réagir comme du tissu conjonctif, suivant la conception de v. Ebner.

Que conclure de cette étude des *Gitterfasern* ? C'est que le réseau capillaire intraparenchymateux se double d'un treillis de fibrilles qui donne au parenchyme hépatique sa consistance ? Que ce treillis élastique n'est pas formé de fibrilles à élastine, mais se rapproche des éléments conjonctifs collagènes, dont il partage les réactions colorantes et les modifications sous l'influence de l'acide acétique. S'agit-il d'un véritable tissu conjonctif ou d'une sorte spéciale de tissu, le tissu réticulé de Mall? La question n'est pas encore tranchée.

Dans l'inflammation du foie, comme nous le verrons ultérieurement, les *Gitterfasern* subissent des modifications très importantes.

GÉRARDEL. 8

LE RÉSEAU CELLULAIRE

Pour achever de donner une idée exacte de la structure du foie, il me faut, après avoir décrit le réseau vasculaire, aborder maintenant l'étude du réseau cellulaire intriqué avec lui.

Du fait même de cette intrication réciproque de l'un et l'autre réseau, on voit déjà que l'étude que nous venons de faire du réseau vasculaire va faciliter grandement la description du réseau cellulaire coulé dans les mailles du premier.

Le réseau cellulaire est une formation continue, non lobulée chez l'homme. Il a le volume et la forme du foie, qu'il constitue en majeure partie.

J'étudierai successivement les rapports de ce réseau cellulaire avec les voies d'apport, branches de la veine porte, avec le réseau capillaire, avec les voies d'export, sinus sus-hépatisés (veines sus-hépatiques des auteurs).

Le réseau cellulaire ne contracte avec les branches portes que des rapports de voisinage et non des rapports de structure. Les branches portes, le long desquelles s'est développé le bourgeon biliaire engainé par la formation glissonienne, ne sont pas en contact direct avec le réseau cellulaire. Toutes ces veines peuvent être dénommées veines stériles, en ce sens qu'elles ne fournissent pas de capillaires intriqués avec le réticulum cellulaire.

Mais, par leurs branches latérales de dernier ordre et par leurs extrémités, les unes et les autres étant terminales, les veines portes pénètrent dans le parenchyme, où elles s'épanouissent par autant de bouquets capillaires, ceux-ci en connexion structurale intime avec le réticulum cellulaire. Dans la galerie glissonienne où est logée la veine porte, il y a donc autant de hiles portes qu'il y a de veines latérales et de veines terminales, épanouies en capillaires. Au niveau de ces hiles, la veine porte est en rapport de structure avec le parenchyme.

Dans l'intervalle de ces hiles, elle n'a avec lui que des rapports de voisinage.

Le réseau capillaire né de tous ces bouquets terminaux est en contact intime avec le réseau cellulaire. Aucune formation étrangère ne s'interpose entre eux, exception faite des fibrilles en treillis (*Gitterfasern*) qui s'étendent entre les veines d'apport et les sinus d'export, le long des mailles du réseau capillaire qu'elles doublent. Mais, si l'on excepte cette formation, constituant pour partie une sorte de gaine de renforcement du réseau vasculaire, ce réseau et le réseau cellulaire sont intimement intriqués l'un avec l'autre.

En particulier, il semble bien démontré aujourd'hui que, contrairement à l'opinion de certains auteurs, de Disse en particulier, il n'y a pas de gaine ou manchon lymphatique entourant le capillaire hépatique et l'isolant de la travée cellulaire.

Cette notion fondamentale de l'absence de toute formation lymphatique véritablement intraparenchymateuse, sur laquelle je vais revenir ultérieurement, mérite d'être soulignée. Elle nous explique l'absence de réaction lympho-ganglionnaire au cours des inflammations de l'organe. Quand il y a adénite hilaire sous-hépatique, c'est l'indice d'une inflammation localisée à la gaine (bourgeon biliaire) ou à la capsule de Glisson, non d'une hépatite. Et cette donnée vaut trait pour trait pour tous les organes que j'ai groupés antérieurement dans la classe des dérivés mésodermiques. Les thyroïdites, les myocardites, les surrénalites, les splénites, etc., ne déterminent pas non plus d'adénites similaires. Et, par contre, les bronchites par exemple s'accompagnent de ces hyperplasies inflammatoires des ganglions correspondants, tout comme les angiocholites.

Au delà du réseau capillaire, nous avons vu que les voies d'export ou sinus sus-hépatisés reçoivent encore directement des capillaires, tout en convergeant vers des sinus de plus en plus importants. Il en résulte que le réseau cellulaire, accompagnant fidèlement les capillaires, se met en rapport avec les sinus sus-hépatiques partout où ceux-ci recueillent des capillaires. Dans les régions où les sinus sus-hépatisés ne reçoivent pas de capillaires, le parenchyme n'a plus avec eux que des rapports de contiguïté. Enfin, au fur et a mesure qu'on s'ap-

proche du hile sus-hépatique, là où les gros sinus se jettent
dans la veine cave inférieure, l'absence de capillaires abordant
directement les gros sinus collecteurs fait que le parenchyme
se comporte vis-à-vis de ces sinus comme il faisait avec les
vaisseaux portes stériles. Il n'a plus avec eux que des rapports
de voisinage.

De ces rapports différents du réticulum hépatique avec les
différentes parties du système vasculaire intra-hépatique, il
résulte que les travées ont, suivant les régions considérées, une
orientation variable relativement aux vaisseaux voisins.

Le long des branches préveineuses du système porte, les
travées cellulaires se disposent parallèlement à la gaine de
Glisson, bordant celle-ci sur une coupe à la façon d'un galon.

Là où le parenchyme est abordé par le bouquet terminal
capillaire fourni par la branche porte précapillaire, les travées
sont par contre implantées plus ou moins obliquement sur
l'extrémité veineuse. Les travées semblent irradier de ce hile
porte vers l'intérieur du parenchyme.

Tantôt elles se dirigent vers les zones de partage ou d'affrontement et viennent se heurter pour ainsi dire aux travées parties de la veine précapillaire opposée. Au niveau de la ligne
de partage, un véritable rebroussement semble se produire,
qui oriente ensuite la travée suivant la direction du sinus sus-
hépatique voisin.

Tantôt les travées, appuyées non plus directement sur le
sommet de la veine précapillaire, mais sur les faces latérales
de cette veine, après avoir suivi quelque temps la paroi à ce
niveau stérile de la veine précapillaire puis de la veine préveineuse d'où elle naît, semblent subir l'attraction du sinus sus-
hépatique le plus proche vers lequel elles se dirigent.

Au pourtour des sinus sus-hépatiques, les travées apparaissent disposées comme les rayons d'une roue au pourtour d'un
moyeu. En réalité, ce sont les capillaires qui sont ainsi orientés,
infléchis vers ce centre veineux d'attraction, et qui déterminent
l'inflexion parallèle des travées interposées.

Là où le sinus sus-hépatique ne reçoit plus de capillaires,
mais fonctionne exclusivement comme collecteur, que ce soit
là la disposition momentanée, sur un certain parcours, ou
définitive, très près de l'abouchement cave de ces sinus, le

parenchyme se dispose parallèlement par rapport aux sinus, stériles à ce niveau, et non plus perpendiculairement à eux.

Ces dispositions si variables, mais toujours simples, des travées et des capillaires intriqués par rapport aux vaisseaux d'apport et d'export, font que, sur une coupe du foie qui intéresse de façon si variée ces vaisseaux, les travées apparaissent par groupes, sectionnées suivant des incidences également variées. Dans certains groupes, elles sont sectionnées longitudinalement ; dans d'autres, transversalement ; dans d'autres, plus ou moins obliquement. Il en résulte l'apposition de figures variées qui alternent assez régulièrement et donnent souvent l'illusion d'un parenchyme scindé en formations lobulaires estompées seulement sur leurs zones de contact.

Les rapports du réticulum cellulaire étant étudiés, je vais dire quelques mots de sa constitution.

Les travées qui le forment sont faites de cellules placées bout à bout. En général, sur la section normale de chaque travée, on note la présence de deux cellules opposées ; rarement trois cellules chez l'homme s'unissent pour constituer la travée.

Dans les espaces intercellulaires sont ménagés des interstices qui, unis dans toute l'étendue de la masse hépatique, constituent dans leur ensemble un réseau de capillicules extrêmement fins, où les cellules hépatiques déversent une partie de leur sécrétion, d'où leur nom de capillicules biliaires.

Là où deux cellules constituent l'épaisseur de la travée, le capillicule biliaire est situé nécessairement entre les faces adjacentes de ces deux cellules. Là où trois cellules constituent l'épaisseur de la travée, le capillicule biliaire se place non moins nécessairement au point de contact des trois cellules, le long de l'arète et non plus de la face commune.

Ces capillicules biliaires, réservés entre les cellules opposées de la travée, poussent entre les faces adjacentes des cellules homolatérales de la travée autant de ramifications cellulaires qu'il y a d'intervalles cellulaires. Ces canalicules latéraux se terminent en cul-de-sac. Il semble même qu'ils se hérissent eux-mêmes d'expansions latérales temporaires, intracellulaires, marquant le chemin que suit la gouttelette de sécrétion, de la vacuole protoplasmique au canalicule collecteur.

La nature même de ce réseau intra et intercellulaire drainant la masse parenchymateuse réticulée, nous fait comprendre, sans qu'il soit besoin d'insister, que les capillaires sanguins qui *découpent* la masse parenchymateuse n'arrivent jamais au contact des capillicules biliaires qui *drainent* la masse. Toujours une épaisseur cellulaire s'interpose entre eux.

SYSTÉMATISATION DU PARENCHYME HÉPATIQUE

Le parenchyme hépatique chez l'homme est, nous l'avons vu, une formation continue, du volume et de la forme de l'organe tout entier qu'elle constitue. C'est une masse indivise, faite de l'intrication réciproque d'un réticulum cellulaire et d'un réticulum vasculaire. A ce réticulum vasculaire aboutissent, en amont, des vaisseaux portes, développés aux dépens de certaines des mailles du réseau primitif, qui ont grossi.

Parmi les vaisseaux portes, les dernières ramifications seules sont terminales et, par suite, se mettent en connexion structurale avec le parenchyme hépatique. Quant aux autres branches, elles sont logées dans la profondeur de l'organe, mais sans contact intime avec le parenchyme, qu'elles ne pénètrent pas. Elles sont épiparenchymateuses.

Les branches d'export, ou système sus-hépatique, restent au contraire en connexion structurale avec le parenchyme hépatique, sont intraparenchymateuses. Sur une coupe, leurs cavités béantes semblent trouer ce parenchyme.

La masse parenchymateuse affecte donc, dans son ensemble, des rapports tant structuraux que topographiques différents avec les voies vasculaires d'apport et d'export. Elle est comme découpée par l'arbre porte qui s'y enfonce et contre les rameaux duquel elle s'applique. Elle est d'autre part drainée par l'arbre sus-hépatique en contact intime avec ses éléments.

Il résulte de ces rapports que, sur une section, on retrouve alternées la coupe de la veine porte enfermée dans la gaine conjonctive glissonienne et la coupe du drain sus-hépatique immédiatement entouré par les cellules hépatiques. Le parenchyme hépatique continu occupe tout l'espace laissé libre, arientant ses travées comme je l'ai déjà indiqué par rapport aux voies vasculaires portes ou aux sinus sus-hépatisés.

Cette masse parenchymateuse apparaît donc continue, indivise. Il est pourtant facile et légitime de la systématiser. Il y a lieu, en effet, de considérer ce parenchyme hépatique comme pouvant se subdiviser en deux zones, territoires ou régions.

L'une de ces zones est celle en rapport immédiat avec les voies d'apport : c'est la *zone porte*. L'autre zone est celle en rapport immédiat avec les voies d'export : c'est la *zone sus-hépatique*.

L'une et l'autre sont, bien entendu, continues. Entre elles se dédouble pour ainsi dire, se feuillette, se stratifie la masse parenchymateuse totale.

Ce dédoublement du parenchyme hépatique en deux zones résulte du mode même d'irrigation du parenchyme hépatique. Les rapports de ce parenchyme et du courant sanguin qui le traverse sont tels, en effet, que les éléments cellulaires hépatiques se disposent *en série linéaire*, le long de la partie capillarisée du courant sanguin.

Il en résulte que ces éléments peuvent être partagés en deux groupements : l'un, groupement d'amont, abordé par les vaisseaux d'apport ; l'autre, groupement d'aval, en rapport avec les vaisseaux d'export. Si l'on partage, par la pensée, les capillaires tendus entre les veines portes terminales et les sinus sus-hépatisés, en deux moitiés, l'une para-portale, l'autre para-sus-hépatique, on voit que les travées qui longent ces capillaires sont elles-mêmes partageables en deux moitiés, l'une para-portale, l'autre para-sus-hépatique. Je désigne du nom de zone porte l'ensemble de toutes les moitiés para-portales des travées, du nom de zone sus-hépatique l'ensemble de toutes les moitiés para-sus-hépatiques de ces mêmes travées.

Par leur mode de formation même, on voit que nous trouverons ces moitiés portales des travées, d'abord coiffant l'extrémité des veines terminales, puis s'étalant au long des veines portes préveineuses, avec lesquelles elles n'ont qu'un rapport de voisinage.

Les moitiés sus-hépatiques des travées seront disposées au pourtour du vaste système sus-hépatique ramifié, qu'elles entourent comme d'un manchon également ramifié.

Sur une coupe du foie, nous rencontrerons donc les coupes des veines portes et celles des sinus sus-hépatisés, alternant

régulièrement et, dans leur intervalle, le parenchyme hépatique
que nous pouvons désormais systématiser suivant deux zones,
l'une qui avoisine le système porte ou zone porte, l'autre qui
avoisine le système sus-hépatique ou zone sus-hépatique.

Zone porte et zone sus-hépatique sont deux zones continues.
Mais, sur une coupe, de par l'intrication même des vaisseaux
qui commandent leur groupement, elles apparaîtront fragmentées en îlots plus ou moins ramifiés, plus ou moins irréguliers, le plan de section intéressant diversement ces zones.
Une série de sections seule permettra de reconstituer dans
l'espace la continuité réelle de ces zones. Il se passe ici ce qui
se passe quand on pratique des sections à travers les circonvolutions cérébrales. Certaines formations ovalaires peuvent
sembler isolées totalement de la masse voisine, alors que des
coupes sériées montreraient qu'il y a continuité absolue entre
les unes et les autres.

Cette systémation du parenchyme en deux zones résulte des
rapports des travées hépatiques avec le réseau capillaire
inter-porto-sus-hépatique. Le plus généralement, ce réseau est
tendu régulièrement des veines portes terminales aux sinus sus-
hépatisés, de telle sorte que la moitié para-portale du réseau
garde ses rapports avec la veine, d'où dérive le réseau, mais
aussi avec les branches portes préveineuses, qu'elle engaine.
De même pour la partie sus-hépatique du réseau gardant le
contact avec les sinus sus-hépatisés. Il arrive cependant que le
réseau capillaire se dispose de telle sorte que les capillaires,
dans leur moitié portale, ne gardent pas le contact avec
telle ramification préveineuse porte, et que ce soit la moitié
sus-hépatique du réseau qui, à ce niveau, borde la veine porte.
Et réciproquement, là où le sinus sus-hépatisé, assez volumineux, ne reçoit pas de capillaires, le réseau capillaire peut
accoler à lui non plus sa moitié sus-hépatique, mais sa moitié
portale.

Au surplus, il s'agit là seulement d'exception. Et, si
surtout l'on considère des vaisseaux d'assez petit calibre, les
mailles sus-hépatiques du réseau entourent les sinus sus-
hépatisés, les mailles portes les veines portes.

Les moitiés correspondantes des travées feront de même,
et les veines portes seront au contact des moitiés portes, les

sinus sus-hépatiques au contact des moitiés sus-hépatiques. En d'autres termes, la veine porte sera entourée par la zone porte, la veine sus-hépatique centrera la zone sus-hépatique.

Sur des coupes du parenchyme hépatique, ces deux zones apparaissent très nettement, et ceci pour plusieurs raisons. Les travées et capillaires sont en général différemment orientés dans l'une et l'autre zone, d'où un premier contraste. D'autre part, les cellules de la zone porte sont plus grosses, souvent plus nombreuses et élargissant davantage la travée. Dans la zone sus-hépatique, les cellules sont au contraire plus petites, les travées plus allongées, moins trapues. Les capillaires semblent, par suite, plus étroits dans la zone porte, plus larges dans la zone sus-hépatique. Le parenchyme domine avec sa teinte jaunâtre dans la zone porte ; le réseau capillaire avec sa teinte brun rouge dans la zone sus-hépatique.

Il en résulte que déjà, à l'œil nu, la différence des teintes révèle la systématisation du parenchyme hépatique en deux zones, la zone jaune ou zone porte, la zone rouge ou zone sus-hépatique. Peu ou pas visible macroscopiquement sur le foie vivant, cette différence est des plus nettes sur le foie du cadavre. En effet, la zone sus-hépatique apparaît alors nettement plus foncée que la zone porte, et l'on constate au microscope que cela tient à ce que les capillaires sont vides dans leur moitié portale et pleins de globules rouges dans leur moitié sus-hépatique.

On peut dire que la zone porte se comporte après la mort comme un territoire artériel, la zone sus-hépatique comme un territoire veineux. Le fait est que la veine porte, entourée de tissu conjonctif, munie d'une tunique contractile, toujours vide, *post mortem*, est un vaisseau de type artériel, la « veine artérieuse », et que, par contre, le sinus sus-hépatisé, à type élastique, rappelle bien plutôt un vaisseau veineux. On conçoit donc que, lorsque l'aspiration thoracique cesse de s'exercer, après la dernière expiration, le sang s'arrête dans tout le système veineux, dans le sinus sus-hépatisé et dans la partie adjacente du réseau capillaire, c'est-à-dire dans la zone sus-hépatique.

Cette systématisation si marquée, visible à l'œil nu sur le foie du cadavre, a frappé tout les anatomistes. Ils en avaient conclu autrefois qu'il y avait deux substances dans le foie : la substance jaune et la substance rouge. Ferrein écrivait en 1733 : « J'ai trouvé dans chaque grain ou lobule du foie deux substances différentes : une corticale qui est extérieure, friable et d'un rouge tirant sur le jaune : l'autre médullaire ou intérieure, rouge, molle et pulpeuse, placée au centre de chaque grain, très apparente dans plusieurs animaux et souvent dans l'homme (1). »

En réalité, c'est seulement chez le porc que ces deux substances jaune et rouge se disposent suivant des aires circulaires indépendantes, la périphérie de chacune de ces aires étant jaune, le centre rouge. Chez l'homme, où il n'y a ni grains ni lobules, mais une formation continue, substance rouge et substance jaune sont également continues, mais paraissent fragmentées sur une section et se montrent sous forme de petites taches irrégulières, ramifiées, en feuille de fougère, en pièces de jeu de patience. Mappes avait déjà remarqué que « l'une de ces substances, qu'on peut appeler granulée, forme des circonvolutions tantôt semblables à celles des intestins, tantôt rameuses, plates et arrondies, de couleur jaune et assez denses, qui laissent entre elles des espaces arrondis d'un quart ou d'un travers de ligne de diamètre, ou des fissures obliques, le tout rempli par la seconde substance, laquelle est brune et moins serrée et qu'on peut appeler cellulo-vasculaire ». Rudolphi, de même, n'approuvait par les termes corticale et médullaire, car l'une des deux substances n'enserre pas complètement l'autre.

La substance corticale de Ferrein, ce fut successivement la substance médullaire d'Autenrieth, la substance jaune de Boulland et Andral, la substance granulée de Mappes. C'est la zone porte.

La substance médullaire de Ferrein, ce fut successivement la substance corticale d'Autenrieth, la substance rouge de Boulland et Andral, la substance cellulo-vasculaire de Mappes. C'est la zone sus-hépatique.

Bichat, qui accepte cette division du foie en deux substances, pensait que seule l'une d'entre elles, la substance jaune, sécrétait la bile.

(1) FERREIN, *Mémoires de l'Académie royale des sciences.* 1749.

Cependant cette conception des deux substances du foie a été abandonnée. Après Portal, après Cruveilhier, après Johann Müller, Kiernan a montré qu'il n'y avait en réalité qu'une seule substance hépatique, mouchetée de points congestifs.

Cette systématisation répond cependant à quelque chose de réel. Il serait sans doute exagéré et par trop schématique de parler de deux glandes dont l'ensemble formerait le foie. Il est bien évident qu'il n'y a pas une limite tranchée entre deux territoires, et telle que de deux cellules voisines d'une même travée on puisse dire que l'une est portale, l'autre sus-hépatique. Le contraste maximum aux confins extrêmes des deux territoires s'atténue au fur et à mesure qu'on approche de la région de contact, région de passage. Mais il n'en est pas moins légitime de grouper en deux zones distinctes les cellules hépatiques, suivant qu'elles appartiennent à la moitié d'amont ou à la moitié d'aval de la travée.

A s'en tenir à l'anatomie normale, on peut noter encore que les affinités tinctoriales diffèrent, assez légèrement, du reste, pour les deux zones. En face du mélange hématoxyline-éosine, la zone porte prend mieux l'hématoxyline ; la zone sus-hépatique, l'éosine. Les cellules de la moitié sus-hépatique semblent donc plus acidophiles ; les cellules portes, plus basophiles.

Mais c'est à d'autres preuves, empruntées à la physiologie et à l'anatomie pathologiques, que je demanderai ultérieurement la justification de cette systématisation du parenchyme hépatique suivant deux zones.

LES LYMPHATIQUES MANQUENT DANS LE PARENCHYME HÉPATIQUE

La question des lymphatiques du foie participe de l'obscurité générale qui règne dans le chapitre des lymphatiques viscéraux. Les auteurs s'accordent à décrire les gros troncs intraglissoniens (interlobulaires des auteurs) et sous-capsulaires (ou superficiels). Le désaccord est formel dès qu'on aborde la question des lymphatiques du parenchyme hépatique proprement dit.

Sans vouloir citer et discuter l'opinion des nombreux auteurs qui ont essayé de résoudre la question des lymphatiques intra-parenchymateux, je me bornerai à indiquer ici les deux façons dont elle a été résolue.

Pour les uns, à la suite de Teichmann, Hering, Kölliker, les lymphatiques ne pénètrent pas dans le parenchyme hépatique.

Pour d'autres, à la suite de Mac Gillavry, Kisselew, Asp, v. Wittich, Budge, et plus récemment Disse, Stöhr, v. Ebner, et F. Mall, il existerait dans le parenchyme hépatique des espaces lymphatiques péricapillaires, entourant comme d'un manchon le capillaire et l'isolant des travées hépatiques voisines. Partout s'interposerait entre la cellule hépatique et le courant sanguin cet espace lymphatique.

Disse va même jusqu'à décrire à cet espace lymphatique une paroi propre. Elle serait constituée par une membrane formée d'une substance fondamentale anhyste incorporant un réseau de fibrilles inégalement épaisses et recouverte de cellules plates et étoilées. Le tout formerait une sorte de tube entourant à distance le capillaire, tube solidement uni avec le ciment intercellulaire de la travée hépatique et accolé étroitement à elle. De ce tube partirait un réseau de fibrilles pénétrant dans les travées hépatiques et unissant les capillaires les uns aux autres. Ces espaces injectables au pourtour des capillaires sanguins seraient en connexion avec des vaisseaux lymphatiques situés dans l'adventice des veines hépatiques et dans la capsule de Glisson. Ils constitueraient les origines lymphatiques intraparenchymateuses.

Le désaccord est très net, on le voit, entre ces deux opinions. Pour les uns, il y a des lymphatiques intraparenchymateux ; pour les autres, il n'y en a pas.

Je me range délibérément à l'avis de Teichmann, Hering, Kölliker. Jamais je n'ai rencontré de figure qui puisse être interprétée comme un espace lymphatique à l'intérieur du parenchyme hépatique. Si parfois un espace vide apparaît entre la paroi du capillaire et la travée hépatique, il semble plus simple de le considérer comme dû au retrait de la travée hépatique, s'éloignant du capillaire adjacent. Mais les cas sont nombreux où il y a accolement exact de la paroi capillaire et de la travée hépatique, ne laissant place à aucune formation étrangère.

La possibilité de trouver des cellules migratrices contre la travée, en dehors du capillaire, ne peut évidemment justifier davantage l'hypothèse de l'existence à ce niveau d'un espace lymphatique. Nombreux sont les endroits où s'insinuent ces cellules et qui ne méritent nullement l'appellation d'espaces lymphatiques. Ainsi de l'épiderme, par exemple, ou de la muqueuse intestinale où pénètrent les leucocytes.

Une des figures de Disse a trait à un individu mort d'insuffisance aortique, dont le foie présentait une sorte d'œdème, isolant les capillaires des travées hépatiques. Cette figure donnée comme preuve de l'existence des lymphatiques intrahépatiques ne peut prétendre à pareille démonstration. Il n'est pas rare de rencontrer dans les foies cardiaques, au niveau de la zone sus-hépatique, non seulement du liquide, mais encore des éléments figurés, des globules sanguins, situés entre la travée et la capillaire, injectant par conséquent l'espace intercapillaire, mal rempli par la travée. Il ne viendra à l'esprit de personne de considérer l'espace ainsi occupé par les globules sanguins comme un espace lymphatique.

V. Ebner fait remarquer que les constatations faites au laboratoire de Ludwig, par v. Fleischl, Kunkel, Kufferath et v. Harley, à savoir que, après ligature des voies biliaires chez l'animal vivant, la bile ne passe pas directement dans le sang, mais dans le canal thoracique, plaident pour l'existence des voies lymphatiques intraparenchymateuses.

Mais on peut objecter avec F. Mall qu'il est malaisé de comprendre comment la bile, passant dans les espaces lymphatiques péricapillaires, peut couler sous pression le long de ces capillaires et gagner les espaces lymphatiques glissoniens, sans avoir, durant ce trajet, pénétré dans ces capillaires. D'autant que l'on sait combien sont poreuses les parois des capillaires hépatiques, le plasma sanguin circulant aisément de leur intérieur à l'extérieur, où il baigne les cellules hépatiques. De sorte que ce passage de la bile dans le canal thoracique peut s'expliquer bien plus simplement comme ayant lieu non pas dans le parenchyme par l'intermédiaire des espaces lymphatiques supposés, mais au niveau de la gaine de Glisson. Il aurait lieu là directement entre les canaux biliaires et les lymphatiques. Et ce passage se trouve confirmé par la facilité avec laquelle un liquide injecté dans les voies biliaires intraglissoniennes passe dans les lymphatiques glissoniens, comparée à la grande difficulté avec laquelle il pénètre dans les capillicules intrahépatiques.

Un autre argument en faveur de l'existence des lymphatiques a été proposé par R. Heidenhain. Le même principe, dit-il, vaut pour le foie comme pour les autres glandes, à savoir que les appareils sécréteurs ne tirent pas leur matériel de sécrétion directement du sang, mais de la lymphe. D'où la nécessité d'une doublure lymphatique au courant sanguin qui traverse le foie.

Ce à quoi je répondrai que c'est précisément cette homologie forcée, et à mon sens inexacte, qu'on veut quand même établir entre le parenchyme hépatique et la glande tubulée, évagination ecto ou entodermique, qui a faussé la question. De l'existence de lymphatiques nettement démontrables au pourtour d'une glande stomacale ou cutanée, on déduit la nécessité de rencontrer au pourtour d'une travée hépatique un espace lymphatique homologue. J'estime, au contraire, que c'est précisément l'absence de lymphatiques au sein des parenchymes et en particulier au sein du parenchyme hépatique, concordant avec l'absence d'un tissu vraiment mésenchymateux interposé entre le courant sanguin et la cellule parenchymateuse qui caractérise ce parenchyme hépatique et la plupart sinon tous les parenchymes mésodermiques analogues, parenchyme thyroïdien, pulmonaire, rénal, testiculaire, pancréatique, etc. Dans tous ces parenchymes, il y a contact direct entre le réseau capillaire et le parenchyme réticulé de l'organe sans interposition de formation étrangère.

Au niveau de tous les dérivés ecto-entodermiques, sans rapport direct avec le courant circulatoire, toujours doublés d'un chorion mésenchymateux, on observe, par contre, dans ce chorion, un système lymphatique annexé, sorte de voie lente et détournée de décharge ramenant au cœur droit, après traversée ganglionnaire, certains éléments organiques, tandis que d'autres éléments, pour aboutir directement au même cœur droit, empruntent la voie rapide veineuse.

Les recherches les plus récentes sur le système lymphatique confirment en effet l'idée de Ranvier. Le système lymphatique n'est, en réalité, qu'un diverticule ramifié issu du système veineux. Sabin a montré ce système lymphatique naissant chez l'embryon de Porc du système veineux en quatre endroits, deux dans la région cervicale, à la jonction de la veine jugulaire et de la sous-clavière, deux dans la région postérieure du corps, au niveau où la veine, formée par la fémorale et la sciatique, pénètre dans le corps de Wolff. La disparition du corps de Wolff et de sa veine remplacée par la veine cave fait que cette dernière connexion des lymphatiques disparaît.

De ces quatre points d'origine, les lymphatiques croissent d'abord le long des veines vers la peau et, secondairement, le long de l'aorte et de ses branches vers les différents viscères. Les lymphatiques superficiels destinés à la peau suivent les veines, la jugulaire au cou, la fémorale et ses branches dans la partie inférieure du corps. Les lymphatiques profonds viscéraux suivent les artères, d'abord l'aorte, constituant le long d'elle le canal thoracique, et secondairement les branches de l'aorte.

Le système lymphatique, dit Sabin, est une modification du système circulatoire, dépendant à la fois dans son origine et, pour une large mesure, dans son développement, des vaisseaux sanguins. Il ramène au système vasculaire les fluides exsudés des vaisseaux sanguins dans les tissus interstitiels. En parlant de façon plus générale, c'est un système de vaisseaux absorbants.

Les ganglions lymphatiques qui se développent par l'accroissement du tissu conjonctif autour des plexus des canaux lymphatiques surviennent ultérieurement. On les trouve seulement chez les Oiseaux et chez les Mammifères, et ils ne commencent à se développer chez les embryons des Mammifères que lorsque les canaux et capillaires lymphatiques sont bien formés.

Les vaisseaux lymphatiques profonds, viscéraux, apparaissent donc comme autant de diverticules émanés du canal thoracique, ou plus généralement de l'angioblaste (système circulatoire). Ils sont comparables à ces diverticules émanés du tube entodermique dont le bourgeon biliaire ou urétéral est le type. Le long des rameaux aortiques destinés, comme je l'ai montré, à ces diverticules entodermiques, les lymphatiques, diverticules angioblastiques annexés, vont jusqu'où s'étendent les diverticules entodermiques et les artères aortiques annexées.

Si l'on veut bien admettre, comme je le propose, que le bourgeon biliaire, de l'ampoule de Vater au passage de Hering, constitue seul le diverticule entodermique, le parenchyme hépatique n'ayant avec ce bourgeon biliaire que des rapports de voisinage, non de continuité, on ne s'étonnera pas si le diverticule angioblastique annexé, c'est-à-dire le lymphatique, s'étend seulement jusqu'au passage de Hering, sans pénétrer dans le parenchyme hépatique. Dès lors, il devient illusoire de vouloir quand même trouver des lymphatiques là où les lymphatiques n'ont que faire, là où ne vont pas leurs compagnons habituels. Diverticule entodermique et diverticule lymphatique s'arrêtent en marge du parenchyme, tout comme s'arrêtent à ce niveau le système aortique et le mésenchyme glissonien.

C'est donc avec le bourgeon biliaire que j'aurai à décrire les lymphatiques. Il n'y a pas de lymphatiques du foie. Il y a seulement des lymphatiques du bourgeon biliaire. On s'étonnera moins maintenant que les adénites hilaires accompagnent les angiocholites et manquent quand il y a seulement hépatite. Les ganglions du hile du foie collectent le système lymphatique des voies biliaires. Ils n'ont aucun rapport avec le parenchyme hépatique. On peut en dire autant du rein, du poumon, mais ce sujet m'entraînerait trop loin.

Franklin P. Mall semble admettre les espaces lymphatiques péricapillaires de Mac Gillavry, mais il ne les figure pas. Par contre, il décrit et figure, entre la gaine de Glisson et les travées hépatiques adjacentes, un espace qu'il appelle espace périlobulaire. Tout ce système d'espaces lymphatiques communiquerait, par l'intermédiaire des espaces lymphatiques du tissu conjonctif glissonien, avec les radicules lymphatiques, qui ne se prolongeraient pas au delà des extrémités de l'arbre glissonien.

Pour démontrer ces espaces lymphatiques, Franklin P. Mall utilise les injections de masses gélatineuses colorées avec des couleurs solubles, ou tenant en suspension des grains colorés. Il suffit de lire ce qu'il dit de ses expériences pour se rendre compte qu'elles ne sont pas à l'abri de l'objection suivante. Rien ne prouve en effet qu'il ne s'agisse pas d'extravasations de la masse poussée par les vaisseaux, veine porte, artère, veine sus-hépatique. Bien au contraire, le fait semble résulter de sa description : une injection de courte durée à la gélatine au bleu, dit-il, remplit bientôt les espaces lymphatiques périlobulaires, de telle sorte qu'il semble que toutes les travées cellulaires à la périphérie du lobule (zone portale) sont séparées du tissu conjonctif interlobulaire (gaine de Glisson) comme par des capillaires. Au cas où des grains de cinabre sont mêlés à la masse bleue, quelques granules se rencontrent dans les espaces périvasculaires et périlobulaires, les ouvertures des parois capillaires étant assez larges pour permettre à quelques-uns des plus petits granules de s'échapper. » Cette extrava-sation de particules solides, malgré l'explication qu'en fournit F. Mall, l'attribuant à la fenestration hypothétique des capil-laires du foie, me paraît bien plutôt être une preuve que la paroi de ces capillaires a cédé sous la poussée.

Ailleurs, F. Mall écrit : « Des injections faites avec une seringue hypodermique dans les parois de petites veines portes remplissent naturellement les vaisseaux lymphatiques voisins, et, quand il n'y a pas de valvules sur le trajet, le liquide injecté passe dans les origines des vaisseaux, ou lacunes, qui sont situées dans le centre des unités portales (extrémité de la gaine de Glisson entourant les veines précapillaires). De là le liquide passe à travers les principaux espaces conjonctifs glissoniens, dans les espaces lymphatiques périvasculaires et périlobulaires (interglissono-parenchymateux), et fréquemment dans les capillaires sanguins. » Il me semble difficile de considérer le résultat de ces injections autrement que comme un *artefact*, dont il n'est guère légitime de tirer quelque conclusion que ce soit touchant l'état normal.

Ailleurs encore, F. Mall fait la remarque suivante. Sur des foies injectés par la veine porte à l'aide d'une masse unique (gélatine au bleu de Prusse), en particulier, sur quelques spécimens où l'injection avait été arrêtée juste au moment où les lymphatiques les plus ténus étaient remplis par la gélatine colorée, Mall a constaté ceci : En suivant la veine porte et les lymphatiques à l'intérieur du foie, on trouve que le tissu con-nectif interlobulaire (c'est-à-dire la gaine de Glisson) est entiè-rement rempli par le bleu, là où les lymphatiques sont injectés. La gaine l'est seulement partiellement, là où les lymphatiques ne sont pas injectés. En d'autres termes, le bleu sort des capillaires, au niveau des dernières ramifications de la gaine de Glisson envahit le tissu conjonctif et atteint les premiers rameaux lymphatiques, qui l'emmènent rapidement hors du foie. Le chemin minimum des capillaires aux lymphatiques est en effet à l'extrémité de l'arborisation glissonienne, là où la quantité de tissu conjonctif est très réduite lorsque la masse colorée commence à pénétrer dans les canaux lymphatiques ; les extrémités seules de la gaine de Glisson sont entièrement colorées, tandis que, au niveau des parties plus larges de la gaine, seule la zone extérieure est colorée. Bien plus, dans certains cas où l'injection a été trop peu soutenue, le bleu n'a pas pénétré dans les lymphatiques. Sur de tels spécimens, tous les espaces glissoniens sont entourés d'une zone de gélatine colorée qui n'a pas pénétré dans les canaux lymphatiques principaux.

Cette constatation de Mall est, à mon sens, la preuve qu'il s'agit ici d'une véritable effraction de la masse à injection, rompant les capillaires immédiatement après leur naissance du hile porte et gagnant, par des espaces artificiellement formés, les gaines de Glisson, puis les lymphatiques de cette gaine. Ainsi s'explique que là où la pénétration est incomplète la gélatine s'arrête en marge de la gaine de Glisson, laissant celle-ci incolore, ainsi que les lymphatiques correspondants ; là où la pénétration est plus parfaite, la gaine de Glisson est envahie, et avec elle les lymphatiques qui y sont inclus.

De fait, sur les foies de lapin injectés par la veine porte avec une masse gélatineuse au bleu soluble de Ranvier, je n'ai jamais observé ni espace périvasculaire, ni espace interposé entre la gaine de Glisson et le parenchyme voisin. Il est vrai que sur ces foies, en aucun point des coupes examinées, je n'ai constaté de rupture des capillaires, ce qui tient sans doute à la pression modérée (au maximum 15 centimètres de mercure) conservée tout le temps de l'expérience. Et comme des lymphatiques de la gaine de Glisson étaient distendus en de nombreux endroits par la gélatine *décolorée* par filtration (Voir plus loin, fig. 28), la preuve me semble faite que l'injection particulièrement réussie n'avait pu déterminer d'effraction de l'arbre vasculaire et se rapprochait autant qu'il est possible des conditions normales. Dans les expériences de F. Mall, c'est au contraire par une gélatine *colorée en blanc* qu'étaient remplis les lymphatiques.

Il reste maintenant à expliquer comment la transsudation de la gélatine poussée par la veine porte a lieu au niveau des gaines de Glisson et non au niveau du réseau parenchymateux capillaire issu de cette veine porte. Si l'on considère que la règle est que les lymphatiques s'observent là où il y a circulation capillaire alimentée par des artères venues de l'aorte, il me paraît infiniment probable que la filtration de la gélatine, comme celle de la lymphe, a précisément lieu au niveau de ces capillaires artériels. Elle ne se produirait pas, par contre, au niveau des sinusoïdes porto-sus-hépatiques, comme en témoigne l'accolement exact de ces sinusoïdes aux travées hépatiques sur tous les foies injectés que j'ai pu examiner.

Dès lors, voici quelle serait la voie suivie par la gélatine qui, injectée par la veine porte, gagne les lymphatiques glissoniens. Cette gélatine, poussée dans la veine porte *suivant le sens normal du courant sanguin*, passe dans les sinusoïdes hépatiques et de là gagne les veines sus-hépatiques, injectant le système circulatoire hépatique. Dans tout ce système, elle *demeure colorée*.

Mais, d'autre part, au niveau de la veine de Glisson, elle reflue *en sens inverse du courant sanguin*, artificiellement par conséquent, dans les veinules biliaires, puis dans les capillaires veineux et artériels, et, au niveau de ces capillaires qui font obstacle par leur faible calibre, la masse gélatineuse filtre sous pression et exsude, *décolorée*, à travers les parois capillaires, pour gagner par les interstices conjonctifs de la gaine glissonienne les lymphatiques qu'elle remplit.

De cette marche artificielle, on peut déduire le processus normal de filtration lymphatique. Le courant sanguin artériel subit au niveau du passage dans les capillaires artériels cette filtration que nous venons de suivre à rebours, et le plasma lymphatique ainsi exsudé gagne de même les radicules lymphatiques. Il ne passe ainsi dans les radicules veineux affluents de la veine porte que du sang débarrassé du plasma lymphatique. Et cette donnée déduite des faits observés sur le foie injecté cadre bien avec la façon dont se comporte de même, au niveau de la muqueuse intestinale, le courant sanguin. A ce niveau également ne pénètrent dans les radicules de la veine porte pour y être portés vers le foie que les matériaux que n'ont pas drainés au préalable les lymphatiques de la villosité. Ainsi, tant au niveau de l'intestin qu'au niveau du bourgeon biliaire, évagination de cet intestin, le courant circulatoire de décharge qui doit aboutir au foie n'entraîne que les parties débarrassées du plasma, qui doit suivre la voie lymphatique.

Dès lors, on conçoit que, au niveau du parenchyme hépatique proprement dit, il n'y ait plus lieu à filtration de matériaux destinés à former la lymphe, puisque c'est un sang exempt de ces matériaux déjà filtrés en amont qui parvient à l'organe (1).

Notre conclusion est donc formelle. Il n'y a pas d'espaces lymphatiques, ni dans le parenchyme hépatique, ni entre ce parenchyme et les gaines glissoniennes.

De fait, F. Mall, malgré sa description d'espaces lymphatiques péricapillaires et interglissono-parenchymateux, termine son chapitre des lymphatiques du foie par les mots suivants : « On voit, par la description précédente, que les lymphatiques du foie ne drainent pas toutes les parties du lobule, mais seulement celles formées par les centres des unités portales (c'est-à-dire la région du parenchyme disposée immédiatement au pourtour de bouquet capillaire en lequel s'épanouit chaque branche précapillaire, le hile porte). Il n'y a pas de lymphatiques au centre du lobule, ni au niveau des points nodaux (nos zones d'affrontement de deux veines précapillaires). Au centre des unités portales (région des hiles portes), il y a une libre communication entre les capillaires sanguins et les racines lymphatiques aux extrémités de la capsule de Glisson. Ainsi la circulation lymphatique est marquée en ce point, le centre de l'unité porte, tandis que dans le reste de l'unité elle est insignifiante ou tout à fait absente ».

J'ai rangé F. Mall parmi les partisans de la théorie de Mac Gillavry. On voit à quelles réserves cet auteur est amené.

(1) Il n'en demeure pas moins que tout le long de l'arbre glissonien, cette filtration de lymphe ne soit abondante. F. Mall assure qu'une grande quantité de lymphe sort du foie, quantité bien plus abondante que de n'importe quel autre organe. Cette lymphe aurait un pourcentage de matières protéiques à peu près égal à celui du sang et de deux à trois fois plus élevé que la lymphe des autres parties du corps.

LES VOIES BILIAIRES, GLANDE TUBULÉE
RAMIFIÉE D'ORIGINE ENTODERMIQUE

ORIGINE ET DÉVELOPPEMENT DES VOIES BILIAIRES

La description qui précède du foie, glande vasculaire sanguine, nous a montré cet organe essentiellement constitué par
une masse parenchymateuse réticulée, intimement intriquée
avec un réseau capillaire tendu entre la veine porte, d'une part,
et la veine sus-hépatique, d'autre part. Ces deux vaisseaux
et le réseau capillaire intermédiaire peuvent être considérés
comme un seul et même sinus veineux, allant de l'intestin au
cœur droit et réticulé au niveau de son contact avec le parenchyme hépatique.

Ainsi constitué, le foie se comporte comme une véritable
glande vasculaire sanguine, à sécrétion endocrine, alimentée
par un canal veineux de décharge venu de l'intestin. Le foie est
tout à fait semblable à la surrénale, par exemple.

A vrai dire, le foie ne demeure point ainsi glande vasculaire
sanguine, en rapport seulement avec le milieu sanguin, mais
il se met en rapport avec un diverticule entodermique adjacent.
Et le réseau de capillicules qui draine ses travées s'abouche
par places avec la lumière des tubes glandulaires montant de
l'intestin vers lui. C'est l'ensemble de ces tubes glandulaires
qui constitue les voies biliaires.

Les voies biliaires proviennent d'un diverticule de l'entoderme
connu sous le nom de bourgeon hépatique.

Ce bourgeon se développe aux dépens d'un renflement longitudinal du pourtour ventral du tube digestif, occupant toute
l'étendue du trajet de ce dernier organe, du sinus veineux à
l'ombilic. Le renflement est dû à la présence d'une gouttière,

longitudinale également, fournie par une dilatation dans le sens dorso-ventral de la lumière du tube digestif.

Dans sa portion antérieure, cette gouttière est coiffée, nous l'avons vu, par une masse de cellules dites embryonnaires, le bourrelet hépatique de Kölliker, ou mieux le tissu hépatogénique. Laissons de côté ce tissu hépatogénique étudié antérieurement, et ne tenons compte que du diverticule épithélial proprement dit. Nous voyons sa partie antérieure former le canal hépatique et ses branches. Sa partie postérieure forme le canal cystique dilaté à sa portion distale en vésicule biliaire.

Plus tard, cette ébauche primitive, unique chez les Sélaciens, les Reptiles, les Mammifères, se modifie de façon différente suivant les groupes, et de ces modifications résulte la formation des bourgeons ou diverticules décrits par les auteurs.

L'ensemble des voies biliaires représente ainsi un diverticule intestinal. Aussi le retrouverons-nous, partout où nous le rencontrerons, tel qu'un petit intestin, en miniature, comme lui muni d'un chorion, comme lui nourri par du sang artériel, qui, devenu veineux est recueilli par la veine porte, comme lui en rapport avec des vaisseaux lymphatiques.

SITUATION ET RAPPORTS. — STRUCTURE FORMATIONS ANNEXES

Le bourgeon biliaire reste en partie à l'extérieur du foie. En partie il pénètre, épiparenchymateux, à l'intérieur de cet organe. C'est cette partie seule, dite voies biliaires intrahépatiques, que je vais décrire ici.

Le bourgeon biliaire accompagne fidèlement la veine porte et se ramifie comme elle. Comme la veine porte, il se loge dans l'excavation glissonienne, qu'il semble d'ailleurs avoir créée.

Creusée à même le parenchyme hépatique, cette excavation, ramifiée un nombre considérable de fois, peut s'enfoncer profondément dans l'intérieur du foie, en affouiller considérablement la masse. Elle n'en reste pas moins, à la façon des galeries d'une carrière, une sorte de prolongement du milieu extérieur, ne pénétrant pas en réalité dans l'intimité du parenchyme, lui restant extérieur.

Dans cette excavation est logée, nous l'avons vu, la veine porte de plus en plus ramifiée. De la veine porte et de ses branches partent des rameaux terminaux, veines collatérales précapillaires. Les capillaires en lesquels elles se résolvent au fond de la galerie où elles s'enfoncent pénètrent alors dans le foie proprement dit et y forment le réseau vasculaire hépatique.

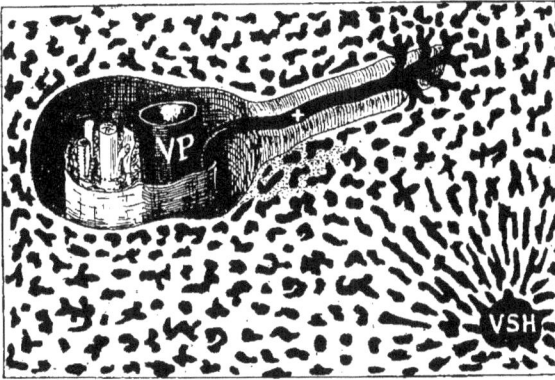

Fig. 25. — *Rapports du parenchyme hépatique et du bourgeon biliaire.*

Cette figure schématique représente une portion du parenchyme hépatique sectionné. La coupe a intéressé une galerie glissonienne dont le contenu est supposé rétracté.

Dans ce contenu, il faut distinguer : 1° le *collecteur veineux* ou une veine porte VP, maintenu à distance du parenchyme, avec lequel il n'a aucun rapport de structure, sinon par les veines précapillaires + épanouies en bouquets capillaires ;

2° le *bourgeon biliaire*, sorte d'intestin en miniature avec son tube épithélial, son chorion, l'artère, les veines, les lymphatiques et les nerfs annexés. Le bourgeon biliaire épithélial s'abouche avec la paroi parenchymateuse de la galerie par les passages de Hering non figurés.

Avec la veine porte, dans la même excavation, est logé le bourgeon biliaire, satellite de la veine porte. Ce bourgeon monte le long de la veine, sans se contourner en spirale autour d'elle, comme l'admettent encore quelques auteurs, et dans ce trajet, là où une galerie secondaire, occupée par une branche porte se détache de la galerie primitive, il envoie une branche correspondante, et ainsi de suite.

De cet arbre biliaire ainsi disposé dans l'excavation, se détachent des rameaux terminaux qui abordent en définitive la paroi de l'excavation, c'est-à-dire le parenchyme, et là prennent contact avec les travées de ce parenchyme. L'abouchement a lieu entre l'extrémité du conduit biliaire et la travée, la lumière du premier communiquant ainsi avec le capillicule qui draine la travée.

Le lieu de soudure prend le nom de passage de Hering. La transition est brusque entre les cellules épithéliales du conduit biliaire mesurant à peine 8 μ. et les cellules hépatiques de la travée, qui mesurent 20 à 25 μ. Comme le remarque Hering, c'est le manque de formes de transition entre les petites cellules qui tapissent les conduits biliaires terminaux et les volumineuses cellules parenchymateuses qui a contribué à laisser très longtemps obscur le mode de passage du conduit biliaire au capillicule parenchymateux. La cellule biliaire s'accole brusquement à la cellule parenchymateuse, et la lumière du canal diminue à peine.

Le bourgeon biliaire peut ne pas s'anastomoser avec la travée hépatique. Déjà Remak admettait l'existence possible de rameaux terminés en cul-de-sac et logés dans l'excavation glissonienne, véritables *vasa aberrantia* intrahépatiques. Il est difficile de démontrer leur existence.

Mais les *vasa aberrantia* qu'on retrouve au niveau des ligaments triangulaires et au niveau des ponts membraneux passant au-dessus du sillon de la veine ombilicale et parfois de la veine cave inférieure, et, en général, en tous les points où le parenchyme hépatique a disparu au cours du développement, les *vasa aberrantia* extrahépatiques sont bien connus et correspondent nettement à des ramifications aveugles du bourgeon biliaire.

Le canal cystique, de même, se termine habituellement en cul-de-sac dilaté en une vésicule biliaire. Pourtant, dans certaines espèces, la dilatation vésiculaire peut ne pas être terminale et le conduit biliaire se prolonger au delà de ce renflement et s'aboucher à son tour par des passages de Hering avec la parenchyme hépatique. Ainsi se trouvent réalisés les canaux dits hépato-cystiques.

Dans les galeries de l'excavation glissonienne où sont logés veine porte et bourgeon biliaire, il y a encore d'autres formations, les formations annexées au bourgeon biliaire.

J'ai montré qu'on pouvait considérer le bourgeon biliaire comme un véritable diverticule de l'intestin, un intestin en miniature. Comme l'intestin, il possède par conséquent une muqueuse, un chorion, des glandes, des vaisseaux et des nerfs.

La muqueuse est constituée par un épithélium de hauteur variable, suivant le calibre du conduit biliaire, doublé d'une membrane conjonctive. Là où le conduit biliaire occupe une galerie terminale, en compagnie d'une veine porte précapillaire, il a un diamètre de 40 à 50 μ, un épithélium haut de 14 μ, reposant sur une membrane conjonctive peu épaisse.

Au niveau des galeries d'ordre plus élevé, logeant les rameaux non terminaux de la veine porte, le diamètre du canal biliaire varie de 60 à 500 μ; l'épithélium mesure respectivement 21 à 40 μ. Cet épithélium est revêtu d'un plateau et chargé de glycogène. Il repose sur une membrane conjonctive épaisse de 50 μ pour les canaux mesurant de 60 à 200 μ. Quand le canal biliaire atteint un diamètre de 200 μ, le chorion conjonctif, très vasculaire, s'épaissit et peut, suivant certains auteurs, contenir des fibres lisses. Les fibres élastiques y sont très fines et toujours très rares. On y rencontre également des glandes de type variable. Ce sont des culs-de-sac simples, isolés ou groupés, ou des culs-de-sac ramifiés. A ces glandes est parfois annexé un canal excréteur, tantôt unique et court, tantôt ramifié à angle droit. Toutes ces glandes biliaires sont revêtues d'un épithélium prismatique, à cellules claires; elles élaborent de la cholestérine.

Les vaisseaux destinés à nourrir ce petit intestin biliaire l'accompagnent dans son trajet à l'intérieur de l'excavation glissonienne et sont logés dans le chorion péribiliaire.

C'est d'abord l'artère hépatique, dont les rameaux sont destinés exclusivement à ce bourgeon biliaire et qui mériterait mieux, par suite, le nom d'artère biliaire. L'artère hépatique ne fournit en effet, contrairement aux descriptions classiques, et d'après les recherches de Rattone et Mondini, aucune branche aux branches de la veine porte, ni à ses propres parois, ni à la gaine conjonctive proprement dite. Bien entendu, elle n'atteint jamais et, par suite, ne nourrit pas la veine sus-hépatique. Il n'y a donc pas de rameaux vasculaires, tels que les décrivait Kölliker.

Les conduits biliaires mesurant de 30 à 40 μ sont longés par deux petits vaisseaux, présentant toujours une différence de calibre. De distance en distance, ceux-ci s'envoient l'un à l'autre des rameaux qui courent tantôt transversalement, tantôt plus ou moins obliquement, de telle sorte que l'ensemble reproduit l'aspect d'une échelle. De ces deux vaisseaux, le plus petit (10 μ) est une artère biliaire ; le plus grand (15 μ), la veine correspondante. L'écartement des barreaux de l'échelle vas-

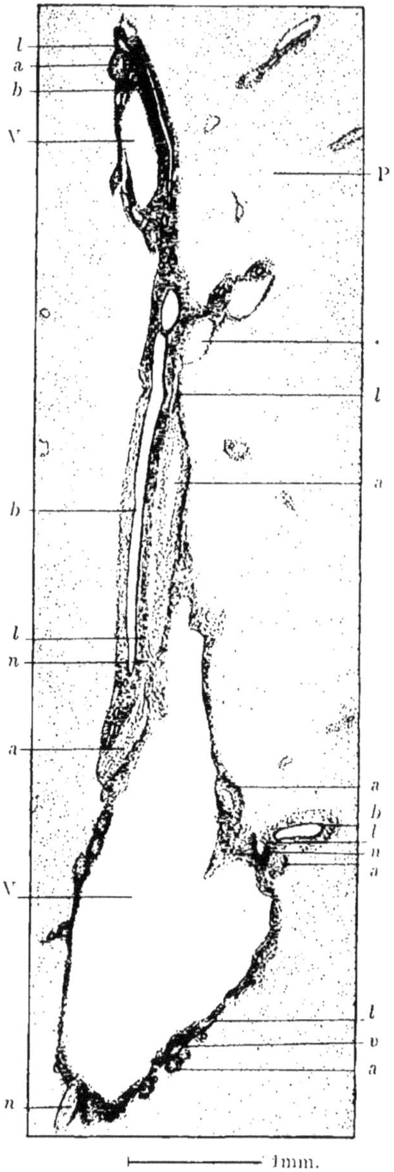

Fig. 26. — Le contenu d'une galerie glissonienne coupée en long et creusée en plein parenchyme P. La figure montre d'une part le collecteur veineux V et ses branches, en un point marqué * au contact direct du parenchyme hépatique, dans lequel elles vont se résoudre en capillaires.

D'autre part, le long du collecteur, pénètre dans la galerie glissonienne le bourgeon biliaire b, accompagné de ses vaisseaux et nerfs, artère a, veines v, lymphatiques l, nerf n. A chaque ramification émise par le collecteur correspond une ramification du bourgeon biliaire et des vaisseaux satellites (femme de soixante et un ans).

culaire mesure ordinairement le double du diamètre du conduit biliaire; jamais il ne lui est inférieur, et le barreau vasculaire est plus petit que l'artère d'où il émane.

Sur les conduits plus volumineux, de 40 à 60 μ, l'artère biliaire arrive obliquement et donne des rameaux divisés dichotomiquement : des branches de bifurcation, les unes suivent le sens du courant du vaisseau originel et les autres sont récurrentes et s'anastomosent avec des branches voisines. Le tout forme un réseau qui s'étend sur les parois du canal biliaire et l'entoure de ses mailles. Ce réseau aboutit, d'autre part, à la veine correspondante située habituellement du côté opposé à l'artère et suivant un certain temps le cours du conduit biliaire.

Quand le conduit biliaire mesure de 60 à 100 μ, le réseau se dispose suivant un double plan : un plan interne, à mailles serrées, en contact avec la membrane de soutien des canalicules, alimenté par l'artère; un plan externe, à mailles plus larges et plus rares, que collecte la veine.

Au fur et à mesure que les conduits biliaires augmentent de volume, les mailles artérielles augmentent de nombre, tandis que les mailles veineuses augmentent d'épaisseur.

C'est seulement sur les gros conduits mesurant 1 à 2 millimètres que l'on rencontre de véritables papilles centrées par une artère qu'entourent des veines. Les mailles du réseau deviennent alors moins serrées.

Du réseau capillaire péribiliaire partent des veines qui se réunissent en troncs plus volumineux. De ces troncs, les uns gagnent, par un parcours solitaire, la veine porte voisine et s'y abouchent souvent un peu à la façon d'une veine sus-hépatique dans la veine cave. Il est parfois possible d'observer ainsi sept ou huit troncs semblables gagnant, par un parcours direct et minimum, la veine porte voisine. Ce sont autant d'affluents intrahépatiques de la veine porte (origines intra-hépatiques de Ferrein) (1).

D'autres troncs, nés du réseau péribiliaire, ne se rendent pas à la veine porte, mais abordent directement le parenchyme hépatique, pour leur propre compte. Ce sont les veines biliaires

(1) F. MALL, déclare n'avoir pas observé de veines de Ferrein autres que celles, en petit nombre, visibles à l'œil nu.

de Rattone et Mondini, véritables petits systèmes portes accessoires. Tantôt il s'agit de troncs courts, mesurant 200 μ, larges, trapus, et allant directement du conduit biliaire à la paroi parenchymateuse de l'excavation, et alimentant le réseau vasculaire hépatique par autant de hiles portes accessoires. Tantôt ces troncs collecteurs effectuent le long du conduit biliaire un trajet rectiligne ou sinueux plus ou moins long et présentent alors un diamètre égal à celui de la ramification porte voisine, avec laquelle on les a souvent confondus. Mais, contrairement aux veines portes, les veines biliaires présenteraient toujours de nombreuses anastomoses : seuls les troncs qui vont se jeter dans la veine porte ou pénètrent dans le parenchyme ne contracteraient pas d'anastomoses.

Au niveau des passages de Hering, enfin, les capillaires veineux nés des extrémités des conduits biliaires abordent directement, sans se collecter en veinules, le parenchyme hépatique. C'est cette disposition qui a donné naissance à l'opinion encore soutenue par quelques auteurs, à savoir que l'artère hépatique alimente par quelques-uns de ses rameaux le réseau vasculaire hépatique et, dès lors, mérite son nom d'artère hépatique.

En réalité, au niveau du passage de Hering, les capillaires artériels fournis par l'artère hépatique, après avoir irrigué le canal biliaire, sont devenus des capillaires veineux. C'est en qualité de capillaires veineux qu'ils abordent le parenchyme hépatique. Ce sont bel et bien les équivalents des veines portes. Une injection poussée dans l'artère hépatique pénètre évidemment dans le parenchyme hépatique, mais au même titre qu'une injection poussée dans l'artère mésentérique. Dans le cas de l'artère mésentérique, la masse à injection remplit d'abord les capillaires artériels, puis veineux, de l'intestin, puis le collecteur de décharge intestinal non encore capillarisé, ou veine porte. Dans le cas de l'artère hépatique, la masse à injection remplit de même les capillaires artériels, puis veineux, du conduit biliaire, puis le collecteur de décharge intestinal, mais collecteur ayant pénétré dans le parenchyme et dès lors capillarisé, c'est-à-dire le réseau vasculaire hépatique.

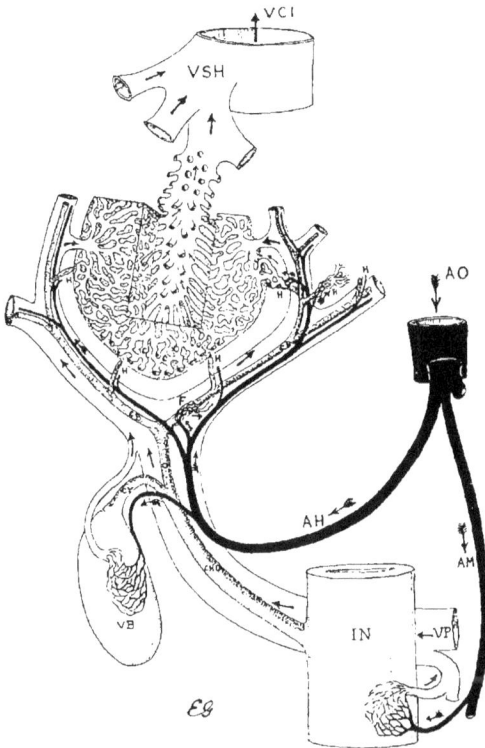

Fig. 27. — Type circulatoire des voies biliaires, homologue du type
circulatoire intestinal.

De l'aorte AO, le sang artériel, lancé dans le sens des *flèches empennées*,
aborde :

a. Par l'artère mésentérique AM (en noir), le tube digestif IN, se capillarise à son contact, puis fait retour, en qualité de sang veineux, suivant
les *flèches non empennées*, à la veine porte VP (en blanc) :

b. Par l'artère « hépatique », AH (en noir), le bourgeon biliaire CHO.

1° Au niveau du canal cystique CV terminé en vésicule biliaire VB, le
dispositif est absolument calqué sur le dispositif précédemment décrit,
veine cystique ;

2° Au niveau des canaux hépatiques CB, les capillaires peuvent faire
retour à la veine porte suivant le type des *veines de Ferrein*, F :

3° Au niveau du passage de Hering H, les capillaires restent *capillaires*
et se jettent directement dans le collecteur sinusoïdalisé intrahépatique,
donnant la fausse apparence d'une contribution de l'artère « hépatique » à
l'irrigation du parenchyme hépatique.

LES LYMPHATIQUES DU BOURGEON BILIAIRE

J'ai montré antérieurement que les vaisseaux nommés habituellement lymphatiques du foie n'ont rien à voir avec le foie proprement dit. Ces lymphatiques appartiennent aux voies biliaires. De même qu'à l'épithélium intestinal est annexé un système absorbant lymphatique, de même au diverticule biliaire de cet entoderme intestinal est annexé un système de vaisseaux lymphatiques.

Ces vaisseaux lymphatiques pénètrent dans le foie en même temps que la gaine de Glisson, les deux formations marchant de pas égal. Ils accompagnent fidèlement la branche aortique ou artère hépatique. Ils ne vont pas plus loin que cette artère, pas plus loin que le bourgeon biliaire ; ils s'arrêtent en marge du parenchyme. Comme le diverticule biliaire, le système lymphatique reste épiparenchymateux.

Fr. Mall a étudié les lymphatiques chez le chat et chez le chien. Il a pu les déterminer maintes fois à côté des veines portes ayant moins de 60 μ de diamètre, c'est-à-dire des veines précapillaires. Un grand obstacle à leur étude, dit cet auteur, est que la quantité de tissu conjonctif et la largeur de la veine porte semblent varier en proportion inverse. Ainsi, lorsque les veines de dernier ordre (veines précapillaires sont distendues au maximum, le tissu conjonctif du pourtour est comprimé et, par suite, les canaux lymphatiques complètement oblitérés. Il n'est pas facile d'obtenir des figures claires des lymphatiques depuis leurs origines jusqu'aux troncs principaux.

D'après Teichmann et Kölliker, il faut distinguer deux séries de vaisseaux lymphatiques, d'ailleurs anastomosés, les lymphatiques superficiels ou sous-séreux et les lymphatiques profonds ou glissoniens. Ces derniers, d'après Teichmann, auraient une apparence plus régulière que les premiers. Tantôt ils formeraient des réseaux à mailles grandes et inégales, tantôt courraient isolément, suivant l'artère hépatique. Vers le hile du foie, mais dans l'intérieur encore de l'organe, les lymphatiques sont valvulés. J'ai personnellement observé des figures très nettes de ces lymphatiques valvulés.

Ils aboutissent au niveau du sillon de la veine porte à des ganglions qui entourent l'artère hépatique.

D'après Wedl, les lymphatiques sous-capsulaires ou superficiels se croisent avec les rameaux artériels de façon variable ; le plus souvent, ils leur sont sous-jacents. Souvent deux conduits lymphatiques accompagnent une artère, s'anastomosant par-dessus elle. De ces vaisseaux lymphatiques naît un réseau de capillaires se croisant avec le réseau capillaire artériel ; mais, en général, les capillaires lymphatiques sont plus larges, présentent des nodosités, des dilatations au niveau de leurs anastomoses, d'où un aspect bien spécial.

Pour Teichmann, les lymphatiques superficiels ne seraient dilatés et kystiques que chez l'adulte ; car, chez l'enfant ils forment un réseau assez régulier, à mailles arrondies ou allongées.

Les lymphatiques superficiels passent dans les ligaments suspenseur, coronaire et triangulaire, traversent le diaphragme et, après s'être grossis des lymphatiques de cet organe, parviennent dans la cavité thoracique et gagnent là les ganglions correspondants.

Teichmann a insisté sur ce fait que, contrairement à la plupart des descriptions classiques, il n'y a pas de lymphatiques accompagnant la veine sus-hépatique. La conception que nous nous sommes faite du parenchyme hépatique permettait de nier *a priori* l'existence du lymphatique à ce niveau.

Entre les lymphatiques superficiels et les lymphatiques profonds, les uns et les autres représentant à la vérité deux modalités épiparenchymateuses, il y a des anastomoses. Elles sont représentées partie par des canaux simples, partie par des groupes de canaux de 1 à 2 dixièmes de millimètre.

Un des moyens les plus propres à mettre en évidence les lymphatiques des voies biliaires consiste à injecter par la veine porte, par exemple, une masse gélatineuse colorée par le bleu soluble de Ranvier. Si l'on a soin de lier la veine cave inférieure en aval des veines sus-hépatiques, entre le dia-

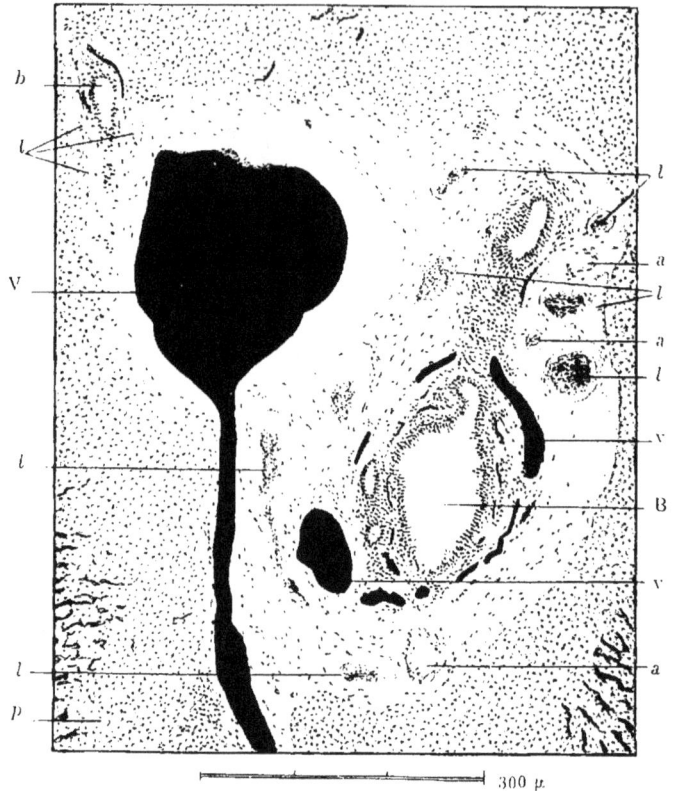

Fig. 28.

Coupe pratiquée à travers une galerie glissonienne chez le Lapin.

Une injection de gélatine au bleu soluble de Ranvier a été poussée dans la veine porte. La masse à injection a rempli la veine porte V et par voie rétrograde les veines biliaires V, V, qui forment couronne au bourgeon biliaire B.

La gélatine a filtré sous pression au niveau des capillaires péribiliaires et, débarrassée du pigment bleu, a rempli les lymphatiques *l*, *l*, qui forment une seconde couronne péribiliaire, extérieure à la couronne veineuse. Cette gélatine a été colorée légèrement par l'hématoxyline.

p, capillaires parenchymateux injectés.

Cette figure a un double but : 1° montrer les lymphatiques péribiliaires injectés indirectement et développés :

2° montrer la parfaite indépendance des deux formations logées dans la galerie glissonienne : *a*, le collecteur veineux intestinal, en amont du parenchyme hépatique; *b*, le bourgeon biliaire et ses vaisseaux, artères, veines et lymphatiques.

phragme et son abouchement dans le cœur droit, la masse gélatineuse sous pression subit une véritable filtration au niveau des vaisseaux intraglissoniens et remplit les cavités lymphatiques. On distingue dès lors aisément les cavités vasculaires et les cavités lymphatiques. Les premières sont

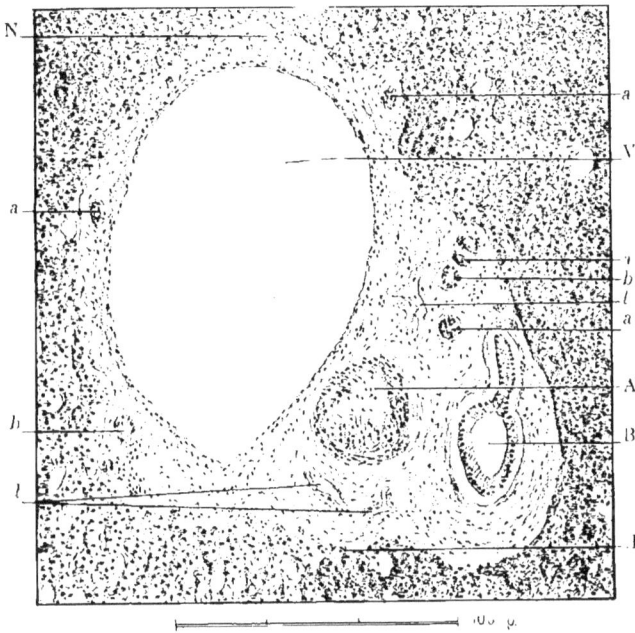

Fig. 29. — *Le contenu d'une galerie g issonienne coupée en travers, chez l'Homme.*

V, veine porte; A, a. artère hépatique et ses branches (léger degré d'endartérite); B, b, le bourgeon biliaire et ses branches : l, l, lymphatiques; N, nerf; H, passages de Hering, lieux de soudure du parenchyme hépatique et du bourgeon biliaire. (Femme âgée de soixante-huit ans, coloration au Mallory.)

remplies de la masse colorée en bleu; les dernières sont remplies d'une masse gélatineuse incolore. J'ai réussi de la sorte, sur le foie du lapin, de belles injections des vaisseaux lymphatiques.

Ces lymphatiques, ainsi injectés indirectement, se présentent sur une coupe transversale de l'espace de Glisson sous l'aspect suivant. Ce sont des espaces irréguliers, situés au pourtour des voies biliaires; dans leur ensemble, ils forment une sorte de couronne. Entre la couronne lymphatique et le canal biliaire, est interposée une double couronne veineuse et capillaire, celle-ci plus interne, immédiatement sous-jacente à l'épithélium biliaire. L'artère hépatique est le plus souvent située au niveau même ou à l'extérieur de la couronne lymphatique. On trouve donc disposés régulièrement, autour du canal biliaire comme centre, une couronne capillaire, une couronne veineuse, une couronne lymphatique et artérielle.

L'ensemble ainsi centré par le canal biliaire peut assez bien être comparé à un intestin en miniature, réduit à la muqueuse et au chorion sous-muqueux, muni de ses formations vasculaires.

Le tout est accolé à la veine porte ; mais celle-ci est nettement indépendante du bourgeon biliaire.

Cette systématisation si nette d'une coupe de la gaine glissonienne est remarquable chez le lapin. A l'œil nu déjà, sur un foie injecté, cette coupe (espace-porte des classiques), tranche nettement par son aspect sur le parenchyme voisin. Sous l'effet de l'injection qui a développé et distendu les espaces lymphatiques, l'atmosphère glissonienne, comme injectée, a pris son maximum de développement. Au surplus, le bourgeon biliaire, canaux biliaires et chorion, est particulièrement développé chez le Lapin.

Chez l'homme, il est assez malaisé d'identifier sur une coupe les lymphatiques biliaires. On y parvient cependant, si la gaine glissonienne est assez importante. J'ai noté plusieurs fois, indépendamment des lymphatiques formant couronne péribiliaire des lymphatiques courant parallèlement aux troncs nerveux. Certains foies pathologiques présentent, au niveau des gaines glissoniennes, des amas d'apparence lymphoïde, toujours situés à côté des canaux biliaires, et dont la topographie fixe semble bien tenir à ce qu'ils se développent au niveau des vaisseaux lymphatiques.

Maintenant que nous avons rempli l'excavation glissonienne des formations qui s'y trouvent logées, toutes formations, je le répète, extraparenchymateuses, épiparenchymateuses pour mieux dire, pratiquons des sections à travers la carrière souterraine que nous avons examinée et que nous venons de parcourir. Nous allons sectionner tout à la fois le parenchyme et les galeries qui le pénètrent. Ces galeries nous présenteront dans leur intérieur la veine porte et ses affluents biliaires, ou veines de Ferrein, le bourgeon biliaire et ses formations satellites, artère, veines, lymphatiques et nerfs engainés dans le chorion glissonien péribiliaire.

Dans le parenchyme ainsi affouillé, des deux parties qui le constituent, réseau vasculaire et réseau parenchymateux intriqué, le réseau vasculaire présentera sa disposition rayonnée typique, avec ses drains collecteurs, qui se résument peu à peu en quelques gros troncs aboutissant à la veine sus-hépatique proprement dite.

Imaginons encore un instant les nombreuses veines précapillaires portes, injectant en chacun des hiles qui ponctuent les galeries glissoniennes le sang sous pression. Si, en un point quelconque de la surface extérieure du foie, nous faisons agir une puissante pompe aspiratrice, elle va orienter pour ainsi dire les nombreux courants qui parcourent la masse et centraliser de plus en plus les liquides injectés. Les liquides qui parcourent les portions de la masse interposées aux galeries glissoniennes vont se collecter nécessairement suivant l'axe de ces portions, comme dans un système artificiel de drainage. Nous avons là l'image exacte du système sus-hépatique.

D'autre part, les produits de sécrétion externe du foie, trouvant une issue dans le bourgeon biliaire, grâce aux passages de Hering, vont gagner l'extérieur, après un parcours plus ou moins long dans l'excavation glissonienne ou surface extérieure invaginée.

Le bourgeon biliaire et ses formations annexes, vaisseaux, nerfs et chorion mésenchymateux ne pénètrent la masse hépatique que progressivement. Sur le foie d'embryons peu âgés, on ne trouve pas de voies biliaires, à l'exception du bourgeon cholédoque à peine ramifié. Le parenchyme tout entier ne contient alors pas du tout de tissu conjonctif. Au fur et à mesure du développement, le bourgeon biliaire pénètre de plus en plus le foie, le long de la veine porte, refoulant ainsi excentriquement le parenchyme hépatique, forant pour ainsi dire les galeries glissoniennes au fur et à mesure de son développement.

Il faut, par suite, admettre que les mailles du réseau vasculaire initial, le long desquelles pousse le bourgeon biliaire, ou bien perdent leurs connexions avec le réseau, de façon à s'isoler et à devenir les veines portes, ces connexions ne persistant que là où les veines portes fournissent les veines terminales précapillaires; ou bien on peut admettre que certaines mailles du réseau vasculaire initial subissent un développement considérable qui, d'un vaisseau capillaire, forme peu à peu une veine de plus en plus volumineuse. Les deux processus peuvent d'ailleurs se combiner.

Quoi qu'il en soit, il se crée peu à peu, aux dépens du réseau vasculaire hépatique, une première portion d'amont à mailles très espacées, faites de vaisseaux devenus de véritables veines, les branches de la veine porte; ces veines constituent à leurs extrémités le réseau capillaire. Par toutes ces extrémités ou hiles portes, pénètre dans le parenchyme le sang veineux de l'intestin. A chacune des branches veineuses portes correspond une ramification du bourgeon biliaire. La surface épiparenchymateuse, c'est-à-dire extérieure invaginée, du foie augmente, par une sorte de processus analogue à celui qui, au niveau du cerveau, multiplie les points de pénétration du courant sanguin dans cet organe et assure son irrigation rapide.

DEUXIÈME PARTIE

LE FOIE A L'ÉTAT PATHOLOGIQUE

I

LÉSIONS HÉPATIQUES PAR TROUBLE DANS LA CIRCULATION SANGUINE ET DANS L'ÉVACUATION BILIAIRE.

Avant d'aborder l'étude des modifications structurales par où se traduit l'irritation du foie, je me propose, dans les deux chapitres suivants, d'étudier les lésions qui résultent du trouble apporté, d'une part, à la circulation sanguine, d'autre part, à l'écoulement de la bile.

Dans ce but, je prendrai comme type le foie cardiaque, c'est-à-dire le foie des individus ayant présenté nettement des troubles circulatoires, dans le système veineux qui aboutit au cœur droit. La gêne à l'écoulement veineux de la veine cave inférieure retentit, par l'intermédiaire des veines sus-hépatiques, sur tout l'ensemble du système circulatoire intra-hépatique. Nous allons, par suite, étudier des lésions généralisées à tout l'organe. Leur description nous permettra ultérieurement d'en retrouver la trace et de les rapporter à leur cause, dans les cas où cette gêne circulatoire sera seulement partielle.

Je ferai de même pour les lésions dues à la gêne dans l'écoulement de la bile et désignerai sous le nom de foie de rétention biliaire ou de foie biliaire l'ensemble de ces lésions.

LE FOIE CARDIAQUE

Lorsqu'on examine systématiquement le foie chez des individus ayant succombé aux suites d'une lésion cardiaque, on constate que cet organe présente, au niveau de la zone sus-hépatique, une altération caractérisée par la rupture des capillaires et le farcissement du parenchyme voisin par les globules sanguins extravasés. On dit en pareil cas qu'il s'agit d'un foie *cardiaque*.

L'aspect d'une coupe de foie cardiaque est très caractéristique. C'est le type du foie muscade. Cet aspect si caractéristique tient à la systématisation des lésions suivant les deux zones, que j'ai dénommées zone porte et zone sus-hépatique, en tenant compte des rapports qu'elles ont avec les veines portes et sus-hépatiques (fig. 30).

La figure 31 représente la coupe d'un foie cardiaque à un grossissement moyen et montre cette systématisation du parenchyme. On voit au centre une veine porte qui se divise en cinq ramifications secondaires, et la zone parenchymateuse porte correspondante ramifiée parallèlement, nettement délimitée et formant comme une étoile à cinq rayons. Sur cette coupe, l'étoile est isolée des autres régions portes voisines ; mais des îlots cellulaires intermédiaires permettent aisément de rétablir la continuité, incomplète sur un plan, réelle dans l'espace. Au pourtour de l'étoile porte apparaît la zone sus-hépatique, également continue, également centrée par des veines sus-hépatiques très apparentes. Sur cette coupe, les rameaux portes et leurs zones portes sont sectionnés longitudinalement, les rameaux sus-hépatiques et leurs zones sus-hépatiques sectionnés transversalement. C'est la confirmation histologique de la disposition bien connue en anatomie macroscopique de l'intrication réciproque et fréquemment suivant deux plans perpendiculaires, de l'arbre portal et de l'arbre sus-hépatique.

La systématisation du parenchyme hépatique en deux zones, zone porte et zone sus-hépatique, visible déjà à l'œil nu, puisque l'aspect du foie muscade tient précisément aux couleurs différentes que pré-sentent la zone porte et la zone sus-hépa-tique, se retrouve au microscope : les deux zones ont une struc-ture très dissembla-ble. Étudions succes-sivement, à un fort grossissement, la zone porte et la zone sus-hépatique.

Zone porte. — Les *trabécules hépatiques* n'ont subi aucun trou-ble dans leur ordi-nation. Les cellules qui les composent sont très bien délimitées, avec des lignes d'union très nettes, comme schématiques ; elles ont conservé leur vo-lume ; parfois même, on note un degré plus ou moins prononcé d'hypertrophie vers le centre de la zone, c'est-à-dire en bordure de la gaine glissonienne. La cellule hépatique prend bien les ma-tières colorantes ; en

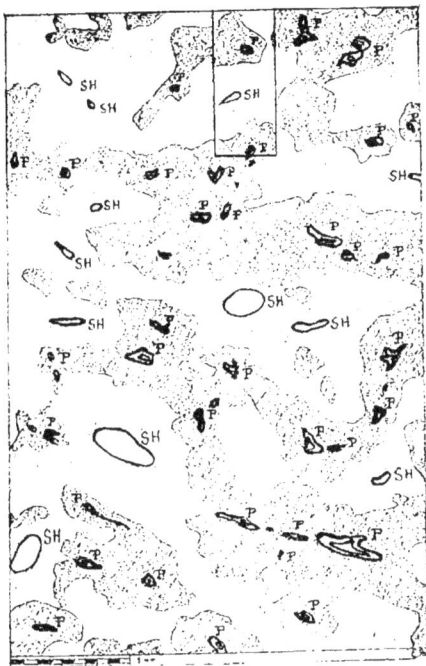

Fig. 30.

La figure représente à un faible grossisse-ment la disposition des deux zones du pa-renchyme hépatique dans le foie muscade : l'une, plus foncée, est la *zone porte* ; l'autre, plus claire, est la *zone sus-hépatique*. Au centre de la zone porte apparaissent les veines portes diversement sectionnées ; au centre de la zone sus-hépatique sont, de même, les veines sus-hépatiques. La figure, dessinée à la chambre claire, reproduit exactement la limite des zones et le siège des vaisseaux.

particulier, la coloration combinée hématoxyline-éosine leur donne une teinte lilas assez intense. Le protoplasma appa-raît régulièrement grenu ; dans quelques cellules seulement, et à la périphérie de la zone, on trouve quelques rares granulations pigmentaires jaune brun, parfois aussi sur des préparations fixées au liquide de Flemming, des granulations

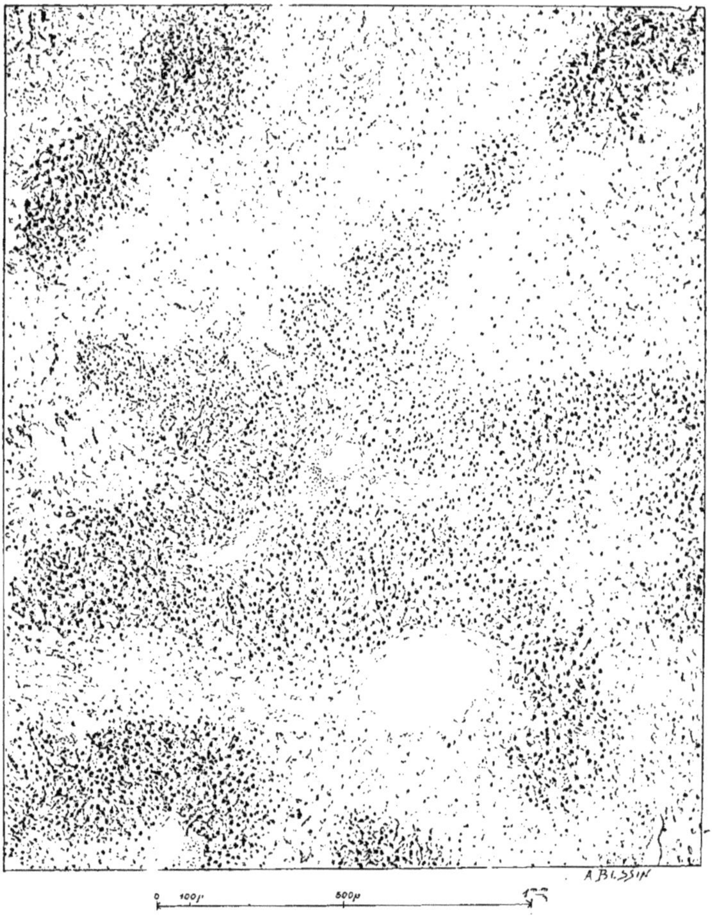

Fig. 31.

La figure montre la systématisation des lésions du foie cardiaque. Au centre, la zone *porte*, bien conservée, entourant d'une gaine parenchymateuse les ramifications de la veine porte coupées longitudinalement. A la périphérie, la zone *sus-hépatique*, altérée, entourant d'une gaine parenchymateuse les rameaux sus-hépatiques coupés transversalement.

graisseuses, petites, bien isolées, n'encombrant pas la cellule, la mouchetant de noir de façon discrète. Le noyau est très nettement teinté par l'hématoxyline en violet pâle; on y distingue plusieurs nucléoles violet noir. Rarement, ce noyau plus gros est moins coloré, comme œdématié, gorgé de liquide.

Les *capillaires* ne sont pas dilatés : leur diamètre reste

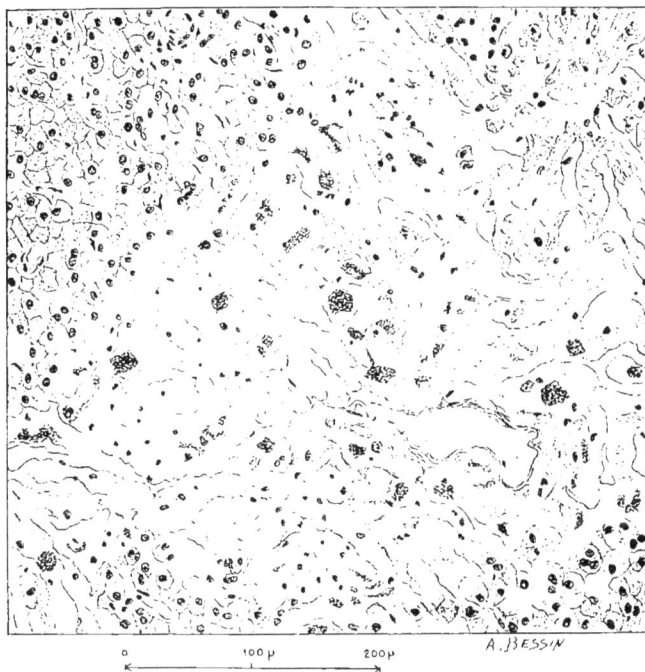

Fig. 32.

La figure montre la démarcation brusque entre la *zone porte résistante* et la *zone sus-hépatique fragile*. Dans la zone sus-hépatique, les débris cellulaires bourrés de granulations pigmentaires ne sont pas disséminés au hasard, mais occupent dans l'espace intercapillaire conservé la place de la travée disloquée. Espaces trabéculaires et capillaires sont le siège de l'infarctus systématisé sus-hépatique.

inférieur, parfois de moitié ou des deux tiers, au diamètre des trabécules.

En résumé, *dans la zone porte, il y a intégrité ou hypertrophie légère des cellules et absence de dilatation des capillaires.*

Zone sus-hépatique. — La zone sus-hépatique est au contraire très altérée.

On doit la scinder en trois régions :

1° Une région externe, confinant à la zone porte;

2° Une région intermédiaire;

3° Une région interne, confinant au sinus sus-hépatique.

1° **Région externe.** — Les lésions portent sur les cellules et sur les capillaires. La travée hépatique accuse la première son altération. Elle diminue dans ses dimensions par l'amoindrissement des cellules qui la constituent, d'où il résulte que les noyaux, plus rapprochés, semblent plus nombreux. La cellule subit des modifications dans son protoplasma et dans son noyau. *Le protoplasma devient nettement éosinophile*, et sa teinte rose diffère notablement de la teinte lilas qu'il avait dans la zone porte. Les inclusions cellulaires sont plus abondantes; les granulations biliaires ou graisseuses encombrent la cellule. Le noyau a subi, comme la cellule, une atrophie très marquée : on n'y distingue plus de nucléoles; c'est une tache foncée, homogène, amorphe.

Le capillaire, nullement dilaté dans la zone porte, s'élargit brusquement dès son entrée dans la région périphérique sus-hépatique, mais conserve ensuite, sans changement notable, son diamètre. Il ne vient nullement au contact de la travée; toujours sa paroi en reste séparée, de telle sorte que *l'espace intercapillaire garde ses dimensions normales* et qu'il semble de plus en plus large relativement à la travée atrophiée qui a cessé de le remplir.

Entre la paroi du capillaire et la travée atrophiée, l'espace ne reste pas vide. On y rencontre des globules sanguins venant de la région intermédiaire, que je vais décrire.

2° **Région intermédiaire.** — Au niveau de cette région, les lésions sont le plus accentuées : il n'y a plus, à proprement parler, de travée hépatique. La travée, dystrophiée dans la région périphérique, se disloque dans cette région moyenne et se décompose en ses cellules par liquéfaction du ciment intercellulaire, mettant en liberté les cellules qui tendent à prendre une forme arrondie. En même temps que disjointes, les cellules s'altèrent. Sans transition appréciable, le noyau disparaît, et il reste une masse protoplasmique anucléée, éosinophile, ou chargée de pigments ou de graisse. Mais ce débris de cellule n'en occupe pas moins dans l'espace intercapillaire la place de la cellule qu'il représente. De plus, il n'a jamais cet aspect effilé, aplati, qu'on lui attribue habituellement.

De même que la trabécule s'est disloquée, le capillaire s'est rompu, et il se produit un *infarctus systématisé de toute la zone sus-hépatique*. Il en résulte la formation d'un véritable lac sanguin, qui s'interpose entre la région externe de la zone sus-hépatique restant attachée à la zone porte intacte, et la région interne de la zone sus-hépatique, relativement conservée et formant manchon autour du sinus sus-hépatique.

Dans ce lac sanguin, flottent les parois rompues des capillaires simulant un véritable réseau de fibrilles colorables par la fuchsine. Dans les interstices de ces fibrilles sont tassés les globules sanguins et apparaissent par place les débris des cellules hépatiques.

Habituellement, on considère que les interstices réservés entre les fibrilles sont tous des espaces capillaires plus ou moins distendus, ayant par suite annihilé les espaces inter-capillaires ou trabéculaires, et aplati puis anéanti les travées hépatiques, occupant antérieurement ces espaces. Ce ne seraient que des espaces capillaires accolés et, par suite, il faudrait comparer la région intermédiaire sus-hépatique à un angiome bien plutôt qu'à un infarctus.

Mais, si l'on examine les confins du lac sanguin qui a remplacé la région intermédiaire sus-hépatique, on voit que c'est bien un infarctus qui s'est constitué à ce niveau. En effet, les espaces interposés entre les fibrilles, débris des parois des capillaires, sont de deux espèces : ils représentent, d'une part, des espaces capillaires et, d'autre part, des espaces intercapillaires ou trabéculaires. Les débris pigmentés et surchargés de graisse des cellules hépatiques occupent seulement certains de ces espaces, les espaces trabéculaires. Les globules sanguins, par contre, gorgent les espaces capillaires et ont fusé dans les espaces trabéculaires, d'où la confusion. En réalité, l'espace trabéculaire persiste entre les capillaires ; mais, rempli de globules sanguins, il a été jusqu'ici confondu avec les capillaires voisins. On peut, par la pensée, le vider de ses globules extravasés, le remplir à nouveau de la trabécule avec ses dimensions normales et rétablir ainsi dans son intégrité primitive la zone sus-hépatique. Il est donc tout à fait inexact de

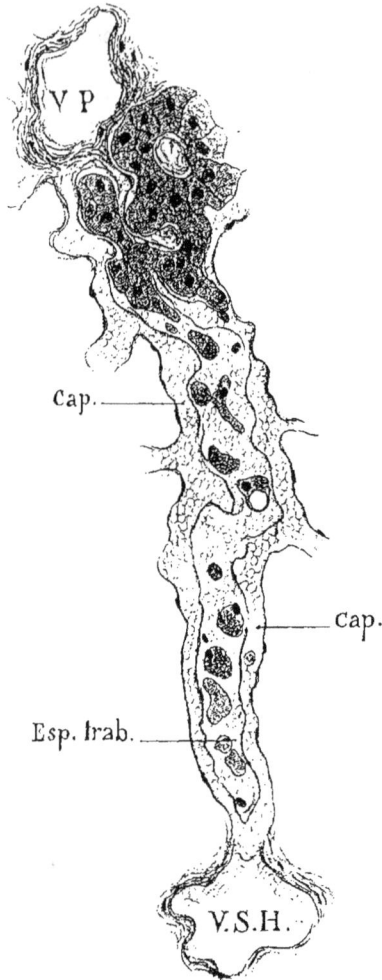

Fig. 33.

La figure montre une travée hépatique, normale dans la zone résistante porte, se disloquant brusquement dès son entrée dans la zone fragile sus-hépatique. Les cellules qui la composaient s'arrondissent, s'altèrent. Les capillaires (*cap.*) restent séparés par l'espace trabéculaire (*esp. trab.*), capillaires et espaces trabéculaires étant également remplis par le sang.

comparer cette zone à une sorte d'angiome : il s'agit ici d'infarctus systématisé.

3° Région interne. — Au niveau de cette région, les travées hépatiques, disloquées, sont cependant plus reconnaissables et au pourtour du sinus sus-hépatique, forment sur une coupe une sorte de couronne. Ces travées sont pigmentées et surchargées de graisse, assez analogues à celles qui, dans la région externe, restent soudées à la zone porte.

A ce niveau également, les capillaires, plus reconnaissables, restent séparés de ces travées rompues et altérées, les globules sanguins remplissant l'espace laissé libre entre le capillaire et la travée. Ces globules sanguins proviennent du lac hémorragique intermédiaire, d'où ils ont reflué vers cette région interne, comme ils ont fusé dans la région externe, le long de la travée atrophiée, en dehors des capillaires.

En résumé, *dans la zone sus-hépatique, nous constatons une dystrophie to-*

tale du parenchyme : dystrophie trabéculaire, d'où sa dislocation et les altérations cellulaires décrites ; dystrophie capillaire, d'où l'ectasie et la rupture avec, comme conséquence, l'infarctus systématisé de la zone.

Les altérations de la zone sus-hépatique sont le plus marquées dans une région intermédiaire interposée à deux régions, l'une externe confinant à la zone porte, l'autre interne entourant le sinus sus-hépatique, d'où la nécessité de partager en ces trois régions la zone sus-hépatique.

On peut donc résumer les lésions du foie cardiaque de la façon suivante :

Tandis que la zone porte reste indemne, la zone sus-hépatique présente des altérations très marquées. A ce niveau, la travée hépatique, atrophiée, fragmentée, devient éosinophile et se charge de granulations pigmentaires et graisseuses. Quant aux capillaires, leur paroi rompue laisse échapper les globules qui fusent dans les espaces intercapillaires et farcissent ces espaces, mêlés aux cellules de la travée altérée.

Il convient de revenir avec quelque détail sur deux particularités offertes par la zone sus-hépatique, et cela surtout dans les foies cardiaques à lésions relativement peu marquées. Ces deux particularités sont, d'une part, la surcharge graisseuse de toute la zone sus-hépatique et la zone de rupture de la région intermédiaire de cette zone sus-hépatique.

Une des lésions constantes et précoces du foie cardiaque est une surcharge graisseuse localisée à la zone sus-hépatique. Cette stéatose n'est évidemment pas le seul trouble présenté par la travée dans la zone sus-hépatique. A ce niveau, il y a, en particulier, une diminution très marquée du protoplasme de la travée. Mais c'est sur la stéatose que je désire attirer d'abord l'attention.

La surcharge graisseuse du foie cardiaque a comme premier caractère d'être localisée à la zone sus-hépatique. Elle l'est parfois exclusivement; plus rarement, la zone porte participe légèrement à la stéatose, mais toujours de façon discrète, et toujours par ses portions voisines de la zone sus-hépatique. En particulier, les cellules qui entourent la gaine glissonienne (espace porte) ne contiennent pour ainsi dire jamais de graisse.

Le foie cardiaque doit donc être rangé dans la catégorie des *foies à stéatose sus-hépatique.* Cette localisation, on le sait, est rare, alors que la stéatose portale est fréquente. La stéatose sus-hépatique n'a été signalée que dans deux cas : de Sinéty l'aurait observée chez les femelles en lactation (1). Sabourin l'a rencontrée au cours de certaines intoxications alcooliques, soit chez l'homme, soit chez le cobaye. A ces deux types il convient de joindre un troisième : le foie cardiaque.

La stéatose sus-hépatique du foie cardiaque présente une seconde caractéristique, celle de n'être pas également développée dans toute l'étendue de la zone, mais de *croître au fur et à mesure qu'on approche de la veine sus-hépatique,* d'où l'existence, dans la zone graisseuse, d'une *région centrale infiltrée au maximum* et d'une *région périphérique infiltrée au minimum.*

Cette distribution inégale de la surcharge graisseuse de la zone sus-hépatique se traduit par une inégalité d'épaisseur des travées. La travée hépatique, *à protoplasma atrophié systématiquement dans la zone sus-hépatique tout entière,* reste amincie dans la seule région périphérique de cette zone, parce que, dans la portion centrale de cette zone sus-hépatique, elle récupère, grâce aux nombreuses gouttelettes graisseuses qui bourrent la cellule et *masquent l'atrophie protoplasmique,* une épaisseur sensiblement égale à celle que n'a cessé de conserver la travée dans la zone porte, où le protoplasma reste inaltéré.

A ne tenir compte que de l'épaisseur de la travée, sans considérer si cette épaisseur tient à la présence de la quantité normale de protoplasma cellulaire, comme c'est le cas dans la portion porte, ou à la présence, dans le protoplasma altéré et diminué, de gouttelettes graisseuses anormales, ce qui est le cas dans la portion sus-hépatique centrale, on voit que la travée apparaît constituée par *deux portions extrêmes épaissies, séparées par une partie médiane, amincie.*

J'ai à décrire maintenant la deuxième particularité observée dans les foies cardiaques à lésions peu avancées.

Entre la zone porte et la région interne ou centrale de la zone sus-hépatique, on trouve une zone de rupture des capillaires et

(1) A vrai dire, Sabourin et d'autres auteurs n'ont pu confirmer cette assertion.

des travées, siégeant par conséquent au niveau de la région externe ou périphérique de la zone sus-hépatique.

Cette zone de rupture plus ou moins large apparaît comme une véritable nappe hémorragique bordée de part et d'autre

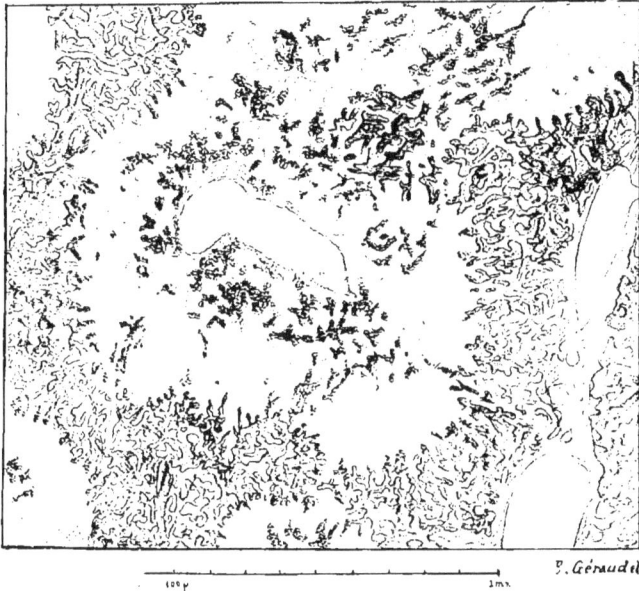

Fig. 34. — Au centre de la figure, une large veine sus-hépatique est entourée par trois zones concentriques : 1° la zone de surcharge graisseuse péri-sus-hépatique ; 2° la zone de rupture et d'infiltration sanguine ; 3° la zone porte.

La rupture s'est faite au niveau de la zone d'atrophie avec stéatose minima ; de part et d'autre de la zone, se retrouvent les travées amincies, appendues, ici à la zone porte bien conservée, là à la région de stéatose maxima de la zone sus-hépatique.

par les extrémités des travées amincies et stéatosées. La localisation de cette zone de rupture à la région amincie que j'ai précisée ci-dessus apparaît ainsi avec la plus grande netteté. Quelques rares cellules hépatiques, très atrophiées et également infiltrées de graisse, parsèment la nappe hémorragique. Ce sont les cellules mises en liberté par la disjonction des travées dont les extrémités rompues apparaissent de part et d'autre bordant la nappe hémorragique.

Au delà de cette bordure, les travées amincies reprennent brusquement du côté de la zone porte leur physionomie et leur épaisseur normales, et les capillaires se présentent accolés à la travée, comme normalement. Du côté de la zone sus-hépatique, la travée est de plus en plus infiltrée de graisse, et la *paroi du capillaire demeure à distance de cette travée*, séparée d'elle par les globules extravasés. Dès la rupture du capillaire, l'équilibre s'établit en effet dans toutes les parties de la nappe hémorragique, et la paroi capillaire cesse d'être sollicitée d'un côté ou de l'autre et flotte au milieu des globules. Il n'y a plus, pour l'appliquer contre la travée, la pression excentrique qui existait avant la rupture.

L'infiltration sanguine se fait donc dans l'intervalle laissé libre entre la travée atrophiée et la paroi rompue du capillaire. Mais, comme la travée, infiltrée de graisse, s'épaissit de plus en plus, au fur et à mesure qu'elle s'approche de la veine sus-hépatique, l'intervalle laissé libre entre cette travée et le capillaire diminue parallèlement, et, partant, le farcissement par les globules extravasés diminue d'autant.

De là résulte la formation, dans la zone sus-hépatique, de deux territoires faisant contraste, l'un où domine l'infiltration graisseuse intracellulaire, l'autre où domine l'infiltration sanguine extracellulaire.

Le parenchyme prend ainsi *un aspect en cocarde* très particulier. Autour des veines sus-hépatiques, par exemple (1), se disposent *trois zones concentriques*, régulièrement distribuées : la zone stéatosée, la zone de rupture et d'infiltration sanguine, la zone porte normale.

Pareille systématisation, très nette au microscope, ne l'est pas moins à l'œil nu. Sur n'importe quel foie cardiaque, on trouve toujours, en quelque région du parenchyme, cette disposition « en cocarde ». Le foie muscade n'est plus fait des deux seules zones habituellement rencontrées, une zone violacée (zone sus-hépatique) alternant avec une zone jaunâtre (zone porte).

---

(1) On pourrait « invertir » la cocarde et prendre comme centres les veines portes.

La zone violacée s'est dédoublée, réservant en son centre une troisième zone jaunâtre : cette zone jaunâtre est la zone d'infiltration graisseuse, où ont peu pénétré les globules sanguins; la zone violacée répond à la zone de rupture et d'infiltration sanguine maxima.

PATHOGÉNIE DES LÉSIONS DU FOIE CARDIAQUE

Les premières lésions observées dans le foie cardiaque, lésions systématisées à la zone sus-hépatique, sont principalement :

1° Une atrophie et une stéatose de la zone sus-hépatique qui, par leur combinaison, créent, sur la travée, une portion médiane très amincie;

2° Une zone de rupture des capillaires, localisée au point d'amincissement de la travée.

Je crois qu'il est extrêmement probable que *la rupture du capillaire a eu lieu en ce point, parce que là, précisément, la travée avait son minimum d'épaisseur et soutenait au minimum le capillaire.* En effet, le capillaire intrahépatique, intimement accolé à la travée, ne résiste pas par lui-même à la pression excentrique exercée par le sang à son intérieur : la lame endothéliale dont il est formé n'a certainement qu'une résistance propre minime ; son accolement à la travée fait sa force. Il faut cependant que l'appui que le capillaire trouve dans la travée s'offre immédiatement à lui,

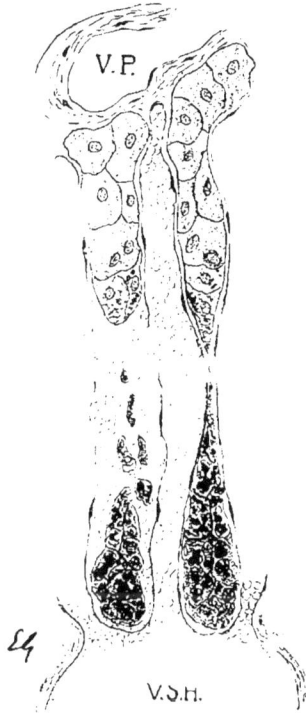

Fig. 35. — Entre la veine porte (V.P.) et la veine sus-hépatique (V.S.H.), deux travées hépatiques limitant entre elles un capillaire.

Chaque travée présente trois sections correspondant aux trois zones de la « cocarde ». La rupture du capillaire a lieu au niveau de la section intermédiaire, là où la travée plus mince lui offre l'appui le moins efficace.

quand, sous l'excès de la pression sanguine, sa paroi tend à se distendre.

Or, cet appui, il le trouve immédiatement dans la zone porte et dans la partie centrale de la zone sus-hépatique, puisque, dans ces deux régions, *la travée épaissie limite rapidement le champ de son extension*; mais il trouve *tardivement* cet appui, dans la région intermédiaire à ces deux zones, là où la travée est amincie.

D'où résulte ce fait que le capillaire distendu épuise sa capacité de résistance et se rompt avant d'avoir rencontré la paroi solide où s'appuyer. Si donc la paroi capillaire cède, au niveau de la zone de rupture que nous venons de signaler, ce n'est pas parce que, en cette zone, la pression offre un maximum ; le système vasculaire intrahépatique, au cours des troubles mécaniques circulatoires, est soumis tout entier à cet excès de pression. Mais *la paroi capillaire cède là où elle est le moins soutenue*, là où les lésions trabéculaires préalables ont fait s'écarter, jusqu'à l'annuler pratiquement, le point d'appui qui limite sa distension.

On ne peut objecter que le capillaire se distend dans la région intermédiaire à la zone porte et à la zone sus-hépatique, parce que, à ce niveau, les fibres du réticulum qui l'entourent seraient moins denses. Il suffit de se reporter soit aux dessins originaux d'Oppel, en particulier à celui représentant le réticulum du foie d'un supplicié (1), soit à la microphotographie que j'ai donnée (fig. 24), pour se convaincre que, au moins *chez l'homme*, et c'est lui qui ici nous importe, le *tissu réticulé est aussi serré dans cette région intermédiaire que dans les zones voisines*.

Des faits énoncés ci-dessus, je crois pouvoir conclure que, parmi les lésions du foie cardiaque, l'infarctus systématisé de la zone sus-hépatique n'est pas le premier phénomène en date, mais le second; il ne se produit qu'à la faveur d'une *lésion préalable des travées hépatiques*.

Ce n'est pas, comme le soutient la théorie classique, parce que les capillaires s'ectasient que les travées interposées s'aplatissent, c'est parce que les travées s'atrophient et s'amincissent

_____

(1) OPPEL, Lehrbuch der vergleichenden mikroskopischen Anatomie, p. 1005.

que les capillaires, mal soutenus, se distendent et se rompent

Dans le foie cardiaque, les lésions sont donc d'abord des lésions trabéculaires ; puis ces lésions permettent la production des phénomènes d'ectasie et de rupture.

On dit : les lésions sont produites par l'excès de la pression dans le réseau capillaire qui se distend et aplatit les trabécules interposées. La systématisation des lésions tient à ce que l'excès de pression est maximum au pourtour de la veine sus-hépatique.

L'excès de pression du sang dans le foie cardiaque n'est pas niable. Mais une variation régionale de la pression, avec un maximum sus-hépatique, me paraît tout à fait difficile à admettre.

Nous devrions trouver au pourtour de la veine sus-hépatique, où par hypothèse la pression est maxima, le maximum des lésions, et nous voyons que les lésions sont moins intenses en ce point que plus loin de la veine sus-hépatique, dans la région intermédiaire.

Que penser en effet de cette hypothèse d'un maximum de pression sus-hépatique ? Car, de toute nécessité, il faut alors conclure que, dans le foie cardiaque, le sang circule à rebours, ce liquide coulant inévitablement vers le lieu de moindre pression.

Puisque le sang continue, dans le foie cardiaque, à couler de la zone porte vers la zone sus-hépatique, il faut que sa pression dans la zone sus-hépatique soit, à un moment donné, surmontée par la pression existant en amont, au niveau de la zone porte. Dès lors, puisque la zone porte est soumise à une pression excédant la pression observée au niveau de la zone sus-hépatique, et puisque la zone porte reste intacte, alors que cède la zone sus-hépatique, c'est que le facteur surpression n'a pas l'importance primordiale que lui attribue la théorie classique. C'est que la systématisation de la lésion du foie cardiaque est commandée par *quelque chose d'autre.*

Tant que cette objection ne sera pas écartée, il est impossible d'accepter la théorie classique.

Ajoutons encore que les valeurs de la pression dans la zone porte et dans la zone sus-hépatique sont très peu différentes ; les variations de la pression ont lieu brusquement aux deux extrémités du réseau capillaire, quand ce dernier naît de l'épanouissement de la veine porte ou se collecte dans la veine sus-hépatique. Mais, entre ces deux points de changement de régime vasculaire, sur le réseau capillaire interposé, aucune disposition anatomique nouvelle n'intervient pour modifier sensiblement la pression, de telle sorte qu'il est permis de considérer l'éponge hépatique proprement dite, trabécules et capillaires, comme soumise à une pression à peu près uniforme. Dans le foie cardiaque, la valeur de cette pression globale est augmentée sans qu'il y ait à parler de maximum sus-hépatique ou portal, un maximum sus-hépatique étant au surplus impossible.

D'ailleurs, admettons un moment cette hérésie mécanique et physiologique que le sang coule d'un minimum de pression portal à un maximum sus-hépatique, nous devrions trouver, si l'excès de pression est le facteur en cause, es lésions dont l'intensité augmenterait graduellement, parallèlement à la pression, de la zone porte vers la zone sus-hépatique. Et nous constatons : 1° qu'il n'y a pas de gamme ménagée dans la dilatation des capillaires et dans l'altération trabéculaire en allant de la zone portale vers la zone sus-hépatique ; entre ces deux zones, la démarcation est nette, le passage brutal ; brusquement, le capillaire s'ectasie, puis se rompt ; brusquement, la trabécule s'atrophie, puis se disloque ; 2° que les lésions ont leur maximum dans la région intermédiaire de la zone sus-hépatique, à mi-chemin de la veine porte et de la veine sus-hépatique.

On a dit encore : « Peut-être cette fragilité des capillaires au niveau de la zone sus-hépatique tient-elle à des causes multiples, qui, toutes, résultent de la situation spéciale de cette zone : situation à la limite de la zone porte qui, appuyée sur les axes porto-biliaires, forme bloc résistant — délicatesse du réseau fibrillaire — prédominance des troubles circulatoires (1)... »

Que répondre au premier de ces arguments : situation à la limite de la zone porte, etc... ? Car je cherche la preuve de cette affirmation toute gratuite : la zone porte forme bloc résistant. C'est précisément la caractéristique anatomique à expliquer que cette résistance du bloc porte.

A quelle réalité correspond cette expression *axe porto-biliaire*,

(1) BAUER, Recherches sur le foie cardiaque (*Presse médic.*, 10 juin et 24 juillet 1907).

et où M. Bauer voit-il que ces axes prêtent un appui au bloc porte ? La solidité de ces axes semblera douteuse à tout observateur qui a vu combien facilement se laisse dévier par la moindre expansion du parenchyme voisin, refouler par la moindre dilatation des vaisseaux portes glissoniens ce soi-disant squelette rigide. Au surplus, si ces axes avaient la résistance que leur prête M. Bauer, je ne vois pas en quoi le bloc parenchymateux qui les entoure participerait à cette résistance. Je le verrais, au contraire, plus aisément écrasé entre l'axe et la surpression sus-hépatique. Dans tous les cas enfin, je ne vois pas en quoi les capillaires de cette région porte s'en laisseraient moins distendre.

Pour ce qui est de l'autre argument fourni par M. Bauer à l'appui de sa thèse, à savoir la délicatesse du réseau fibrillaire plus grande au niveau de la zone fragile, j'y ai déjà répondu. Contrairement à ce que suppose M. Bauer, les fibres du réticulum hépatique ne sont pas moins denses au niveau de la région intermédiaire, chez l'homme.

La figure d'Oppel, reproduite dans le Traité de Poirier, figure que M. Bauer invoque à l'appui de sa thèse, est la reproduction d'une coupe de foie de Lapin.

Reste le troisième argument : prédominance des troubles circulatoires. M. Bauer écrit : « C'est au niveau de cette zone où afflue le sang des veines portes et des artères (?) que doit se faire sentir surtout le choc en retour occasionné par le reflux du sang du ventricule droit et des troncs sus-hépatiques vers les origines sus-hépatiques. »

Ce à quoi je répondrai :

1° Ce choc en retour ne peut exister que s'il y a insuffisance de la valvule tricuspide, pouls veineux hépatique : c'est l'exception ;

2° Parler de choc en retour, c'est implicitement admettre que la pression du sang porte, qui afflue, fait pour le moins équilibre à la pression du sang sus-hépatique, qui reflue. Pour qu'il y ait choc, il faut qu'il y ait résistance ;

3° En admettant même ce reflux, *puisque le sang continue à descendre au cœur*, c'est que la pression porte surmonte l'obstacle créé par ce reflux. Dès lors, pourquoi les capillaires résistent-ils dans la zone porte à cette pression victorieuse, alors que, dans la zone sus-hépatique, ils cèdent sous une pression inférieure ?

Quelles que soient d'ailleurs les relations de cause à effet qui unissent les lésions des capillaires aux lésions des travées hépatiques, le fait capital dans le foie cardiaque est cette systématisation même des lésions tant capillaires que trabéculaires à la zone sus-hépatique, le contraste entre la zone porte, où ces lésions manquent, et la zone sus-hépatique, où elles sont évidentes.

Cette systématisation me paraît tenir au manque d'équivalence des différentes zones du parenchyme hépatique, arbitrairement considéré comme partout semblable à lui-même. De la région porte, où l'aborde le courant veineux, jusqu'à la région sus-hépatique, où le courant veineux la quitte, dans la bande interposée à laquelle se réduit schématiquement le parenchyme hépatique tout entier, les cellules trabéculaires sont disposées linéairement le long de ce courant veineux.

Il est difficile de considérer celles d'amont comme semblables à celles d'aval. Leurs conditions de nutrition et, par suite, de fonctionnement, diffèrent comme diffère leur situation par rapport au courant sanguin.

Les conditions défavorables que crée dans le foie cardiaque la gêne à l'écoulement transhépatique du sang veineux ne s'exercent donc pas sur des régions équivalentes. Dès lors, rien d'étonnant si les réactions du parenchyme diffèrent dans la région porte et dans la région sus-hépatique.

Il importe, d'autre part, de tenir compte d'une autre considération. La bande parenchymateuse interposée entre la veine porte et la veine sus-hépatique n'est pas faite d'éléments immuables, toujours les mêmes pendant toute la vie de l'individu. Pour peu qu'un processus pathogène quelconque altère une partie des cellules des travées, des cellules nouvelles se développent qui remplacent les cellules disparues. Or c'est au niveau de la zone porte, où pénètre d'abord le courant sanguin, que les conditions de nutrition sont le plus favorables au développement des nouvelles unités cellulaires. Il en résulte, si cela est exact, une sorte de glissement de toute la bande parenchymateuse de la veine porte vers la veine sus-hépatique. Les parties néoformées seront toujours en bordure de la veine

porte. Les parties altérées, à remplacer, seront toujours en
bordure de la veine sus-hépatique.

Dès lors, quel que soit le processus qui altère les cellules
hépatiques, quand on interprète à un moment donné les lésions,
dès lors envisagées uniquement au point de vue statique, le
parenchyme apparaît systématisé en deux zones : l'une zone
porte, qui apparaît bien constituée, normale, résistante ; l'autre
zone sus-hépatique, qui apparaît altérée, fragile.

Pour mieux faire saisir ma pensée, je comparerais volontiers
la bande hépatique porto-sus-hépatique à la bande épidermique
étendue de la couche de Malpighi à la couche cornée. On peut
distinguer, dans cette bande épidermique, plusieurs zones. Et
pourtant il n'y a pas là plusieurs espèces cellulaires fixées,
accolées les unes aux autres. Dans le mouvement de desquamation incessant qui existe pour l'épiderme, chaque cellule
partie de la couche de Malpighi revêt successivement les
aspects qui caractérisent chacune des zones qu'elle parcourt.

Dans le foie normal, cette desquamation incessante ne
semble guère se produire ; elle nous échappe du moins. Mais le
glissement porto-sus-hépatique se traduit très nettement dès
que quelque processus pathogène altère une partie des cellules
hépatiques. Et dès lors apparaît cette division en zones, si
caractéristique.

Dans le foie cardiaque en particulier, les lésions engendrées
par la gêne de l'écoulement sanguin, lésions cellulaires et
lésions capillaires simultanées, déterminent corrélativement
une néoformation parenchymateuse. A tout moment, les
parties néoformées seront en amont, les parties lésées en aval.
A tout moment, il y aura une zone porte d'aspect normal, une
zone sus-hépatique d'aspect très modifié.

La bande parenchymateuse n'apparaîtra tout entière lésée
que si cette néoformation n'a plus lieu. Les lésions s'étendront
alors de la veine porte à la veine sus-hépatique. C'est ce qu'on
peut parfois observer, et cela surtout dans les faits qu'il nous
reste à présenter.

DES MODIFICATIONS IMPRIMÉES AU FOIE CARDIAQUE PAR UN PROCESSUS SURAJOUTÉ D'HÉPATITE.

Le foie cardiaque n'a pas toujours l'apparence uniforme que lui donne l'alternance régulière des deux zones porte et sus-hépatique que nous venons d'étudier. Déjà on peut remarquer sur le foie cardiaque à lésions simples que l'épaisseur de la zone sus-hépatique n'est pas toujours uniforme. En particulier, au niveau des bords du foie, cette épaisseur augmente ; elle diminue vers le centre de l'organe, de telle sorte que l'aspect muscade fait du contraste entre la zone sus-hépatique brun violacé tranchant sur la zone porte jaunâtre est plus marqué aux bords qu'au centre du foie.

On peut faire une autre remarque. Si l'on compare le paren-chyme hépatique situé à gauche du ligament suspenseur, dans le lobe gauche de l'anatomie descriptive, au parenchyme situé à droite de ce ligament, on constate que le dessin des deux substances alternées est bien plus menu, plus délicat à gauche qu'à droite. Ce fait tient à l'hyponutrition relative du lobe gauche, à l'écart pour ainsi dire de la circulation porto-sus-hépatique, comparée à la nutrition pleine du lobe droit, mieux situé sur le courant circulatoire. Le lobe gauche représente un foie moins développé que le lobe droit ; partant les lésions s'y dessinent de façon plus délicate, comme en miniature.

Mais, quelles que soient ces différences, en somme légères, l'aspect du foie cardiaque reste très uniforme. Et, fait essentiel, les veines sus-hépatiques, élargies, sont bien visibles, trouant la coupe. La circulation du sang n'apparaît nulle part entravée au niveau d'un pareil foie.

Dans un certain nombre de foies cardiaques, la physionomie est très différente. L'aspect du foie n'est pas uniforme. Un grand nombre de veines sus-hépatiques ont disparu par apla-tissement. Des foyers hémorragiques ponctuent le parenchyme. Il y a des aires de circulation collatérale intrahépatique. On trouve, en somme, tous les signes d'une gêne considérable à la circulation sanguine intrahépatique. Il s'agit, en réalité, de foies cardiaques modifiés par un processus inflammatoire surajouté.

OBSERVATION I. — Une femme âgée d'une quarantaine d'années environ, présentant depuis longtemps des lésions mitro-aortiques très prononcées, demeura pendant plus d'une année dans le service de mon maître M. le Dr Rénon. Elle avait été soignée antérieurement à l'Hôtel-Dieu dans le service de M. le Dr Petit et fut suivie dans l'un et l'autre services par mon ami le Dr Verliac. Durant cette longue période, l'état hyposystolique fut permanent. La teinte violacée du visage se mêlait de jaune, par moments.

A l'autopsie, on retrouve les particularités suivantes :

Poumons : poumon droit, 540 grammes ; peu d'œdème et de congestion. Poumon gauche, 410 grammes ; pachypleurite très marquée. Emphysème du sommet. Un peu d'œdème, peu de congestion, quelques granulations tuberculeuses.

Cœur : ventricule droit énormément dilaté, formant la presque totalité du cœur. Contient un gros caillot, surtout cruorique.

L'orifice tricuspide admet facilement trois doigts. La valvule présente quelques épaississements linéaires. Sigmoïdes pulmonaires normales, suffisantes.

Oreillette droite distendue, avec quelques caillots anciens, organisés dans l'auricule, comme injecté de suif.

Ventricule gauche : Orifice mitral rétréci, fibreux, admet à peine l'extrémité du petit doigt. Le bord libre de la mitrale, épaissi, ratatiné, fait bourrelet. Lésions récentes légères un peu au-dessus du bord libre.

Sigmoïdes altérées : la droite antérieure vers son bord libre présente une petite végétation récente ; la médiane postérieure est épaissie, fibreuse, par altération plus ancienne. Les valvules sont insuffisantes.

Dans l'auricule gauche, caillots organisés, polypoïdes.

Le cœur, plein de sang, pesait au moins 900 grammes ; une partie s'était échappée à la section des veines caves. Vide, il pèse 490 grammes.

Rate : ferme, se tient sur la face convexe. Surface de coupe lisse, couleur betterave cuite. Poids, 200 grammes.

Reins : peu congestionnés. Cortex diminué. Rein droit : 110 grammes ; rein gauche : 90 grammes.

Le *foie* est ferme, de couleur rouille, mais sans sclérose. Poids, 1400 grammes. Sur la tranche pratiquée dans le sens antéro-postérieur, d'un bord à l'autre du foie, le parenchyme très congestionné apparaît parsemé de masses jaunâtres, faisant une légère saillie assez semblable, au premier aspect, aux noyaux secondaires d'épithélioma, mais de surface lisse, sans ombilication. On pourrait encore les comparer à des placards de tissu hépatique anémié et stéatosé. Ces masses irrégulières sont comme centrées par des branches de la veine porte, qu'elles entourent et dont elles suivent les bifurcations successives. Il en résulte que, intéressées suivant leur grand diamètre, elles figurent assez bien une feuille de fougère dont les branches portes seraient les nervures. Par contre, on n'aperçoit point à leur niveau la lumière des veines sus-hépatiques. On distingue seulement, de place en place, des taches linéaires brunâtres qui décomposent en aires plus petites les larges masses jaunâtres. Au delà de ces grosses masses jaunâtres, le parenchyme reprend l'aspect classique du foie cardiaque, c'est-à-dire est constitué par deux systèmes intriqués l'un dans l'autre d'aires découpées en forme de feuilles et alternativement jaunâtres et violacées. Ce sont les zones portes et les zones sus-hépatiques, dont l'alternance et le contraste réguliers donnent au foie son aspect muscade.

Si l'on compare le rapport des zones portes aux zones sus-hépatiques, au niveau des masses jaunâtres d'une part, au niveau du parenchyme muscade interposé d'autre part, on voit que ce rapport est inverse : ici zone porte petite, zone sus-hépatique énorme; là, zone porte volumineuse, zone sus-hépatique mince, comme linéaire.

Étudions successivement au microscope les masses jaunâtres, puis le tissu hépatique muscade interposé.

Au niveau des masses jaunâtres, on ne retrouve pas trace des veines sus-hépatiques. Au pourtour des gaines glissoniennes, le parenchyme hépatique bien conservé et hyperplasié forme manchon. Entre deux manchons voisins, une mince bande fibreuse occupe la place qui répond à une zone sus-hépatique engainant une veine sus-hépatique intermédiaire. De part et d'autre de cette même bande fibreuse, emprisonnant quelques rares débris cellulaires pigmentés et stéatosés, les capillaires hépatiques sont notablement dilatés, mais bien délimités. Cet effacement, ce tassement d'une partie du parenchyme hépatique, représenté désormais par une bande compacte, peut s'observer sur des régions plus ou moins considérables. Les zones portes ainsi accolées, grâce à la disparition des zones sus-hépatiques interposées, forment ces masses jaunâtres, surtout faites de travées hépatiques, et où les capillaires sont, peu distendus et vides de sang sur le cadavre.

L'aspect est tout différent au niveau du tissu hépatique muscade interposé aux masses jaunâtres. Tantôt il rappelle celui que nous avons décrit dans le chapitre précédent; tantôt, au contraire, il en diffère par les caractères suivants. Le paren-

chyme se trouve scindé en trois zones régulièrement disposées.
A partir d'une gaine glissonienne, on trouve : 1° une masse de
parenchyme analogue à la zone porte du foie muscade simple ;
2° une zone intermédiaire, où les capillaires sont énormément
distendus, et quelques-uns d'entre eux atteignent deux ou trois
fois le calibre d'une veine sus-hépatique ; 3° une zone sus-

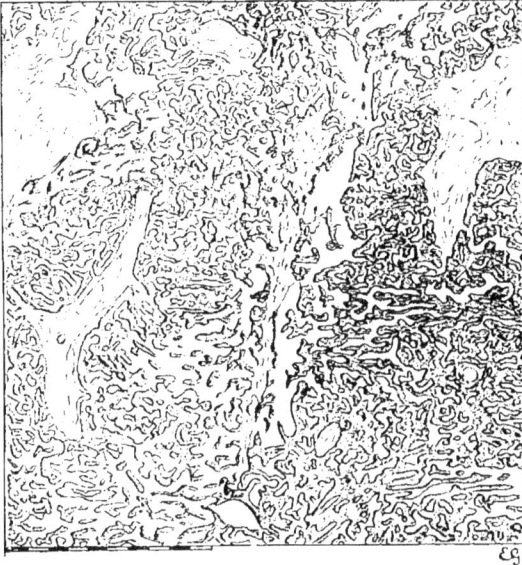

Fig. 36.

Les *zones portes* bien conservées arrivent presque au contact, par suite
de l'effacement de la *zone sus-hépatique* interposée : une mince bande
fibreuse représente le reliquat de cette zone sus-hépatique et de la veine
oblitérée qui la centrait

hépatique transformée en un foyer apoplectique. Ces foyers
sont arrondis, gorgés de sang ; à leur pourtour, se disposent les
travées et les capillaires intertrabéculaires de la zone intermédiaire, comme refoulés au pourtour d'un nodule d'hyperplasie.

Dans ces foyers hémorragiques, il y a coagulation du sang
épanché : les tractus fibrineux s'y colorent aisément. De plus,
on note, sur des coupes non colorées, une teinte rouge jaunâtre,
indiquant une altération du sang épanché, une véritable

hémolyse. Dans leur centre, apparaît parfois une veine sus-

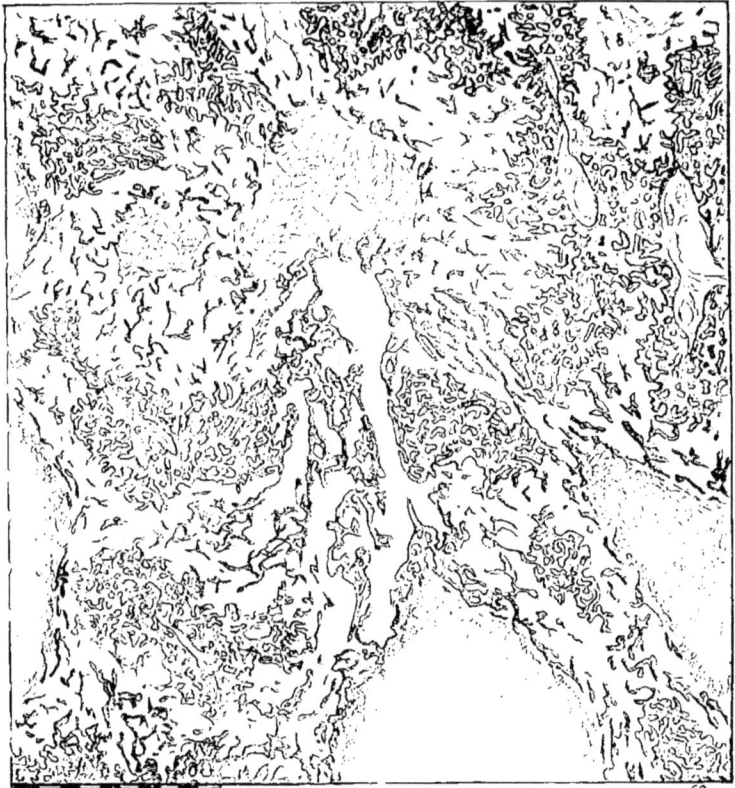

Fig 37 .

Le parenchyme est scindé en trois zones : 1, la *zone porte*, bien conservée ; 2, la *zone sus-hépatique*, gorgée de sang ; 3, la *zone intermédiaire* aux deux précédentes est une aire de circulation collatérale par où le sang, amené par les zones portes et ne trouvant pas son issue directe dans les zones sus-hépatiques correspondantes oblitérées, est dérivé et gagne d'autres zones et d'autres veines sus-hépatiques perméables.

Si l'on compare les figures 36 et 37 *faites au même grossissement* (l'échelle annexée au bord inférieur du cadre équivaut à 1 millimètre), on constate que la figure 36 est en réalité la figure 37, dont on aurait supprimé la zone sus-hépatique et tout ou partie de l'aire de circulation collatérale, de telle sorte que les zones portes arrivent au contact.

hépatique thrombosée. Ces infarctus diffèrent par leur forme arrondie, par l'aplatissement concentrique des parties voisines, par l'hémolyse de leur contenu et l'absence de noyau stéatosé central, — ce dernier ayant peu à peu disparu, — de la nappe hémorragique interposée entre la zone sus-hépatique et la zone porte et où persiste encore une véritable circulation.

Ces aspects différents du parenchyme hépatique me paraissent devoir être rapportés au processus pathogénique suivant.

Il s'agit, en définitive, d'un foie cardiaque sur lequel se sont greffées des lésions d'hépatite parenchymateuse. Les parties hyperplasiées ne se sont développées qu'à condition de refouler et aplatir les parties interposées. Il en est résulté l'aplatissement, le tassement des zones sus-hépatiques primitives et l'oblitération des veines sus-hépatiques correspondantes.

Ces oblitérations vasculaires partielles ont retenti sur les parties voisines et déterminé des phénomènes locaux partiels de rétention vasculaire, d'où les foyers d'hémorragie et de thrombose observés au pourtour des masses jaunâtres.

Dans un parenchyme muscade ainsi modifié, l'écoulement de sang n'a pu se faire que grâce à l'établissement d'une véritable aire de circulation collatérale, disposée immédiatement au pourtour des zones sus-hépatiques, soit thrombosées, soit transformées en bandes scléreuses compactes. Le sang des zones portes, ne trouvant pas son issue directe dans les zones et veines sus-hépatiques correspondantes imperméables, est dérivé en bordure de ces zones et gagne d'autres zones et d'autres veines sus-hépatiques restées perméables. Dans cette aire de dérivation capillaire, certains capillaires plus volumineux fonctionnent comme sinus sus-hépatiques de nouvelle formation. J'ajouterai que, dans le foie de l'observation que je rapporte ici, ce processus d'hépatite hyperplasique trouvait son explication dans la présence, au sein de la masse parenchymateuse hyperplasiée, de follicules tuberculeux typiques.

Je puis citer encore une observation de même ordre, où la néoformation hépatique plus considérable avait déterminé un accroissement de volume et de poids très marqué du foie.

OBSERVATION II. — Une femme d'une cinquantaine d'années est soignée dans le service de M. le Dr Launois, à l'hôpital Lariboisière. Facies pâle plutôt que subictérique. Ascite avec exomphale (épiplocèle irréductible). Œdème des membres inférieurs. Dermite légère du haut des cuisses et de la partie inférieure de l'abdomen. Pas de circulation collatérale appréciable.

Le foie est gros, descend très bas, à droite surtout. La rate n'est pas perceptible. Au cœur, on note un souffle systolique à la pointe. Asthénie notable.

Absence de tout antécédent éthylique.

On pense à un épithélioma du foie, soit primitif (forme cancer en amande), soit secondaire (?). Le toucher rectal pratiqué reste négatif. L'ascite abondante cadrait mal cependant avec ce diagnostic. Le faible développement de la rate, l'absence d'ictère, comparés au volume considérable du foie, rendaient, d'autre part, le diagnostic de cirrhose hyperplasique peu vraisemblable.

Autopsie. — Le cadavre a une odeur intense d'épiderme macéré. Infiltration des membres inférieurs. La bouche et la face sont souillées de sang noirâtre, comme digéré, provenant sans doute de l'estomac, non ouvert par mégarde.

Poumons : à droite, symphyse totale. A la coupe, aspect granité, rose rouge avec taches noires. Surface sèche. Du sang, sans œdème, s'écoule des vaisseaux. Dans quelques artères pulmonaires, caillots, mais pas d'infarctus. Pas d'emphysème.

A gauche, pas de pleurite notable. Emphysème. Congestion et œdème.

Les bronches sont normales.

Quelques ganglions au hile.

Cœur : extrêmement volumineux, énorme; pèse plein et avec l'aorte thoracique 860 grammes. Mais ce n'est pas le cœur de Traube ; cœur droit et gauche sont également intéressés. Un peu de péricardite (plaques laiteuses), un peu de graisse sur le ventricule droit.

Ventricule droit dilaté et rempli par un caillot fibrino-cruorique et du sang liquide qui s'écoule à la section; oreillette droite très distendue par du sang liquide. Caillots dans l'auricule droite.

Artère pulmonaire saine.

Ventricule gauche : la pointe du cœur présente un ramollissement marqué ; à ce niveau, la paroi mesure seulement 1 à 2 millimètres ; la couche graisseuse masque extérieurement cette diminution considérable du myocarde. Il semble qu'on puisse rapporter ce ramollissement cardiaque à une thrombose où à une embolie ancienne.

La cavité du ventricule est pleine de gros caillots cruoriques.

Le myocarde a en général son aspect normal. Quelques bandes scléreuses sillonnent les piliers postérieurs de la mitrale.

L'orifice auriculo-ventriculaire est très élargi. Pas de lésion de la mitrale.

Rien aux sigmoïdes aortiques.

Oreillette gauche distendue par de gros caillots. Dans l'auricule gauche, un caillot ancien à surface creusée de petites dépressions, répondant probablement à des parties détachées et faisant embolie.

Aorte : endaortite athéromateuse généralisée jusqu'aux iliaques, mais sans placards crétacés ni ulcérations et sans dilatation marquée de l'aorte. La surface externe du vaisseau est fortement vascularisée. Le vaisseau contient du sang liquide.

Le tronc brachio-céphalique droit, la carotide et la sous-clavière gauches sont très dilatés.

L'artère rénale droite est oblitérée par un embolus fibrino-cruorique venu du cœur ; l'artère semble injectée au suif.

La rénale gauche est béante.

La splénique, l'hépatique, les mésentériques de même sont élargies, mais ni dures, ni scléreuses.

Ascite abondante, 7 à 8 litres; liquide jaune verdâtre, un peu opalin.

Foie : volumineux, pèse 2120 grammes. Déformé surtout par augmentation notable du lobe droit qui bombe en dôme supérieur. Il mesure 24 centimètres en largeur, dont 18 pour le lobe droit, 25 centimètres en hauteur à droite, 14 à gauche.

Un peu de périhépatite, en un point limité (ponction d'ascite).

Couleur violacée. Surface légèrement granulée. Consistance peu augmentée.

A la coupe, aspect muscade surtout vers les bords. Dans la partie centrale, la teinte jaunâtre du parenchyme est plus marquée par confluence des zones portes et minceur extrême des zones sus-hépatiques. Nulle part cependant on ne trouve d'îlots jaunâtres bien délimités, comme dans le fait précédent.

Vésicule biliaire petite, contient liquide ocre jaune peu foncé, peu abondant.

Rate : 300 grammes, mesure 12 × 6,5. Au niveau du hile, on trouve un magma inflammatoire où est enfoncée l'artère splénique dilatée et tortueuse, adhérente à l'estomac. La rate fait le bateau. A la coupe, surface lisse, rouge-betterave, un peu pâle. On voit avec la plus grande netteté la coupe des artères incluses dans le parenchyme, béantes et entourées sur moitié de leur circonférence par la coupe en croissant de la veine correspondante.

Reins : le rein droit pèse 230 grammes. Périnéphrite scléreuse très marquée, qu'on ne peut séparer du rein. Au niveau des deux pôles, vaste infarctus. A la coupe, nombreux placards jaunâtres. Décortication aisée. On aperçoit les ramifications artérielles thrombosées.

Le rein gauche pèse 210 grammes. Pas de lésions manifestes.

Surrénales : la droite est capsulée ; la gauche présente quelques nodules blanchâtres.

Ovaires : petits, scléreux.

Utérus : normal.

Mésentère, méso-appendice, peu surchargés de graisse. Dans le mésentère, rate accessoire ou ganglion hémo-lymphatique très congestionné (?).

Surcharge graisseuse de la paroi abdominale, surtout dans sa moitié inférieure.

Thyroïde : 30 grammes, forme et consistance normales.

Hypophyse : normale.

Les artères cérébrales sont dilatées, pleines de sang, tachées de nodules jaunâtres.

Pas d'altération des centres nerveux.

A l'examen histologique du foie, se retrouvent toutes les particularités que nous avons rencontrées dans le foie précédent. Régions où les zones sus-hépatiques sont farcies de sang extravasé et altéré, contenant des veines sus-hépatiques oblitérées, tantôt par aplatissement, tantôt par thrombose. Régions où les zones sus-hépatiques sont extrêmement réduites, tassées entre les zones portes presque accolées. Aires de circulation collatérale assurant le libre écoulement du sang malgré l'imperméabilité d'une partie des veines et des zones sus-hépatiques.

J'ai rencontré des lésions très analogues à celles signalées précédemment dans un cas incomplètement observé malheureusement, mais qui fournit néanmoins quelques données intéressantes à rapprocher de celles notées antérieurement.

Une femme de vingt-sept ans entre mourante à l'hôpital Boucicaut, dans le service de M. le Dr Letulle. On sait seulement que la crise d'asystolie à laquelle elle succombe remonte à deux mois environ et débuta après un accouchement.

Le cœur est énorme, rempli de caillots. Les poumons sont emphysémateux et carnifiés.

Le foie est volumineux, pèse 2 050 grammes.

La rate, couleur betterave, presque noire, pèse 185 grammes et présente un infarctus au niveau de son bord antérieur.

Les reins sont durs ; les pyramides très foncées, le cortex diminué.

Un autre fait doit être rapproché des faits précédents. A l'autopsie d'une cardiaque, j'ai trouvé un cœur énormément dilaté avec infarctus ancien de la pointe, des embolies multiples dans les différents viscères. Le foie pèse 2 200 grammes. La surface en est lobulée. A la coupe, sur le fond foncé, muscade, tranchent des nodules blanc jaunâtre, pâles, disséminés ou confondus en masses irrégulières, éveillant l'idée d'une sorte d'évolution nodulaire.

Dans les faits précédents, un processus inflammatoire surajouté a développé du tissu hépatique de nouvelle formation et, par suite, amené un tassement des régions parenchymateuses voisines, d'où les lésions de rétention sanguine (foyers apoplectiformes, aires de circulation collatérale, etc.).

Il est possible de rencontrer des faits un peu différents, où, indépendamment de ces lésions de rétention sanguine partielle par compression intrahépatique de certains vaisseaux sanguins, il existe des lésions de rétention biliaire partielle par compression intrahépatique de certains canaux biliaires. J'en rapporterai deux faits. Le premier a été l'objet d'une communication antérieure, faite en collaboration avec M. le Dr Ramond à la *Société médicale des hôpitaux* (1). Voici ce fait :

OBSERVATION III. — Le nommé X..., âgé de quarante-trois ans, tanneur, est un homme d'apparence vigoureuse, de haute stature. Ce qui frappe de prime abord, c'est la pigmentation généralisée de sa peau ; cette pigmentation serait congénitale et de plus héréditaire, son père et son grand-père ayant présenté la même particularité.

X... ne se rappelle pas avoir été malade dans son enfance. Il s'engagea dans l'infanterie coloniale et fit la campagne de Madagascar, où il eut le bonheur de ne contracter aucune infection ; il n'a pas eu la syphilis et se défend d'avoir été un grand buveur.

A l'âge de vingt-six ans, il eut une attaque de *rhumatisme articulaire aigu* généralisé, à la suite de laquelle il éprouva quelques *troubles cardiaques* : palpitations, dyspnée d'effort, impossibilité de courir, etc. Néanmoins, il put exercer son métier de tanneur, tant bien que mal, jusqu'à l'âge de trente-six ans. A partir de cette époque, les phéno-

(1) RAMOND et GÉRAUDEL, Ictère grave sans stéatose du foie avec hyperplasie parenchymateuse et rétention biliaire partielle (*Bull. de la Soc. méd. des hôp.*, 20 nov. 1908).

GÉRAUDEL. 12

mènes cardiaques s'accentuèrent ; et de temps à autre, puis fréquemment, il fut obligé d'interrompre son travail pour prendre plusieurs jours de repos. A partir de quarante ans, il lui est presque impossible de travailler, et la plus grande partie de sa vie s'écoulera désormais dans les services hospitaliers.

Sorti en juin 1908 de la salle Piorry, service de M. le Dr Rénon, il y rentra à nouveau dans les premiers jours d'août, en *asystolie* marquée : les membres inférieurs étaient œdématiés, les urines rares, le ventre météorisé ; le foie, dur et douloureux, dépassait le rebord costal, mais se trouvait manifestement abaissé ; le visage était cyanosé et vultueux, la respiration difficile et les bases pulmonaires congestionnées. Le cœur était à la fois dilaté et hypertrophié, en état de grande arythmie : cependant, par l'auscultation, on percevait nettement l'existence d'un souffle systolique, ayant tous les caractères de timbre, de localisation et de propagation du souffle mitral.

Le malade fut tout d'abord purgé, avec une petite dose de sulfate de magnésie, mis à la cure de réduction des liquides — 1500 grammes de liquide par vingt-quatre heures — puis à la digitale — 1 milligramme de digitaline cristallisée en quarante-huit heures.

L'amélioration fut prononcée, l'œdème diminua de moitié seulement ; la quantité d'urine atteignit 1200 grammes à peine ; l'urine cependant ne renfermait ni sucre, ni albumine, ni pigments biliaires. Le cœur était toujours irrégulier, les bases pulmonaires congestionnées et le foie encore dur et douloureux.

L'usage de la théobromine, du strophantus, ne donnant pas de meilleurs résultats, à deux reprises, on essaya à nouveau, dont une fois après saignée, l'action de la digitale. L'état fut toujours aussi précaire, avec des alternatives de légère amélioration et d'aggravation.

Les choses en étaient à ce point lorsque, le 25 *septembre* au soir, le malade, qui n'avait pas cessé d'être uniquement au régime lacté, eut des *frissons*, avec 38° de température, quelques *nausées* et de la *diarrhée*. Le lendemain, l'*ictère* apparaissait, se prononçait d'heure en heure et donnait à la peau déjà pigmentée une teinte olivâtre foncée ; les conjonctives étaient couleur jaune très franc. En même temps survenaient, sans aucune douleur, des vomissements bilieux, bientôt constants, et une diarrhée jaunâtre, fétide, abondante.

Le 27 *septembre*, les hémorragies sont plus marquées : il y a de nombreuses ecchymoses sous-conjonctivales et de nombreux placards purpuriques sur tous les téguments ; le malade saigne du nez à plusieurs reprises ; les gencives sont fuligineuses et couvertes de sang coagulé ; les matières vomies sont noirâtres ; par contre, la diarrhée prend une teinte jaune verdâtre, due à la présence de la bile.

Le cœur est très arythmique, le pouls filiforme, l'œdème plus pro-

noncé, le foie plus douloureux; les poumons sont toujours congestionnés aux deux bases, les urines sont rares, — 600 grammes, — couleur
acajou, ne renferment ni sucre, ni albumine, mais donnent très nettement la réaction de Gmelin. En outre, fait des plus intéressants, elles
contiennent 19^{gr},50 d'urée par litre, bien que le malade ne garde
presque plus d'aliments depuis quarante-huit heures.

Dès le début des accidents, X... avait eu une céphalée intense et
s'était plaint d'avoir perdu subitement le peu de force physique qui lui
restait. Mais, dès le 26, il accusa une amélioration, affirma ne plus
souffrir, et cet état d'euphorie, mêlé à un *délire calme et tranquille*,
sans systématisation marquée, se prolongea jusqu'à l'apparition du
coma, qui débuta le 29 *septembre*; à ce moment, les vomissements et
la diarrhée cessèrent, les urines *toujours ictériques* devinrent très rares,
légèrement albumineuses, le pouls filiforme, les hémorragies par
le nez profuses; le malade succomba dans l'après-midi, exactement
quatre jours après le début des premiers accidents.

La température fut constamment au-dessus de la normale : 38° le
premier jour, 38°,5 le dernier jour.

Autopsie faite quarante heures après la mort. — On injecte 3 litres
de formol dans la cavité abdominale, treize heures après la mort.

A l'ouverture du thorax, adhérences très nombreuses et très serrées;
véritable symphyse pleurale à droite. On enlève à la fois plèvre
pariétale et diaphragme adhérents au poumon. Avec cette coque, le
poumon droit, volumineux et lourd, pèse 1 500 grammes environ.

A la coupe, œdème teinté en jaune et congestion dans le lobe supérieur.

Au niveau du lobe inférieur, où la coque pleurale a un demi-centi-
mètre d'épaisseur, le tissu pulmonaire très foncé est fortement
congestionné et présente de larges placards hémorragiques, presque
noirâtres, mais sans contour bien net, du type de l'infarctus diffus,
central; un fragment de tissu pulmonaire ainsi farci de sang va au fond
de l'eau.

Au pourtour, quelques petits points emphysémateux.

Pas trace de tuberculose.

Le *poumon gauche* pèse 930 grammes. Les adhérences sont bien
moins marquées et faciles à rompre.

Le lobe supérieur à la coupe montre de l'œdème et de la congestion;
la surface de section est humide et laisse écouler un liquide fauve.

La coupe d'une artère pulmonaire montre celle-ci obturée par un
caillot ancien, irrégulier, arrêté au niveau d'une bifurcation, se termi-
nant en bec de flûte : les rugosités de sa surface, sa couleur rouille,
témoignent de son ancienneté. Il adhère à la paroi artérielle sans que

celle-ci semble notablement modifiée à ce niveau, et l'on a l'impression d'un embolus plutôt que d'une thrombose.

Le lobe inférieur est plus congestionné qu'œdémateux, au rebours du lobe supérieur, et comme tigré de taches hémorragiques nombreuses, mais peu développées. Ilots d'emphysème.

Nombreux *ganglions trachéo-bronchiques* anthracosiques, mous, sans sclérose, quelquefois du volume d'une noix.

Cœur très volumineux, pèse 670 grammes. Surtout développé aux dépens du ventricule droit et de l'oreillette gauche.

Surcharge graisseuse de la face antérieure du ventricule droit et péricardite adhésive en un point de cette face : il y avait adhérence des deux feuillets séreux sur une largeur d'une pièce de un franc.

L'oreillette droite et surtout l'auricule présentent à leur surface externe de petites suffusions hémorragiques.

Le ventricule droit dilaté ne contient que des caillots cruoriques, sans fibrine, à peine coagulés, semblables à de la gelée de groseille très foncée, en petite quantité.

La tricuspide est saine, sans rugosités ni rétraction. De même les valvules pulmonaires. Toute la surface intérieure de l'endocarde et des vaisseaux est teintée en jaune par la bile. Sur l'endocarde de la cloison, on aperçoit derrière les cordages de la tricuspide une tache un peu surélevée, jaunâtre fibreuse.

La paroi du ventricule sur une section normale mesure 6 millimètres d'épaisseur. La couche graisseuse sous-épicardique a 8 ou 9 millimètres à cet endroit.

L'auricule droite est comme injectée et rendue solide par des caillots fibrineux anciens qui la bourrent. Mais ces caillots sont comme coulés et sertis entre les colonnes charnues de l'auricule. On ne trouve pas, comme souvent, de caillots irréguliers faisant saillie dans la cavité auriculaire, prêts à se détacher, de telle sorte que rien ne vient confirmer l'hypothèse d'un embolus pulmonaire. Les caillots auriculaires ont même aspect cependant à la coupe que l'embolus pulmonaire, et il se peut qu'une partie saillant antérieurement dans l'auricule soit celle retrouvée dans la pulmonaire gauche.

Le ventricule gauche contient lui aussi des caillots cruoriques et pas de caillots fibrineux. Les valvules sigmoïdes sont souples ; à noter pourtant l'épaississement de l'endocarde au niveau du nodule d'Arantius médian postérieur.

Par contre, les lésions d'endocardite sont remarquablement intenses au niveau de la mitrale. Mais ce sont des lésions anciennes, non en activité, caractérisées par un épaississement des valves et des tendons, épaississement plus manifeste à l'œil nu du fait de la teinte jaunâtre qu'a prise l'endocarde en général et qui fait trancher plus nettement le tissu fibreux sur le tissu musculaire. La mitrale est dépolie, épaissie, surtout au niveau du bord inférieur.

Surtout, il y a une sorte de froncement et de rétraction du bord inférieur, dus aux adhérences multiples que les tendons tenseurs de la mitrale ont contractées les uns avec les autres.

De plus, à mi-hauteur de la valvule, à $1^{cm},5$ au-dessous de la sigmoïde gauche antérieure, une bride fibreuse a froncé la mitrale dans son tiers antérieur et déterminé ainsi un véritable nid de pigeon assez analogue au sinus de Valsalva sus-jacent. Ce nid se prolonge dans un petit cæcum profond de 2 à 3 millimètres, dont l'ouverture est rétrécie par une ou deux petites brides filamenteuses. Le bord supérieur de la bride qui limite en haut le nid est dur, tendineux, inextensible ; immédiatement en arrière de lui, un petit cæcum linéaire s'enfonce entre lui et la mitrale. Le bord inférieur de la lèvre cicatricielle qui fronce la mitrale se confond avec celle-ci.

L'orifice mitral est rigide, inextensible, arrondi et laisse à peine pénétrer l'extrémité du petit doigt.

Après incision, la mitrale, vue par sa face auriculo-ventriculaire, se montre encore plus altérée que vue par sa face infundibulaire. Même épaississement, mêmes brides fibreuses fronçant les valves, mêmes adhérences entre les tendons épaissis.

De plus, le long de son bord adhérent, règne une sorte de bourrelet épais de 1 centimètre, saillant, et qui, vers la partie antérieure de l'orifice, présente une véritable ulcération plus haute que large, de 7 à 8 millimètres dans son grand diamètre vertical, absolument semblable à une pustule d'athérome : la pointe du scalpel y fait crier des parties pierreuses. De chaque côté de l'ulcération, le bourrelet se surélève en deux proéminences ovalaires, de la grosseur d'un fort pois ; l'une d'elles, l'antérieure, a tout à fait l'aspect d'un tophus, et la coupe la montre formée d'un tissu scléreux et pierreux à peine recouvert par l'endocarde, faisant tache blanc nacré sous ce dernier ; l'autre, postérieure, de même structure, n'a pas affleuré autant la surface séreuse, qui a gardé sa belle teinte jaune à ce niveau.

L'ulcération ainsi bordée ne donne pas l'impression cependant d'une ulcération aiguë, comme dans les endocardites à type ulcéro-végétant. Il semble qu'on ait affaire à un processus déjà ancien, à marche lente, non térébrant, en tout comparable à l'athérome.

Une seconde ulcération, grosse comme un grain de mil, se rencontre à l'union de la mitrale et du ventricule en avant.

Le ventricule gauche a une épaisseur de près de 2 centimètres. Le myocarde ne semble pas altéré ; sa couleur est normale. La coupe des tendons papillaires n'y montre pas de sclérose appréciable.

L'oreillette gauche est énormément dilatée.

L'auricule est volumineuse, bourrée d'un caillot volumineux, ancien, rouillé et bigarré à la coupe, caillot fibrineux mêlé de filons de matière colorante du sang déjà altérée. Ce caillot est moins adhérent que celui de droite. Seule, sa partie apicale est intimement unie à l'auricule et ne s'en détache pas.

Le *foie*, petit, déformé, adhérait intimement au diaphragme, surtout à droite, et a dû être détaché avec le couteau. Il a pris une figure trapue, presque cubique ; les proportions relatives des deux lobes ne sont pas conservées : le lobe gauche, divisé en deux par un sillon transversal, forme une sorte d'appendice au lobe droit globuleux. A la face antérieure, deux sillons verticaux godronnent le lobe droit.

Les dimensions du foie sont, en largeur, 20 centimètres, dont 15 pour le lobe droit ; en hauteur, 16 centimètres à droite, 10 à 11 à gauche. Le foie pèse 1130 grammes.

La surface antérieure de l'organe est, en majeure partie, recouverte par des fausses membranes épaisses, surtout adhérentes dans la partie moyenne du foie. Là où ces fausses membranes manquent, la surface est légèrement granuleuse, mais très régulièrement recouverte d'une sorte d'enduit mat, gris cendré. La régularité du granité de la surface écarte l'idée d'une cirrhose du foie, et la coupe vient confirmer cette déduction.

Sur la coupe, l'aspect du tissu est celui du foie muscade, mais il en diffère par la teinte ocre brun clair qu'ont prise les zones portes et par le pigmenté hémorragique des zones sus-hépatiques, piqueté violacé qui vient augmenter encore le contraste, assuré déjà par la teinte brun foncé, de ces zones avec les zones portes.

Nulle part on ne rencontre de larges zones sus-hépatiques, ni de ces placards pâles, faits de l'apposition des zones portes accolées les unes aux autres, à peine séparées par de minces lignes brunâtres, représentant les zones sus-hépatiques disparues. La coupe du foie saigne et prend à l'air une teinte plus violacée. Consistance non augmentée. Le tissu hépatique est même assez mou.

Au niveau du hile, épaissi, quelques ganglions. La veine porte n'est pas élargie. Les rameaux artériels hépatiques semblent un peu rigides. Les voies biliaires ne sont pas altérées ni dilatées. La vésicule biliaire est turgide, débordant à peine le bord du foie, mais tendue par le liquide qu'elle contient et qui sort difficilement quand on la presse.

On parvient cependant à le faire sourdre du cystique sectionné, mais avec difficulté, et il semble que les circonvolutions que décrit à son origine le cystique, circonvolutions agglutinées par le tissu fibreux voisin, fortement épaissi, gênent un peu l'excrétion. A noter également une bride qui déprime à l'union de son tiers interne et de son tiers moyen la vésicule.

Le liquide qu'elle contient est épais, visqueux, très foncé, presque noir, brun verdâtre en couche mince. En masse, il ressemble à du goudron.

La *rate* mesure 10 × 12 centimètres ; elle est piriforme, assez régulière, sans infarctus. Périsplénite un peu granulée, non en coque. A la coupe, aspect caractéristique de betterave cuite. Se tient bien et fait le bateau. Poids : 200 grammes.

Reins : 190 gr. × 2. Lourds, mais non volumineux. Surface irrégulière, comme cicatricielle, déprimée légèrement comme par d'anciens infarctus ; mais la coupe ne montre aucune pénétration marquée de ces cicatrices.

A la coupe, les deux substances se distinguent mal ; teinte générale bilieuse, peu congestive.

Cortex extrêmement diminué : le sommet des pyramides est à moins de 3 millimètres de la surface de l'organe.

Pas de surcharge graisseuse du bassinet.

Décortication facile.

Pancréas : enrobé dans un tissu fibreux et adipeux teinté en rouge et en jaune. Mal débarrassé de sa gangue, pesait 185 grammes. Aspect du parenchyme normal.

Aorte : extrêmement souple. Présente cependant dans son trajet thoracique de nombreux placards dépolis, un peu saillants, plus teintés par la bile que la surface aortique voisine. Mais nulle part de placards athéromateux.

Glandes surrénales : un fragment a pu être retrouvé et était capsulé.

Le *péritoine* est dépoli, et la cavité abdominale contenait un peu de liquide ; on a pu en évaluer approximativement la quantité à 2 litres, en défalquant du contenu réel la quantité de formol injecté pour la conservation du cadavre.

L'intestin n'a pas été ouvert.

Le crâne non plus.

EXAMEN HISTOLOGIQUE. — 1° *Foie :* l'aspect muscade que présente à l'œil nu la coupe du foie correspond microscopiquement à une systématisation très remarquable du parenchyme hépatique suivant deux séries de zones bien différenciées. On trouve régulièrement alternées une série de zones centrées par les espaces portes ou gaines glissoniennes et une série de zones centrées par les veines sus-hépatiques. Ces zones forment comme autant de placards de figure irrégulière entourant d'un manchon le vaisseau correspondant, se ramifiant quand le vaisseau se ramifie. Sur un plan de coupe, les placards à systématisation porte, par exemple, sont disséminés et engrenés à la façon des pièces d'un jeu de patience avec les placards à systématisation sus-hépatique. Mais il est aisé de se rendre compte que ces placards, disséminés sur une coupe, appartiennent en réalité à deux grandes zones continues, l'une qu'on peut appeler zone porte, l'autre zone sus-hépatique, en lesquelles se partage le parenchyme hépatique.

C'est au contraste de ces deux zones, aussi bien à l'œil nu qu'au microscope, que ce foie doit son aspect muscade.

La structure du parenchyme hépatique diffère considérablement dans les deux zones. Au niveau de la zone porte, les cellules sont relativement bien conservées. Travées épaisses, faites de cellules se colorant bien par l'hématoxyline-éosine en lilas. Pas de surcharge pigmentaire ni graisseuse, noyaux bien colorés, à nucléoles distincts.

Au niveau de la zone sus-hépatique, disparition de la travée. Cellules hépatiques désunies, éparses, dans un lac hémorragique résultant de la rupture des capillaires et du farcissement de la zone sus-hépatique par le sang extravasé; altération des cellules, diminuées de volume, se colorant en rose par l'hématoxyline-éosine.

Ce sont là les lésions bien connues du *foie cardiaque*; mais elles ne se retrouvent nettement que par places. Nous n'y insisterons pas. Par contre, ce qu'il importe de souligner, ce sont les modifications considérables subies le plus souvent par ces deux zones et qui impriment à ce foie cardiaque son cachet distinctif. Nous allons énumérer ces différentes particularités :

a. C'est d'abord une *atrophie considérable* de tout le parenchyme hépatique, tenant à une double modalité histologique :

1° Effacement par tassement d'un grand nombre de zones sus-hépatiques, d'où la diminution de l'épaisseur structurale du foie, mesurée par l'écart entre les veines portes et les veines sus-hépatiques;

2° Diminution considérable de la zone porte, réduite par places à une bande large d'une ou deux cellules entourant la gaine glissonienne.

Rappelons que, macroscopiquement, il s'agissait déjà d'un foie atrophié, diminué de poids et de volume.

b. Des *modifications variées de la zone porte*. La zone porte ne garde l'aspect habituel qu'elle a dans le foie cardiaque qu'à certaines places seulement. Nous venons de rappeler déjà l'atrophie considérable qu'elle a subie dans certains points.

En d'autres régions, elle présente tous les caractères de l'*hyperplasie parenchymateuse*. Cette hyperplasie se traduit, d'une façon générale, par une tendance marquée à la production de placards cellulaires, qui refoulent à leur pourtour les parties voisines non hyperplasiées. Il en résulte une sorte de réarrangement du parenchyme, sous la poussée excentrique modelante des îlots hyperplasiques (Voir fig. 45).

Cette hyperplasie se présente sous deux types. Dans l'un, les cellules hépatiques, plus volumineuses, conservent leur disposition trabéculaire ; mais ces travées sont plus larges, irrégulières et comptent plusieurs cellules en épaisseur. Le protoplasma est bien coloré.

Dans d'autres points, plus nombreux dans ce foie, l'hyperplasie parenchymateuse prend un autre type. Les cellules hépatiques, en se multipliant, cessent de rester cohérentes et de former des travées. Les parties néoformées n'ont pas, par suite, l'ordination trabéculaire des îlots d'hyperplasie nodulaire. C'est une hyperplasie à *type dissociant* ou *anarchique*. On ne peut objecter ici l'action des réactifs ayant écarté artificiellement les cellules d'abord unies, car on retrouve le même éparpillement cellulaire sur les coupes faites par congélation et non colorées.

Les cellules ainsi multipliées sont irrégulières, mal colorables, réagissant inégalement vis-à-vis des colorants, à affinité éosinophile marquée, d'où la teinte rosée et non lilas qu'elles prennent souvent avec l'hématoxyline-éosine. Parfois le protoplasma amorphe ne prend pas la couleur. Mais il ne présente *aucune surcharge graisseuse* ni pigmentaire. Le noyau altéré a souvent disparu. Entre les cellules éparpillées, des lacunes vasculaires contiennent les globules sanguins à réaction normale, teintés en jaune brillant par le Van Gieson, en rose par l'éosine.

En résumé, hyperplasie surtout à type dissociant et, par places, nécrose parenchymateuse sans stéatose, telles sont les lésions non habituelles que présente la zone porte dans ce foie cardiaque.

c. *Modifications dans la zone sus-hépatique.* — Cette zone sus-hépatique présente en de nombreux points, là où elle n'est pas tassée et remplacée par un feutrage fibrillaire épaissi, parsemé de cellules hépatiques déformées et de lacunes vasculaires aplaties, des hémorragies notables. A ce niveau, le sang extravasé forme de véritables placards brunâtres, déjà visibles à l'œil nu. Les globules sanguins y sont très altérés, se colorant mal et métachromatiquement par les réactifs usuels, en jaune sale par l'éosine, en jaune brun par l'acide picrique. Les contours globulaires, encore visibles en certains points, ont disparu en d'autres.

Les veines sus-hépatiques que contiennent ces placards sont habituellement aplaties, oblitérées, reconnaissables seulement à leur gaine fibrillaire un peu épaissie, formant bande rose teintée par la fuchsine et tranchant sur le fond jaune brun du placard hémorragique hémolysé.

Au pourtour de ces zones farcies de sang mort et devenues imperméables, les lacunes vasculaires élargies forment une sorte de collerette de circulation collatérale.

En résumé, la zone sus-hépatique présente en de nombreux points tous les caractères que l'un de nous a décrits sous le nom de zone sus-hépatique imperméable (1).

d. *Lésions de rétention biliaire.* — Indépendamment de toutes les lésions que nous venons d'énumérer, on note des lésions de rétention biliaire. Ces lésions ne sont pas généralisées à tout le parenchyme hépatique, mais partielles et disséminées sans règle apparente. Elles ne diffèrent d'ailleurs en rien des lésions analogues, mais celles-ci généralisées, qu'on retrouve dans les faits de rétention biliaire consécutive à une oblitération du cholédoque.

Ce sont : 1° une *dilatation des espaces intercellulaires* dits capillicules biliaires, toujours rare et à *localisation* presque exclusivement *sus-hépatique.*

L'altération notable de cette zone, puisqu'il s'agit d'un foie cardiaque, fait que là seulement où elle est encore conservée, et principalement là où elle confine à la zone porte, s'observent ces capillicules élargis et centrés par une sorte de *cylindre vert ou brun*, nettement pigmentaire.

En quelques points où la zone sus-hépatique a résisté à la lésion cardiaque, l'aspect est très net et tout à fait comparable aux faits de rétention biliaire généralisée.

2° Une *surcharge pigmentaire à localisation sus-hépatique.* Mêmes réserves ici que précédemment, puisqu'il ne reste que peu de zone sus-hépatique ayant échappé à la lésion cardiaque.

Cette surcharge pigmentaire se traduit sur des coupes faites par congélation après fixation préalable au formol et non colorées, par un piqueté brun foncé de la cellule. La cellule ainsi pigmentée est d'ailleurs très atrophiée.

Ce pigment ne bleuit pas par le ferrocyanure de potassium et l'acide chlorhydrique.

Il disparaît sur les coupes traitées par le xylol et par les réactifs usuels.

Ce pigment se colore en brun noir foncé par l'hématoxyline de Weigert, où entre du perchlorure de fer.

3° Une *néoformation des canalicules biliaires*, d'ailleurs très discrète et sur laquelle nous revenons plus loin.

Veine porte : la veine porte ne paraît pas altérée. Sa gangue fibrillaire est seulement un peu épaissie. Mais, en certains points et surtout au niveau des petites branches, on peut observer çà et là un aplatissement allant jusqu'à la disparition de la lumière du vaisseau. Habituellement, le parenchyme centré par cette veine est très atrophié

---

(1) GÉRAUDEL, Perméabilité et imperméabilité de la zone sus-hépatique dans les foies muscades (*Arch. de méd. exp. et d'an. path.*, n° 9, juillet 1906, p. 514-525, 3 fig.).

et parfois annihilé. Les préparations traitées par le mélange Weigert pour fibres élastiques révèlent par places un petit lacis noirâtre, seul reliquat d'une veine porte ainsi aplatie et annihilée.

Veine sus-hépatique : mêmes lésions, mais plus marquées et plus fréquentes quant à l'oblitération par aplatissement.

Voies biliaires : on ne trouve aucune trace d'angiocholite ni de périangiocholite. L'épithélium bien coloré n'a pas desquamé. Le chorion n'est pas infiltré de cellules rondes. Dans la gaine glissonienne, absence de nodules embryonnaires.

Certaines lumières de canaux biliaires paraissent un peu dilatées, mais ce n'est pas la règle générale. Par endroits, quelques néo-canalicules biliaires, eux aussi peu fréquents, forment collerette autour des gaines glissoniennes.

Microbes. — Des préparations fixées au Zenker, colorées à la thionine et au violet de gentiane aniliné, n'ont pas *décelé de microbes.*

Le rein. — *Cortex.* — On trouve, à son niveau et côte à côte, des plages d'atrophie scléreuse et des plages d'hyperplasie parenchymateuse.

1º *Plages d'atrophie scléreuse.* — Glomérules de Malpighi atrophiés et sclérosés, parfois remplacés par une petite masse fibreuse. Tubes contournés, très diminués de volume, parfois réduits à un petit anneau à lumière minime. Entre les tubes ainsi réduits, tissu interstitiel très épaissi, ordinairement constitué par des fibrilles fuchsinophiles nombreuses et larges. Quelques placards d'infiltration embryonnaire.

2º *Plages d'hyperplasie parenchymateuse.* — Glomérules de Malpighi augmentés de volume. Canalicules contournés, volumineux, à cellules bien colorées, avec noyaux conservés.

En certains points de ces plaques d'hyperplasie, le parenchyme rénal a subi des altérations secondaires très marquées. Les cellules des canalicules contournés se colorent mal, sont désunies et desquamées, formant bouchon.

Parmi les lésions présentées par le foie, je ne fais que signaler celles qui n'ont pas trait directement à l'étude actuelle :

1º L'absence de stéatose vraie (1) du foie dans un fait typique d'ictère grave ;

2º L'absence de toute lésion des voies biliaires intra et extra-hépatiques constatée tant anatomiquement que cliniquement, puisqu'il y avait écoulement de bile, voire polycholie.

(1) J'ai négligé à dessein, dans la description des lésions du parenchyme hépatique, la surcharge graisseuse de la zone sus-hépatique, telle qu'on la constate habituellement dans le foie cardiaque, lésion très différente de la stéatose observée dans les foies d'ictère grave.

Il faut insister davantage sur les lésions d'hyperplasie parenchymateuse. La sécrétion biliaire augmentée, le contenu
vésiculaire hyperpigmenté, semblable à du goudron, traduisent sans doute l'hyperactivité des éléments cellulaires
irrités.

L'hyperplasie se fait à la fois suivant le type de clivage et
suivant le type dissociant; les cellules multipliées ne restent pas
dans ce second type soudées les unes aux autres, mais forment
des groupements irréguliers ne rappelant que de fort loin
l'aspect du réseau hépatique. C'est ce type qu'on observe surtout
dans les irritations suraiguës du foie.

Il faut noter d'autre part les lésions de la *rétention biliaire
vraie*, par obstacle à l'écoulement de la bile dans les *voies
biliaires proprement dites*. Lésions partielles et disséminées,
mais caractérisées nettement par la *dilatation des capillicules
biliaires* avec présence dans leur lumière de *cylindres pigmentaires*, et par la production de quelques néo-canalicules biliaires
en marge des espaces portes.

Avec M. Ramond, nous avons cru pouvoir interpréter les
phénomènes ainsi qu'il suit : le processus terminal et aigu d'hépatite proliférative aboutissant à la multiplication rapide des
cellules à l'intérieur d'un foie d'ailleurs atrophié et difficilement extensible a vraisemblablement eu pour conséquence
l'aplatissement des régions du foie non hyperplasiées, et en
particulier d'un certain nombre de vaisseaux hépatiques et de
canaux biliaires, comme en témoignent d'ailleurs les figures
histologiques observées.

A l'imperméabilité des veines sus-hépatiques par aplatissement correspondent les foyers hémorragiques des zones sus-
hépatiques (1).

A l'imperméabilité des voies biliaires par aplatissement
correspondent les lésions de rétention biliaire vraie.

Ces lésions sont partielles et disséminées. Cette constatation s'accorde bien avec l'existence d'un ictère vrai, malgré
la persistance d'un écoulement de bile dans l'intestin. A *réten-*

---

(1) **A** l'oblitération de certaines veinules portes par aplatissement, il est
peut-être possible de rapporter les placards de nécrose cellulaire rencontrés
dans ce foie. Il est néanmoins infiniment plus probable que ces lésions
relèvent surtout de l'intensité du processus irritatif.

tion partielle, ictère par rétention, mais ictère avec afflux biliaire intestinal *partiellement* conservé.

En regard des faits d'ictère par rétention générale, faits où le tronc même de l'arbre biliaire est oblitéré, il faut donc placer les faits où cette oblitération ne se fait qu'au niveau de certains rameaux de l'arbre biliaire, à l'intérieur du foie.

J'ai eu l'occasion d'observer un fait fort analogue au précédent, dans le service de M. le Dr Launois. J'en donne ici le résumé.

Une jeune fille de quinze ans, ayant présenté dans son enfance plusieurs attaques de rhumatisme articulaire aigu, est manifestement atteinte de lésions cardiaques mitrales qui déterminent de temps à autre des crises d'asystolie. Au cours d'une dernière crise asystolique, survient un ictère franc, avec pigments biliaires vrais, sans décoloration des matières, et qui persiste pendant les quatre derniers jours.

A l'autopsie, on trouve une symphyse péricardique totale, des lésions anciennes de la valvule mitrale. Le foie pèse 1 060 grammes et à la coupe a l'aspect muscade typique. Histologiquement, on note une hyperplasie marquée des zones portes arrondies, modelant les zones sus-hépatiques refoulées et en partie effacées. Les cellules hépatiques des zones portes sont plus volumineuses que normalement et prennent fortement la couleur. En de nombreux endroits, les espaces intercellulaires sont élargis et remplis d'un cylindre pigmentaire.

Dans ce cas, il y a eu à la fois hypertrophie cellulaire et hyperplasie à type de clivage. Les lésions de rétention biliaire partielle se retrouvent ici comme dans le cas précédent.

CIRRHOSE CARDIAQUE

On admet que, sur les foies cardiaques anciens, par suite des troubles circulatoires longtemps prolongés, il peut se constituer une véritable sclérose hépatique. J'ai cherché en vain trace de cette cirrhose.

Mais il m'a paru que, sous ce nom de cirrhose cardiaque à localisation sus-hépatique, on décrivait en réalité certain aspect présenté parfois par la zone sus-hépatique, et que je vais résumer brièvement.

Dans le foie cardiaque simple que nous avons étudié, la circulation du sang à travers la zone sus-hépatique se fait suivant un type anormal, qu'on peut assez bien comparer à celui du drainage ; puisque les capillaires sont rompus au niveau de cette zone transformée en une sorte de lac sanguin.

Ce drainage de l'aire sus-hépatique substitué à la canalisation normale est un type de circulation bien précaire : c'est une circulation de fortune, pourrait-on dire. Au sortir de la zone porte, le sang qui s'épanche dans la zone de rupture a plusieurs voies qui s'ouvrent devant lui, l'ancien lit capillaire qui le mène à la veine sus-hépatique, mais aussi l'espace trabéculaire ou péricapillaire qui aboutit à un cul-de-sac. Que les globules s'entassent dans cet espace péricapillaire, et immédiatement la lumière adjacente s'efface. Il se produit en miniature ce qui se produit au niveau du cœur lorsque, au moment de la diastole, le sang reflue et s'accumule dans les nids de pigeon des valvules aortiques, diminuant jusqu'à l'annuler la lumière du vaisseau. D'autres possibilités peuvent être aisément imaginées, qui toutes aboutissent en fin de compte à l'oblitération de tout ou partie des voies d'échappement du courant sanguin.

L'équilibre instable du drainage sus-hépatique est rompu. La perméabilité des zones sus-hépatiques est compromise.

Là où le sang trouve une issue aisée, persiste un courant de circulation maxima. A côté, où le débouché est rendu plus difficile ou impossible, il se crée une aire à circulation minima ou à circulation nulle. Ces aires de stagnation, sous la poussée excentrique des courants à circulation maxima, se vident peu à peu de leur contenu ; les lumières capillaires et les espaces trabéculaires s'y effacent, s'y tassent et s'y accolent, et il ne reste plus en définitive que les courants de circulation maxima, constituant dans leur ensemble un véritable réseau plus ou moins large, dans les mailles duquel sont les reliquats tassés des aires de stagnation.

Quelle partie parcourent exactement ces courants de circulation maxima ? Sont-ce les anciens capillaires de la zone sus-hépatique restés perméables ? Le fait est possible, mais on ne peut l'affirmer, car un ancien espace intertrabéculaire peut, pour partie, avoir servi à constituer le réseau, de telle sorte qu'il me paraît préférable de désigner sous le nom de lacunes ces espaces encore parcourus par le courant sanguin.

Dans les parties du parenchyme réservées entre les lacunes, on rencontre, mêlés des débris de parois capillaires, des globules sanguins, des corps cellulaires plus ou moins altérés, chargés de granulations graisseuses et de grains pigmentaires. Les lacunes elles-mêmes prennent l'aspect d'espaces irréguliers, bordés d'une frange d'épaisseur variable et colorée par l'éosine-orange en rose orangé, par la fuchsine en rose vif.

En général, ces lacunes et les zones solides qu'elles réservent entre elles diminuent de largeur au fur et à mesure qu'on se rapproche de la veine sus-hépatique.

Souvent cette veine apparaît aplatie et oblitérée. La circulation lacunaire, en pareil cas, se poursuit à la périphérie dans les zones sus-hépatiques voisines, également lacunaires; il y a dérivation collatérale et lacunaire.

Parfois, cependant, la veine sus-hépatique assez volumineuse a conservé sa lumière et son calibre, et dans ce cas la circulation lacunaire, trouvant sa voie d'échappement dans cette veine perméable, on n'observe plus la diminution progressive ou concentrique des lacunes périveineuses.

Ce tissu lacunaire a été interprété de façon tout autre par quelques auteurs. Sabourin, qui a figuré cette disposition si particulière, écrit à ce propos (*Revue de médecine*, 1883, p. 529) : « Si l'on suit la figure (fig. 3) dans la zone X, le tissu (zone d'atrophie) est simplement constitué par des travées irrégulières, comme moniliformes, limitant des alvéoles (capillaires sanguins très dilatés). Les travées représentent les parois épaissies de deux capillaires adjacents, séparés par ce qui a été autrefois des trabécules hépatiques; çà et là, il y a comme des espaces vides : ailleurs, on voit encore des vestiges de cellules hépatiques ou au moins des noyaux.

« A mesure qu'on s'approche de la veine, les parois limitantes de ces travées deviennent de plus en plus épaisses et tendent à se souder entre elles, en même temps que les noyaux des cellules hépatiques deviennent très difficiles à distinguer des noyaux conjonctifs disséminés sur ces parois mêmes.

« Finalement, toutes les travées ne font plus qu'une colonne bientôt très homogène, où il n'existe plus que des noyaux vulgaires de tissu conjonctif. Mais, dès qu'il n'y a plus trace de cellules hépatiques dans ce réseau, on voit en même temps les capillaires sanguins se rétrécir graduellement. De ces deux phénomènes concomitants, l'épaississement progressif des travées conjonctives et le rétrécissement des capillaires, résulte la condensation du tissu en une masse fibreuse parsemée de noyaux, dans laquelle les capillaires sanguins persistent long-temps à l'état de lacunes très méthodiquement disposées, qui finissent à la longue par disparaître tout à fait. La cirrhose cardiaque est constituée. »

Je crois qu'il y a là erreur d'interprétation. Il ne s'agit ici ni de capillaires à parois épaissies, ni de travées intercapillaires constituées par ces parois épaissies des deux capillaires juxta-posés. La bande réservée entre les deux lacunes voisines repré-sente un nombre indéterminé d'anciens capillaires vidés et aplatis et d'espaces intertrabéculaires correspondants. Il est impossible de faire le dénombrement et de rétablir la topogra-phie des parties du parenchyme ainsi emprisonnées entre les courants circulatoires qui ont persisté. Mais la réduction consi-dérable que la zone sus-hépatique lacunaire a subie et le nombre très restreint des lacunes qui sillonnent cette zone montrent assez que ces lacunes ne correspondent plus qu'à une faible partie des anciens capillaires. D'autre part, l'aspect même de ces lacunes, où les courants persistent, prouve également qu'elles ne repré-sentent qu'en partie les anciens capillaires. Leur paroi inégale, le contour très irrégulier avec golfes et caps qui les enserre, n'a plus rien de la paroi régulière et du tracé parallèle des anciens bords capillaires.

Les fibrilles fuchsinophiles au niveau de la zone sus-hépatique ainsi tassée peuvent parfois être épaissies légèrement, mais elles se colorent plus faiblement et semblent comme imbibées. Il semble qu'il s'agisse d'une sorte d'œdème fibrillaire, bien différent de l'hyperplasie fibrillaire observée dans la cirrhose.

Ce qu'on nomme cirrhose cardiaque se réduit donc à un aspect particulier pris par la zone sus-hépatique.

Il n'y a pas en réalité de cirrhose cardiaque.

LE FOIE BILIAIRE

Lorsqu'il se produit un obstacle à l'écoulement de la bile, on note au niveau des voies biliaires et du foie une série de lésions que nous allons étudier. Je désignerai l'ensemble de ces lésions sous le nom de foie biliaire.

Mes recherches ont porté sur les cas les plus simples que l'on puisse rencontrer en pathologie, réalisant pour ainsi dire sur l'homme les conditions d'une véritable expérience. Il s'agit, en effet, de cas purs d'épithélioma de la tête du pancréas ou des voies biliaires, de compression des voies biliaires par des ganglions néoplasiques consécutifs à une lésion néoplasique stomacale, cas où les données du problème sont réduites à un minimum. Un cas de sarcome de l'ampoule de Vater, chez le chien, m'a été obligeamment confié par M. le professeur G. Petit (d'Alfort), et j'ai pu y vérifier la concordance parfaite des lésions observées chez le chien avec celles trouvées chez l'homme.

Les faits où l'obstacle est haut situé sont les plus favorables, les chances d'infection secondaire étant beaucoup plus réduites.

J'ai écarté systématiquement les faits de lithiase biliaire, faits complexes, d'une interprétation toujours difficile.

Il est indispensable de n'observer que des fragments de foie prélevés assez tôt et dans des circonstances de conservation favorables, pour que les altérations de putréfaction, souvent d'une rapidité exceptionnelle dans les cas d'obstruction biliaire suivie d'ictère, n'aient pas eu le temps d'envahir l'organe.

Pour étudier plus aisément la répartition des pigments biliaires dans les coupes, on pourra colorer un certain nombre de coupes au bleu Van Gieson ou encore au mélange de Weigert pour fibres élastiques, les préparations ainsi traitées étant très lisibles.

Je décrirai successivement les lésions des voies biliaires, puis celles du parenchyme hépatique.

GÉRAUDEL.   13

Lésions des voies biliaires.

Ces lésions sont surtout des lésions mécaniques. Elles résultent de la distension des voies biliaires transformées en cavité close par les produits de sécrétion de l'épithélium biliaire irrité. Les voies biliaires en amont de l'obstacle peuvent être assez bien comparées à une anse de Thiry isolée expérimentalement, peu à peu distendue par la sécrétion de l'épithélium intestinal. Il s'agit en effet de la sécrétion des voies biliaires elles-mêmes, non de la sécrétion du parenchyme hépatique. Parfois le contenu des voies biliaires est purement muqueux, incolore. Quand il est coloré, cela peut tenir au mélange de petites quantités de pigments biliaires ou venus d'amont ou charriés par le sang et ayant transsudé au niveau des voies biliaires comme au niveau d'autres organes.

L'absence de toute dilatation des capillicules biliaires dans le parenchyme en bordure des gaines glissoniennes, fait capital sur lequel j'aurai à revenir ultérieurement, s'oppose dans tous les cas à admettre qu'un pigment biliaire sécrété par le foie persiste à affluer dans les voies biliaires, comme normalement.

Cette dilatation des voies biliaires se poursuit jusqu'aux confins du parenchyme et s'étend au niveau des néo-canalicules biliaires, que nous allons bientôt décrire.

La dilatation des voies biliaires est parfois excessive et visible à l'œil nu. Au microscope, elle est toujours moins marquée qu'on ne pense. De plus, dans un grand nombre de cas où il y avait nettement imperméabilité biliaire, cette distension est difficile à reconnaître, tout repère manquant pour décider quel calibre relatif comporte le canal biliaire à l'endroit considéré. Par contre, dans certains cas, cette distension est bien nette, le canal biliaire ayant des dimensions considérables par rapport au calibre de la veine porte adjacente.

Cette distension mécanique des voies biliaires ne constitue pas le seul facteur pathogénique de leurs altérations. On constate souvent, en effet, que l'épithélium biliaire, hyperplasié, forme au niveau des gros canaux de nombreuses villosités saillantes, le tout donnant à la section du canal biliaire un aspect festonné plus ou moins régulier, assez analogue à celui considéré habituellement comme figurant un canal biliaire

hérissé de ses glandes propres. Or, pareil aspect festonné ne
concorde guère avec l'hypothèse que l'agrandissement du
canal tient simplement à sa dilatation par le liquide accumulé
à son intérieur ; car, dans ce cas, la coupe du canal, excentriquement distendu par le liquide sous pression qu'il renferme,
devrait former un anneau régulier à épithélium aplati, ni-
velé.

C'est à un processus nettement irritatif et non pas mécanique
qu'il faut rapporter une autre lésion des voies biliaires, lésion
constante, et nous le verrons, lésion précoce, je veux parler de
la néoformation de canalicules biliaires.

En bordure des gaines glissoniennes, on note l'existence, sur
une coupe, d'une sorte de frange constituée essentiellement
par des formations épithéliales canaliculées, enveloppées dans
une gangue mésenchymateuse sillonnée de capillaires à type
artériel.

Ces canalicules sont en connexité évidente avec les dernières
ramifications biliaires. Leurs rapports avec les travées hépatiques sont beaucoup plus malaisés à déterminer. De cette
incertitude dans leurs connexions résulte une incertitude dans
leur signification véritable. S'agit-il de travées hépatiques
transformées, biliarisées, de pseudo-canalicules biliaires, ou,
au contraire, de canalicules biliaires hyperplasiés, de néo-
canalicules biliaires? On peut hésiter entre ces deux hypothèses.
Actuellement, je me rangerais plus volontiers à la seconde, et
je considère ces formations épithéliales comme résultant de la
prolifération des extrémités d e l'arbre biliaire, accompagnée
ou déterminée par la prolifération simultanée de la gangue
mésenchymateuse glissonienne correspondante.

Cette néoformation canaliculaire s'établit rapidement, ainsi
qu'il résulte des faits suivants :

Avec l'aide de mon ami M. Chirié, nous avons lié aseptique-
ment le cholédoque sur le lapin ; deux séries d'expériences ont
été instituées.

Dans une première série (quatre lapins) nous avons laissé l'animal mourir spontanément. La mort est survenue dans un délai
relativement court, brusquement, après une période où l'animal
semblait peu incommodé de son opération. La mort fut précédée
de convulsions.

L'opération ayant eu lieu pour les trois premiers lapins le 29 mai, l'après-midi :

Le lapin I est trouvé mort le 30 mai au matin ;

Le lapin II est trouvé mort le 1er juin au matin (le cadavre sent mauvais) ;

Le lapin III, vivant encore le 1er juin à neuf heures du matin, est trouvé mort à une heure (le cadavre est encore chaud et sans raideur) ;

Le lapin IV, opéré le 10 juin, succombe dans la nuit du 12 juin, soit spontanément, soit tué par une fouine, car on le trouve le crâne ouvert, la cervelle absente ; le cadavre sent mauvais.

Le délai maximum de survie a donc été d'environ soixante-dix-heures. Si l'on excepte le lapin I, les trois lapins II, III, IV ont succombé dans les trois jours qui suivent la ligature du canal cholédoque.

Dans une seconde série expérimentale (cinq lapins), nous avons sacrifié l'animal respectivement douze heures (V), vingt-quatre heures (VI), trente-cinq heures (VII), quarante-huit heures (VIII), cinquante-sept heures (IX) après la ligature du cholédoque.

Voici les résultats des expériences :

J'ai obtenu dans tous les cas expérimentalement l'hyperplasie glissonienne dont j'avais constaté l'existence constante au cours des autopsies faites chez l'homme.

Dans les neuf foies examinés, il y avait hyperplasie des gaines de Glisson et néoformation de canalicules biliaires.

L'expérimentation confirme donc la constatation anatomo-pathologique. Cette hyperplasie glissonienne est une *lésion constante* dans les foies de rétention biliaire.

Mais le fait capital est le suivant :

Cette hyperplasie glissonienne est une lésion précoce.

Elle existe chez le lapin I, dont la survie a été d'environ dix-huit heures. Elle existe également chez le lapin V, sacrifié douze heures après la ligature du cholédoque.

On m'a objecté, à la Société anatomique, à laquelle j'ai soumis mes préparations, que cette lésion pouvait être une lésion anté-rieure à l'opération. On sait, en effet, que chez le Lapin la gaine de Glisson et l'appareil biliaire sont particulièrement bien développés. On sait également qu'il n'est pas rare de rencontrer fortuitement chez cet animal des lésions de cette gaine glissonienne.

Toutefois, j'ai pu présenter à la séance suivante six foies pris au hasard dans ma collection (sur lesquels j'avais injecté la veine porte), où manquait la lésion en question.

Il me semble, d'autre part, que la constance de cette même lésion observée sur tous les foies, son développement de plus en plus marqué au fur et à mesure que la survie de l'animal a été plus longue, ne permettent guère de soutenir que j'ai eu affaire à une série particulièrement complète de lésions spontanées préalables, mais bien au contraire autorisent à y voir une série normale de lésions expérimentales consécutives à l'intervention opératoire.

On peut, je crois, conclure des faits précédents que, chez le Lapin, pour le moins, douze heures déjà permettent au mésenchyme glissonien et aux canalicules biliaires de manifester de façon appréciable leur hyperplasie. Et, au bout de soixante-huit heures, cette hyperplasie est développée sur certaines régions de l'organe au point d'envahir la moitié de la zone parenchymateuse qui sépare une veine porte de la veine sus-hépatique voisine.

Toutes réserves étant faites sur les différences de réaction du tissu conjonctivo-vasculaire de la gaine de Glisson et du bourgeon biliaire chez le lapin et chez l'homme, il est néanmoins permis de supposer que, chez ce dernier, une réaction analogue peut s'établir dans des délais également très courts.

La largeur de la frange périglissonienne à néoformation canaliculaire et mésenchymateuse ne s'accroît pas de façon progressive. Malgré la durée de la rétention, qui était de près de une année dans un cas que j'ai pu observer (épithéliome en virole du canal hépatique), cette frange ne dépassait guère la largeur de quatre à cinq cellules environ, largeur rapidement atteinte, d'autre part, dans un cas d'épithélioma de la tête du pancréas ayant intéressé le canal cholédoque, et où la mort survint après deux mois d'ictère.

LÉSIONS DU PARENCHYME HÉPATIQUE.

Les lésions du parenchyme hépatique, dans le foie de rétention biliaire, diffèrent suivant les régions. Il en résulte que l'on peut diviser ce parenchyme en deux zones nettement systématisées, centrées l'une par les gaines glissoniennes, l'autre par les veines sus-hépatiques, et que je nommerai zone porte et zone sus-hépatique.

Dans tous les cas que j'ai observés, j'ai constaté cette systématisation toujours semblable à elle-même avec une constance et une régularité frappantes.

C'est d'ailleurs cette différence de réaction des deux zones du parenchyme et la régularité de leur topographie qui donnent au foie biliaire son apparence tout à fait spéciale, rappelant beaucoup celle du foie cardiaque. Cette systématisation est en effet manifeste à l'œil nu. Le foie biliaire est un foie muscade, à contraste marqué entre les zones du parenchyme différemment teintées. Les nuances qui créent ce contraste, seules, ne sont pas les mêmes : la zone sus-hépatique est violacée dans le foie cardiaque, verdâtre dans le foie biliaire ; la zone porte a, dans les deux cas, à peu près même teinte, jaune brun.

La structure du parenchyme hépatique diffère au niveau de ces deux zones, que nous allons par suite décrire séparément.

Zone porte. — Le parenchyme hépatique peut ne présenter aucune altération ou seulement, et cela très fréquemment, des signes d'hyperplasie.

Les travées hépatiques sont alors épaissies, irrégulières, faites de l'accolement de cellules volumineuses et nombreuses. Ces cellules ont un aspect sensiblement normal ; leur cytoplasma se colore bien ; le noyau a un contour net, des nucléoles distincts. Mais ces cellules, au lieu de se disposer régulièrement et en général deux à deux pour constituer la travée, sont au nombre de quatre, cinq et plus. On note, d'autre part, la particularité suivante : des lignes intercellulaires, minces, séparent habituellement ces cellules. Mais, çà et là, un espace irrégulier, dilaté, avec prolongements digitiformes, s'interpose entre les cellules voisines. Un des prolongements de cet espace aboutit au bord de la travée, qui se trouve dès lors comme clivée en deux travées secondaires. Dans cet

espace de clivage, pénètre parfois une mince fibrille fuchsi-
nophile. Ailleurs il est vide et ne contient en tout cas aucune

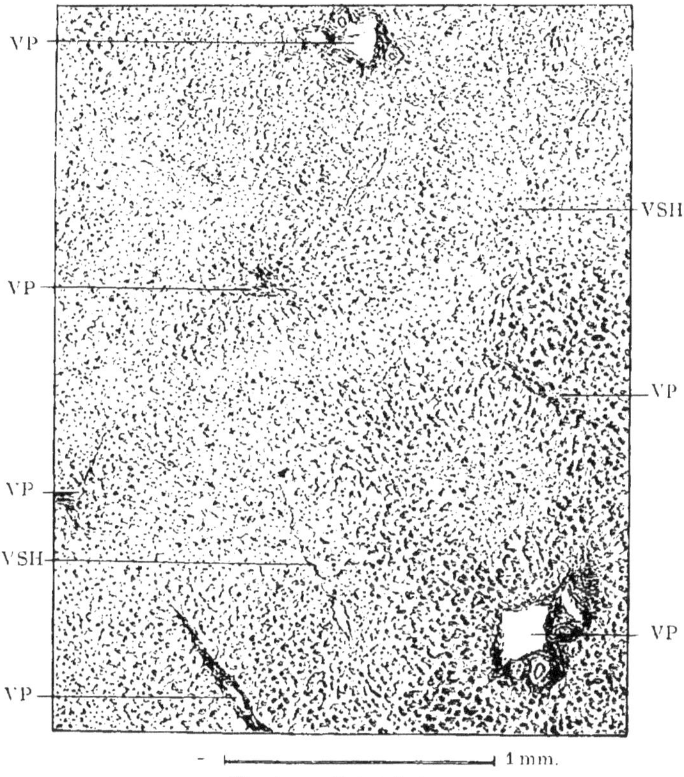

Fig. 38. — Foie biliaire.

Cette figure met en relief la systématisation parfaite du parenchyme
hépatique suivant deux zones, la *zone porte*, entourant les ramifications
de la veine porte VP ; la *zone sus-hépatique* centrée par les ramifications
de la veine sus-hépatique VSH. Seule la zone sus-hépatique contient des
pigments biliaires, soit intra, soit intercellulaires (cylindres pigmentaires).
A noter la frange périglissonienne à néo-canalicules qui semble élargir la
gaine de Glisson. *Compression des voies biliaires par des ganglions néo-*
plasiques (épithélioma primitif de l'estomac) (Col. Bleu Van Gieson-
Xylol lent).

particule pigmentaire. Nous assistons ici à un des stades de
l'hyperplasie du parenchyme hépatique, processus sur lequel

j'aurai l'occasion de revenir ultérieurement. C'est l'hyperplasie par clivage (Voir fig. 39 et 40).

On rencontre dans d'autres faits un processus un peu différent (Voir fig. 41). Les cellules hépatiques multipliées se sont désunies et ne constituent plus une travée plus ou moins élargie, mais forment des amas ou groupements cellulaires séparés par des capillaires. Ce type répond à l'hyperplasie dissociante. Les deux types, par clivage et dissociant, peuvent d'ailleurs coexister parfois.

Si nous faisons abstraction de ces espaces de clivage, on constate que nulle part, dans la zone porte, il n'y a, à proprement parler, de rétro-dilatation des espaces intercellulaires, faisant suite à la rétro-dilatation des voies biliaires. Les lignes intercellulaires qui séparent les cellules restent fines, non dédoublées ou à peine, comme normalement.

De plus, on ne trouve pas, ou exceptionnellement en quelques points seulement d'une préparation, de cylindres pigmentaires enclavés dans une lumière intercellulaire dilatée.

Il est extrêmement rare également de noter la présence, au sein du cytoplasma des cellules de la zone porte, de fines granulations pigmentaires. Au cas où elles existent, elles sont extrêmement discrètes, ponctuant finement la cellule et surtout disposées au pourtour du noyau. Certaines colorations permettent de les trouver plus aisément, en particulier la méthode bleu de Unna-Van Gieson, qui les teinte en bleu noir.

En résumé, au niveau de la zone porte, on note principalement des lésions d'hyperplasie parenchymateuse soit du type clivage, soit du type dissociant. On constate, par contre, l'absence de rétro-dilatation des espaces intercellulaires et l'extrême rareté des cylindres pigmentaires.

Zone sus-hépatique. — Les lésions sont très différentes au niveau de la zone hépatique.

La travée hépatique est fragmentée en cellules. Celles-ci sont en général groupées par trois ou quatre et réservent entre elles des espaces intercellulaires volumineux, arrondis ou ramifiés, remplis par un calcul pigmentaire de couleur verdâtre habituellement, parfois encore rouge brun ou jaune.

A côté de ces groupes de cellules encore unies plus ou moins intimement, sont des cellules isolées complètement.

Toutes ces cellules sont considérablement altérées. Leur cytoplasma est extrêmement réduit ; il présente une éosinophilie marquée, mais se colore en général très mal. Le noyau a souvent disparu. Enfin le corps cellulaire est chargé de fines granulations pigmentaires.

En de nombreux endroits, le cylindre pigmentaire n'est plus entouré d'une couronne de cellules, mais il est libre, dans l'espace trabéculaire, et ces cylindres nus se présentent d'autant plus nombreux que l'on examine une région plus rapprochée de la veine sus-hépatique. Il semble qu'ils s'agglomèrent peu à peu au pourtour de celle-ci.

Le repérage exact des éléments du parenchyme hépatique dans la zone sus-hépatique est extrêmement difficile, car les capillaires sont peu reconnaissables à ce niveau. Les globules sanguins manquent. Il s'est produit sans doute une véritable érythrolyse sur le cadavre, et il serait intéressant de fixer, aussitôt après la mort, les lésions, le repère fourni par les globules sanguins étant d'un grand secours.

Néammoins, il m'a semblé que ces amas pigmentaires, parfois faits de quatre ou cinq blocs isolés et contenus alors dans une masse amorphe qui semble les englober, ne pénètrent jamais dans les voies sanguines et demeurent dans les espaces trabéculaires remplis des débris cellulaires et pigmentaires provenant des travées. On ne trouve en particulier aucun amas pigmentaire dans la lumière des veines sus-hépatiques. Le tassement de ces particules pigmentaires en bordure de la veine sus-hépatique ne se comprend guère, d'autre part, qu'à la condition de les supposer en dehors des voies vasculaires.

J'ajouterai à cette description que nulle part l'aspect des lésions ne correspond à l'hypothèse classique d'un capillicule intercellulaire élargi de plus en plus, au détriment des cellules pariétales, sous l'action d'un liquide sécrété et dont la pression a augmenté sans cesse. Le capillicule intercellulaire disparaît rapidement, puisque la travée hépatique qui le constitue est elle-même fragmentée, dissociée et atrophiée. Il n'y a dès lors plus à parler ici de rétro-dilatation.

Si nous comparons les lésions du parenchyme hépatique au niveau des deux zones, on voit que, dans la zone porte, il y a hyperplasie cellulaire et absence de surcharge pigmentaire ;

dans la zone sus-hépatique, il y a atrophie progressive et pigmentation des cellules désunies.

On peut se demander si cette néoformation périportale ne vient pas précisément compenser l'atrophie pigmentaire du tissu hépatique, refoulé en aval au pourtour de la veine sus-hépatique.

Quoi qu'il en soit des considérations théoriques qu'on peut déduire des constatations positives observées, je ne veux retenir ici que les faits suivants.

L'arrêt de l'écoulement normal de la bile par obstacle au niveau des voies biliaires se traduit :

1° Par une prolifération des néo-canalicules biliaires et du mésenchyme adjacent;

2° Par une atrophie pigmentaire et une production de cylindres pigmentaires localisées exclusivement au niveau de la zone sus-hépatique;

3° Par une hyperplasie plus ou moins marquée des cellules hépatiques au niveau de la zone porte, sans surcharge pigmentaire et sans cylindres pigmentaires.

Nous aurons, par la suite, l'occasion de constater ces différentes lésions caractéristiques de la rétention biliaire, dans les faits d'hépatite, où la rétention, ou bien est totale, l'obstacle à l'écoulement de la bile portant sur l'ensemble des voies biliaires, sur le tronc de l'arbre biliaire, ou bien est partielle, l'obstacle à l'écoulement portant sur un rameau de l'arbre biliaire. *Néo-canalicules périglissoniens, cylindres pigmentaires* et *cellules hépatiques pigmentées péri-sus-hépatiques* sont les lésions caractéristiques de cette rétention.

ZONE PORTE ET ZONE SUS-HÉPATIQUE

L'étude des modifications déterminées au niveau du foie par une gêne dans la circulation du sang ou dans l'écoulement de la bile nous a montré avec la plus grande netteté que le parenchyme hépatique ne réagissait pas de façon semblable dans ses différentes parties. Nous avons vu, en particulier, que ce parenchyme se subdivisait en deux zones, l'une zone porte, l'autre zone sus-hépatique. A ne tenir compte que de leur situation par rapport au courant sanguin qui traverse le foie, la zone porte est la partie du parenchyme située à l'amont, la zone sus-hépatique la partie située à l'aval.

Dans le foie cardiaque, comme dans le foie biliaire, la zone d'amont se comporte comme une *zone résistante*, où les cellules volumineuses se colorent bien et sont d'aspect sensiblement normal, parfois enfin sont le siège d'un véritable processus hyperplasique. La zone sus-hépatique, par contre, se comporte comme une *zone fragile*, où les cellules sont petites, atrophiées, altérées, souvent encombrées de pigment.

J'ai déjà signalé cette systématisation si particulière du parenchyme hépatique, déjà appréciable à l'état normal. Elle est bien plus marquée dans le foie cardiaque et dans le foie biliaire. On la retrouve encore dans nombre d'autres altérations hépatiques.

Il suffit d'injecter sous la peau d'un lapin 1 centimètre cube d'huile phosphorée pour déterminer des lésions du foie nettement systématisées, différentes dans les deux zones. Au niveau de la zone porte, ces lésions sont peu marquées : les cellules restent unies en travées, sont volumineuses, teintées en lilas pâle par l'hématoxyline. Cette zone se comporte comme une zone relativement résistante. Au niveau de la zone sus-hépatique au contraire, les cellules sont altérées, désunies, se colorent mal, en rose sale, par l'éosine. Il y a altération pycnotique des noyaux.

Autre exemple. Un individu meurt de toxémie appendiculaire ;
même systématisation des lésions au niveau du foie, dont la
zone sus-hépatique est comme nécrosée, alors que l'on note
l'intégrité de la zone porte.

Autre exemple encore : une femme meurt éclamptique :
même nécrose sus-hépatique, même intégrité relative portale.

On pourrait multiplier les faits. Ils avaient d'ailleurs de
tout temps frappé les observateurs, et on les trouve signalés
dans de nombreux travaux. Je rappellerai à ce sujet que l'on
désigne habituellement sous le nom de périphérie du lobule ce
qui correspond à la zone porte, la zone sus-hépatique étant
considérée comme le centre du lobule.

C'est en se fondant sur cette systématisation des lésions suivant deux zones bien tranchées que Sabourin a cherché à
emprunter à l'anatomie pathologique une preuve en faveur de
sa conception du foie glande biliaire. Les nombreuses figures
qu'il a données dans son ouvrage, *la Glande biliaire de l'Homme,*
montrent nettement les deux zones porte et sus-hépatique
révélées par des lésions variées. Je citerai, par exemple, les faits
de stéatose porto-biliaire, chez le tuberculeux (fig. 46), c'est-à-
dire de stéatose de la zone porte, de pigmentation sus-hépatique
chez un brightique (fig. 52), chez un cancéreux (fig. 53), chez
un leucocythémique (fig. 54), dans un cas d'anévrysme de l'aorte
(fig. 55), les faits de stéatose sus-hépatique d'origine alcoolique
(fig. 70).

Plus simplement, il suffira d'examiner attentivement à l'œil
nu la coupe du foie de nombreux sujets, ayant succombé aux
affections les plus disparates, pour constater que le parenchyme
hépatique apparaît constitué par deux substances, l'une pâle,
l'autre foncée, ces deux substances étroitement mêlées comme
des pièces de jeu de patience. La substance pâle est centrée
par les gaines glissoniennes, souvent bien visibles. La substance
sus-hépatique montre en son centre la lumière béante et sai-
gnante d'une veine sus-hépatique. C'est sur cet aspect si commun que reposait la conception ancienne du foie fait de deux
substances.

Comment interpréter pareille apparence ? Il ne peut s'agir
de deux substances, distinctes dans leur origine, conception
contre laquelle s'est élevé en particulier Kiernan.

Je crois que cette différenciation du foie en deux zones résulte des rapports différents que les cellules hépatiques ont avec le courant circulatoire qui les baigne. J'ai déjà attiré l'attention sur ces rapports différents, mais j'insiste à nouveau sur eux.

Une première hypothèse peut venir à l'esprit : la zone porte est cette partie du parenchyme irriguée à la fois par l'artère hépatique et par la veine porte. La zone sus-hépatique est cette partie du parenchyme nourrie seulement de sang veineux. C'est cette hypothèse qui m'avait semblé d'abord pouvoir expliquer la systématisation du foie en deux zones. La même hypothèse cadrait également bien avec cette autre donnée de la résistance aux processus pathologiques de la zone porte et de la fragilité de la zone sus-hépatique, la résistance semblant dépendre de l'apport du sang artériel.

Nous avons vu qu'il fallait abandonner cette explication. L'artère hépatique n'a rien à voir avec le parenchyme hépatique. Elle usurpe son nom d'hépatique et ne fournit qu'aux voies biliaires. C'est une artère biliaire, destinée aux voies biliaires, comme l'artère bronchique est destinée aux voies bronchiques. Seule la veine porte, ou mieux le collecteur porto-sus-hépatique, irrigue le parenchyme hépatique.

Mais le réseau capillaire tendu entre la veine porte, d'une part, et la veine sus-hépatique, d'autre part, est disposé de telle sorte qu'il aborde par la zone porte et quitte au niveau de la zone sus-hépatique la bande parenchymateuse interposée aux deux veines.

Il en résulte que les travées cellulaires disposées en *série linéaire* le long du courant sanguin porto-sus-hépatique ne sont pas irriguées par un sang identique dans toute l'étendue de la travée.

Toutes les cellules portales reçoivent pour ainsi dire du sang neuf, tel qu'il est amené de l'intestin et de ses annexes (rate, pancréas, voies biliaires).

Toutes les cellules sus-hépatiques reçoivent au contraire du sang qui a subi les apports et les soustractions des cellules périphériques d'amont. Les cellules de la zone sus-hépatique sont nourries *après*, non *en même temps* que les cellules de la zone porte.

Les cellules de la zone porte diffèrent donc des cellules de la zone sus-hépatique par leurs rapports avec le courant sanguin, les cellules portales étant situées en amont des cellules sus-hépatiques. Rien d'étonnant dès lors si ces cellules, que ne baigne pas un milieu nutritif identique, ne se comportent pas de façon identique vis-à-vis des poisons.

Il se produit au niveau du foie des conditions de circulation analogues à celles observées *au niveau de la glande surrénale*, par exemple.

Dans la surrénale, le réseau capillaire interposé aux travées de l'organe est tendu entre les artères capsulaires abordant la périphérie de l'organe et la veine centrant sa substance médullaire.

Dans les deux cas, les cellules hépatiques ou surrénales sont disposées *en série linéaire* le long du courant sanguin, de telle sorte que les unes sont en amont des autres.

Il en résulte dans les deux cas un groupement plus ou moins complexe des cellules en zones différenciées.

Dans la surrénale, ces zones apparaissent plus nettement à l'histologiste, car les cellules surrénales conservent plus longtemps à leur intérieur leurs produits d'élaboration. De là la distinction bien connue des zones ainsi révélées par la nature différente des produits cellulaires, lécithine, adrénaline, ou pigments qu'elles élaborent.

Au niveau du foie, les produits de sécrétion cellulaire sont moins apparents et sont rejetés au dehors, soit dans les canaux sanguins, soit dans les voies biliaires, au fur et à mesure de leur élaboration. Ils ne s'accumulent pas dans les cellules. Dès lors, la distinction des deux zones du foie n'apparaît guère à l'anatomiste. Elle n'est évidente que pour l'anatomo-pathologiste.

En résumé, dans le foie, toutes les cellules ne sont nullement équivalentes, puisqu'elles réagissent différemment en face des excitations anormales des agents pathologiques. Elles doivent être groupées en deux zones, zone porte et zone sus-hépatique.

Cette systématisation des cellules hépatiques s'explique par les rapports différents qu'elles contractent avec le courant porto-sus-hépatique qui traverse le foie. La zone porte est faite de la réunion de toutes les cellules d'amont ; la zone sus-hépatique est faite de la réunion de toutes les cellules d'aval.

Dès lors, il convient de substituer à la notion classique : parenchyme hépatique homogène, la notion nouvelle : parenchyme hépatique systématisé suivant deux zones.

Dans tout ce qui précède, j'ai considéré le parenchyme hépatique pour ainsi dire à l'état statique. Il faut encore tenir compte d'une autre considération.

La substance hépatique ne doit pas, en effet, être envisagée comme immuable. Les cellules hépatiques ne persistent pas telles quelles dans le cours de la vie de l'organisme, mais s'altèrent, disparaissent, sont remplacées par d'autres ; le processus de régénération n'apparaît guère à l'état normal. Mais il est très manifeste lorsqu'il s'exagère au cours des processus pathologiques.

Or toujours c'est au niveau de la zone sus-hépatique que se rencontrent les cellules altérées ; c'est au niveau de la zone porte que se rencontrent surtout les cellules en voie de prolifération. Au niveau de cette zone porte sont les travées les plus épaisses, faites de cellules nombreuses, à plusieurs noyaux. Tout se passe comme si il y avait une sorte de transport incessant, en masse, des cellules de la zone porte vers la zone sus-hépatique, la zone porte fonctionnant comme zone de néoformation, la zone sus-hépatique comme zone de desquamation. Si ce n'était forcer les faits, on pourrait, comme je l'ai déjà indiqué plus haut, comparer la bande parenchymateuse interposée entre la veine porte et la veine sus-hépatique, bande à laquelle se réduit en définitive le parenchyme tout entier, à la série des couches constitutives de l'épiderme, couches étagées de la couche de Malpighi à la couche cornée.

Dès lors, quand nous examinons cette bande, définitivement fixée dans son évolution par la mort, les cellules hépatiques se partagent nécessairement suivant les deux zones porte et sus-hépatique, auxquelles elles appartiennent au moment considéré.

En faveur de cette conception, on peut faire valoir les faits observés dans le foie cardiaque, par exemple, de variations dans l'épaisseur relative des deux zones.

Tantôt la zone porte est épaisse, zone porte et zone sus-hépatique se partageant à peu près également la bande paren-

chymateuse. Tantôt, au contraire, la zone porte est extrêmement
réduite, le processus de néoformation ayant manqué au niveau
de la portion du parenchyme considéré.

Néanmoins cette façon de considérer les phénomènes se
heurte à des objections que je ne me dissimule pas, puisque,
expérimentalement, quand on intoxique un lapin avec l'huile
phosphorée et qu'on le tue au bout de quarante-huit heures,
la systématisation des deux zones est nettement marquée. Il est
difficile alors d'imaginer que la zone sus-hépatique correspond
à des cellules parenchymateuses du foie primitif, cellules
altérées et repoussées par les cellules nouvelles qui constitueraient la zone porte. Il faudrait admettre là un processus de
néoformation, extrêmement rapide. Le fait nous étonne, car il
cadre mal avec nos idées actuelles. Rien ne s'oppose pourtant
à ce qu'il se produise réellement.

Dans tous les cas, j'aurai l'occasion, dans les chapitres qui
suivent, de montrer que cette néoformation parenchymateuse
s'observe réellement dans nombre de faits, dans les hépatites.
Les deux zones ne s'y observent plus dans toute leur pureté,
à cause des transformations considérables subies par l'organe.
Mais les phénomènes sont de même ordre.

Quoi qu'il en soit des hypothèses qu'on peut faire touchant
la cause de cette systématisation du parenchyme hépatique
suivant deux zones, zone porte et zone sus-hépatique, la constatation de ces deux zones n'en demeure pas moins un fait réel,
facile à vérifier et dont il faut tenir compte. C'est là le point
principal sur lequel j'ai surtout voulu insister.

LES HÉPATITES

Sous ce nom d'hépatites, il faut comprendre les altérations du foie consécutives à l'irritation déterminée par les agents pathogènes.

Le nombre et la variété des hépatites sont considérables. Mais, malgré leur diversité, elles se ramènent toutes à un processus unique.

L'inflammation du foie reproduit en définitive de très près le développement du foie. Les données fournies précédemment touchant le développement du foie trouvent précisément leur application, maintenant qu'il s'agit de considérer les changements que subit le foie enflammé.

Que nous a montré l'étude du développement du foie normal? Un processus extrêmement simple, réduit à trois éléments :

1º Hypertrophie et multiplication des cellules hépatiques ;

2º Multiplication des capillaires hépatiques ;

3º Formation de fibrilles.

Ce même processus se retrouve dans l'inflammation, et nous allons en retrouver les trois éléments.

De plus, ils apparaissent dans le même ordre. Mais, tandis que, sous l'action du processus irritatif normal qui préside au développement, ces trois éléments se développaient régulièrement et coopéraient à l'édification du parenchyme hépatique normal, sous l'action du processus irritatif anormal qui constitue l'inflammation, ces trois éléments se développent irrégulièrement et ne concourent pas toujours à l'édification d'un parenchyme nouveau semblable au parenchyme normal.

Ainsi l'hypertrophie et l'hyperplasie des cellules hépatiques pourront se produire, mais non suivies de la multiplication des capillaires hépatiques, non suivies également de la formation de fibrilles.

Ailleurs, les deux éléments du processus, hypertrophie et hyperplasie cellulaire et multiplication des capillaires, seront observés. Le troisième élément, la formation de fibrilles, manquera.

Mêmes remarques touchant le bourgeon biliaire et le mésenchyme annexé.

Ajoutons que, dans l'inflammation encore, indépendamment du caractère inachevé, incomplet que présente l'édification des parties nouvelles, il faut tenir compte des rapports topographiques anormaux que présentent ces parties nouvelles soit entre elles, soit avec les parties primitives de l'organe affecté. D'où les conséquences variées qui en résultent tant pour la structure de l'organe que pour son fonctionnement.

Mais, ces réserves faites, rien en définitive ne différencie la genèse des parties hépatiques dans l'inflammation de la genèse des parties analogues dans le développement.

Ceci posé, il semble bien démontré que, suivant l'intensité de l'inflammation, le processus de néoformation inflammatoire se rapprochera plus ou moins du processus de néoformation embryonnaire.

Au cas d'irritation intense, brutale, il en est le plus éloigné ; avec une irritation lente, modérée, il en est le plus proche.

Dans le premier cas, irritation intense, brutale, la néoformation n'aboutit qu'à la production de placards de cellules hépatiques, ne rappelant que de très loin le parenchyme normal. Seules, les cellules se sont multipliées. Il y a peu ou pas de capillaires néoformés, pas de fibrilles. Le foie est mou, sans consistance, à structure profondément modifiée, à fonctionnement dévié. L'hépatite aiguë a pu dès lors prendre le nom d'hépatite épithéliale. C'est le cas bien connu observé dans les intoxications massives (phosphore), dans les infections suraiguës (fièvre jaune, fièvres éruptives, etc.).

L'irritation est-elle lente, modérée, il y a au contraire hypertrophie et hyperplasie des éléments constituants du foie primitif.

Les cellules hépatiques et les capillaires se multiplient et engendrent de nouvelles portions du parenchyme qui s'interposent au parenchyme ancien. Les fibrilles s'épaississent et augmentent la consistance de l'organe.

Cet épaississement des fibrilles a frappé beaucoup les premiers observateurs. A cet élément, somme toute, assez accessoire, on a accordé une importance démesurée. On a dénommé hépatite conjonctive, ou sclérose, ou cirrhose, l'hépatite où se retrouvait cet épaississement fibrillaire.

Les altérations collatérales, simultanées, qui frappent tout le foie ont d'abord été négligées. Puis on les a considérées comme des complications du processus hypothétique, dénommé cirrhose. Bref, la chaîne a été rompue qui unissait les uns aux autres les diverses modalités de l'hépatite.

On a admis que les hépatites se divisaient en deux classes très tranchées : 1° les hépatites épithéliales, où seules étaient intéressées les cellules hépatiques; 2° les hépatites conjonctives ou cirrhoses, où seuls étaient intéressés les éléments conjonctifs du foie.

Bien plus, ces cirrhoses étant ainsi opposées aux hépatites épithéliales, on a considéré que, processus spécial, propre au foie, elles relevaient de l'altération de capsules conjonctives enveloppant des lobules hépatiques.

Enfin ces altérations auraient elles-mêmes été consécutives à des altérations vasculaires ou canaliculaires.

Dès lors, le foie devenait un organe à part, réagissant à sa façon; la cirrhose devenait une lésion sans analogue dans les autres organes. Les homologies si significatives qui permettent de considérer du même point de vue lésions du rein, du foie, du poumon, de tous les parenchymes enfin, restaient inaperçues.

Le présent travail a précisément pour but de montrer que le foie réagit, au contraire, à la façon de tous les parenchymes et de façon relativement simple ; que, entre les hépatites dites épithéliales et les hépatites dites conjonctives, il n'y a qu'une différence d'intensité dans le processus irritatif, aboutissant ou non à l'édification de parties d'apparence ou non normale.

Je vais étudier d'abord et de façon analytique les lésions élémentaires qu'on retrouve dans toutes les hépatites. J'aborderai ensuite plus spécialement la description de quelques-unes de ces hépatites, en particulier des hépatites scléreuses ou cirrhoses.

ÉTUDE ANALYTIQUE DES LÉSIONS
DANS LES HÉPATITES

La suite de ce travail est destinée à mettre en évidence cette proposition que j'ai énoncée plus haut : l'inflammation du foie porte sur tous les éléments de l'organe.

Inutile de rappeler quels sont ces éléments. Je les ai décrits avec détails dans la première partie de ce travail. Mais il est important de retenir deux faits principaux.

1° Le premier fait est l'indépendance du parenchyme hépatique, d'une part, et d'une formation complexe, d'autre part, dans laquelle nous avons reconnu : 1° un bourgeon épithélial, diverticule intestinal, ou arbre biliaire ; 2° un manchon de tissu mésenchymateux annexé à ce bourgeon biliaire ramifié. La soudure du parenchyme hépatique et des ramifications terminales biliaires au niveau des passages de Hering, par suite de laquelle parenchyme hépatique et voies biliaires semblent ne plus constituer qu'une seule et même glande, cette soudure est un fait contingent, accessoire. Et nous verrons précisément, au cours des hépatites, se révéler très nettement l'indépendance des deux parties accessoirement soudées.

2° Le second fait qu'a mis en évidence l'étude du foie normal chez l'homme, c'est la continuité du parenchyme hépatique. Le parenchyme hépatique forme un véritable massif pénétré par le bourgeon biliaire et le manchon glissonien, mais non subdivisé par le tissu conjonctif de ce manchon en unités indépendantes ou lobules. Le parenchyme hépatique est un tout continu, de structure très simple, puisqu'il est constitué par un réseau de trabécules cellulaires intriqué avec un réseau de capillaires sanguins.

Il est indispensable de garder présents à l'esprit ces deux faits, si l'on veut se reconnaître dans l'étude des hépatites.

J'aborde immédiatement cette étude.

Dans les hépatites, tous les éléments que nous avons décrits en étudiant la structure du foie normal sont atteints et prolifèrent. En d'autres termes, le parenchyme hépatique proprement dit, le bourgeon biliaire et son manchon mésenchymateux glissonien, sont simultanément intéressés. Certes, toutes ces parties ne sont pas atteintes avec la même intensité : l'altération prédomine sur tel ou tel élément ; mais, au total, il y a panhépatite.

Dans la première partie de ce travail, j'étudierai successivement : 1° les lésions du parenchyme hépatique ; 2° les lésions du bourgeon biliaire et du manchon mésenchymateux annexé.

LES LÉSIONS DU PARENCHYME HÉPATIQUE

Ce parenchyme, nous l'avons vu, est constitué de façon fort simple. C'est un réseau de trabécules cellulaires intriqué avec un réseau de capillaires. Des fibrilles de nature encore indéterminée, ni élastiques, ni collagènes à proprement parler, doublent, d'une part, la paroi des capillaires et, d'autre part, sont tendues entre ces capillaires, formant une sorte de treillis qui donne au foie sa consistance. Trabécules de cellules hépatiques, capillaires, fibres en treillis, à ces trois éléments se réduit le parenchyme hépatique.

Que deviennent ces éléments au cours des processus inflammatoires ?

Trabécules hépatiques.

Les cellules hépatiques s'hypertrophient et augmentent de nombre. Il y a multiplication des noyaux par mitose, car les figures karyokinétiques sont rares. Je n'en ai pas observé de nettes sur les foies recueillis à l'autopsie faite dans les délais légaux. Mais elles ont été rencontrées par d'autres. En particulier, M. Fiessinger dans sa thèse (1), MM. Widal et Abrami dans leur communication à la Société médicale des hôpitaux de Paris (13 nov. 1908), les ont figurées nettement. Cette multiplication cellulaire peut se faire suivant deux types principaux. Dans un premier type, des cellules nouvellement formées con-

(1) N. Fiessinger, Histogenèse des processus de cirrhose hépatique. Thèse de Paris, 1908.

servent leurs connexions, restent cimentées les unes aux autres. L'arrangement trabéculaire est conservé, bien que plus ou moins

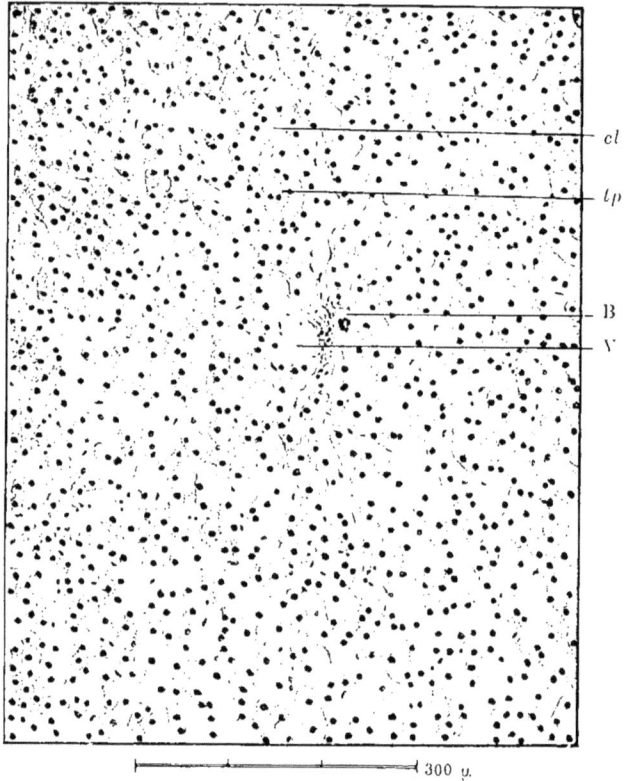

Fig. 39. — Hyperplasie parenchymateuse cohérente avec clivage.

Au niveau de la zone porte centrée par la galerie glissonienne logeant veine porte V et bourgeon biliaire B, les travées parenchymateuses *tp* sont fortement élargies; les cellules hépatiques se sont multipliées; entre elles des fentes de clivage, *cl*, tendent à dédoubler la travée primitive en travées secondaires (Tuberculose pulmonaire).

(N.-B. — *Comparer cette figure aux figures* 40 *et* 41, *de même grossissement.*)

grossièrement. Dans un second type, au contraire, les cellules se désunissent; elles sont comme éparpillées. La disposition trabéculaire a disparu.

Étudions d'abord le premier type, celui où l'arrangement trabéculaire persiste.

Cette persistance de l'arrangement trabéculaire des cellules

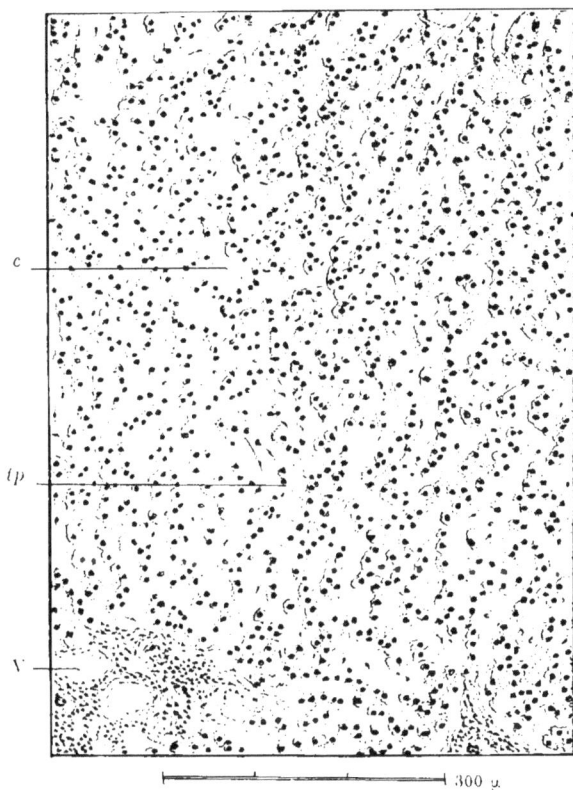

Fig. 40. — Hyperplasie parenchymateuse avec clivage extrême.

Les travées parenchymateuses *tp* sont comme dédoublées par le processus de clivage et transformées en des files de cellules encore cohérentes, mais habituellement sur un seul rang. Entre elles, les espaces réservés *c* sont remplis de globules sanguins et représentent tout à la fois les capillaires primitifs et les fentes de clivage devenues lacunes vasculaires; V. veine porte.

Homme jeune, obèse; foie pesant 4 000 grammes.

du parenchyme hépatique peut résulter d'un double processus.

La travée persiste, malgré la multiplication des cellules qui la constituent; mais, en pareil cas, la travée est plus large, compte quatre, cinq cellules et plus en épaisseur. De plus, elle peut être irrégulièrement élargie, comme moniliforme.

Le plus souvent, la multiplication cellulaire s'accompagne d'un processus de *clivage* qui scinde la travée initiale en deux, trois travées et plus, travées secondaires. En pareil cas, on note, en même temps qu'augmente le nombre des cellules constituant la travée, l'élargissement de l'espace intercellulaire ou capillicule biliaire. Cet espace, peu ou pas apparent sur une travée normale, devient alors très visible. Habituellement, sur les préparations histologiques, il apparaît vide.

Alors que l'espace intercellulaire d'une travée normale reste toujours séparé de l'espace intertrabéculaire occupé par les capillaires sanguins par au moins une demi-épaisseur de cellule, on note en certains points que l'espace intercellulaire, ainsi élargi dans la travée hyperplasiée, pousse un prolongement, écartant deux cellules voisines, et finalement s'ouvre sur le bord de la travée. L'espace intercellulaire creusé au milieu de la travée et l'espace intertrabéculaire voisin communiquent dorénavant l'un avec l'autre. La travée initiale a été clivée et dédoublée en deux travées secondaires. A la multiplication cellulaire correspond, par conséquent, une multiplication trabéculaire corrélative. L'aspect du parenchyme a peu changé. On croirait d'abord que l'on a affaire au parenchyme ancien.

A un examen attentif, on ne retrouve cependant plus la physionomie habituelle du parenchyme hépatique normal. En particulier, on ne retrouve plus la disposition ordonnée des travées séparées par des espaces intertrabéculaires réguliers, tapissés de l'endothélium vasculaire, ni la structure régulière des travées d'apparence pleine, sans espaces intercellulaires (capillicules biliaires) visibles. Ces espaces sont très marqués ; les travées sont irrégulières, élargies, plus bizarrement découpées. Et surtout, à chaque pas pour ainsi dire, on hésite, quand il s'agit de repérer les espaces interposés aux travées et aux cellules. S'agit-il d'un espace intercellulaire, d'un capillicule biliaire élargi ou, au contraire, d'un espace intertrabéculaire ? On reste à chaque instant dans le doute. On comprend, d'ailleurs, pourquoi, puisque l'on prend sur le vif, pour ainsi dire, la transformation d'un espace intercellulaire en un espace intertrabéculaire.

Au niveau de ces espaces en voie de transformation, et en particulier au niveau de l'encoche latérale par où communiquent espace intercellulaire et espace intertrabéculaire voisin, se rencontrent des noyaux denses, prenant fortement les colorants basiques, de la grosseur d'un globule sanguin. Il est difficile de se rendre un compte exact de la nature de ces éléments. S'agit-il d'éléments vasculaires provenant des capillaires voisins et destinés à fournir le revêtement endothélial qui tapisse le nouvel espace intertrabéculaire annexé au réseau primitif? J'incline bien plutôt à penser qu'il s'agit là d'éléments embryonnaires provenant des cellules hépatiques en voie de prolifération et destinés à se muer sur place en éléments endothéliaux, futures cellules de Kupffer fournissant le revêtement endothélial du capillaire néoformé.

Dès lors la cellule endothéliale du capillaire hépatique serait une cellule hépatique modifiée. Et à généraliser pareille interprétation, on voit que cela revient à dire que les endothéliums capillaires d'un parenchyme seraient purement et simplement des cellules parenchymateuses transformées et, par suite, qu'il y a autant d'endothéliums qu'il y a de sortes de parenchymes, des endothéliums rénaux, surrénaux, pulmonaires, hépatiques, etc.

A nous borner au foie, si la cellule endothéliale de Kupffer est une cellule hépatique transformée, il en résulte que cette cellule hépatique représente l'élément unique du parenchyme hépatique, puisque les fibrilles en treillis, ou *Gitterfasern*, sont elles-mêmes une sorte de sécrétion fournie par la cellule endothéliale.

J'ajouterai que le processus de multiplication et de clivage observé au niveau du foie enflammé rappelle d'assez près le processus de multiplication et de clivage analogue observé au niveau du foie embryonnaire. Les noyaux nus, prenant fortement les colorants basiques que j'ai signalés plus haut, rappellent de même les formations cellulaires que Toldt et Zuckerkandl considéraient comme des cellules hépatiques jeunes, et que, depuis Van der Stricht, on assimile à des érythroblastes jeunes. Leur abondance seule diffère.

A côté des espaces intertrabéculaires nouvellement formés, soit nus et encore semblables aux espaces intercellulaires d'où ils dérivent, soit occupés par un noyau fortement coloré, matrice endothéliale probable, qu'elle provienne des vaisseaux primitifs ou des trabécules hépatiques mêmes, on rencontre enfin des espaces intertrabéculaires avec revêtement endothélial, annexés au réseau vasculaire intra-hépatique.

Il résulte de cet exposé qu'un espace intercellulaire, ou capillicule biliaire, va donner naissance à un espace intertrabéculaire, ou capillaire sanguin. Cette transformation, malgré sa nature paradoxale, est facile à démontrer sur de nombreux foies enflammés. Elle nous prouve la facilité avec laquelle la cellule hépatique change sa polarité, puisque sa façade biliaire devient sanguine. Une nouvelle face biliaire se crée d'ailleurs entre les deux cellules sœurs nées de la cellule initiale considérée.

Je viens d'examiner le cas où l'inflammation détermine dans le parenchyme hépatique une multiplication des cellules avec persistance de l'arrangement trabéculaire de ces cellules.

Je vais étudier maintenant le cas où cette multiplication cellulaire s'accompagne de la disparition de l'arrangement trabéculaire. En pareil cas, la quantité de cellules néoformées est habituellement très grande. Mais ces cellules, au lieu de rester cimentées les unes aux autres et de constituer des cordons cellulaires ou trabécules réguliers ou non, sont désunies, isolées, dissociées, ordinairement de petite taille, de forme irrégulière, de volume inégal. A la place de la travée initiale apparaît une véritable poussière de cellules écartées les unes des autres, et souvent ne rappelant nullement l'aspect des cellules hépatiques. A vrai dire, ces cellules, malgré leur écartement, présentent des contours, dont les saillants et les rentrants sur les faces correspondantes de deux éléments voisins éveillent l'idée d'un contact plus intime. On a l'impression que ces cellules écartées, désunies, étaient sur l'organe vivant encore accolées, pressées les unes contre les autres. Et l'objection se pose : n'y a-t-il pas là une apparence due à un artifice de préparation, une dissociation par les réactifs par exemple ?

Je ne nie pas que l'écartement observé sur les préparations ne soit un écartement artificiel ; mais la dissociation des cellules de la travée n'en est pas moins un fait réel. Une même technique

ne peut être accusée de dissocier ici une travée et de conserver
là la continuité d'une autre travée. Bien plus, sur une même

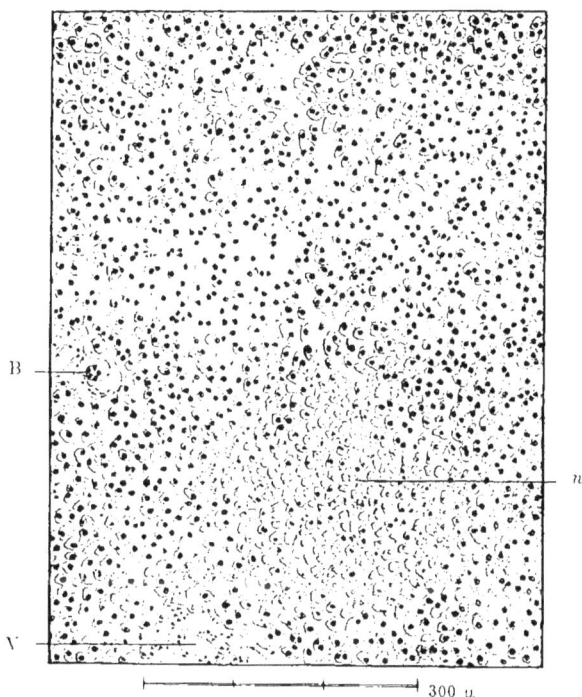

Fig. 41. — Hyperplasie parenchymateuse dissociante.

Le parenchyme hépatique est représenté par une véritable poussière de
cellules petites, isolées, irrégulières, plus ou moins bien colorées.

En certains points, l'altération des cellules est très marquée, et les
noyaux, dont la tendance générale à la pycnose est d'ailleurs manifeste, ont
disparu.

Femme morte d'hépatite aiguë, consécutivement à un épithélioma de
l'ampoule de Vater.

préparation, certaines travées ont gardé leur arrangement
normal, alors qu'à côté d'autres travées sont dissociées. La
dissociation trabéculaire, pour exagérée qu'elle soit sur les
préparations histologiques, n'en demeure pas moins un fait réel.
Hanot l'avait signalée déjà sous le nom de dislocation de la
travée.

Au lieu du clivage régulier décomposant les travées en une série de travées nouvelles, il y a donc, en pareil cas, clivage irrégulier, extrême, fragmentant la travée en tronçons, ces tronçons en cellules isolées, anarchiques, tassées sans ordre aucun.

Dès lors, on ne rencontrera plus entre les groupes cellulaires irréguliers ainsi éparpillés aucune trace d'espaces vasculaires reconnaissables. Dans les régions où le parenchyme présente le type de multiplication avec dissociation, on ne repère plus de capillaires; les globules sanguins parsèment irrégulièrement les espaces réservés çà et là entre les amas cellulaires. Il n'y a pas de revêtement endothélial appréciable. Parfois quinze, vingt cellules tassées les unes contre les autres n'admettent entre elles aucun intervalle. Rien ne rappelle plus la structure du parenchyme hépatique. Le sang semble circuler à travers les éléments du parenchyme ainsi modifié à la façon d'un torrent à travers les cailloux de son lit.

En résumé, l'inflammation du parenchyme hépatique détermine dans tous les cas une multiplication des cellules hépatiques. Mais cette multiplication peut se faire suivant deux types. Un premier type est le type de multiplication régulière, avec clivage et formation de nouvelles travées séparées par de nouveaux capillaires. Un second type est le type de multiplication anarchique, avec dissociation et éparpillement des cellules néoformées, sans formation de nouveaux capillaires.

J'ajouterai que de nombreux types de transition s'observent entre ces deux types extrêmes, que je dénommerai toujours, par la suite, type de multiplication avec clivage et type de multiplication avec dissociation.

Lésions des cellules hépatiques. — Je viens d'exposer les lésions des trabécules hépatiques déterminées par l'inflammation et se traduisant principalement par un processus d'hypertrophie et d'hyperplasie des cellules. Je l'ai décrit en première ligne et mis en vedette, car c'est de lui, comme nous le verrons, que résulte, en majeure partie, le nouvel arrangement que prennent les différentes formations qui entrent dans la constitution du foie.

Mais il s'en faut que ce double processus d'hypertrophie et d'hyperplasie des cellules hépatiques épuise toutes les modalités de l'inflammation. Et je dois dire un mot des autres altérations cellulaires inflammatoires que l'on rencontre dans l'hépatite. J'emploie ici la désignation d'altérations inflammatoires. Je pourrais tout aussi bien employer celle d'altérations dégénératives. Au surplus, la distinction radicale qu'on faisait autrefois de ces deux types de lésions ne répond-elle que bien peu à la réalité.

Hypertrophie et multiplication cellulaires s'accompagnent d'altérations du protoplasma et du noyau.

En particulier, on peut dire que, si la multiplication se fait suivant le type relativement régulier du clivage, les altérations cellulaires sont relativement peu considérables, au moins celles appréciables aux méthodes usuelles de l'histologie et sur les pièces d'autopsie. La plus marquée est la surcharge ou dégénérescence graisseuse.

Mais, quand il y a multiplication désordonnée avec dissociation, les altérations cellulaires sont très marquées. Noyau et protoplasma sont également altérés. L'infiltration pigmentaire surtout s'observe fréquemment.

Surcharge graisseuse de la cellule. — Cette altération est bien connue, et je ne la signale que sommairement.

On a voulu distinguer la surcharge graisseuse de la dégénérescence graisseuse et invoqué pour cela nombre de caractères différentiels. Aucun n'est valable. Au surplus, il faudrait au préalable savoir exactement quelle signification a la présence de la graisse à l'intérieur de la cellule hépatique, savoir d'où vient cette graisse, à quoi elle est destinée, c'est-à-dire résoudre autant d'inconnues pour que les termes surcharge, infiltration, dégénérescence graisseuse, aient quelque valeur. Le mot surcharge, que j'emploierai seul, n'a qu'une valeur très restreinte et signifie purement et simplement que la graisse, peu ou pas appréciable dans la cellule hépatique normale, est assez abondante parfois pour se révéler aisément aux réactifs usuels : acide osmique, Soudan III, Scarlach R. Il ne signifie rien de plus.

Ceci dit, je me borne à rappeler que la graisse peut moucheter de petites granulations séparées le corps cellulaire, ou être assez abondante pour ne plus constituer qu'une énorme boule bourrant et distendant la cellule, refoulant le noyau qui s'aplatit et s'incurve sur elle.

Entre les cellules ainsi distendues par la graisse, les capillaires étroits sont parfois peu reconnaissables. On les retrouve cependant sur des préparations bien réussies, grâce à la coloration élective des globules rouges. En particulier l'acide picrique met bien en relief les globules qui, grâce à leur couleur et surtout à leur réfringence, tranchent au milieu des groupes cellulaires, surchargés de graisse.

Dans l'immense majorité des cas, ce sont les cellules les plus rapprochées des gaines glissoniennes, les cellules de la zone porte, qui sont surchargées de graisse.

Infiltration pigmentaire. — Cette altération s'observe au contraire surtout au niveau des cellules de la zone sus-hépatique.

Elle accompagne, d'autre part, l'hyperplasie avec dissociation. Les nombreuses cellules qui naissent aux dépens de la travée initiale dissociée n'atteignent guère, nous l'avons vu, la taille des cellules hépatiques normales ; elles sont petites, irrégulières. De plus, alors que la cellule hépatique normale ne montre pas à son intérieur de granulations pigmentaires appréciables, ces cellules néoformées sont nettement infiltrées d'un grand nombre de granulations, irrégulières, inégales, de couleur jaune d'or, jaune brun plus ou moins foncé.

Cette infiltration pigmentaire se traduit à l'œil nu par la couleur brun foncé, parfois verte, que prend le parenchyme hépatique à ce niveau. Elle est, par conséquent, facile à différencier de la surcharge graisseuse, qui donne au parenchyme un aspect luisant, un peu turgescent et de couleur jaune clair. Les régions surchargées de graisse tendent à faire saillie sur la coupe. Les régions infiltrées de pigment sont plutôt un peu déprimées.

Au degré le plus élevé, l'infiltration pigmentaire aboutit à la nécrose de la cellule hépatique. Le corps cellulaire, atrophié au maximum, disparaît à la longue et n'est plus alors représenté que par une petite masse colorée, irrégulière.

Nécrose granulaire acidophile. — Ce processus nécrotique correspond à une altération cellulaire pour ainsi dire individuelle, frappant dans un groupe de cellules hépatiques une seule d'entre elles : c'est même une altération parcellaire, puisqu'on peut rencontrer des cellules dont une partie seulement du corps cellulaire a subi la nécrose acidophile. Il résulte de cette particularité que e contraste est très frappant

entre les cellules non intéressées et celles frappées par le processus en question. La caractéristique essentielle est une affinité

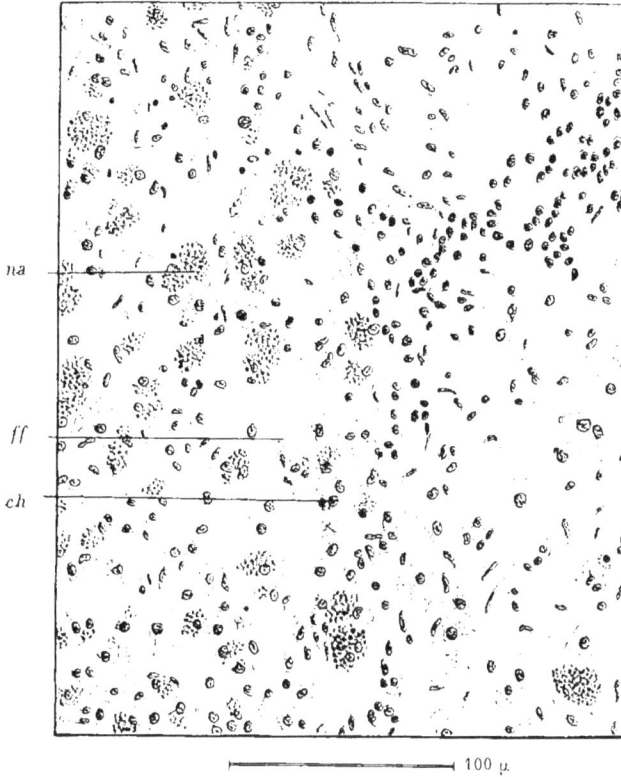

Fig. 42. — Nécrose granulaire acidophile.

Dans les logettes limitées par les fibrilles fuchsinophiles *ff*, les cellules
hépatiques désunies, irrégulières et multipliées *ch* ont subi en de nombreux endroits de la préparation la nécrose granulaire acidophile *na*.
(Col. hématéine-éosine.)

très marquée pour les colorants acides : acide picrique, fuchsine
acide et, en particulier, éosine. On rencontre ainsi telle cellule
fortement colorée en rose vif et tranchant fortement sur le groupe
des cellules voisines. Parfois un fragment de la cellule est seul
taché de rose vif, contrastant avec le reste du corps cellulaire,

qui a conservé sa teinte rose-lilas. Le noyau subit parallèlement une véritable fonte. Quant au protoplasma, il se résout en une série de granules acidophiles de dimensions variables. Et la cellule disparaît à la longue par suite de ce véritable effritement.

Il n'est pas rare, en pareil cas, de constater, dans l'interstice des cellules habituellement désunies, l'existence d'une petite masse peu dense, teinte en rose vif également (éosine), et donnant l'impression d'un liquide coagulé.

Cette nécrose acidophile me paraît être en relation étroite avec la nécrose pigmentaire proprement dite ; il y a des rapports évidents entre la matière éosinophile intracellulaire et intercellulaire et la matière pigmentaire, elle aussi intra et intercellulaire.

Ces deux types nécrotiques se combinent souvent sur un même foie. Ils appartiennent tous deux aux cas où le patient a succombé à des phénomènes d'ictère grave.

D'ailleurs, il est intéressant de remarquer que cette matière éosinophile a même affinité élective que l'hémoglobine. D'autre part, on sait les relations intimes qui unissent l'hémoglobine au pigment biliaire.

L'hémoglobine, la matière éosinophile, le pigment biliaire apparaissent donc comme des substances très proches l'une de l'autre, probablement situées toutes sur le cycle de transformation du pigment sanguin en pigment biliaire. Je considérerais assez volontiers la matière éosinophile comme représentant un stade de passage entre l'hémoglobine et le pigment biliaire, une sorte de propigment biliaire.

Amas pigmentaires. — Il est fréquent de rencontrer dans les coupes d'hépatite des amas pigmentaires situés en plein parenchyme.

Dans un premier cas, ces amas intercellulaires peuvent être contenus à l'intérieur des lumières intercellulaires dilatées. L'amas pigmentaire est alors comme moulé dans la cavité réservée entre ces cellules. En coupe transversale, il est assez régulièrement arrondi. En coupe longitudinale, il prend un aspect rameux, poussant des prolongements latéraux entre les cellules voisines. Tantôt ces cellules sont encore volumineuses, bien colorées, munies d'un noyau d'aspect normal. Tantôt, au contraire, elles sont aplaties, refoulées excentriquement, étroitement appliquées sur l'amas pigmentaire.

Parfois la disposition est tout autre. On trouve un amas pigmentaire, habituellement moins volumineux que dans la disposition précédente et, à distance de cet amas, une couronne de cellules hépatiques disposées en rosette, mais atrophiées et désunies. Il n'y a dès lors aucun rapport entre l'amas pigmentaire, régulier, et l'espace réservé par les cellules en retrait et dissociées, espace irrégulier, rameux, purement virtuel, d'ailleurs. Il est difficile de ne pas admettre ici que l'atrophie avec retrait et la dissociation du groupe de cellules hépatiques périphériques représentent le second stade d'une altération dont la disposition précédente serait le premier stade. Dans tous les cas, on ne saurait admettre que l'atrophie des cellules hépatiques soit la conséquence de l'accumulation de pigment dans l'intervalle de ces cellules et du refoulement de ces cellules par ces amas pigmentaires. L'amas pigmentaire s'est d'abord constitué au milieu de cellules encore unies. Sans que cet amas ait grossi, les cellules atrophiées, et atrophiées au même titre que leurs voisines non en rapport avec un amas correspondant, se sont séparées, retirées, laissant entre elles l'amas pigmentaire qui tend à diminuer peu à peu.

On rencontre encore de tels amas pigmentaires dans les néo-canalicules biliaires, distendus par eux. L'atrophie ultérieure de la paroi très amincie de ces néo-canalicules entraîne la disparition de cette paroi. L'amas pigmentaire est alors nu et situé entre les fibres conjonctives du mésenchyme glissonien, où il peut longtemps persister.

Je n'ai pu retrouver aucune loi topographique bien nette à laquelle obéiraient ces amas. Ils sont disposés, sans systématisation, sans ordre apparent. Leur fréquence augmente notablement dans les cas terminés par ictère grave. Mais on les rencontre dans toutes les hépatites.

La couleur de ces amas pigmentaires est variable, et cette variété s'observe même sur un point restreint d'une coupe. Elle est jaune d'or, jaune brun, vert clair, vert noir. Leur présence en grande quantité au niveau d'une région du parenchyme hépatique peut donner à cette région une teinte brunâtre ou verte assez marquée, plus marquée en tout cas que ne semblerait l'indiquer l'examen microscopique ultérieur. Les frag-

GÉRAUDEL.   15

ments du foie ainsi colorés perdent, dans les réactifs, en particulier dans l'alcool, une grande quantité de matière colorante, comme en témoigne la coloration parfois intense que prend le liquide où on les fixe et durcit. Les manipulations histologiques font donc disparaître très certainement une grande quantité de matière pigmentaire. Celle qui s'offre à l'examen définitif, sur la coupe montée, n'est que la partie restée insoluble, probablement retenue dans les coagula formés.

L'expression de calculs biliaires intra-hépatiques, employée habituellement pour désigner ces amas pigmentaires, ferait croire qu'on a affaire ici à de véritables concrétions pierreuses microscopiques. La transparence, l'aspect optique, la facilité de section de ces formations montrent qu'il n'en est rien. Ils ressemblent bien plus à la coupe de cylindres rénaux par exemple.

Rien ne les distingue des amas pigmentaires observés sur les foies de rétention biliaire. Les uns et les autres résultent sans doute de conditions pathogéniques analogues.

Toutes ces lésions cellulaires, que nous venons d'énumérer, surcharge graisseuse, infiltration pigmentaire, nécrose granulaire acidophile, peuvent en quelque sorte être considérées comme étant la conséquence directe de l'inflammation du parenchyme hépatique.

A côté de ces lésions directes, il faut faire une place aux lésions qu'on pourrait appeler indirectes. Ces dernières proviennent des modifications de structure auxquelles est soumis le foie altéré par les lésions directes. Nous aurons en effet à étudier par la suite ces modifications de structure. L'atrophie de certaines portions, l'hypertrophie d'autres portions du parenchyme hépatique déterminent de véritables remaniements du tissu initial, aboutissant en particulier au refoulement et à l'effacement des parties non hyperplasiées sous l'action de la poussée excentrique des parties hyperplasiées. Les vaisseaux sanguins, contenus dans la gaine de Glisson, artère hépatique, veine porte, les canaux biliaires et, d'autre part, le sinus sus-hépatique subissent en particulier ce refoulement et cet effacement. Ils peuvent d'ailleurs, pour leur propre compte, être atteints d'inflammation.

De toutes ces conditions résulte la possibilité de la suppression complète de tel ou tel collecteur d'apport ou d'export sanguin, de tel canal biliaire. Il en résulte, pour les parties du parenchyme nourries ou drainées par ces formations vasculaires ou canaliculaires oblitérées, des conséquences faciles à deviner. A la suppression de l'évacuation biliaire correspondent les lésions bien connues du foie de rétention biliaire, en particulier l'atrophie pigmentaire de la zone sus-hépatique dans la région intéressée. A la gêne dans la circulation d'export, correspondent les lésions également bien connues du foie muscade, caractérisées encore par l'atrophie pigmentaire et graisseuse des mêmes zones sus-hépatiques dans les régions intéressées. La suppression de l'apport sanguin par une voie porte devenue imperméable détermine également des troubles trophiques moins aisés à démêler, mais qu'on imagine pourtant.

Il y a lieu cependant de remarquer que les lésions cellulaires indirectes par déficit vasculaire sont relativement rares, grâce à la néoformation vasculaire qui accompagne la néoformation cellulaire dans les hépatites. Ces lésions manquent par suite grâce aux circulations collatérales ainsi développées dans les parties hyperplasiées. Et pour ce qui est des parties atrophiées, on conçoit combien il est difficile de faire le départ entre les lésions indirectes que nous envisageons ici et les lésions directes que nous avons étudiées antérieurement.

Pour ce qui est des lésions indirectes causées par le refoulement et l'oblitération des voies biliaires, il est peut-être permis d'être moins réservé et de considérer l'infiltration et les amas pigmentaires comme traduisant la rétention biliaire partielle des régions intéressées.

Mais on conçoit que, en général, il soit bien difficile, sinon impossible, de décider, sur une coupe d'hépatite, que telle lésion est lésion directe ou lésion indirecte, d'autant que les modifications subies par le tissu hépatique rendent illusoire tout repère.

J'ai donc en quelque sorte plutôt signalé théoriquement que caractérisé pratiquement les lésions indirectes, n'ayant guère rencontré, malgré tous mes soins et abstraction faite des lésions de rétention biliaire et sanguine ci-dessus signalées, de critérium anatomique suffisant pour différencier lésions secondaires et lésions primaires préalables.

CAPILLAIRES HÉPATIQUES.

Je n'ai pu séparer la description des trabécules au cours de l'inflammation de celle des espaces intertrabéculaires et des capillaires hépatiques qui y sont logés.

Le capillaire hépatique, nous l'avons vu, se forme régulièrement quand il y a clivage, c'est-à-dire probablement quand le processus inflammatoire est modéré et que la multiplication des éléments néoformés se fait lentement. Le capillaire hépatique manque, au contraire, quand la multiplication cellulaire est désordonnée, intense, au cours probablement des processus inflammatoires d'une grande acuité.

Il semble, en outre, que ces capillaires soient formés de cellules hépatiques modifiées plutôt que d'éléments issus des capillaires du parenchyme hépatique primitif. Mais j'énonce ici purement et simplement une hypothèse personnelle, les preuves étant difficiles à fournir.

Certains capillaires hépatiques peuvent prendre, dans les régions où la multiplication avec clivage a formé une quantité assez grande de parenchyme nouveau, des dimensions considérables et acquérir une paroi très nette, se transformer en un mot en veinules. Il se produit là un phénomène en tous points analogue au processus observé normalement dans le cours du développement du foie normal. Des capillaires s'élargissent, se renforcent et prennent la valeur de veines soit d'apport, soit d'export, veines portes ou veines sus-hépatiques. Nous aurons l'occasion, par la suite, de rappeler ce phénomène très important et d'en tirer les conséquences qu'il comporte.

FIBRILLES EN TREILLIS.

Les fibrilles en treillis constituent le troisième élément qui entre dans la constitution du foie. Ce sont elles surtout qui donnent à l'organe normal sa consistance.

On se rappelle que les plus fortes, à trajet direct, sont tendues entre les gaines glissoniennes d'une part et les veines sus-hépatiques d'autre part. Ce sont les fibrilles radiées d'Oppel.

Les autres, plus nombreuses et plus grêles, fibrilles enveloppantes d'Oppel, entourent les capillaires, dont elles doublent la paroi syncitiale, et de plus s'étendent d'un capillaire au capillaire voisin, croisant en écharpe les travées hépatiques.

Il ne m'a pas paru qu'il faille faire une différence, dans les hépatites, entre les fibrilles radiées et les fibrilles enveloppantes. On ne reconnaît plus dans le foie enflammé ces deux espèces, d'ailleurs très voisines sur le foie normal.

J'ai étudié ces fibrilles sur des préparations colorées : 1° par la méthode de Van Gieson ; 2° par celle de Mallory ; 3° par celle de Maresch. Les deux premières méthodes m'ont donné des résultats à peu près semblables : toutes deux teignent en une couleur très visible, la première en rose (Van Gieson), le seconde en bleu violet (Mallory), les fibrilles. La coloration des fibrilles est plus ou moins foncée suivant l'épaisseur et l'état jeune ou adulte de la fibrille. La fibrille nouvellement formée est rose pâle ou bleu violet tendre. Plus anciennement formée, elle devient rose vif ou bleu plus franc. Il en résulte des différences de teintes très appréciables.

La méthode de Maresch est plus démonstrative encore, grâce à sa délicatesse.

Elle décèle des fibrilles qui ne se colorent pas par le Van Gieson et le Mallory. Il ne s'ensuit pas que ces fibrilles incolorables par le fuchsine ou le bleu d'aniline soient d'une nature différente des fibrilles colorables par ces deux réactifs. Il suffit d'examiner trois échantillons d'une même coupe pour se convaincre que la méthode de Maresch rend visibles les parties les plus délicates du réseau fibrillaire, que ne teignent pas les deux méthodes de Van Gieson et de Mallory. Elle rend perceptibles plus de détails. Mais il me paraîtrait abusif de vouloir tirer argument de la colorabilité de certaines fibrilles par un réactif et non par l'autre pour en déduire qu'il s'agit là d'espèces distinctes. Tout le réseau fibrillaire hépatique a même valeur.

J'irai plus loin. Ces méthodes de coloration décèlent au niveau du mésenchyme glissonien la présence de fibrilles très semblables aux précédentes. Elles semblent plus tassées, plus serrées les unes contre les autres, au niveau de la gaine de Glisson, et aussi beaucoup plus larges, et plus foncées. d'un rose, d'un bleu ou d'un noir plus vif; mais il est facile de suivre la continuité des fibrilles pâles et délicates du parenchyme et de fibrilles plus larges et plus foncées du mésenchyme voisin. Les premières apparaissent nettement comme se détachant des secondes, à la façon d'un fil étiré d'un écheveau.

Nous avons vu que des trois éléments constituant le parenchyme hépatique, les trabécules et les capillaires réagissaient aux processus inflammatoires par leur hypertrophie et leur hyperplasie, d'où la production de nouvelles trabécules et de nouveaux capillaires. Il en est de même pour le troisième élément, la fibrille. L'inflammation du foie se traduit par une hypertrophie et une hyperplasie des fibrilles.

Cet accroissement du volume et du nombre des fibrilles est parfois le seul phénomène marqué traduisant l'irritation du foie. La multiplication des trabécules et des capillaires peut alors être assez peu intense pour que, à un examen superficiel, elle passe inaperçue et que le parenchyme semble d'aspect normal. Mais les fibrilles plus nombreuses, mieux colorées, attirent l'attention et expliquent en particulier l'accroissement de la consistance du foie.

J'ai eu l'occasion de faire l'autopsie d'une femme de soixante-cinq ans morte d'anémie et présentant des lésions de sclérose atrophique rénale très marquées. Chez cette femme, rien n'avait pu faire soupçonner une affection hépatique. Sur la table d'amphithéâtre, le foie, de forme régulière et de volume normal, présentait seulement une résistance assez marquée au couteau, et le doigt y pénétrait moins facilement que d'habitude. Pourtant, à l'œil nu, malgré un examen attentif, rien d'anormal n'apparaissait. Sur des préparations microscopiques colorées à l'hématéine-éosine, le foie semblait normal. Les préparations au Van Gieson et au Mallory montrèrent par contre un développement exagéré des fibrilles, plus colorables et plus abondantes. Un examen plus attentif permit alors de se rendre compte qu'il y avait à l'état d'ébauche pour ainsi dire une hyperplasie cellulaire avec clivage.

L'inflammation hépatique s'était donc traduite principalement par un accroissement du nombre et du volume des fibrilles, sans conséquence importante pour le parenchyme.

Habituellement, la participation des fibrilles au processus d'hyperplasie inflammatoire est bien plus marquée. On en peut décrire deux types, d'ailleurs mêlés en proportion variable.

Dans un premier type, c'est surtout la doublure fibrillaire du capillaire qui s'épaissit, et bientôt l'espace intertrabéculaire tout entier est occupé par une matière fibrillaire, à peine parsemée de noyaux, ou anucléée sur une certaine longueur. Au milieu de cette gangue solide peut parfois encore persister le capillaire très rétréci. Parfois ce capillaire a disparu, et c'est une masse pleine qui s'interpose à deux travées hépatiques. De fins prolongements partent des bords de la gangue intertrabéculaire et unissent les unes aux autres les gangues voisines en croisant les trabécules interposées.

En pareil cas, les trabécules ne restent pas intactes. Soit qu'il y ait compression mécanique, ou bien plutôt soit que les conditions de nutrition de la travée hépatique soient considérablement modifiées, on note une atrophie marquée de cette travée. Si l'on dénomme *sclérose* ce processus d'*hyperplasie fibrillaire*, la sclérose s'accompagne d'atrophie parenchymateuse. A la longue, cette atrophie peut

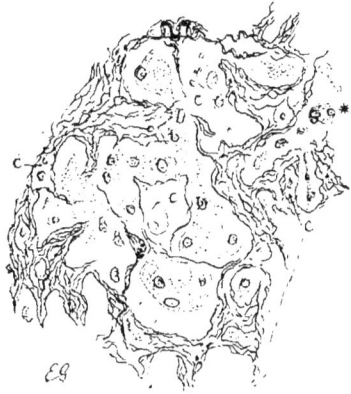

Fig. 43. — L'épaississement des fibrilles en treillis dans l'hépatite scléreuse.

Les travées hépatiques s'atrophient, en particulier au niveau de la région marquée d'un *, de telle sorte que, après disparition des résidus cellulaires, les deux gangues fibrillaires voisines venant à s'accoler, il ne restera plus à la place du tissu hépatique primitif qu'une nappe scléreuse sillonnée de capillaires, c.

aboutir à la disparition des éléments cellulaires de la travée, et du tissu hépatique primitif il ne reste plus que les gangues intertrabéculaires accolées sous forme de plages ou de bandes scléreuses.

Dans un second type, toutes les fibrilles du treillis s'épaississent et se multiplient, aussi bien celles qui doublent les capillaires que celles qui s'étendent entre les capillaires, en croisant les travées. Les capillaires persistent alors, au lieu d'être effacés et oblitérés par la gangue intertrabéculaire. Un véritable réseau à mailles très serrées parcourt le parenchyme, logeant dans ses interstices le réseau capillaire d'une part, les cellules hépatiques d'autre part. Sur une coupe optique, ce réseau apparaît comme un véritable grillage à petites mailles, contenant des groupes cellulaires peu développés.

D'ailleurs, on conçoit que, suivant les cas, et en particulier suivant le mode de multiplication des cellules du parenchyme, avec clivage ou avec dissociation, les fibrilles qui séparent les travées ou seulement des tronçons trabéculaires affectent une disposition variée.

J'aurai ultérieurement à reparler des fibrilles quand je décrirai les lésions de la gaine glissonienne, puisqu'on les retrouve aussi à ce niveau. Mais, dès maintenant, il est une remarque qu'il importe de faire : le développement exagéré des fibrilles du parenchyme est une réaction locale du parenchyme. Elle se fait sur place, dans le parenchyme même. C'est une lésion autochtone pour ainsi dire, non une lésion d'importation. Ce n'est pas un élément glissonien qui s'insinue dans le parenchyme, à partir des gaines glissoniennes. En d'autres termes, la présence de fibrilles dans le parenchyme hépatique tient au développement exagéré des fibrilles, qui normalement existent dans le parenchyme. Il n'y a pas eu envahissement du parenchyme par des fibrilles provenant de l'inflammation des gaines de Glisson. Cette multiplication fibrillaire, cette sclérose est fonction d'hépatite et non fonction de glissonite.

On peut, à ce propos, rencontrer, mais le fait est rare, des exemples où la gaine de Glisson est saine ou à peine altérée, alors que la sclérose fibrillaire est très marquée dans le parenchyme hépatique. J'en ai rapporté ailleurs deux cas typiques (1).

Autre remarque : le développement des fibrilles dans le parenchyme hépatique est une lésion ressortissant à l'inflammation, tout comme le développement de cellules hépatiques nouvelles et de capillaires nouveaux. Mais cette réaction fibrillaire ne marche pas du même pas que la réaction cellulo-capillaire. Au cours de l'inflammation se répète pathologiquement le processus qui a lieu normalement au cours du développement.

(1) Les lésions initiales dans l'hépatite chronique (*Revue de méd.*, n° 5, 10 mai 1908) (3 figures).

On a vu que les fibrilles se développaient à un certain stade de la vie embryonnaire et ne commençaient vraiment à être visibles que vers le sixième mois, pour augmenter peu à peu de netteté et de nombre.

Il en est de même au cours des hépatites. Au niveau des régions où apparaissent les travées et les capillaires de nouvelle formation, on peut ne pas rencontrer encore de fibrilles formées. Ce fait, qui a frappé les auteurs comme J. Kon, a été interprété comme étant la preuve que le réseau fibrillaire développé dans les parties voisines de la région sans fibrilles n'avait pas encore pu pénétrer dans cette région. Cette région sans fibrilles serait le parenchyme encore normal.

En réalité, il n'en est pas ainsi. Cette région sans fibrilles est un parenchyme anormal, car il est de nouvelle formation, et elle n'a pas de fibrilles, parce que la genèse de ce parenchyme est trop récente et que, partant, nous avons ici affaire à du parenchyme trop jeune. Le fait est que, au niveau de semblable région, on ne trouve pas le moindre indice de fibrilles, ou seulement des granulations noirâtres, dont quelques-unes en série linéaire, alors que sur le parenchyme normal il y a toujours des fibrilles, minces, déliées si l'on veut, mais nettement formées. L'absence de fibrilles est donc un phénomène traduisant la jeunesse du parenchyme néoformé, non un phénomène prouvant l'intégrité du parenchyme adulte primitif. Au niveau de ces régions sans sclérose, nous sommes en plein foie nouveau, non encore développé, non pas au niveau des régions encore intactes du foie ancien.

Une autre remarque est à faire. Quand l'hyperplasie parenchymateuse est exubérante, ce qui probablement tient à la rapidité avec laquelle elle se fait, les fibrilles ne se forment pas. Le parenchyme néoformé est un parenchyme incomplet. L'absence de formation des fibrilles est à rapprocher, en pareil cas, de l'absence de formation de vrais capillaires. Le parenchyme hyperplasié n'est plus alors constitué que par des placards cellulaires mêlés de lacunes, le tout irrégulier, sans ordination reconnaissable.

LES LÉSIONS DU COLLECTEUR VEINEUX PORTO-SUS-HÉPATIQUE

A l'étude du parenchyme hépatique proprement dit, il convient d'ajouter celle du collecteur veineux porto-sus-hépatique, en amont et en aval de la partie intermédiaire capillarisée qui seule entre dans la structure de ce parenchyme.

La partie d'amont, ou veine porte, de même que la partie d'aval, ou veine sus-hépatique, peuvent présenter ou non des lésions de phlébite. Ces lésions accompagnent, elles n'engendrent pas l'altération du mésenchyme glissonien adjacent. Ce sont lésions contemporaines, effets d'une même cause.

L'importance accordée aux lésions possibles de la veine porte et de la veine sus-hépatique, en particulier dans les hépatites scléreuses, a été une importance purement théorique. On a voulu rapporter à l'altération préalable de ces vaisseaux, comme d'ailleurs à celle des voies biliaires ou des artères hépatiques, la production des lésions du foie cirrhotique.

La fréquence de pareilles lésions veineuses est bien moindre qu'on ne l'a écrit. Mais surtout ces lésions de phlébite n'ont aucun rapport avec l'hyperplasie fibrillaire intraparenchymateuse, qui constitue à proprement parler la sclérose hépatique.

Leur retentissement sur le parenchyme hépatique se fait, par contre, sentir dans le cas de phlébite oblitérante et détermine de véritables foyers de ramollissement, fréquemment observés dans les cas de syphilis hépatique et sur lesquels nous aurons l'occasion d'insister quand nous aborderons le chapitre des cirrhoses syphilitiques.

LES LÉSIONS DU BOURGEON BILIAIRE ET DU MÉSENCHYME GLISSONIEN

Nous avons passé en revue les lésions du parenchyme hépatique observées au cours des inflammations du foie.

Nous devons maintenant exposer les lésions du bourgeon biliaire et du mésenchyme glissonien annexé, bourgeon et mésenchyme qui se soudent avec le parenchyme hépatique proprement dit pour constituer une seule unité morphologique.

A la première série de lésions conviendrait exclusivement
le terme d'hépatite ; à la seconde série, il serait préférable de
réserver celui de glissonite. Hépatite et glissonite sont en
général combinées, mais l'hépatite ou la glissonite peuvent, dans
certains cas, prédominer de façon notable.

Pourtant le terme d'hépatite peut être étendu aux lésions
inflammatoires du foie tout entier, de même que, sous le nom
de foie, on comprend en même temps le parenchyme hépatique et le bourgeon biliaire.

D'autre part, il est impossible de séparer l'un de l'autre le
bourgeon biliaire et le manchon mésenchymateux glissonien
annexé. On peut à la rigueur décrire le mésenchyme glissonien
comme a été décrit le parenchyme hépatique, puisque aussi
bien il s'agit d'un véritable parenchyme, mais d'un parenchyme
diffus. On y retrouve en effet un massif cellulaire composé
de cellules conjonctives réunies à distance par leurs prolongements, au lieu d'être étroitement cimentées face à face
comme les cellules hépatiques. Entre les groupes cellulaires
sont creusés des capillaires dont les parois endothéliales
proviennent de certaines cellules conjonctives modifiées, de
même que les parois endothéliales des capillaires hépatiques
semblent provenir des cellules hépatiques modifiées. Enfin,
entre les capillaires et croisant les cellules, s'étendent des
fibrilles conjonctives et des fibrilles élastiques. Les fibrilles
conjonctives se colorent par les mêmes réactifs que les fibrilles
en treillis du parenchyme hépatique. Celles-ci proviennent des
cellules endothéliales. Les fibrilles conjonctives de la gaine de
Glisson naissent dans les espaces intercellulaires très probablement des cellules conjonctives mêmes, et non pas spécialement des cellules endothéliales. On peut observer la continuité
des fibrilles conjonctives de la gaine de Glisson et des fibrilles
en treillis du parenchyme hépatique. En un mot, il n'y a pas,
à ce point de vue, d'opposition marquée entre le parenchyme
hépatique et le mésenchyme glissonien. Ce sont deux formations adjacentes, dont les réactions sont assez comparables.

Seul, le mode de nutrition des deux formations diffère. L'artère hépatique amène au mésenchyme du sang provenant
directement du cœur gauche: la veine porte fournit au parenchyme hépatique du sang ayant subi depuis sa sortie du cœur

gauche le contact de la muqueuse intestinale. Enfin il y a dans le mésenchyme une circulation lymphatique qui manque dans le parenchyme hépatique.

Quoi qu'il en soit, il y a une autre différence à noter entre le parenchyme hépatique et le mésenchyme. Le mésenchyme a gardé le contact avec le feuillet entodermique, contact qu'a perdu le parenchyme hépatique. Et ce seul fait mérite considération. Le bourgeon biliaire, évagination de l'entoderme intestinal, reste en effet étroitement accolé au mésenchyme adjacent. Que, par la pensée, on désinvagine le bourgeon épithélial biliaire et qu'on le ramène à n'être plus qu'une portion limitée de la surface intestinale d'où il provient, le mésenchyme adjacent le suivant dans son retrait idéal va constituer une couche continue, doublant cette portion limitée épithéliale. Bourgeon biliaire et mésenchyme glissonien accolés se disposeront comme l'épithélium intestinal et le chorion sous-jacent.

Or, de même qu'il est difficile de séparer l'un de l'autre l'épithélium intestinal et son chorion sous-jacent, quand on étudie les altérations inflammatoires de l'intestin, de même il est difficile d'isoler le bourgeon biliaire du manchon mésenchymateux glissonien correspondant, quand on étudie les altérations inflammatoires des voies biliaires. Il en est du bourgeon biliaire, ou de l'intestin, comme de la peau. Il y a assurément des lésions plus développées au niveau de l'épiderme, des lésions plus développées au niveau du derme, mais épiderme et derme réagissent habituellement simultanément, quoique inégalement suivant les cas.

Le bourgeon biliaire et la gaine de Glisson, de même, réagissent simultanément. Tantôt l'élément épithélial semble plus affecté, tantôt l'élément gaine de Glisson. Il n'y a pas, par contre, de lésions exclusives à l'un ou à l'autre de ces deux éléments.

Cette comparaison idéale que nous avons faite du bourgeon biliaire engainé du mésenchyme glissonien et désinvaginé et de l'épithélium intestinal muni de son chorion sous-jacent doit ne pas être perdue de vue, quand on veut se rendre compte de la nature des lésions observées au niveau du foie. Les réactions inflammatoires de l'une et l'autre formation sont en effet semblables et, par contre, assez différentes des réactions du parenchyme hépatique.

Il y a plus. Une même circulation fournit à ce bourgeon
biliaire et à l'intestin. Le bourgeon biliaire est un diverticule
intestinal en miniature, une sorte d'*appendice*. Dès lors les
agents charriés par la grande circulation atteindront avec la
même facilité ici le chorion intestinal, là la gaine de Glisson.
Les bacilles de Koch, par exemple, atteindront primivement
sous-muqueuse intestinale ou gaine de Glisson.

Par contre, la filtration qui se produit au niveau des deux
chorions mésenchymateux ne laissera passer dans la circulation
porte que peu ou pas des agents pathogènes arrêtés par le
réseau capillaire glissonien ou intestinal. Le parenchyme
hépatique ne reçoit dans tous les cas qu'un sang filtré. Ainsi
s'explique la prédominance, sinon l'exclusivité des nodules
tuberculeux ou des gommes syphilitiques au niveau des gaines
de Glisson et la rareté, sinon l'absence des mêmes productions
au niveau du parenchyme hépatique proprement dit.

Pareille distinction est sans doute moins valable s'il s'agit
de produits solubles ou d'agents trop petits pour être arrêtés
au niveau du crible glissonien ou intestinal. Elle doit être
cependant prise en considération, car le passage du sang à travers une formation anatomique préalable peut sans doute en
modifier les propriétés, et partant l'action sur une formation
anatomique située en aval. D'autre part, l'analogie, sinon l'identité de constitution de l'intestin et du bourgeon biliaire contri-
buent puissamment à imposer un cachet identique aux
déterminations pathologiques qui se localisent à leur niveau.

On pourrait comparer, par exemple, à ce point de vue, les
entérites d'une part, les appendicites et les angiocholites
d'autre part.

L'inflammation se traduit au niveau de la gaine de Glisson
par une hypertrophie et une hyperplasie des éléments de cette
gaine. Je laisse de côté ici tout ce qui a trait à l'inflammation
suppurative, les abcès du foie étant éliminés de ce travail. Je
n'ai en vue que les inflammations prolifératives.

Comme pour le parenchyme hépatique, j'étudierai successivement tous les éléments qui entrent dans la constitution du
mésenchyme glissonien, c'est-à-dire les cellules mésenchymateuses, les capillaires, les fibrilles.

Cellules mésenchymateuses. — Un des objets les plus

démonstratifs pour cette étude est le foie de rétention biliaire. Parmi les réactions de l'organe à l'irritation morbide causée par l'arrêt de l'évacuation biliaire, une des plus nettes est en effet l'hyperplasie du mésenchyme glissonien. Voici ce qu'on observe.

Il y a prolifération des cellules mésenchymateuses, mais prolifération ordonnée. Les cellules sont étoilées; les corps cellulaires sont éloignés les uns des autres, mais les cellules restent unies par leurs prolongements. L'intervalle entre les corps cellulaires peu volumineux est rempli par une matière amorphe, homogène, se colorant faiblement par l'éosine en rose très pâle, par le mélange de Benda en vert pâle. Sur un foie, j'ai pu observer très nettement pareille lésion. Elle était particulièrement bien marquée. Mais je ferai remarquer à ce propos que le sujet chez qui je l'ai constatée présentait une symphyse totale du péricarde et que partant l'abondance de la matière amorphe intermédiaire aux cellules tenait probablement pour partie à une sorte d'œdème interstitiel provoqué par les troubles circulatoires dus au mauvais fonctionnement du cœur.

L'hyperplasie des cellules mésenchymateuses peut se faire avec moins de régularité, et, comme cela avait lieu pour les cellules hépatiques, il peut y avoir hyperplasie anarchique. On trouve alors des masses nodulaires ou diffuses, taches ou nodules infectieux, n'infiltrant pas, mais refoulant le parenchyme adjacent et pouvant parfois s'abcéder. Les cellules qui constituent ces nodules sont petites, arrondies, non munies de prolongements, et paraissent isolées. Leur aspect n'a rien de caractéristique. Aussi est-il impossible de décider si ce sont ou non, pour partie au moins, des éléments lymphatiques diapédésés.

Le départ entre la prolifération locale des éléments mésenchymateux et l'afflux d'éléments leucocytaires est difficile à faire. Ici, comme en d'autres points de même structure de l'organisme, le même problème se pose.

Capillaires. — Les capillaires du mésenchyme glissonien annexés à l'artère hépatique subissent une hyperplasie analogue à celle des cellules mésenchymateuses.

Mais ici il faut distinguer deux types : l'hyperplasie ordonnée

des cellules mésenchymateuses s'accompagne de la néoformation régulière de capillaires correspondants. Aussi bien est-ce
de ces cellules mêmes que proviennent les cellules endothéliales qui forment ces capillaires.

Y a-t-il au contraire hyperplasie anarchique, formation nodulaire, le développement des capillaires est beaucoup moins
régulier et peut même manquer.

Dans le premier cas, où se produit cette néoformation capillaire, on voit qu'il en résulte un accroissement corrélatif du
territoire de distribution de l'artère hépatique, et cela au détriment du territoire de la veine porte, dont les capillaires s'effacent sous la pression du mésenchyme envahissant le parenchyme hépatique.

Il y a longtemps que Ackermann a montré que, dans les
hépatites, les néo-vaisseaux ne se laissent pas injecter par la
veine porte et s'injectent facilement par l'artère hépatique.
« D'après Rindfleisch, disent Cornil et Ranvier, l'artère hépatique, dont le sang possède une pression évidemment beaucoup
plus forte (120 à 150 millimètre de mercure) que celle du sang
de la veine porte (7 millimètres) remplacerait cette dernière
dans tous les points du tissu scléreux où elle serait oblitérée,
en sorte que le système des canaux sanguins du tissu cirrhotique
serait surtout alimenté par le sang artériel. »

Théoriquement, à cet accroissement du territoire de l'artère
hépatique devrait correspondre une augmentation de calibre de
l'artère hépatique. De fait, je n'ai pas trouvé de corrélation
marquée entre le développement de l'hyperplasie mésenchymateuse au cours des hépatites et l'accroissement de l'artère
hépatique. Cette hyperplasie n'est jamais assez généralisée pour
retentir de façon marquée sur le calibre de l'artère. Au moins
je n'ai rencontré aucun fait bien significatif à cet égard.

Fibrilles. — Nous avons vu précédemment que, parmi les
lésions élémentaires du parenchyme hépatique, entrait pour
une part l'hyperplasie marquée des fibrilles fuchsinophiles. On
considère habituellement ces fibrilles comme provenant de la
prolifération des fibrilles conjonctives de la gaine de Glisson,
envahissant le parenchyme hépatique. Le processus, nous
l'avons vu, est tout autre. Les fibrilles scléreuses, fuchsinophiles, pour ne rien préjuger de leur nature, que l'on trouve

en plein parenchyme n'y représentent pas des éléments d'importation glissonienne, des éléments du tissu conjonctif intra ou mieux parahépatique, d'origine mésenchymateuse. Ce sont des éléments autochtones, d'origine parenchymateuse, existant à l'état normal, plus développés, plus nombreux et plus épais dans le foie enflammé. Cela est si vrai qu'on peut rencontrer des hépatites où les fibrilles parenchymateuses sont intéressées, de façon prépondérante, presque exclusive, sans participation notable des fibrilles mésenchymateuses glissoniennes.

Réciproquement, dans la gaine de Glisson, il peut y avoir une prolifération souvent très marquée des fibrilles fuchsinophiles propres à cette gaine. En particulier, le bourgeon biliaire est souvent entouré d'un anneau fibrillaire très serré et fortement teinté en rouge vif par le Van Gieson. Parfois on rencontre des faits où l'inflammation ayant prédominé sur les gaines de Glisson, les fibrilles fuchsinophiles y sont très développées, alors qu'elles ne le sont que peu ou pas dans le parenchyme hépatique.

Les fibrilles fuchsinophiles qui existent dans la gaine de Glisson et celles qui existent dans le parenchyme peuvent donc subir, chacune pour leur compte, un accroissement notable, faire partie ici de la glissonite, là de l'hépatite. Elles se développent sur place de façon indépendante. Les fibrilles parenchymateuses ne sont pas des fibrilles glissoniennes immigrées.

Ajoutons cependant que la prolifération des cellules mésenchymateuses glissoniennes développant un tissu de nouvelle formation qui pénètre entre les travées hépatiques s'accompagne d'une hyperplasie sur place des fibrilles au pourtour des éléments néoformés et qu'il y a à ce titre envahissement du parenchyme par les fibrilles glissoniennes. Mais il s'agit là d'un processus bien différent de celui admis habituellement. Ce ne sont pas les seules fibrilles fuchsinophiles qui s'insinuent dans le parenchyme hépatique, c'est tout le mésenchyme de nouvelle formation, cellules mésenchymateuses, capillaires mésenchymateux, fibrilles mésenchymateuses.

Il ne faut pas d'ailleurs imaginer que fibrilles glissoniennes et fibrilles parenchymateuses diffèrent essentiellement les unes des autres.

On accorde, il est vrai, aux premières le caractère conjonctif, on le refuse aux dernières, ou du moins on le discute.

Il est cependant infiniment probable qu'elles sont de même nature et que les distinctions qu'on a voulu établir entre elles sont des distinctions secondaires. Au point de vue histologique, elles se colorent également bien par le Van Gieson, par le Mallory, par la méthode de Maresch. J'admets pour mon compte qu'elles ne diffèrent que par leur délicatesse ici et là et qu'il faut les considérer comme un élément structural appartenant aussi bien au parenchyme hépatique qu'au mésenchyme péribiliaire. En tout cas, elles n'appartiennent pas exclusivement au mésenchyme péribiliaire. Elles ne caractérisent même pas, comme on l'admet trop souvent, le tissu conjonctif. Le tissu conjonctif est, en réalité, lui aussi, comme j'ai eu déjà l'occasion de l'exposer, un véritable parenchyme fait de cellules spécifiques et de capillaires interposés.

Il est tout à fait comparable au tissu hépatique, autre parenchyme fait également de cellules spécifiques et de capillaires interposés. L'un et l'autre parenchymes sont rendus consistants par la présence à leur intérieur de fibrilles. Comme elles ont été primitivement reconnues, car elles y sont très développées (et associées à des fibrilles plus spécialisées ou fibrilles élastiques) dans le tissu mésenchymateux ou conjonctif, on les nomme fibrilles conjonctives. Si le hasard avait fait qu'elles eussent été étudiées primitivement dans le parenchyme hépatique, elles auraient tout aussi légitimement mérité le nom de fibrilles hépatiques. Et comme on les rencontre dans d'autres organes, dans les reins par exemple, il aurait fallu leur donner le nom de fibrilles rénales. Je les appelle fibrilles fuchsinophiles, pour mieux indiquer qu'elles ne sont nullement caractéristiques de tel ou tel tissu. Dès lors, sous le terme de sclérose, il faut désigner purement et simplement l'épaississement et la multiplication de cet élément fibrillaire. Il y a une sclérose conjonctive, caractérisée par l'hyperplasie des fibrilles fuchsinophiles, qui entrent dans la constitution normale du parenchyme conjonctif ou mésenchyme. Il y a une sclérose hépatique ou rénale. Le foie étant en réalité fait de l'accouplement d'un mésenchyme glissonien péribiliaire et du parenchyme hépatique proprement dit comporte donc une double sclérose, une sclérose glissonienne et une sclérose parenchymateuse, véritablement hépatique.

Habituellement, l'inflammation détermine une hyperplasie fibrillaire au niveau du parenchyme hépatique et au niveau de la gaine glissonienne.

De même elle détermine une multiplication des cellules conjonctives de la gaine et une multiplication des cellules hépatiques du parenchyme.

A ne considérer, parmi les lésions élémentaires de la glissonite et de l'hépatite, que la seule hyperplasie fibrillaire, on peut donc parler d'une sclérose glissono-hépatique. C'est cette sclérose, en réalité double, qu'on qualifie de sclérose hépatique.

Il convient de ne pas oublier qu'il y a là une double localisation d'un même processus et que, parfois, cette localisation, au lieu d'être double, reste simple, tantôt limitée à la gaine de Glisson, tantôt limitée au seul parenchyme hépatique.

Le bourgeon biliaire proprement dit. — Nous avons vu qu'il est difficile de séparer la description des lésions du mésenchyme glissonien de celle des lésions de l'épithélium qui limite le mésenchyme du côté de la cavité intestinale, ce terme étant pris dans son sens le plus large.

Nous ignorons actuellement les conditions de nutrition des épithéliums. Tout porte à penser que c'est par l'intermédiaire du mésenchyme sous-jacent, compagnon obligé de l'épithélium correspondant, que se fait cette nutrition. Il y a pour ainsi dire symbiose entre ces deux éléments.

Le processus inflammatoire, qui équivaut en somme à une hyperactivité des parties lésées, en augmentant la quantité de mésenchyme et son fonctionnement, retentit très probablement indirectement et par l'intermédiaire de ce mésenchyme sur l'épithélium. De fait, on note en pareil cas une hypertrophie puis une multiplication des cellules épithéliales. Cette multiplication peut se faire régulièrement, sur un rang, et par suite accroître le calibre du bourgeon biliaire considéré à un niveau donné. Le revêtement épithélial se développe en surface, se hérisse de villosités, de saillies papillaires plus ou moins dendritiques, laissant entre elles des recessus glanduliformes, à telle enseigne qu'un canal biliaire ainsi irrité pathologiquement va ressembler beaucoup au canal biliaire normal, situé plus en aval, plus près

du tronc souche (Comparer par exemple la figure 66, p. 299, in
Traité d'anatomie pathologique générale, par Tripier, 1904, et

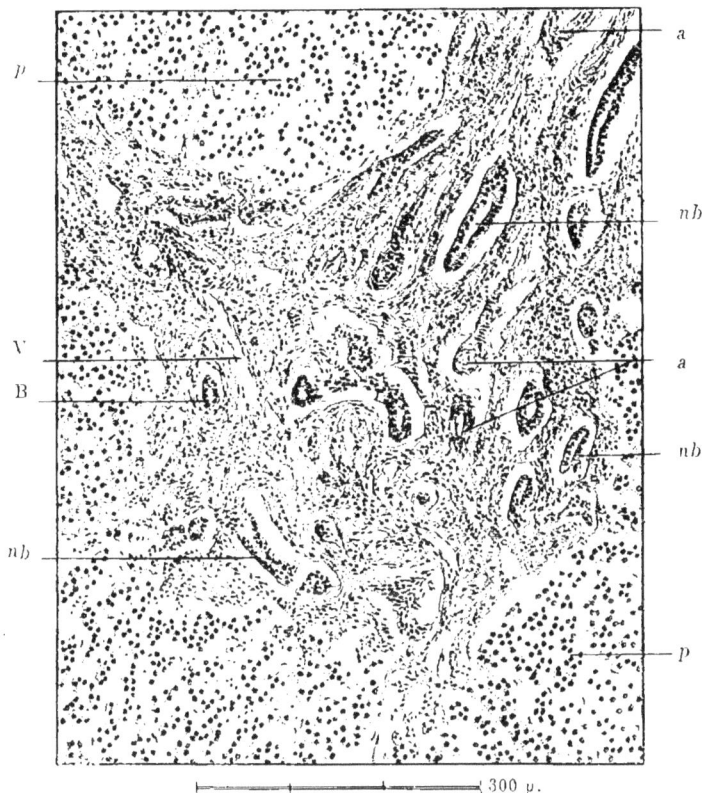

Fig. 44. — Lésions inflammatoires du bourgeon biliaire (glissonite).

Néoformation de canalicules biliaires *nb* et d'artérioles *a*, au niveau
d'une galerie glissonienne repérée par la veine porte V et le bourgeon
biliaire B. Le parenchyme hépatique *pp* présente des lésions très nettes
d'hyperplasie cohérente.

la figure 209, p. 354, in *La glande biliaire de l'homme*, par
Sabourin, 1888).

Tout se borne en quelque sorte à une croissance exagérée du
bourgeon biliaire au niveau considéré.

Cette multiplication des cellules épithéliales du bourgeon

biliaire se produit, d'autre part, au niveau des dernières ramifications de l'arbre biliaire et aboutit à la formation de *néocanalicules biliaires*. A ces néo-canalicules s'accolent les néoformations mésenchymateuses que nous avons étudiées tout à l'heure.

Fait important à noter, ces néo-canalicules biliaires se comportent le plus souvent comme de véritables *vasa aberrantia*, je veux dire ne se soudent pas aux travées parenchymateuses voisines. Le développement anormal du bourgeon biliaire, sous l'action du processus irritant, ne s'est pas accompagné, comme normalement, de la soudure secondaire du bourgeon biliaire et du parenchyme hépatique.

A côté de ces faits où l'inflammation aboutit à l'édification de parties nouvelles semblables aux parties normales, il en est d'autres où le processus d'irritation peut avoir été assez intense pour amener une prolifération désordonnée, anarchique, de l'épithélium biliaire. En pareil cas, plusieurs rangées de cellules, inégales, irrégulières, tapissent la paroi du canal biliaire, desquament à l'intérieur de ce canal.

Deux causes d'erreur doivent être signalées à ce sujet.

Une coupe tangentielle peut faire conclure à une desquamation de l'épithélium biliaire et, partant, en imposer pour un processus d'angiocholite.

D'autre part, il arrive parfois qu'un canal biliaire peut être bourré de cellules épithéliales provenant d'un segment situé plus en amont et desquamées artificiellement. De même parfois on observe des veines portes dont la lumière montre de nombreuses cellules endothéliales. Il s'agit très probablement, en pareil cas, de lésions cadavériques.

L'inflammation aiguë des voies biliaires aboutissant à la desquamation des épithéliums s'accompagne toujours de l'infiltration du chorion sous-jacent par de nombreuses cellules à protoplasma peu abondant. Au niveau de ce chorion, infiltré d'éléments cellulaires anormaux, ont disparu les fibrilles conjonctives nombreuses, qui presque exclusivement constituent normalement la paroi à ce niveau.

Dans ces cas, on ne note pas d'édification des néo-canalicules biliaires.

Artère hépatique. — Indépendamment de l'hyperplasie

musculaire que peut présenter cette artère et qui semble résulter de l'accroissement de son territoire et de la gêne éprouvée par le sang à traverser le foie altéré, on rencontre parfois des lésions d'endartérite manifestes. On ne les rencontre pas exclusivement dans la syphilis, dont on voulait en faire comme la signature. Peut-être y sont-elles plus marquées habituellement; mais, dans la tuberculose, on peut les trouver aussi développées.

Lymphatiques. — Il est difficile de repérer avec certitude les lymphatiques dans la gaine de Glisson.

Parfois on trouve, à la place qu'ils devraient occuper, des amas de cellules embryonnaires. On peut les interpréter sans doute comme trahissant une lymphangite. Mais toute certitude manque à cet égard.

Je n'ai rien non plus de spécial à signaler touchant les *nerfs* situés dans la gaine de Glisson.

DU MODELAGE DES TISSUS SOUS L'ACTION
DES LÉSIONS HYPERPLASIQUES

Après l'étude analytique des lésions élémentaires observées dans les hépatites et avant d'aborder la description des différentes variétés de ces hépatites, il convient de dire un mot des modifications structurales qui se produisent dans le foie, consécutivement au développement des lésions élémentaires préalablement envisagées.

L'inflammation du foie aboutit, en somme, à la production d'éléments hépatiques nouveaux, se logeant au milieu des éléments hépatiques anciens.

Dans le développment normal, le même phénomène a lieu, mais réglé et régulier; il se réduit à augmenter les dimensions du foie, à grossir cet organe, sans que l'adjonction des éléments néoformés se fasse aux dépens des éléments primitifs, sans non plus que cette adjonction, cette intussusception peut-on dire, modifie la disposition structurale de l'organe.

Dans l'inflammation, il en va rarement de même.

On rencontre pourtant un certain nombre de faits où, malgré un accroissement considérable de volume et de poids, le tissu hépatique garde la même physionomie. Il est évident que, en pareil cas, rien ne vient trahir l'irritation anormale du foie. Une coupe de l'organe enflammé, examinée au microscope, ressemble beaucoup à la coupe d'un organe normal. Seule la donnée fournie par l'ensemble de l'organe accru, géant, montre qu'il s'agit là d'un processus anormal. Au surplus, il est fréquent de rencontrer en pareil cas une surcharge graisseuse assez marquée, trahissant un altération du foie. C'est le cas de nombre d'hépatites observées au cours de la tuberculose, par exemple.

Mais, le plus souvent, l'hyperplasie des éléments du foie ne se fait pas également, régulièrement, de façon homogène, et dès lors de notables modifications structurales se produisent, qui altèrent parfois considérablement la physionomie habituelle du parenchyme hépatique.

La condition nécessaire et suffisante pour que pareilles

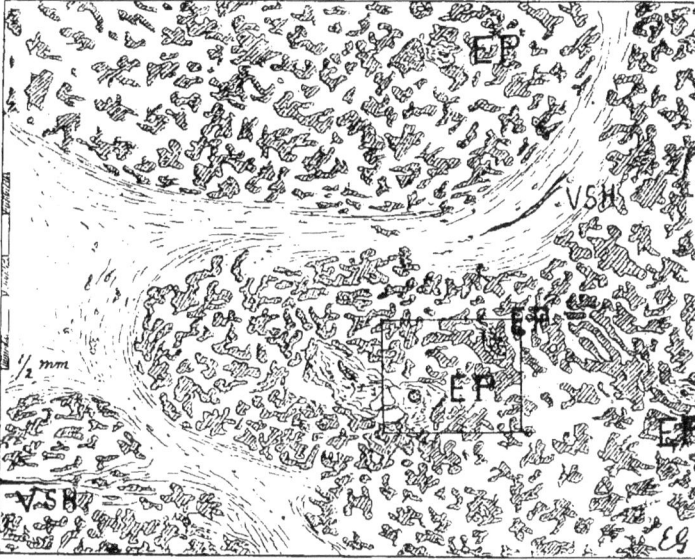

Fig. 45.

Les régions du parenchyme hépatique centrées par les espaces portes EP, siège de l'hyperplasie, refoulent à leur pourtour les parties voisines, centrées sur cette figure par les veines sus-hépatiques plus ou moins aplaties. Le réarrangement du parenchyme traduit la nécessité où sont les îlots hyperplasiques de laminer excentriquement les parties non hyperplasiées pour y loger les cellules néoformées.

modifications structurales se réalisent est l'inégalité dans l'atteinte et dans la réaction des différentes parties du parenchyme hépatique.

On peut déjà en prendre une idée, quand on examine des foies cardiaques. Nous avons montré que, en pareil cas, le parenchyme subit une sorte d'altération systématisée nette-

ment suivant une zone, la zone sus-hépatique, atteinte
d'atrophie avec surcharge pigmentaire. Il n'est pas rare de
rencontrer des régions où la zone porte résistante s'hyperplasie, au cours par exemple d'une infection surajoutée et
développe de véritables îlots de néoformation qui modèlent
à leur pourtour les régions voisines altérées et non suscep-
tibles d'hyperplasie. On peut voir certains de ces îlots, arrondis
et comme enchâssés dans une véritable nappe faite des zones
sus-hépatiques refoulées et aplaties par les îlots.

Certains foies gras fournissent des exemples encore plus
démonstratifs. Ils ont été bien décrits par Sabourin sous le
nom d'hépatites graisseuses nodulaires. Là encore, on retrouve
des régions parenchymateuses hyperplasiées et de plus surchargées de graisse, constituant de véritables nodules ou îlots
volumineux, ayant refoulé à leur pourtour ou aplati entre eux
des régions où les cellules atrophiées, pigmentées n'ont pas
subi cette même hyperplasie (Cf. la fig. 17).

Habituellement, les masses hyperplasiées sont centrées
par les veines portes, les parties aplaties étant centrées par les
veines sus-hépatiques. Pourtant un examen attentif montre que
parfois zone porte et zone sus-hépatique voisines sont toutes
deux atrophiées et aplaties, de telle sorte que la systématisation
est moins rigoureuse qu'il ne semblerait. Il n'en demeure pas
moins très exact que c'est au pourtour des veines portes que
se rencontrent toujours les masses hyperplasiées; et jamais on
ne les trouve centrées par des veines sus-hépatiques. Il peut seulement arriver qu'au pourtour de certaines veines portes l'hyperplasie n'ait point eu lieu. Ce que nous savons du mode de
nutrition du parenchyme hépatique, dont la zone porte reçoit la
première les apports sanguins, explique suffisamment que ce
soit au niveau de cette zone que l'hyperplasie ait lieu.

Si maintenant nous considérons les hépatites, on retrouve
dans les hépatites non scléreuses la même tendance à la production de masses ou nodules refoulant à leur pourtour les
parties peu ou pas hyperplasiées. C'est là un processus trop
commun pour que nous y insistions. Il a été décrit surtout par
Kelsch et Kiener.

Il convient d'y insister davantage, quand on envisage plus
particulièrement les hépatites scléreuses, car la signification

du processus que nous étudions a été complètement méconnue.

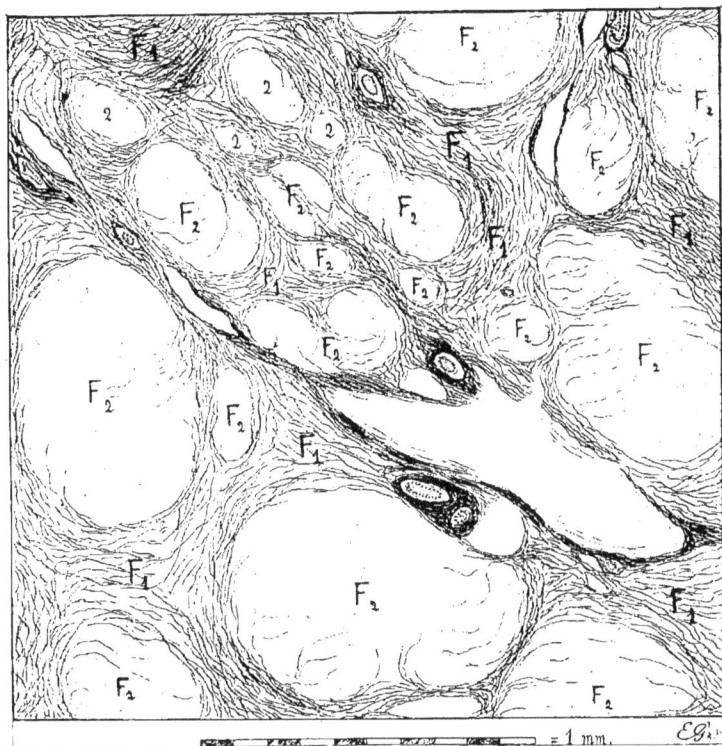

Fig. 46.

Modelage du foie primitif F_1, où domine la sclérose avec atrophie, par les masses de foie néoformé F_2.

Le bourgeon biliaire et la veine porte logés dans la gaine de Glisson apparaissent non modifiés et situés nécessairement dans les régions marquées F_1, au milieu du tissu de cirrhose, puisque ce tissu a remplacé le parenchyme primitif où ils étaient auparavant confinés. De même, les veines sus-hépatiques, d'ailleurs moins aisées à repérer.

Les fibrilles fuchsinophiles ont été seules représentées. Coloration au bleu Van Gieson.

C'est en effet à ce processus tout spécialement que les hépatites scléreuses ou cirrhoses doivent leur aspect si particulier.

Le foie atteint d'hépatite scléreuse ou foie cirrhotique prend les physionomies les plus diverses, et cela par suite du développement à son intérieur de zones d'hyperplasie cellulaire mêlées aux zones où prédomine surtout l'épaississement fibrillaire. Or là où prédomine l'épaississement fibrillaire, s'observe corrélativement l'atrophie des cellules hépatiques mêlées à ces fibrilles ; ces zones d'épaississement fibrillaire, ces zones scléreuses sont en même temps des zones atrophiques. Il en résulte que le développement des zones d'hyperplasie cellulaire ou mieux d'hyperplasie parenchymateuse entraîne corrélativement un véritable modelage au pourtour de ces zones, des zones d'atrophie scléreuse interposées. Ainsi se trouve modifiée considérablement la physionomie particulière du parenchyme hépatique.

Quand donc on trouve sur une coupe de cirrhose hépatique des îlots parenchymateux encerclés par une gangue d'atrophie scléreuse, il convient de ne pas voir dans les îlots parenchymateux le reliquat du foie non encore envahi par la sclérose du pourtour, l'*ultimum moriens* d'un tissu pénétré par une production conjonctivo-vasculaire étrangère. Ces îlots ne constituent pas la portion du foie primordial respecté encore par l'infiltration scléreuse.

Ces îlots sont du foie secondaire, du foie néoformé. C'est du foie, non pas étouffé par la gangue scléreuse du pourtour, mais au contraire du foie à vitalité renforcée, qui pousse et tend à se faire de la place, refoulant à son pourtour le foie primordial atrophié et sclérosé, dont nécessairement il s'entoure et se coiffe. Ce foie nouveau est à l'étroit, non parce qu'il est resserré par une formation extérieure à poussée concentrique, mais parce qu'il développe excentriquement de nouvelles cellules.

Ce modelage incessant du tissu hépatique, sous l'action des parties néoformées se faisant place au milieu des parties peu ou pas hyperplasiées où elles se développent, crée les figures les plus diverses. Nous aurons l'occasion d'étudier les principales quand nous aborderons la description des cirrhoses proprement dites.

Ce qu'il était nécessaire d'indiquer ici, c'était l'existence, et non pas seulement dans les hépatites scléreuses, de ces modifications structurales du parenchyme hépatique, modifications qui s'observent en effet dans les hépatites non scléreuses, dans le foie cardiaque, dans certains foies gras, partout en définitive où des parties de parenchyme hépatique subissent une poussée néoformative locale, supérieure à celle des parties voisines. Une véritable rupture d'équilibre survient, d'où le changement dans les rapports de ces parties à réaction inégale et la substitution d'un parenchyme hétérogène au parenchyme normal homogène, partout semblable à lui-même.

CLASSEMENT MORPHOLOGIQUE DES HÉPATITES

On conçoit la diversité pour ainsi dire infinie avec laquelle peuvent se combiner les lésions élémentaires que nous venons d'étudier et, par suite, la variété d'aspect des hépatites.

Il est cependant possible de tenter d'établir une sorte de classement de ces hépatites, en tenant compte de la prépondérance marquée que peut prendre ou non une des lésions élémentaires ci-dessus décrites, à savoir l'hyperplasie fibrillaire.

Suivant que cette prépondérance est ou non évidente, l'hépatite est scléreuse ou non scléreuse. C'est là une distinction classique, puisque l'on étudie habituellement à part les cirrhoses, c'est-à-dire les hépatites scléreuses. Lancereaux, dans son *Traité des maladies du foie et du pancréas*, affirme plus nettement encore que tous les manuels classiques cette classification, puisqu'il distingue explicitement les hépatites épithéliales et les hépatites conjonctives, c'est-à-dire les hépatites non scléreuses et les hépatites scléreuses.

Cette distinction se trouve justifiée à un double point de vue. Au point de vue clinique, elle mérite d'être conservée, car les hépatites non scléreuses correspondent habituellement aux processus irritatifs aigus. Je dis habituellement, puisque certains foies volumineux, nettement altérés et non scléreux, peuvent s'observer au cours d'irritations lentes, dans la tuberculose par exemple. Les hépatites scléreuses, par contre, correspondent très manifestement aux processus irritatifs lents.

Au point de vue anatomo-pathologique, cette distinction trouve surtout sa justification, car la présence de régions hépatiques avec hyperplasie fibrillaire entraîne précisément sous l'action des régions voisines à hyperplasie surtout parenchymateuse, des modifications structurales qui donnent au tissu hépatique une physionomie très particulière. De plus, elle se traduit par une augmentation de consistance.

Mais pour justifiée et nécessaire que soit cette distinction, puisqu'il faut mettre quelque ordre dans l'étude des hépatites, il ne s'ensuit nullement qu'il faille opposer les unes aux autres les hépatites scléreuses et les hépatites non scléreuses. En particulier, il faut se garder de donner à l'hyperplasie fibrillaire par où s'individualisent les cirrhoses une valeur autre qu'une valeur de classification. Cette hyperplasie constitue un caractère distinctif, parce que surajoutée précisément à d'autres lésions qu'on retrouve aussi bien dans les hépatites non scléreuses que dans les hépatites scléreuses. Mais ces lésions communes aux deux grandes variétés d'hépatites ne doivent jamais être méconnues dans la variété cirrhotique. Dans la cirrhose, tous les éléments qui participent à la constitution du foie sont intéressés au même titre par le processus inflammatoire.

L'existence de fibrilles hyperplasiées traduit uniquement la lenteur de ce processus, permettant l'hypertrophie lente des éléments constituants de l'organe, l'hyperplasie lente des parties aboutissant à la néoformation d'un véritable parenchyme secondaire. Son absence traduit uniquement la rapidité du processus inflammatoire, l'hyperplasie rapide des parties n'aboutissant pas à la néoformation d'un parenchyme hépatique complet.

Il n'y a pas d'hépatite uniquement constituée par une hyperplasie fibrillaire, exclusive des autres lésions élémentaires que j'ai rappelées. Contrairement à la doctrine classique, les lésions des cellules hépatiques en particulier font partie intégrante des hépatites scléreuses au même titre que les lésions non scléreuses. Ces lésions des cellules hépatiques ne sont pas des complications, mais des altérations primaires.

Si donc nous conservons cette distinction des hépatites en hépatites non scléreuses ou plus brièvement hépatites, et en hépatites scléreuses ou plus brièvement cirrhoses, c'est sous la réserve que, entre ces deux groupes, il n'y a pas de distinction anatomique fondamentale. On peut ajouter qu'il n'y a non plus ni distinction étiologique, ni distinction pathogénique.

LES HÉPATITES NON SCLÉREUSES

Mon intention n'est pas de décrire dans ce chapitre toutes les altérations inflammatoires du foie, non scléreuses, mais seulement de signaler rapidement quelques-uns des types principaux qu'on peut rencontrer. Je m'attacherai surtout à montrer les caractères communs qui rapprochent ces hépatites non scléreuses des hépatites scléreuses ou cirrhoses, et ceci afin de bien mettre en évidence les rapports étroits qui unissent ces deux variétés d'un processus en réalité assez uniforme.

La caractéristique essentielle de ces hépatites est l'hyperplasie du parenchyme hépatique. Cette hyperplasie se fait tantôt suivant le type du clivage, tantôt suivant le type dissociant. Ces deux variétés méritent l'une et l'autre la dénomination d'hépatite hyperparenchymateuse. Nous allons les étudier successivement.

I. — HÉPATITE HYPERPARENCHYMATEUSE A TYPE DE CLIVAGE.

Dans ce type, rarement qualifié hépatite, et qui correspond plutôt à ce qu'on se borne à désigner sous le nom d'hépatomégalie ou, plus simplement, gros foie, l'examen histologique induit plutôt en erreur, car le parenchyme hépatique a un aspect très voisin de la normale. Si l'on ignorait qu'il s'agit d'un foie volumineux, pesant parfois 3 et 4 kilogrammes, on ne penserait pas à une altération pathologique. L'hypertrophie du foie des anciens auteurs appartient à cette variété.

L'hyperplasie parenchymateuse se fait de façon égale et aboutit, en définitive, à une sorte de grandissement du foie.

On peut observer ce type dans la tuberculose, comme en témoigne le fait suivant :

OBSERVATION IV. — *Tuberculose pulmonaire. — Hépatite avec hyperplasie parenchymateuse et stéatose (poids du foie : 3 200 grammes). —*

Louise O..., âgée de vingt et un ans, employée dans une fabrique de parfums, entre le 6 juin à l'hôpital du Perpétuel-Secours (service de M. le D'' Lancereaux).

Intoxication par l'absinthe on trouve une bouteille d'absinthe cachée sous son traversin. Faiblesse extrême des jambes; ne peut marcher seule, a peine à se soutenir. Douleurs vives dans les plantes des pieds dès qu'elle marche. Ces accidents remontent à deux ou trois semaines. Il y a huit jours, a dû quitter son travail.

Perte du sommeil, cauchemars (animaux, batailles, précipices), sueurs nocturnes.

Depuis un mois et demi, l'appétit et les forces ont décliné progressivement. Léger œdème des jambes. Pas d'ictère.

Le 18 juin, pouls à 120°.

Le 19, pouls à 144, 48 respirations par minute. Fait le geste incessant de ramasser des objets. Le diaphragme est parésié. Ne parle plus, le regard fixe, perd urines et matières.

Mort dans la journée.

Autopsie. — *Poumons :* tuberculose bilatérale.

Foie : jaune-ocre, surnage dans l'eau, semblable à du foie gras d'oie; pèse 3 200 grammes.

Description histologique des lésions hépatiques

Malgré son apparence macroscopique, la surcharge graisseuse de ce foie n'est pas aussi monstrueuse qu'il semblerait. Ce qui domine, c'est l'hyperplasie générale du parenchyme, comme le faisaient d'ailleurs prévoir les dimensions et le poids de l'organe (3 200 grammes). Cependant cette hyperplasie s'est faite suivant le type du clivage, car, si les cellules sont volumineuses, elles continuent à se disposer en travées, souvent clivées par de larges interstices. On ne rencontre que rarement des placards faits de l'apposition de nombreuses cellules hépatiques non séparées par des lacunes. Les capillaires et les lacunes vasculaires qui se disposent entre les travées sont larges. Il semble même que le réseau vasculaire a été distendu, probablement *post mortem*, par des gaz, d'où la largeur vraiment anormale des capillaires et l'aspect en dentelle que prend le parenchyme. Sur les préparations heureuses, on note alors que les globules sanguins sont plaqués de part et d'autre du capillaire vide contre les travées voisines, ce qui confirme l'hypothèse d'un processus d'insufflation artificielle du réseau vasculaire.

Les cellules hépatiques sont cependant bien colorées ; leurs noyaux apparaissent normaux. Cependant toutes les cellules n'ont pas cet aspect normal. Nombre d'entre elles sont pâles et leur protoplasma transformé en un amas poussiéreux incolorable : le noyau a disparu par caryolyse. De plus, il y a de nombreuses granulations graisseuses incluses dans les cellules. Les cellules de la zone porte en contiennent très peu, et elles sont peu volumineuses. Par contre, les cellules de la zone sus-hépatique sont transformées en boules graisseuses. Mais toutes les régions du parenchyme hépatique ne sont pas atteintes ; la zone sus-hépatique n'est pas partout infiltrée de graisse. A noter que la surcharge maxima n'est pas localisée immédiatement au pourtour des veines sus-hépatiques, mais à quelque distance. Les boules graisseuses, pour volumineuses qu'elles soient, ne suffiraient pas, semble-t-il, à alléger suffisamment le foie pour lui permettre de flotter sur l'eau. La distension cadavérique des capillaires sous l'effet du développement des gaz *post mortem* entre certainement en ligne de compte. On se rendrait difficilement compte de ce mélange d'infiltration graisseuse et de « pulmonisation » du foie sur des coupes dégraissées. On confond alors aisément les lacunes vasculaires et les logettes d'où a disparu la graisse et, par suite, on a tendance à attribuer à un processus de stéatose beaucoup plus prononcé l'aspect général du parenchyme. Cette erreur n'a pas lieu quand on utilise des coupes faites par congélation, où la graisse, colorée par le Soudan, persiste.

Collecteur porto-sus-hépatique. — Considérablement augmenté dans ses proportions ; mais il faut faire intervenir encore ici la distension artificielle du collecteur vasculaire, tant veineux que capillarisé, car la paroi de ces veines, à la lumière si large, reste mince, comme distendue. Pourtant il y a peu ou pas d'aplatissement des travées hépatiques voisines, de telle sorte que, tout en tenant compte du facteur cadavérisation, il y a lieu d'attribuer cette augmentation de calibre du collecteur vasculaire à un phénomène d'adaptation du collecteur aux exigences accrues d'un parenchyme hépatique presque triplé dans ses dimensions. J'en dirai autant de l'espacement plus

marqué des veines portes et des veines sus-hépatiques alternées. Tout indique un agrandissement du parenchyme hépatique, une hyperplasie notable de toutes ses parties.

Bourgeon biliaire. — N'est pas altéré et n'a pas grandi relativement au parenchyme hépatique. Il en résulte une discordance manifeste entre le calibre des canaux biliaires comparé
au calibre des vaisseaux portes adjacents. De plus, le bourgeon
biliaire et son chorion mésenchymateux avec l'artère « hépatique » correspondante sont aplatis, refoulés au pourtour de
la veine porte géante et distendue.

En résumé, hyperplasie énorme du parenchyme, à type de
clivage avec surcharge graisseuse à prédominance sus-hépatique non généralisée à tout le parenchyme.

Un cas très semblable au précédent d'hépatite tuberculeuse
non scléreuse avec hyperplasie énorme en différait seulement
par la coexistence au sein du parenchyme de grosses masses
caséeuses. Je n'ai pas personnellement assisté à l'autopsie et
n'ai pu recueillir moi-même que l'observation. J'ai su seulement qu'à l'ouverture du cadavre on avait trouvé un foie
pesant près de 4 kilogrammes et une rate très volumineuse.

OBSERVATION V. — *Tuberculose.* — *Hépatite avec hyperplasie énorme.*
*Lésions articulaires. Présence de masses caséeuses dans le foie et
dans la rate.* — Charles D..., âgé de cinquante et un ans, serrurier,
entre le 22 juillet à Lariboisière, dans le service de M. le Dr Launois.

Marié trois ans, puis divorcé, a eu trois enfants, tous morts peu de
temps après leur naissance.

N'a jamais été malade jusque il y a deux ans. Pas de paludisme, ni
de syphilis. Une blennorragie. A la suite d'une chute sur le dos
ayant déterminé une ecchymose fessière bilatérale, sans angine
préalable, le malade subit une crise de rhumatisme articulaire aigu
intense. Les genoux et les épaules sont intéressés. Température, 38°.
Reste deux mois à Lariboisière et en sort incomplètement guéri. Se
repose cinq ou six mois chez lui, souffrant toujours au niveau des
articulations. Reprend son travail, mais persiste à souffrir.

Le 23 juillet, il s'aperçoit que ses jambes sont très enflées, et il entre
à l'hôpital.

Examen. — Malade pâle, amaigri.

Poumons : en arrière, râles de congestion aux deux bases, surtout à
droite. Ne tousse pas.

Cœur : au niveau du troisième espace intercostal, bruit surajouté au premier temps, disparaissant dans la position assise. Pouls bondissant, ralenti, 48. Tension peu élevée, 10-11.

Foie : volumineux déborde de quatre travers. Douloureux.

Rate : non perceptible.

Abdomen : météorisé.

Urines : claires, abondantes, sans albumine.

Hydarthrose volumineuse des deux genoux, très déformés et éveillant l'idée d'une arthropathie tabétique.

Les deux poignets et les mains sont également très déformés et légèrement œdématiés.

Sorti avec légère amélioration en septembre, va à Vincennes où, dès l'arrivée, a des selles sanglantes (sang rouge et caillots) pendant trois jours. Pas d'autre hémorragie.

Rentre le 1er décembre 1907 dans le service. Depuis quinze jours, son état a empiré. Il a voulu reprendre son travail et s'est fatigué. Anasarque. Douleurs vives dans l'hypocondre droit.

Teint pâle, terreux, comme un individu qui détruit ses globules sanguins. A beaucoup maigri.

Abdomen douloureux à droite, dans la région hépatique. La matité hépatique remonte au quatrième espace intercostal. Le foie descend très bas au-dessous des côtes, de deux travers de main ; son bord part de l'épine iliaque, passe au-dessous de l'ombilic et se perd sous les fausses côtes. Il est suivi aisément, dur, tranchant. Le foie soulève l'épigastre en forme de dôme. La hauteur de la matité est de 33 centimètres, au niveau de la ligne mammaire. La surface est lisse, non bosselée. Ventre sec, pas d'ascite. Circulation collatérale à droite. Teinte jaunâtre du tégument. Pas de décoloration des matières. Une petite tache hémorragique à la face interne de la muqueuse buccale, de la grosseur d'un pois.

Rate perceptible, donne 16 × 27 à la percussion et déborde les fausses côtes.

Appétit conservé, pas de vomissements.

Poumons : rien d'anormal.

Cœur : souffle mésosystolique ; pouls, 60.

Urines : jaune-citron ; l'addition d'acide azotique y fait apparaître teinte rose violacée.

Quelques ganglions perceptibles au toucher.

Les articulations des genoux et des poignets sont volumineuses, déformées et douloureuses, surtout la nuit. Les genoux sont globuleux, et la palpation de leur partie interne donne sensation d'empâtement, de viscosité. Le cul-de-sac tricipital est distendu par du liquide ; les plateaux du tibia sont doublés d'un tissu fibreux considérable et très sensibles. A gauche, douleur au niveau de la patte d'oie. Atrophie musculaire de la cuisse. Pas d'œdème. L'articulation tibio-tarsienne gauche est déformée.

Le 4 décembre, épistaxis.

Une ponction du genou donne un liquide contenant de nombreux polynucléaires, quelques lymphocytes et quelques grands mononucléaires.

Un examen du sang ne montre pas d'augmentation des éosinophiles.

Le 20 janvier 1908, le malade, revu, est pâle, anémique, mais sans ictère. Asthénie extrême. Le foie reste gros, de même que la rate.

Les urines sont jaune clair, d'apparence normale, fait qui étonne chez un individu qui a une anémie si marquée semblant tenir à la destruction des globules sanguins. Pouls, 62.

Ce même type d'hépatite hyperparenchymateuse s'observe encore chez certains obèses, au cours des leucémies où, aux lésions d'hyperplasie parenchymateuse, s'associe d'ailleurs une infiltration leucocytaire des gaines glissoniennes et de l'espace, normalement virtuel, qui sépare le réseau capillaire du réseau trabéculaire.

Processus en général à évolution relativement lente, durant des mois, ce processus peut, dans certains cas, prendre une allure beaucoup plus rapide et se traduire parfois par un véritable syndrome d'ictère grave. Le fait relaté récemment par MM. Widal et Abrami, auquel nous renvoyons, en est un bel exemple. « Le foie, disent ces auteurs, au lieu d'être atrophié, pesait 1 740 grammes, et les cellules, loin d'être détruites, présentaient une réaction véritablement paradoxale : sur toute l'étendue du parenchyme hépatique, elles étaient en état d'hyperplasie très marquée.

« L'hyperplasie générale du corps cellulaire, celle plus marquée encore du noyau, la multiplication des nucléoles et les nombreuses figures de karyokinèse que l'on observe sur toutes les coupes représentent un type de réaction qu'il est tout à fait exceptionnel de rencontrer dans le foie et qui marque comme une tendance des cellules hépatiques au retour à l'état embryonnaire. Un certain nombre de cellules hépatiques disséminées au hasard dans toute l'étendue du foie présentent des lésions de vacuolisation cytoplasmique et nucléaire, sans trace de dégénérescence graisseuse ou de nécrose granuleuse ou vitreuse. » Pas d'infiltration leucocytaire. « L'opposition est frappante entre l'absence complète de réaction de l'appareil conjonctivo-vasculaire et l'existence d'une réaction hyperplasique si marquée du parenchyme hépatique » (*loc. cit.*).

II. — HÉPATITE HYPERPARENCHYMATEUSE A TYPE DISSOCIANT.

Dans ce type, qui cliniquement se présente avec tous les symptômes de l'ictère grave, le parenchyme hépatique est presque méconnaissable, constitué par de véritables placards de cellules isolées, petites, irrégulières, mal colorées, au noyau très altéré et souvent disparu. On note souvent la présence d'amas microbiens et la nécrose d'îlots périglissoniens. Ces îlots nécrotiques se colorent souvent en jaune sale par les pigments biliaires.

En pareil cas, l'irritation du parenchyme hépatique est à ce point intense que les éléments néoformés sont souvent nécrosés et, de toute façon, n'aboutissent pas à constituer rien qui ressemble à un parenchyme hépatique nouveau. Pas de capillaires, mais des lacunes irrégulières, sans paroi différenciée. Pas de fibrilles nouvelles. Même les fibrilles du foie primitif ont disparu. Les préparations au Van Gieson, au Mallory, au Maresch, où les éléments fibrillaires prennent une coloration élective si nette habituellement, ne donnent que quelques traînées mal colorées, où l'on peut avec peine reconnaître des fibrilles gonflées, en voie de disparition.

Dans nombre de cancers du foie secondaires à un épithélioma du tube digestif ou de ses annexes, en particulier des voies biliaires et de la vésicule, on retrouve ces lésions d'hépatite hyperparenchymateuse diffuse. Et, cliniquement, à ces lésions correspond un syndrome d'ictère grave suraigu, rapidement mortel.

L'observation suivante en est un bel exemple.

OBSERVATION VI. — *Épithélioma de la vésicule biliaire. Propagation directe au foie (cancer en amande). Noyaux secondaires dans le foie, le rein, la rate, etc. Hépatite hyperplasique dissociante.* — Joachim P..., né à Barcelone, âgé de cinquante-deux ans, garçon d'hôtel, entre le 9 octobre 1908, à la Charité, dans le service de M. le Dr Toupet, que j'avais l'honneur de suppléer.

Cet homme, bien portant jusqu'à il y a quatre mois, se met à maigrir

considérablement. Il a perdu, dit-il, « les deux tiers de son poids ».
Pourtant il reste encore avec une paroi abdominale relativement
grasse. Depuis deux mois, il s'est mis à jaunir.

Actuellement, l'ictère est complet. La peau a une teinte jaune
safran ; les conjonctives sont jaunes. Circulation collatérale marquée ;
une veine monte de chaque côté du ventre vers l'aisselle ; une veine
médio-thoracique descend jusqu'à l'ombilic.

Le ventre est assez aisé à palper, et on sent le foie qui barre horizontalement l'épigastre. La matité supérieure remonte jusqu'au troisième
espace intercostal droit et descend à un travers de doigt au-dessous
des fausses côtes à droite. Le lobe gauche est relativement plus volumineux et descend plus bas que le lobe droit. On ne sent pas la
vésicule. Le foie est douloureux à la pression. Un peu d'ascite et
d'œdème des jambes.

Urines rares, 600 grammes ; sans sucre ni albumine ; couleur liquide
de Müller ; ne contiennent pas de pigments biliaires vrais.

Diarrhée jaune foncé, tachant la chemise.

Pas d'hémorragies.

État général grave. Voix éteinte, décubitus dorsal, asthénie extrême.
Intelligence conservée, mais répond avec peine aux questions qu'on lui
pose.

L'absence de pigments biliaires dans les urines, l'ascite, la circulation collatérale, le volume considérable du lobe gauche du foie font
penser à une hépatite scléreuse. Mais la permanence et l'égalité de
teinte de l'ictère, sans poussées, laissent quelques doutes. La rate est
difficile à délimiter. Elle ne semble pas déborder.

Pouls, 80.

Température oscille entre 36°,4 et 36°,8.

Congestion des bases, surtout à droite.

Mort le 12 octobre.

A l'autopsie, on trouve un cancer de la vésicule biliaire ayant
envahi le *foie*. Cet organe pèse 2 280 grammes. Il est volumineux et
déformé. Il mesure en largeur, à vol d'oiseau, 30cm,5, dont 18 pour le
lobe droit, en appliquant le ruban métrique sur l'organe, 36cm,5 et 22 ;
— en hauteur, 22 ou 27 au niveau du lobe droit, 17,5 ou 20,5 au niveau
du lobe gauche. C'est donc au niveau du lobe droit, tout particulièrement vers la vésicule, que l'organe est de beaucoup le plus épais.

La vésicule biliaire, à paroi très épaissie, se continue sans démarcation nette avec une masse fibreuse, jaune, grosse comme un crâne
de fœtus, ayant envahi le foie.

La cavité vésiculaire est réduite et contient un beau calcul oblong,
régulier, à surface légèrement granuleuse, solitaire et de couleur
ambrée. Du liquide brun jaune abondant s'écoule de la vésicule.

La masse néoplasique ne se termine pas nettement du côté du parenchyme hépatique, dans lequel elle s'infiltre. Elle est parsemée de placards hémorragiques.

De nombreux nodules secondaires parsèment les deux lobes et affleurent la surface du foie.

Quelques zones de périhépatite surtout vers le bord droit.

A la coupe, les nodules cancéreux très irréguliers, comme ramifiés à leur pourtour, présentent habituellement trois zones concentriques, disposées en cocarde, de dehors en dedans une zone blanc ivoire, puis une zone hémorragique, puis au centre une zone jaunâtre sèche.

Le parenchyme hépatique présente un aspect muscade très caractérisé avec zone porte jaunâtre, parfois centrée de linéaments hémorragiques, et zone sus-hépatique vert bouteille moins développée.

La *rate* pèse 340 grammes ; périsplénite, consistance molle ; couleur lie de vin. A la coupe, on trouve de petits nodules jaunâtres durs avec placards hémorragiques.

Le *cœur* est gras, dilaté et mou. Il pèse 500 grammes. Quelques placards de péricardite sur les deux faces. En un point, symphyse. Le ventricule droit contient un caillot fibrineux. Pas d'altérations des sigmoïdes ni de la valvule tricuspide, sauf leur coloration jaunâtre par imbibition biliaire. Petites hémorragies sur la cloison auriculaire. Le ventricule gauche contient un petit caillot. La mitrale est dépolie. Les sigmoïdes sont calcifiées, surtout vers leur bord adhérent. Coronaires dures, crient sous le couteau. Pas de caillots dans les auricules.

Aorte : quelques placards jaunâtres, mous, surtout nombreux vers l'origine des artères du cou.

Poumons : le droit pèse 1 030 grammes. Congestion intense et œdème ; au niveau du lobe inférieur, la pression fait sourdre du pus des bronches ; pachypleurite.

Le poumon gauche pèse 870 grammes. Même pleurite sèche, comme dans la pneumonie, avec de plus tendance à former de véritables plaques laiteuses. La congestion est ici plus marquée qu'à droite. Mêmes lésions de suppuration bronchique.

Ganglions trachéo-bronchiques : peu volumineux et sans augmentation de nombre.

Reins : capsule adipeuse très épaisse. Surcharge graisseuse du bassinet. Poids, 130 et 150 grammes. Le cortex est diminué, mesurant seulement 2 millimètres à certains endroits. Quelques kystes sous-corticaux. La décortication se fait aisément, mais entraîne des fragments de parenchyme. En un point de l'un des reins, une petite masse jaunâtre pénètre dans le parenchyme. Au niveau des pyramides, traînées hémorragiques et stries verdâtres. La teinte générale des reins est jaune brun.

Le *pancréas* est difficile à retrouver au milieu de la graisse.

Surrénales : capsulées.

Estomac : quelques taches hémorragiques.

Surcharge graisseuse de la paroi abdominale, du mésentère, de l'épiploon formant tablier adhérent au foie.

L'examen histologique montre, indépendamment des lésions de rétention biliaire (néo-canalicules biliaires et légère sclérose glissonienne, cylindres pigmentaires, cellules surchargées de granulations pigmentaires) et des nodules cancéreux, des lésions très marquées d'hépatite hyperparenchymateuse dissociante.

L'absence de pigments biliaires dans les trois derniers jours de l'existence tient sans doute à cette altération probablement terminale du parenchyme hépatique.

A noter, en tout cas, la persistance de l'écoulement de la bile, au moins pour partie, dans l'intestin.

Les masses jaunâtres observées dans le rein et dans la rate correspondent à des embolies cancéreuses très nettes.

Dans le rein, lésions de néphrite scléreuse ancienne avec poussée de néphrite hyperparenchymateuse dissociante, avec cylindres albumineux en grande quantité et cylindres pigmentaires surtout au niveau des pyramides.

Dans un certain nombre de cas, et malgré cette hyperplasie dissociante, les altérations nécrotiques cellulaires sont à ce point prédominantes que le volume de l'organe diminue. Le foie est mou, flasque, trop petit dans son enveloppe ridée. C'est l'atrophie jaune aiguë du foie. Qu'il y ait ou non conservation du poids et du volume du foie, la lésion histologique demeure la même. C'est toujours une hépatite hyperparenchymateuse dissociante avec fonte plus ou moins prononcée suivant les cas, suivant la longueur de la survie et l'intensité du processus pathogène.

III. — HÉPATITE HYPERPARENCHYMATEUSE AVEC STÉATOSE.

Dans les faits précédemment étudiés, il est possible et même habituel de noter une légère surcharge graisseuse d'un certain nombre de cellules hépatiques, en particulier de celles situées dans la zone porte. Mais il s'agit là d'une lésion toujours discrète, peu caractéristique.

Il n'en est pas de même dans toute une autre série de faits. Ces faits s'observent particulièrement au cours de la tuber-

culose pulmonaire avec lésions caséeuses développées. Le foie
présente une surcharge graisseuse considérable, modifiant
complètement l'aspect du parenchyme. Ces faits sont bien connus sous le nom de foie gras, de stéatose hépatique.

Habituellement, le foie est relativement peu augmenté de
poids et de volume, peu ou pas déformé. Il y a stéatose d'un
foie par ailleurs normal.

Mais, à côté de ces faits, il en est d'autres, et ce sont les seuls
que j'étudie ici, où il y a à la fois hépatite hyperparenchymateuse et stéatose. Il est difficile de dire si cette stéatose est
un phénomène secondaire, tardif, greffé sur une hépatite
hyperparenchymateuse simple ayant évolué au préalable, ou si,
au contraire, hyperplasie et stéatose marchent de concert.

Le fait suivant, observé longuement par moi pendant mon
internat dans le service de mon maître regretté le Dᴿ Rendu,
est un bel exemple de cette hépatite hyperparenchymateuse
graisseuse.

OBSERVATION VII. — *Tuberculose pulmonaire et granulie terminale.*
— Hépatite avec hyperplasie parenchymateuse et dégénérescence grais-
seuse (poids du foie : 2 320 grammes); pleurite adhésive double, péri-
tonite et périhépatite, méningite.

Louise B..., née à Paris, âgée de trente-six ans, ouvrière dans une
usine de conserves alimentaires, entre le 26 avril 1901 à l'hôpital Necker
(service de M. le Dᴿ Rendu).

Antécédents héréditaires. — Père, mort phtisique à trente-trois ans,
non alcoolique. Mère morte à quarante-quatre ans d'apoplexie.

Une sœur de mère a actuellement trente-trois ans, bien portante.

Antécédents personnels. — Son premier mari est mort tuberculeux
à trente-trois ans (elle avait alors dix-sept ans).

De son second mari, bien portant, elle a eu trois enfants ; ils sont
morts tous trois, le premier à quinze mois, le second à deux ans de
bronchite capillaire, le troisième à trois ans et demi de méningite.

Début de la maladie. — Remonte à trois mois. Perte de l'appétit,
amaigrissement de 60 à 41 kilogrammes. Depuis quelques mois, elle
a des métrorragies et un peu de gingivite.

Depuis un mois surtout, elle souffre dans l'abdomen supérieur.

Examen. — C'est une femme amaigrie, fatiguée, au teint légèrement
subictérique, mais surtout anémique et rappelant assez le masque de
la grossesse.

La peau est sèche et écailleuse.

Le ventre est un peu dur et présente quelques veines sous-cutanées dilatées, surtout développées à droite et se continuant sur le thorax.

Le *foie* déborde les fausses côtes de 11 centimètres sur la ligne mammaire; surtout développé à droite; le bord inférieur passe par l'ombilic et remonte presque verticalement le long de la ligne médiane jusqu'à une encoche à partir de laquelle il gagne à peu près horizontalement les fausses côtes à gauche. La matité remonte jusqu'à la quatrième côte. Les dimensions de l'aire de matité sont sur la ligne mammaire 24 à 25 centimètres; sur la ligne médiane, il y a de l'appendice xiphoïde au bord inférieur du foie, 16 centimètres.

La surface est légèrement mamelonnée, non douloureuse.

La rate ne déborde pas; sa matité est de 13^{cm},5 × 21 centimètres.

Poumons : ni toux, ni oppression. Pas de signes physiques appréciables.

Cœur : bruits normaux; le pouls bat à 100.

Reins : urines rares, 500 grammes, couleur bière forte, de densité faible, 1008 ; ni sucre ni albumine, pas de pigments biliaires vrais ; foncent par addition d'acide azotique ; contiennent de l'urobiline. Chauffée avec son poids d'acide chlorhydrique jusqu'à l'ébullition, l'urine prend une couleur brune. Reprise par le chloroforme, ce dernier se teint en rose.

Pas de diarrhée, matières non décolorées.

Abattement, asthénie. Tremblement des lèvres et de la langue. Réflexes rotuliens conservés. Hyperesthésie des membres inférieurs ; jambes amaigries et légèrement parétiques. La malade a du mal à traverser la salle pour aller aux cabinets. Hypoesthésie subjective générale, qui fait que la malade ne se plaint pas.

La malade a des pituites, des cauchemars, des crampes et des fourmillements dans les membres inférieurs. Elle avoue nettement boire 1 litre à 1 litre un quart de vin par jour et, depuis cinq ans, quatre à cinq absinthes par jour. Elle consomme également beaucoup de café, mais n'y ajoute pas d'eau-de-vie.

Évolution. — Le 29 avril, la quantité des urines s'est relevée à 1 750 grammes, mais la densité en reste faible, 1006 ; couleur madère; le pouls est à 104. Selle quotidienne, moulée.

La mine est meilleure, mais la parésie des membres inférieurs avec hyperesthésie persiste.

Le 1er mai, urines 1 250 grammes ; avec l'acide chlorhydrique à chaud, belle coloration violet pourpre. Densité = 1009. Réaction de Hay positive. Ni indol, ni scatol.

L'analyse des urines faite par l'interne en pharmacie du service, M. Samarcq, donne pour une quantité de 1 200 grammes : réaction, neutre; densité. 1010; albumine, 0; sucre, 0; chlorures, 4 grammes par litre ; phosphates, 0gr,15 par litre ; urée, 7gr,806 par litre ; acide urique, 0gr,20 par litre ; urobiline. réaction positive par HCl, chloroforme ou éther ; pigments biliaires normaux, 0 ; réaction de Hay positive.

Le 8 mai, le tremblement de la langue persiste ; mais il y a amélioration notable. Peu d'appétit, amaigrissement extrême.

Le 13, toux et fièvre qui oscille entre 38 et 39°. Reste au lit fatiguée. Le subictère a presque disparu.

Le 29 mai : depuis quelques jours, la diarrhée persiste, avec accalmies dues aux opiacés (cinq à six selles par jour).

Le 5 juin, la diarrhée et l'amaigrissement persistent.

Le 13, amélioration. La malade commence à descendre au jardin.

Le 14, la diarrhée a diminué beaucoup, l'appétit est meilleur.

Sort le 15 juin. A ce moment, le foie déborde de 9 centimètres au lieu de 11 centimètres ; sa hauteur mammaire est de 22 centimètres ; sur la ligne médiane, du xiphoïde au bord inférieur, 16 centimètres, n'a pas varié.

La rate mesure 11.5 $\times$ 16 centimètres.

Il y a encore deux ou trois selles par jour.

L'analyse des urines donne les renseignements suivants : quantité des urines, 2 000 grammes ; couleur jaune paille, limpide, avec un dépôt peu abondant ; densité, 1009 ; réaction, légèrement acide ; chlorures, 5gr,60 par litre ; phosphates. 0gr.65 par litre ; urée, 7gr,806 ; acide urique, 0gr,28 ; sucre, 0 ; albumine. 0 ; pigments biliaires, 0 ; acides biliaires, 0 ; réaction de Hay, négative.

Pendant ce séjour de deux mois, le poids de la malade, qui avait fléchi le 13 mai à 40kg,600. est remonté et s'est maintenu à 42 kilogrammes.

La quantité des urines, de la fin d'avril à la fin de mai. a été d'environ 1 200 grammes par jour, d'une densité moyenne de 1005. A partir du mois de juin, oscille entre 2 000 et 2 500 grammes sans que la densité varie beaucoup.

La température oscille entre 37°,6 et 38°,6, parfois 39°.2, dans le premier mois, puis autour de 37° dans le second mois.

A deux reprises, on fait l'épreuve du bleu de méthylène.

Le 30 avril, l'élimination commence dès la première demi-heure et atteint son maximum à la troisième heure pour s'achever à la vingt-sixième heure, avec un minimum à la treizième heure et un second maximum moins élevé que le premier à la dix-neuvième heure. Elle se fait sous forme de chromogène. A noter que l'urine de la quarante-cinquième heure, après le repas, à une heure et demie. a une légère teinte vert sale après addition d'acide acétique et ébullition ; à la quarante-septième heure, aucune coloration.

Le 21 mai, un mois après la première épreuve, nouvelle épreuve (1 centimètre cube de bleu au vingtième sous-cutané). L'élimination débute au bout de la première heure, atteint son maximum à la troisième heure et s'achève à la vingt-neuvième heure avec un maximum à la treizième heure et un second maximum moins élevé à la dix-neuvième heure. Les deux courbes sont presque superposables, mais la première s'est faite sous la forme chromogène, la seconde sous la forme colorée.

Le diagnostic porté fut hépatite alcoolique avec tuberculose pulmonaire et intestinale probable.

Le 31 janvier 1902, la malade rentre dans le service. Les trois premiers mois passés au dehors, l'amélioration obtenue à la suite de son premier séjour a persisté. Mais, dès octobre, après être allée au lavoir, elle s'enrhume et depuis n'a cessé de tousser. L'expectoration, abondante, n'a jamais été sanglante. A la fin de janvier, elle est forcée de garder le lit; deux jours avant son entrée, les urines diminuent beaucoup de quantité.

L'amaigrissement est notable, et l'aspect est nettement celui d'une phtisique. Le foie, très volumineux, a les mêmes dimensions qu'au mois de juin. Il est de plus douloureux à la pression, surtout vers le bord inférieur et au niveau de l'épigastre, un peu à droite de la ligne médiane.

Le subictère est net, la réaction de Gmelin positive, de même celle de Hay; la quantité des urines, couleur acajou, est de 250 centimètres cubes; leur densité est de 1016. Les matières ne sont pas décolorées.

On note un peu de submatité au sommet gauche, mais à l'auscultation les lésions ne sont pas manifestes.

Expectoration abondante, emplissant un crachoir et demi.

Asthénie très marquée, langue et lèvres trémulentes.

Le 11 février, l'affaiblissement est très grand ; la malade reste dans le décubitus dorsal, absolument prostrée, ne boit plus. Pourtant elle répond encore, quand on l'interroge. Délire la nuit et empêche ses voisines de dormir. Dans son délire, elle réclame de l'absinthe.

Potion avec 1 gramme de caféine et 3 grammes acétate d'ammoniaque.

La langue est sèche. Il y a une dyspnée assez vive; mais les signes pulmonaires ne sont pas précisés ; il n'y a toujours que de la submatité au sommet gauche.

L'amaigrissement progresse, mais il n'y a pas d'hémorragies.

Le 12 février, le pouls est à 134, les matières sont décolorées. La malade ne prend aucun liquide, ni café, ni thé au rhum.

La hauteur de matité du foie est, au niveau de la ligne mammaire, 20cm,5, déborde de 11cm,5 le rebord costal. Sur la ligne médiane,

12^{cm},5 séparent l'appendice xiphoïde du bord inférieur du foie.

Le 13 février, au cours d'un délire très actif, la malade tombe et se blesse à la tête. L'état est très grave, il y a raideur de la nuque, myosis, et la mort a lieu à trois heures et demie du soir, assez douce, sans râle trachéal. Peu de temps avant, la malade répondait encore aux questions et répétait sans cesse : « Je ne veux plus de médicaments... » Elle meurt pour ainsi dire en parlant.

La température pendant ces treize jours fut irrégulière, oscillant entre 37 et 39. Le 12 et le 13 février, la température tombe à 36°,2 et y demeure jusqu'à la mort.

La quantité des urines de 500 centimètres cubes à l'entrée, après un minimum de 250 centimètres cubes le lendemain, est de 800 centimètres cubes jusqu'au 8, puis, du 9 au 12, oscille entre 300 et 500 centimètres cubes. Le dernier jour, les urines rares, émises involontairement, ne sont pas recueillies.

Examinées presque tous les jours, les matières sont colorées les 6, 8, 9 février, blanches comme du mastic les 5 et 10 février.

Autopsie, le 15 février.

Symphyse pleurale double.

Poumon gauche : caverne au sommet. Le reste du poumon gauche et le *poumon droit* sont criblés de granulations tuberculeuses.

Cœur et *aorte* ne présentent pas d'altération.

Foie : volumineux est relié à la paroi abdominale et au diaphragme par de nombreuses adhérences; granulations tuberculeuses sur le diaphragme. Le foie pèse 2 320 grammes. Il est relativement léger, eu égard à ses dimensions. Le lobe droit est particulièrement développé, de couleur jaune-moutarde; sa consistance est faible, et il s'écrase aisément sous les doigts. A la coupe, le parenchyme ne saigne pas et paraît huileux. La dégénérescence graisseuse est manifeste à première vue.

Dans la vésicule, liquide brun foncé que l'on fait couler aisément dans le duodénum en pressant sur la vésicule.

Rate : 200 grammes, quelques tubercules.

Reins : 220 grammes les deux; granulations tuberculeuses.

Vessie : un tubercule à la face interne.

Trompes et ovaires : nombreux tubercules, et bilatéraux.

Intestin : tubercules. Son contenu est de couleur jaune très pâle.

Nombreux *ganglions* le long du duodénum et dans le petit épiploon, dans le mésentère, dans l'aisselle droite.

Le péritoine est semé de granulations tuberculeuses. A noter, dans le mésentère, quelques taches noirâtres semblant être le reliquat de petites hémorragies.

Méninges encéphaliques : granulations tuberculeuses.

A noter une hémorragie peu abondante au niveau du grand droit, à droite.

Ce fait comporte plusieurs remarques. En face d'un foie où la stéatose est à ce point marquée, on néglige habituellement le facteur hyperplasie parenchymateuse. Celle-ci se faisant, comme dans l'observation d'hyperplasie cellulaire pure citée antérieurement, suivant le mode normal de développement, rien ne distingue au microscope le parenchyme hyperplasié du parenchyme normal. Il y a la même différence qu'entre le foie d'un garçon de dix ans et le foie, de beaucoup plus volumineux, d'un adulte. L'aspect macroscopique seul doit ici être pris en considération. Et la constatation du volume augmenté, du poids atteignant 2 320 grammes, bien qu'il s'agisse de cellules graisseuses et partant moins lourdes individuellement, montre seule qu'on a affaire non pas au foie primitif purement infiltré de graisse, mais à un foie anormalement hyperplasié en même temps que stéatosé.

Dans ce fait, la surcharge graisseuse était considérable et n'avait épargné que quelques placards cellulaires seulement. Il en est rarement ainsi. Le plus souvent, la stéatose est nettement confinée à la zone porte. La zone sus-hépatique, atrophiée, pigmentée, contient peu ou pas de graisse, d'où un contraste marqué entre les deux zones en lesquelles se divise le parenchyme hépatique. Sabourin avait bien précisé ce fait dans sa description de la stéatose porto-biliaire, qui correspond trait pour trait à la stéatose de notre zone porte.

IV. — HÉPATITE HYPERPARENCHYMATEUSE. GRAISSEUSE MODELANTE.

Sous ce nom, je désignerai une variété d'hépatite hyperparenchymateuse graisseuse un peu différente de celle que je viens de décrire. Elle en diffère par le caractère suivant. Dans l'hépatite hyperparenchymateuse graisseuse ordinaire, le tissu hépatique garde sa topographie habituelle. Les rapports normaux des veines portes et des veines sus-hépatiques, des zones portes et des zones sus-hépatiques, sont conservés. Dans l'hépatite hyperparenchymateuse graisseuse modelante, les rapports sont modifiés, d'où un changement dans l'aspect du parenchyme hépatique. Déjà, à l'œil nu, ce changement est visible. La surface extérieure du foie est légèrement granulée, faisant songer à une cirrhose. La surface de coupe, elle aussi, est irrégulière, comme chagrinée, faite de parties saillantes et de parties déprimées. Les parties saillantes, d'un beau jaune soufre, sont comme turgescentes, à l'étroit, faisant hernie, et, séparées par les parties déprimées, plus étroites, foncées, de couleur brun violacé ou brun verdâtre.

L'examen histologique donne l'explication de cet aspect du parenchyme hépatique.

On constate, en effet, que l'hyperplasie parenchymateuse et la stéatose ne se sont pas réalisées d'une façon homogène sur tout le parenchyme, mais seulement au niveau de certaines régions, de telle sorte que le parenchyme se subdivise naturellement suivant deux territoires, dont un seul a subi la surcharge graisseuse. Il n'y a pas de systématisation absolue de ces deux territoires ; pourtant les régions stéatosées sont disposées exclusivement au pourtour des veines portes et jamais au pourtour des veines sus-hépatiques. Mais toutes les zones portes ne sont pas stéatosées.

Entre ces deux régions, il y a plus qu'une différence de surcharge graisseuse. Leur caractère différentiel principal réside dans ce fait que, au niveau des régions stéatosées, les cellules hépatiques sont volumineuses et constituent de véritables nodules ou îlots arrondis, réguliers, aplatissant, modelant à leur pourtour et entre eux les cellules des régions non stéatosées. Là, ces cellules, disposées en files curvilignes, sont désunies, petites, atrophiées, pigmentées et munies d'un noyau foncé, remplissant parfois toute la cellule.

Le contraste des deux régions était très marqué et visible à l'œil nu ; il l'est encore au microscope sur les coupes colorées et se traduit par un dessin très élégant.

Les fibrilles fuchsinophiles colorées au Van Gieson ou au Maresch sont bien plus serrées et paraissent plus épaisses au niveau des zones aplaties et atrophiées, plus espacées et plus minces au niveau des zones hyperplasiées et stéatosées, comme si elles avaient été ici écartées et étirées, et là avaient subi un retrait et un tassement.

Les veines sus-hépatiques, en certains points, semblent, elles aussi, aplaties : ailleurs et au niveau des mêmes régions tassées, elles ont une lumière très nette et remplie de sang.

A noter la dilatation souvent observée des voies biliaires.

Sabourin a parfaitement décrit et figuré ces faits d'hyperplasie parenchymateuse graisseuse modelante. Il les désigne sous le nom d'évolution nodulaire graisseuse des tuberculeux. Les figures 47, 48, 49 et 71 de son ouvrage, déjà cité, sont très caractéristiques.

Cet auteur prend acte de la constatation de ces nodules hyperplasiques graisseux pour appuyer sa conception du lobule biliaire. Là seulement je me sépare de lui, car ces masses hyperplasiées représentent, à mon avis, purement et simplement des nodules d'hyperplasie nés au sein d'une masse parenchymateuse homogène et ne correspondent nullement à des lobules. La présence de la veine porte et de la gaine glissonienne à leur centre montre simplement que l'hyperplasie parenchymateuse se fait particulièrement dans cette partie du parenchyme hépatique abordée en premier lieu par le sang destiné au foie.

L'observation qui suit est un exemple très net de ce type d'hépatite hyperparenchymateuse graisseuse modelante :

OBSERVATION VIII. — *Tuberculose.* — *Hépatite avec hyperplasie parenchymateuse et avec stéatose à type modelant.* — Autopsie faite le 19 juillet 1908, à la Charité, d'une femme de vingt-cinq ans, ayant succombé quarante-huit heures auparavant dans le service de M. le Dr Moutard-Martin.

Tuberculose pulmonaire. Cavernules à l'un des sommets et éruption, confluente dans les deux poumons, de petits tubercules non ulcérés.

Cœur : petit. Au niveau des nodules d'Aranzi, sur les sigmoïdes aortiques, état velvétique de l'endocarde. Le bord libre de la mitrale est épaissi.

Caillot fibrino-cruorique dans l'oreillette et le ventricule droits.

Aorte souple, n'a été examinée que dans sa première portion.

Dans l'abdomen, 3 litres de liquide louche, opalin. Dépoli péritonéal.

Paroi et replis péritonéaux non surchargés de graisse.

Foie : un peu augmenté, sans déformation, pèse 1 460 grammes.

Couleur jaune chamois, surface irrégulière, surtout au niveau du bord antérieur, du fait de la prolifération, sous forme de nodules de 3 à 4 millimètres de diamètre, du parenchyme.

Pas de sclérose appréciable. Un peu de périhépatite au niveau du bord antérieur. A la coupe, le parenchyme apparaît nettement scindé en deux substances, une substance jaune, une substance rouge brun.

La substance jaune se présente sous l'aspect de petites masses saillantes, analogues à des vers, centrées par les ramuscules portes, tassées les unes contre les autres. La substance rouge qui les sépare, centrée par les veines sus-hépatiques, est extrêmement réduite et a subi un retrait. Par places, elle est plus large et donne l'aspect muscade au tissu hépatique.

La substance jaune en de nombreux endroits, et surtout vers la surface et vers le bord antérieur, est fortement augmentée de volume et forme autant de nodosités dont quelques-unes font saillie.

Par leur couleur plus pâle et par leur saillie, elles tranchent sur le tissu avoisinant et font ressembler le foie à un foie atteint de cirrhose granulée. Mais on ne trouve aucune trace macroscopique d'une production anormale de tissu conjonctif.

Vésicule biliaire volumineuse, de couleur pâle, remplie d'un liquide filant de couleur ocre jaune très clair.

Rate : 200 grammes, couleur chair musculaire ; se tient mal, mais n'est pas diffluente.

Reins : petits, sans diminution appréciable du cortex.

Description histologique des lésions hépatiques.

A un faible grossissement, le tissu hépatique présente une systématisation très nette en deux substances, qu'on peut nommer substance porte et substance sus-hépatique. Elles sont d'importance très différente, la substance porte étant de beaucoup prépondérante. Celle-ci a pris un développement considérable et refoulé la substance sus-hépatique, qui alterne avec elle. Dans son développement exubérant, la substance porte a pris nettement un aspect mûriforme, de telle sorte qu'en coupe elle se limite par une série de demi-cercles qui creusent autant de dépressions correspondantes dans la substance sus-hépatique voisine. L'hyperplasie cellulaire qui provoque cette augmentation de volume de la substance porte est d'ailleurs des plus variables. A peine marquée ici, elle est là au contraire très notable, et il en résulte que le refoulement excentrique déterminé par telle région fortement exubérante non seulement fait encoche sur la substance sus-hépatique voisine, mais modèle à son pourtour tout le tissu hépatique voisin, d'où la présence, à la périphérie de la région porte hyperplasiée, d'une sorte d'enveloppe mixte, elle-même composée de zones portes relativement moins hyperplasiées alternant avec des zones sus-hépatiques interposées et aplaties.

Il résulte de cette systématisation du tissu hépatique en deux substances, dont l'une prend un développement considérable et s'enrobe de l'autre, un aspect fort élégant (Cf. fig. ci-contre).

Substance porte. — Prend habituellement sur une coupe la figure d'une aire plus ou moins arrondie, contenant en son centre, ou parfois un peu excentriquement, la coupe d'une gaine de Glisson avec la veine porte.

Le parenchyme hépatique y est constitué par des cellules hépatiques très volumineuses et transformées en boules de graisse, prenant avec le Soudan III une belle teinte rouge-vermillon. L'intensité de la surcharge graisseuse fait que, sur des coupes obtenues par congélation, la substance porte est transformée en un conglomérat de boules graisseuses, presque au contact. Sur les confins de la substance sus-hépatique seulement, ces boules graisseuses, moins volumineuses, se disposent en files séparées par des intervalles appréciables. Mais, au total, il est impossible de démêler le dessin du parenchyme. Même difficulté sur les coupes dégraissées, où l'aspect est celui bien connu de la moelle de sureau. Pourtant, par places, on trouve encore quelques îlots cellulaires avec surcharge graisseuse minime, où les cellules sont bien dessinées. On constate alors qu'elles sont désunies, et il est très probable qu'il en est de même pour les régions où la surcharge graisseuse trop marquée empêche semblable constatation. Il s'agit donc, en somme, d'une hyperplasie cellulaire à type dissociant avec surcharge graisseuse.

Les noyaux ne présentent pas de lésion manifeste.

On ne trouve pas de globules de sang dans ces zones; le sang ne demeure pas entre ces groupes cellulaires, trop à l'étroit, comme en témoigne la hernie qu'ils font au-dessus du plan de coupe de l'organe.

Substance sus-hépatique. — Fortement réduite. Cette réduction est d'ailleurs poussée à des degrés inégaux. Là où elle est le moins poussée, la substance sus-hépatique forme encore des placards étoilés, dont les branches s'effilent entre les aires portes voisines. Là où la réduction est très poussée, la substance sus-hépatique ne forme plus que des bandes minces, étirées. Dans ces aires ou bandes sus-hépatiques, se retrouvent les veines sus-hépatiques. Parfois elles sont comme aplaties, oblitérées. Tantôt, au contraire, elles restent béantes.

Le parenchyme qui constitue la substance sus-hépatique est formé de cellules hépatiques très petites, avec noyau foncé et protoplasma très peu développé.

Dans ce protoplasma, les gouttelettes graisseuses manquent habituellement. Par contre, on y trouve des granulations pigmentaires jaune brun ou jaune vert, ne donnant pas la réaction ferrique.

GÉRAUDEL.   18

Ces cellules sont isolées, et entre elles les fibrilles fuchsinophiles paraissent plus épaisses.

Une coupe traitée par la méthode de Maresch montre bien le con-

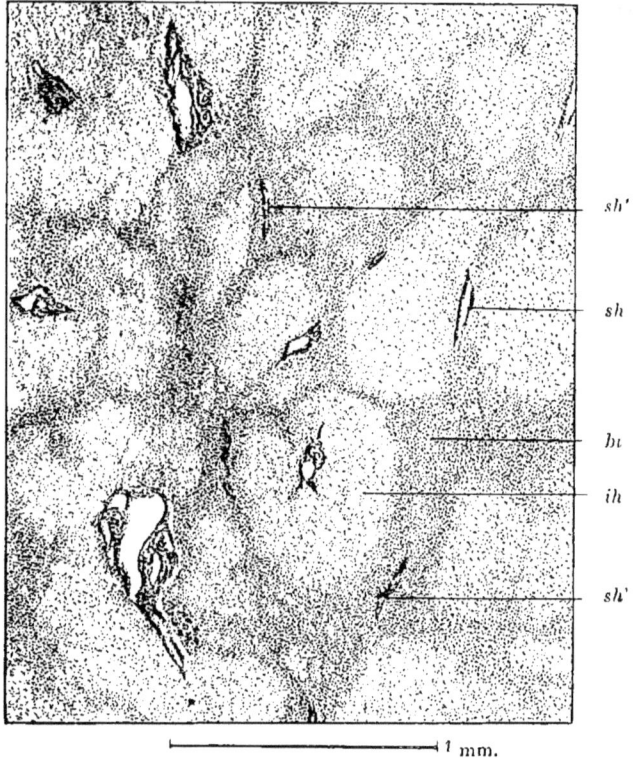

Fig. 47. — Hépatite hyperparenchymateuse graisseuse modelante.

Le parenchyme hépatique est subdivisé en îlots d'hyperplasie et de stéatose *ih*, et en bandes *bi* sans hyperplasie et sans stéatose, qui s'interposent entre les îlots et sont comme modelées et laminées par eux.

Les îlots sont centrés par des gaines glissoniennes. Dans les bandes intermédiaires, on retrouve presque exclusivement les veines sus-hépatiques, soit béantes *sh*, soit parfois aplaties et effacées, *sh'*.

traste qui existe entre les deux substances à ce point de vue. Dans la substance porte, le feutrage fibrillaire reste lâche ; il est représenté par de courts segments de fibrilles minces. Dans la substance sus-hépatique, le feutrage est au contraire dense et fait de fibrilles longues, larges et rapprochées. Cette différence d'aspect peut s'expliquer aisément. Dans la substance porte, où les cellules se sont multipliées et stéatosées, suivant le type hyperplasie dissociante, les fibrilles, de même que les capillaires, ne se sont pas multipliées simultanément. Elles sont devenues relativement plus rares, à la façon des mailles d'un filet extensible dont augmenterait le contenu. Partant, une coupe pratiquée à travers le feutrage sectionne les fibrilles en courts tronçons. Rarement la coupe est assez heureuse pour intéresser une fibrille sur un long trajet. Au niveau de la substance sus-hépatique, il y a eu au contraire raréfaction, atrophie et tassement des cellules hépatiques. Les fibrilles interposées, revenues sur elles-mêmes, sont larges, serrées et souvent intéressées par une seule section dans une grande étendue.

Collecteur porto-sus-hépatique. — Montre un épaississement de la gaine fibrillaire veineuse. Cet épaississement est d'ailleurs variable, plus marqué au niveau de certaines branches tant de la veine porte que de la veine sus-hépatique, plus marqué au niveau de la veine sus-hépatique. La gaine fibrillaire de la veine sus-hépatique s'épaissit d'ailleurs principalement par apposition de fibrilles parenchymateuses refoulées contre elle, entre lesquelles persistent encore quelques cellules hépatiques. Il s'agit donc, en définitive, d'une sorte d'adventice constituée par une doublure parenchymateuse, d'où ont disparu presque complètement les cellules hépatiques.

Les fibrilles élastiques sont bien colorées au niveau des veines portes et de celles des veines sus-hépatiques qui sont restées perméables. Là où la veine sus-hépatique est aplatie, enserrée dans une zone sus-hépatique raréfiée, les fibrilles élastiques ont souvent disparu.

Bourgeon biliaire. — Lésions variables. Souvent épithélium et chorion sont normaux. Parfois l'épithélium est désuni et desquamé, la lumière du canal biliaire fréquemment dilatée, et il y a un peu d'infiltration locale par des cellules rondes.

Pas d'hyperplasie des ramifications biliaires (rares néo-canalicules) ni d'hyperplasie mésenchymateuse.

Au total, les bourgeons biliaires sont moins bien colorés et comme dégénérés, difficiles par suite à repérer.

L'artère hépatique ne présente pas de lésions.

V. — HÉPATITE HYPERPARENCHYMATEUSE AVEC AMYLOSE.

Les faits que je décris dans ce chapitre sont désignés habituellement sous le nom de foie amyloïde. De même que le foie gras correspond le plus souvent non pas à un foie par ailleurs normal et seulement stéatosé, mais à une véritable hépatite hyperparenchymateuse créant du foie nouveau, hépatite préalable ou simultanée par rapport à la stéatose, de même le foie amyloïde n'est pas seulement un foie infiltré de matière amyloïde, mais correspond le plus souvent à une hépatite hyperparenchymateuse avec amylose.

Les dimensions et le poids considérables atteints par le foie en pareil cas ne s'expliquent pas par la seule interposition de matière amyloïde entre les capillaires et les travées hépatiques. Du tissu hépatique nouveau se forme. Mais on néglige habituellement le facteur hépatite et, par suite, l'analogie qui existe entre cette hépatite et les autres disparaît. En réalité, hépatites non scléreuses, scléreuses, graisseuses, amyloïdes, sont unies les unes aux autres par une série d'intermédiaires dont l'existence prouve qu'il n'y a pas de démarcation tranchée entre toutes ces modalités réactionnelles du foie aux agents pathogènes. Et l'on comprend mieux comment, cliniquement, la difficulté est parfois très grande de décider à laquelle de ces formes l'on a affaire. Il n'est pas rare de diagnostiquer cirrhose là où il y a seulement foie gras, ou foie amyloïde : l'erreur est moindre et explicable si l'on sait que cirrhose, foie gras, foie amyloïde ne sont au demeurant que des formes d'hépatite, hépatite scléreuse, hépatite graisseuse, hépatite amyloïde. Et la possibilité de rencontrer indistinctement toutes ces formes au cours de la tuberculose, par exemple, étonne moins.

L'observation suivante est un beau cas d'hépatite hyperparenchymateuse avec amylose.

OBSERVATION IX. — *Tuberculose. Hépatite hyperparenchymateuse avec amylose* (poids du foie, 3 380 grammes). — Paul D.., né à Paris, âgé de trente-huit ans, plombier, entré le 16 décembre 1901 à l'hôpital Necker dans le service de mon maître M. le D' Rénon.

Antécédents héréditaires. — Les parents vivent et sont bien portants.

Antécédents personnels. — Aucune maladie dans son enfance.

Engagé volontaire, reste trois ans au Tonkin, puis deux ans en Algérie, où il eut quelques accès fébriles extrêmement légers.

En 1891, à la suite de chagrins intimes, il se met à boire.

Sa ration quotidienne est pour le moins de 3 litres de vin, de 125 grammes environ de marc et de sept à huit absinthes ou amer citron.

Début de la maladie. — En octobre 1900, pendant une période de treize jours faite au régiment, il présenta une poussée de bronchite. Néanmoins, à sa rentrée dans la vie civile, il reprend son travail jusqu'au 12 décembre, date à laquelle il entre à la Pitié dans le service de M. le professeur Jaccoud, où il demeure jusqu'au 26 février 1901. Depuis cette époque, il a pu travailler comme aide couvreur, mais il ne pouvait plus monter sur les toits et souffrait du ventre. Il présentait, de plus, dans les six derniers mois, une légère teinte subictérique.

Le 15 décembre, il prit froid et éprouva une grande gêne pour respirer, en même temps que des douleurs thoraciques, qui le forcent à entrer à l'hôpital.

État actuel. — Malade fortement amaigri, légèrement ictérique ; traces de brûlures sur tout le corps. Doigts hippocratiques. On note en avant et à gauche de la submatité et des râles bulleux nombreux à la toux. A droite, il y a des râles ronflants et sibilants dans tout le poumon et un foyer de râles sous-crépitants avec respiration soufflante. L'expectoration est abondante, mousseuse et purulente. Il souffre d'un point de côté gauche.

Rien d'anormal au niveau du cœur. Le foie déborde de deux travers et est douloureux.

Rate augmentée de volume.

Urines abondantes, couleur gros miel, sans albumine ; réaction de Gmelin positive.

Digestions pénibles et vomissements faciles, surtout après les quintes de toux. Matières colorées en jaune brun.

Légère hyperesthésie des membres inférieurs.

Sueurs abondantes.

Évolution. — Le 25 février, crachats hémoptoïques. Le foie reste gros et douloureux et l'épigastre sensible. Diurèse abondante, surtout après l'absorption de digitale.

Une analyse d'urines faite à cette date donne les résultats suivants :

Quantité : 3 litres ; couleur jaune rouge, odeur légèrement fétide, réaction acide, densité 1022. Extrait sec, 22 grammes par litre. Ni sucre, ni albumine, ni scatol, ni indican, ni urobiline. Pigments biliaires. Urée totale, 15^{gr},90 ; phosphates, 2^{gr},40 ; chlorures, 33 grammes.

Le poids du malade était de 54^{kg},500 le 19 décembre, il descend progressivement à 53 kilogrammes le 23 janvier, à 52 kilogrammes le 20 février, à 51 kilogrammes le 27, à 50 kilogrammes le 6 mars.

Les urines très abondantes oscillent autour de 3 litres, jusqu'à l'avant-veille de la mort, pour descendre à 2 litres la veille et 1 litre le jour de la mort, 8 mars 1901.

La température oscille autour de 38° et entre 38° et 39°,2 à partir du

20 février. Le 6 mars elle monte au plus haut, à 39°, 5. Le jour de la mort, elle était de 38°,5 le matin ; de 37°,8, le soir.

Le soir du 8 mars, on fait au malade une piqûre de morphine. La mort a lieu le 9 à cinq heures du matin, après une période d'agitation et de délire.

Autopsie le 10 mars 1901, vingt-huit heures après la mort. Des fragments du foie ont été prélevés cinq heures après la mort.

Poumons : le poumon droit présente, au niveau de son lobe supérieur, des cavernes à paroi sèche enchâssées dans une gangue scléreuse très dense. Des nodules caséeux teints par la bile parsèment le parenchyme. Les deux lobes moyen et inférieur sont criblés de nodules conglomérés semblant provenir d'une poussée récente.

Le poumon gauche adhère intimement à la plèvre costale ; des cavernes peu étendues et creusées dans une gangue scléreuse plus dense et plus dure qu'à droite occupent presque tout le lobe supérieur. Le tissu pulmonaire est comme squirrheux, d'aspect lardacé. Dans le lobe inférieur, une caverne est à demi pleine de sang.

Cœur : en besace, par suite de la dilatation des cavités droites. Surcharge graisseuse du ventricule droit. Gros caillot fibrineux à ce niveau.

Dans le cœur gauche, un caillot fibrineux. Aorte et pulmonaire saines.

A l'ouverture de l'abdomen, s'écoule un peu de liquide ascitique.

Le *foie*, très volumineux, pèse 3 380 grammes. Sa forme est assez comparable à une hélice de bateau à deux branches, dont l'aile gauche est représentée par le lobe gauche, qui a gardé ses dimensions habituelles. L'aile droite est constituée par le lobe droit, très développé, formant presque à lui seul toute la masse hépatique. Ce lobe bombe en haut, refoulant le diaphragme, et se projette en avant, masquant en partie le lobe gauche, qui semble replié derrière lui.

Les dimensions du foie sont, en largeur, 29 centimètres, dont 23 pour le lobe droit; en hauteur, 21 centimètres, au niveau du lobe droit, 12 centimètres au niveau du ligament suspenseur. L'épaisseur du foie est de 12 centimètres.

Un peu de périhépatite surtout marquée au niveau du dôme hépatique et vers le bord postérieur. Surface lisse. La surface de section est également lisse, et le tissu hépatique apparaît constitué par une véritable mosaïque faite de zones régulièrement alternées, jaunes, rouges et vertes, donnant un aspect assez semblable à celui de certains marbres. La couleur générale du parenchyme rappelle celle du cuir de botte. Après quelque temps d'exposition à l'air, les placards différemment teintés deviennent plus distincts. La partie postérieure du foie, au pourtour de la veine cave, est beaucoup plus teintée de rouge que la partie antérieure jaune verdâtre. Après séjour dans le formol, on retrouve ces différentes zones. Au pourtour des veines sus-hépatiques, le parenchyme apparaît plus foncé et, en même temps, translucide, analogue à de la corne. Dans l'intervalle des taches ainsi centrées se retrouvent les étoiles portes. Ailleurs sont des placards uniformes de couleur foie gras rosé, où se dessine à peine la veine porte.

La consistance du tissu hépatique est très augmentée ; le doigt y pénètre à peine.

Pas de dilatation ni d'altération appréciable des canaux biliaires. Vésicule biliaire entourée d'un repli péritonéal cystico-colique. Le canal cystique et le cholédoque sont perméables. En pressant sur la vésicule, on fait sourdre dans le duodénum des gouttes de bile très foncée.

Rate : volumineuse, un peu de périsplénite ; ses dimensions sont de $16 \times 12 \times 9$. Son poids est de 610 grammes. A la coupe, présente de nombreuses taches arrondies ou polycycliques blanchâtres (infiltration amyloïde vérifiée histologiquement).

Reins : très congestionnés, surtout à gauche ; pèsent ensemble 350 grammes.

Pancréas : glande diffluente, difficile à sectionner tant elle se tient mal. Petites hémorragies.

Glandes surrénales : denses, dures ; à la coupe, le centre paraît constitué par une substance fibreuse, comme nacrée.

Intestin : rien à signaler.

Les *ganglions* du mésentère, volumineux, sont d'un gris rosé.

La *vessie* est pleine.

Lésions histologiques du foie. — *Parenchyme hépatique :* l'aspect général du parenchyme hépatique est considérablement modifié par suite de la présence à son niveau d'une infiltration amyloïde très abondante.

Il n'y a pas de systématisation apparente de cette infiltration amyloïde : on ne peut dire si elle prédomine dans l'une ou l'autre zone du parenchyme.

En quelques rares endroits, les cellules hépatiques, encore conservées, sont nombreuses, le plus souvent désunies, formant des placards. Mais le protoplasma est encore bien coloré, et le noyau conserve des nucléoles distincts. Il y a souvent surcharge pigmentaire notable et présence de cylindres pigmentaires dans les espaces intercellulaires dilatés. Il semble donc qu'il y ait eu, par places, rétention biliaire locale, que traduisait l'ictère avec persistance d'une partie du flux biliaire dans les selles.

Malgré la quantité notable de matière amyloïde qui infiltre le parenchyme, il n'y a pas trace de refoulement des parties moins infiltrées par les régions à infiltration maxima. Pas de nodules encerclés de zones concentriques aplaties. Le dépôt de matière amyloïde semble s'être produit insensiblement, grossissant par une sorte d'intussusception la masse parenchymateuse.

A un fort grossissement, on reconnaît que la matière amyloïde s'est déposée dans l'espace virtuel qui existe entre le réseau cellulaire et le réseau capillaire, noyant et atrophiant jusqu'à les anéantir complètement les cellules hépatiques. De telle sorte que, là où le processus a acquis son maximum de développement, on ne trouve plus que des travées de matière amyloïde coulées entre les capillaires eux-mêmes fort réduits, mais à endothélium bien coloré, à doublure fibrillaire encore reconnaissable. Tout se passe comme si l'on avait injecté toutes les mailles délimitées par le réseau capillaire avec une masse homogène, devant laquelle aurait peu à peu disparu le réseau trabéculaire primitivement coulé entre les mailles de ce réseau capillaire.

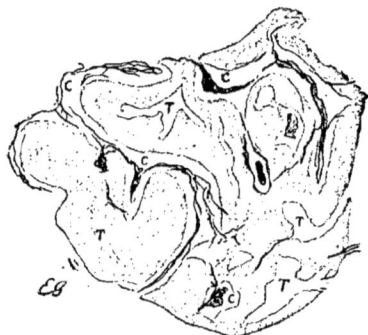

Fig. 48. — Infiltration amyloïde (détail).

L'amylose est telle qu'il ne reste plus de travées hépatiques. Des fentes T, T, clivent les blocs amyloïdes et marquent seules la place occupée auparavant par ces travées. En c, les capillaires fortement aplatis et doublés des *Gitterfasern*. Le dépôt de matière amyloïde s'est fait entre le capillaire et la travée.

En quelques points où les cellules hépatiques ont persisté, on note que la matière amyloïde s'est infiltrée dans les fentes de clivage des travées, obturant les espaces intercapillaires distendus.

La cellule résiste, puis s'atrophie ; elle ne se transforme jamais en matière amyloïde. Il s'agit là d'un processus extra-capillaire et extra-trabéculaire. Tous les éléments du foie, travées, capillaires, fibrilles disparaissent, annihilés sous l'infiltration massive de la matière amyloïde, qui s'ajoute et ne se substitue pas à ces éléments.

Le *collecteur porto-sus-hépatique* présente, d'une part, une infiltration amyloïde de toute sa paroi sous-endothéliale ; mais cette infiltration est très discrète et contraste par sa faible intensité avec le développement colossal de l'infiltration du parenchyme proprement dit. De plus, les éléments propres du vaisseau, fibrilles conjonctives et élastiques et cellules, sont notablement atrophiés. Les fibrilles se colorent faiblement par les réactifs spécifiques. Il devient par suite malaisé en nombre de points de repérer le vaisseau.

Le *bourgeon biliaire* participe surtout à l'hypotrophie manifestée déjà par le collecteur vasculaire. Le repérage des gaines glissoniennes en est par suite rendu très difficile. On reconnaît pourtant l'épithélium biliaire, atrophié, avec cellules petites, le chorion non infiltré de matière amyloïde, mais à fibrilles conjonctives minces, pauvres, espacées. Les éléments cellulaires du chorion sont clairsemés.

Enfin l'artère hépatique elle-même a un endothélium très atrophié, une paroi amincie. Rarement on note çà et là un peu d'infiltration amyloïde des tuniques artérielles.

De sorte que, en résumé, l'infiltration amyloïde intense dans le parenchyme est minime ou moyenne au niveau du bourgeon biliaire, et en particulier au niveau de l'artère hépatique.

Il me semble infiniment probable que le dépôt de matière amyloïde a agi en pareil cas comme agent de compression intrahépatique, non seulement localement sur les travées noyées dans ce dépôt, mais encore de façon globale sur le bourgeon biliaire et le collecteur vasculaire, d'où l'aspect misérable de ces formations, d'où encore les phénomènes de rétention biliaire, tant anatomiques que cliniques, que j'ai déjà signalés.

A titre de comparaison, il m'a paru intéressant de rapporter un cas où l'infiltration amyloïde s'était limitée exclusivement au collecteur porto-sus-hépatique et à l'artère hépatique. Elle manquait tout à fait au niveau du parenchyme hépatique.

Il s'agit d'une femme de trente-cinq ans ayant succombé à une tuberculose pulmonaire bilatérale, à lésions infiltrées massives avec symphyse pleurale. Le foie pesait 1 480 grammes, la rate 1 000 grammes.

L'infiltration amyloïde énorme au niveau de la rate était très discrète au niveau des reins et du foie.

Le foie en particulier présentait une stéatose de la zone porte très marquée, une atrophie avec dissociation de la zone sus-hépatique.

Mais les lésions d'infiltration amyloïde étaient surtout intéressantes par leur localisation exclusive au niveau des gros vaisseaux.

Veine porte et veine sus-hépatique montraient un dépôt de matière amyloïde infiltrant leur paroi. Ce dépôt s'était fait dans l'intervalle des fibrilles conjonctives encore reconnaissables grâce à leur coloration élective. Avec le Van Gieson, elles tranchaient en rose vif sur la teinte jaune de la matière amyloïde.

Le chorion sous-épithélial du bourgeon biliaire était indemne d'infiltration amyloïde.

Au niveau de l'artère, cette infiltration était très marquée, d'où l'augmentation notable de l'épaisseur de la paroi artérielle. A ce niveau comme au niveau du collecteur porto-sus-hépatique, même dépôt dans l'intervalle des éléments primitifs de la paroi, noyés et atrophiés dans cette masse infiltrée. Là encore, pas de substitution de la matière amyloïde à ces éléments.

Le même processus observé tout à l'heure dans le parenchyme se retrouve donc, dans ce cas, au niveau des vaisseaux. La matière amyloïde se dépose dans les espaces virtuels qui séparent les éléments constituant, là du parenchyme, ici des parois vasculaires. Il en résulte, ici et là, l'atrophie, puis la disparition de ces éléments constituants. Si, par la pensée, on imagine l'infiltration amyloïde poussée à ses limites extrêmes, on obtient comme une sorte de moule en matière amyloïde de tous les interstices virtuels qui séparent les uns des autres tous les éléments soit du parenchyme, soit des parois vasculaires. Ces éléments persistent un certain temps, puis disparaissent, mais ils ne se transforment pas. Le terme parfois employé de dégénérescence amyloïde doit donc être rejeté, car il évoque l'idée de transformation, non de dépôt adjacent, ce dépôt seul étant réel.

VI. — HÉPATITE AVEC LÉSIONS DIAPÉDÉTIQUES.

Dans ce chapitre, que je ne fais que signaler à cette place, il faudrait ranger les faits bien connus, habituellement dénommés foie infectieux, hépatite suppurative, abcès du foie, et que caractérisent essentiellement les nodules infectieux glissoniens faits de cellules embryonnaires pouvant aboutir à l'abcédation.

Je me bornerai ici à deux remarques : c'est premièrement qu'il s'agit le plus souvent, sinon toujours, de lésions du mésenchyme péribiliaire et non pas de lésions du parenchyme hépatique proprement dit. C'est une glissonite, bien plutôt qu'une hépatite. De fait, ces lésions ressortissent à l'action d'agents pathogènes venus non pas par la veine porte, mais par la voie de l'artère hépatique, de lésions descendantes, sanguines, à sang rouge. Ce ne sont pas des lésions ascendantes intracanaliculaires puis péricanaliculaires, comme on l'admettait pour ainsi dire exclusivement. Les agents microbiens venus par la voie artérielle agissent sur place pour déterminer les proliférations des éléments conjonctifs et la diapédèse si caractéristiques.

De ce siège primitivement glissonien, les éléments conjonctifs proliférés pénètrent sans systématisation précise dans le parenchyme hépatique et en altèrent les cellules, mais de façon brutale, agissant à la façon d'un foyer infectieux.

Parfois le barrage capillaire péribiliaire suffit à arrêter les agents microbiens et préserve le parenchyme. Celui-ci est cependant intéressé dans de nombreux cas.

La seconde remarque est la suivante : cette infiltration glissonienne n'est pas le premier stade, le stade jeune, comme on a dit, d'un processus sclérosant. On a admis longtemps que ces cellules embryonnaires pénétraient dans le parenchyme hépatique, y passaient à la longue à l'état adulte et constituaient des fibrilles scléreuses. La cirrhose serait l'aboutissant de ce processus.

Il n'en est rien. L'hépatite scléreuse est un processus parenchymateux, autochtone, caractérisé par l'hypertrophie et l'hyperplasie des fibrilles fuschinophiles ou *Gitterfasern* qui normalement entrent dans la constitution du foie. Les lésions diapédétiques du mésenchyme glissonien peuvent accompagner cette prolifération scléreuse ; elles ne la constituent pas.

LES HÉPATITES AVEC SCLÉROSE OU CIRRHOSES.

Sous cette dénomination, je range les faits où le foie, augmenté de consistance, présente une quantité anormale des éléments fibrillaires, prenant fortement la fuchsine, qui entrent normalement dans sa constitution. Il ne s'agit pas là, je l'ai déjà fait observer, d'une lésion unique, mais d'une lésion surajoutée à d'autres lésions non moins importantes et constantes. Mais ce caractère surajouté permet de grouper un certain nombre de faits et garde par suite toute sa valeur au point de vue classification.

Il est habituel de dénommer cirrhoses les faits semblables à ceux sur lesquels s'appuie ma description : je conserverai ce terme, non sans faire immédiatement toutes les réserves nécessaires pour bien préciser ce à quoi il correspond.

On sait que le mot cirrhose a été créé par Laënnec pour désigner les granulations de couleur rousse observées dans certaines hépatites. Laënnec avait construit ce mot avec l'adjectif grec, χιρρός, qui signifie roux, jaune, jaunâtre, couleur de feu. La particularité dominante du foie était en effet pour lui la présence, au sein de cet organe altéré, de granulations, de nodules, faisant saillie à la surface extérieure et à la coupe. Il les considérait, non à tort, comme nous le verrons, comme des néoformations, voire comme de véritables néoplasmes, ce qui n'était plus vrai. C'étaient des « cirrhoses », des tumeurs jaunes.

Mais les foies où se retrouvent ces granulations sont aussi des foies extrêmement durs. Et cet autre caractère devint bientôt le caractère dominant pour les observateurs qui suivirent et n'adoptèrent point l'idée de néoplasme proposée par Laënnec. Par une confusion de langage assez curieuse, le même terme cirrhose en vint à signifier non plus une tumeur jaune, mais la consistance accrue du parenchyme hépatique, l'état squirrheux. On dit cirrhose comme si ce terme venait de l'adjectif grec, σκίῤῥος, dur, squirrheux. Il aurait fallu écrire *scirrhose·*

Mais rien ne prévaut contre l'usage. Conservons ce mot cirrhose : sachons seulement qu'il équivaut au terme *scirrhose* et caractérise la consistance anormalement augmentée, fibreuse, squirrheuse du foie altéré.

A quoi tient cette augmentation de consistance du parenchyme hépatique ? Ici encore nous allons voir à quelle erreur on a été amené.

Les leçons de Charcot, qui firent connaître le mémoire important de Kiernan, n'ont pas peu contribué à créer l'idée inexacte qu'on s'est faite de la cirrhose.

Kiernan avait décrit le foie du porc : foie multilobulaire, fait d'unités anatomiques entourées d'une enveloppe conjonctive. Entre ces unités anatomiques ou lobules, et au sein par conséquent de l'enveloppe conjonctive inter ou périlobulaire, se logeaient les vaisseaux destinés à la glande et les voies biliaires.

Charcot accepte comme démontrée l'homologie du foie de porc et du foie de l'homme, ce qui n'est pas. Il considère le foie de l'homme comme étant lui aussi multilobulaire et, par suite, comme contenant aussi des enveloppes périlobulaires conjonctives.

Dès lors, la cirrhose dans cette conception de Charcot fut caractérisée essentiellement par l'inflammation des gaines conjonctives. On oppose à l'inflammation des lobules, dite hépatite épithéliale, l'inflammation des gaines lobulaires, dite hépatite conjonctive interstitielle.

Il y a plus, on admet que les vaisseaux inclus dans les gaines lobulaires président à l'inflammation des gaines, et il y aurait des cirrhoses périveineuses, péribiliaires, périartérielles, etc.

Cette doctrine, encore classique, contient trois erreurs principales :

1° Basée sur l'homologie inexacte du foie du porc et du foie de l'homme, elle suppose une distribution du tissu conjonctif à l'intérieur du foie, qui n'est pas ;

2° Elle admet que la cirrhose est un processus glissonien, extra-hépatique, pourrait-on dire, envahissant plus ou moins le parenchyme hépatique, alors qu'il s'agit en réalité d'un processus autochtone, intraparenchymateux d'emblée, sans rapport génétique avec ce tissu conjonctivo-vasculaire qui accompagne, le long de la veine porte, le bourgeon biliaire et les vaisseaux annexés.

3° Elle admet que la cirrhose consiste uniquement en une lésion anatomique systématisée à l'élément conjonctif du foie, alors que la lésion scléreuse n'est qu'un des éléments de l'altération de l'organe.

En réalité, comme je l'ai déjà indiqué, la cirrhose est une variété d'hépatite, où, indépendamment des lésions communes avec les hépatites non scléreuses, lésions préalablement étudiées, existe de façon marquée l'hyperplasie des fibrilles intra-parenchymateuses.

Telle est la donnée que je vais m'efforcer de développer plus complètement encore que je n'ai pu le faire.

Une section pratiquée à travers un foie atteint de cirrhose montre principalement deux séries de formations : d'une part, des formations parenchymateuses où l'on reconnaît assez nettement l'intrication de travées cellulaires plus ou moins régulières et de capillaires ; d'autre part, des formations caractérisées surtout par l'abondance de nombreuses fibrilles, entre lesquelles se trouvent des travées hépatiques plus ou moins modifiées. A côté de ces nappes fibrillaires, et mêlées à elles, sont aussi par places les veines sus-hépatiques d'une part et, d'autre part, les gaines de Glisson avec les éléments vasculaires (artère hépatique, veine porte, lymphatiques) et les canaux biliaires qu'elle contient.

A quoi correspondent ces deux séries de formations ?

Pour les classiques, la réponse à cette question est très simple. Les formations parenchymateuses sont ce qui reste du foie primitif, encore inaltéré. Les nappes fibrillaires résultent de la prolifération du tissu conjonctif des gaines glissoniennes.

A mon avis, il est loin d'en être ainsi. Il suffit de considérer avec quelque attention l'aspect et la structure de ces formations parenchymateuses pour se rendre compte qu'elles offrent tous les caractères que nous avons trouvés dans les hépatites non scléreuses, à savoir ceux de l'hyperplasie parenchymateuse, soit à type de clivage, soit à type dissociant. Et dès lors la conclusion qui se dégage nettement peut être formulée ainsi : ces formations parenchymateuses représentent, en réalité, du foie nouveau, du foie secondaire, développé aux dépens de certaines parties du foie primaire.

Il suffit d'ailleurs d'être averti de la véritable nature de ces placards d'hyperplasie pour être immédiatement frappé des différences que présente le parenchyme à leur niveau et dans le foie normal. On n'y rencontre en effet ni cette égalité d'épaisseur, ni cette régularité de direction, ni cette disposition ordonnée des travées par rapport aux gaines glissoniennes et aux sinus sus-hépatiques. Les travées, quand elles existent, c'est-à-dire quand l'hyperplasie s'est accompagnée de clivage et non de dissociation, les travées sont inégales, irrégulières, larges ici de deux, là de quatre, cinq cellules et plus, sans direction précise, contournées, interrompues. Les cellules sont irrégulières, ici volumineuses, là comme atrophiées. Enfin et surtout on retrouve peu ou pas de vaisseaux dans ces régions d'hyperplasie parenchymateuse. La gaine de Glisson n'affleure pas nécessairement pareille formation. Le sinus sus-hépatique qu'on cherche en son centre manque. Ou, s'il existe quelque capillaire plus volumineux, pouvant à la rigueur faire l'office de sinus sus-hépatique, il est déplacé, excentrique, dans tous les cas atypique.

Une dernière différence sur laquelle nous avons déjà appelé l'attention quand nous décrivions les lésions élémentaires : dans ces régions d'hyperplasie parenchymateuse, dans ce foie nouveau, le développement du parenchyme peut n'avoir point abouti à l'édification du treillis fibrillaire.

On se rappelle que pareille absence de fibrilles à ce niveau a été interprétée comme étant la preuve que cette région du parenchyme n'avait pas été envahie par la sclérose qui prédominait au pourtour. C'est, en réalité, qu'on a affaire là à du foie jeune, à du foie trop neuf pour ainsi dire, où n'est pas encore terminée l'élaboration de l'élément fibrillaire nouveau.

J'ai parlé jusqu'ici des cas où les régions parenchymateuses sans sclérose étaient de structure assez régulière pour avoir pu longtemps donner le change et avoir été interprétées comme des zones à peine modifiées du parenchyme primitif. Mais le doute n'est pas possible dans les cas nombreux où ces régions de parenchyme nouveau présentent une disposition qui ne rappelle en rien le foie primitif. Ce sont ceux où l'hyperplasie a pris le type que j'ai dénommé type d'hyperplasie avec dissociation.

En résumé, ce qui semble sain, dans le foie altéré par l'inflammation, n'est pas du foie ancien intact, mais du foie nouveau où l'hyperplasie parenchymateuse domine.

Quant aux nappes fibrillaires où sont plongées les travées hépatiques plus ou moins modifiées et où se retrouvent les vaisseaux sanguins et les canaux biliaires, ce sont en réalité les parties du foie primaire où a prédominé non pas l'hyperplasie parenchymateuse, mais seulement ou surtout l'hyperplasie fibrillaire.

Évidemment, il est difficile, si l'on n'est prévenu, d'imaginer que cette nappe scléreuse représente le parenchyme primitif. On considère, au contraire, que cette nappe scléreuse s'est développée non pas à la place, mais *au pourtour, en dehors* de ce parenchyme primitif.

Et, comme cette gangue scléreuse affecte avec les éléments contenus dans la gaine de Glisson (veine porte, canal biliaire, artère biliaire), les mêmes rapports qu'affectait auparavant le parenchyme *primitif* dont elle a pris la place, on interprète comme une glissonite génétiquement périveineuse, péribiliaire, périartérielle, ce qui n'est qu'une sclérose atrophique parenchymateuse, topographiquement paraglissonienne et par suite paraveineuse, parabiliaire, para-artérielle.

Ilots parenchymateux, nappes fibrillaires, ce sont là purement et simplement deux aspects fort différents, mais ressortissant en définitive à la réaction inflammatoire, du parenchyme hépatique, où a dominé ici l'hyperplasie des fibrilles, là l'hyperplasie des cellules et des capillaires. Ici et là, il s'agit toujours du parenchyme hépatique; toujours on a affaire à un processus d'hépatite.

Qu'il faille voir, dans ces ilots parenchymateux, du foie nouveau, néoformé, relevant lui aussi du processus d'hépatite, non ce qui reste du foie ancien qui n'aurait pas encore été envahi par une prolifération conjonctive primitivement extra-hépatique, c'est là la donnée fondamentale qu'il ne faut pas perdre de vue quand on étudie l'hépatite scléreuse.

Déjà Kelsch et Kiener avaient fait remarquer depuis longtemps que l'on rencontrait souvent dans les cirrhoses des nodules d'hyperplasie cellulaire, parfois d'apparence adénomateuse.

Mais ils considéraient ces formations comme des complications de la cirrhose, comme des sortes de faits de passage entre les inflammations et les néoplasies. Même opinion a été reprise plus récemment par M. Menetrier dans son article « Tumeurs » du *Traité de médecine* de Brouardel et Gilbert. Il s'agit pourtant non d'une complication, mais d'une lésion primitive, contemporaine de l'altération des fibrilles.

Que dans la cirrhose il n'y ait pas toujours atrophie des cellules hépatiques, comme on l'admettait primitivement, mais au contraire hypertrophie et hyperplasie de nombre d'entre elles, c'est là une notion reconnue par toute une série d'auteurs.

Hanot et Gilbert, en décrivant la cirrhose alcoolique hypertrophique (*Soc. méd. des hôp.*, 1890), avaient bien montré que « les travées hépatiques, loin de disparaître en même temps qu'évolue le tissu de sclérose, peuvent... s'hypertrophier par places et tendre à l'orientation concentrique, que l'on observe dans l'hépatite nodulaire ».

M. Chauffard, dans son rapport au Congrès de Moscou (1897) insiste lui aussi sur l'existence du processus d'hyperplasie parenchymateuse aussi bien dans la « cirrhose de Laënnec » que dans la « cirrhose hypertrophique ».

Mais tous ces auteurs ne voient dans ce processus d'hyperplasie qu'un phénomène de régénération, de suppléance. C'est une hyperplasie compensatrice, processus vicariant destiné à suppléer au déficit hépatique créé par la sclérose atrophique (1).

Cette conception pourrait sans doute se soutenir, si on se bornait à considérer seulement les cas où l'hyperplasie s'est faite lentement et régulièrement pour constituer un parenchyme de nouvelle formation d'aspect très semblable au parenchyme normal.

Mais il me paraît difficile de considérer comme un phénomène de suppléance, en quelque sorte normal, physiologique, la

---

(1) On trouvera la bibliographie de cette question ainsi qu'un résumé des opinions des différents auteurs dans le mémoire récent de Eduard Melchior, intitulé : Ein Beitrag zum alkoholischen hypertrophischen Cirrhose (Hanot-Gilbert) mit besonderer Berücksichtigen der Regenerationvorgänge des Leberparenchymes (*Ziegler's Beitr. z. path. Anat. u. z. allg. Pathol.*, Bd. XLII, Heft 3).

production dans nombre de cas de ces masses volumineuses, à extension continue, illogique, qui grossissent démesurément le foie, et dont la présence, loin de suppléer au parenchyme annihilé, entraîne au contraire toute une série de phénomènes morbides et fait pour ainsi dire toute la maladie.

Il s'agit d'un véritable processus inflammatoire. Au surplus, le départ exact entre les phénomènes dits de suppléance et ceux dits inflammatoires est-il difficile à préciser. J'ai insisté déjà à plusieurs reprises sur l'identité presque complète qui existait entre les processus de genèse normale au cours de l'évolution et ceux de genèse dite anormale, uniquement parce que atopique et anachronique.

A vrai dire, dans l'hépatite scléreuse, on retrouve, comme dans l'hépatite non scléreuse, cette hyperplasie parenchymateuse qui constitue une des caractéristiques essentielles de toute inflammation du foie.

Mais on trouve en plus, dans l'hépatite scléreuse, l'hyperplasie de l'élément fibrillaire, relativement peu développé dans les hépatites non scléreuses.

J'ai montré que, dans l'hépatite non scléreuse, la néoformation parenchymateuse n'aboutissait à peu près qu'aux deux premiers stades de la néoformation normale chez l'embryon, à savoir : production de nouvelles cellules disposées ou non en travées et production de capillaires interposés. Dans l'hépatite scléreuse, le troisième stade se réalise, à savoir le développement de fibrilles intraparenchymateuses.

La pathogénie de la sclérose nous échappe en réalité, de même que nous échappent les conditions pathogéniques qui font que l'hépatite se double d'un processus de stéatose ou d'amylose. Il semble pourtant qu'on puisse invoquer, en partie au moins, pour expliquer le processus de sclérose que présentent certaines hépatites, le degré d'intensité du processus irritant.

A l'irritation aiguë semble correspondre la prolifération rapide, désordonnée, dissociante des cellules hépatiques.

A l'irritation moyenne, correspondrait la prolifération lente, ordonnée, par clivage, des cellules et des capillaires.

L'irritation minima permettrait la production de phénomènes plus complexes. L'hyperplasie y est à la fois cellulaire, capillaire et fibrillaire.

Dès lors il y a lieu de distinguer, en plus de la néoformation parenchymateuse, les conséquences sur les parties voisines de l'hyperplasie fibrillaire.

Voici quelles sont ces conséquences, telles qu'on les constate sur les zones scléreuses.

Le capillaire hépatique présente, accolées à sa face externe, entre lui et la travée hépatique, des fibrilles plus ou moins ondulées, teintes en rose vif par le Van Gieson, en bleu par le Mallory, en noir par la méthode de Maresch. Accolées les unes aux autres, elles entourent d'une gangue parfois considérable le capillaire.

D'autres fibrilles croisent la direction des travées, étendues entre deux gangues capillaires voisines et semblent fragmenter ces travées.

Nous retrouvons là précisément les fibrilles ou *Gitterfasern* d'Oppel, déliées et à peine visibles sur les foies normaux, très apparentes, épaisses et nombreuses sur les foies sclérosés.

Ces fibrilles ne sont pas mêlées d'éléments cellullaires, cellules conjonctives ou lymphatiques, et cela, quelle que soit l'intensité du processus scléreux. Au début, c'est par épaississement et multiplication de fibrilles fuchsinophiles sans immigration cellulaire préalable que s'établit la sclérose. Il n'y a pas à parler ici de sclérose embryonnaire, puis de sclérose adulte au sens des classiques. La sclérose jeune diffère de la sclérose ancienne, uniquement par le nombre, l'épaisseur, l'intensité de coloration des fibrilles, non par la présence de cellules à type embryonnaire, par opposition à des cellules à type adulte, fibreux.

La présence de ces fibrilles hyperplasiées s'accompagne d'une altération connexe des capillaires et des travées, que probablement elle détermine directement.

Le capillaire ainsi engainé par le manchon fibrillaire épaissi est diminué de calibre, aplati, et parfois disparaît.

Les travées hépatiques de même sont notablement atrophiées. Nombre d'entre elles sont fragmentées en tronçons cellulaires, séparés les uns des autres par des fibrilles scléreuses. Les cellules, atrophiées, disparaissent définitivement, ou ne sont plus représentées que par un petit amas protoplasmique, parfois graisseux ou pigmentaire. A la longue, on ne trouve plus trace de parenchyme à ce niveau, mais seulement une nappe ou bande faite de fibrilles, parsemée de rares cellules lympha-

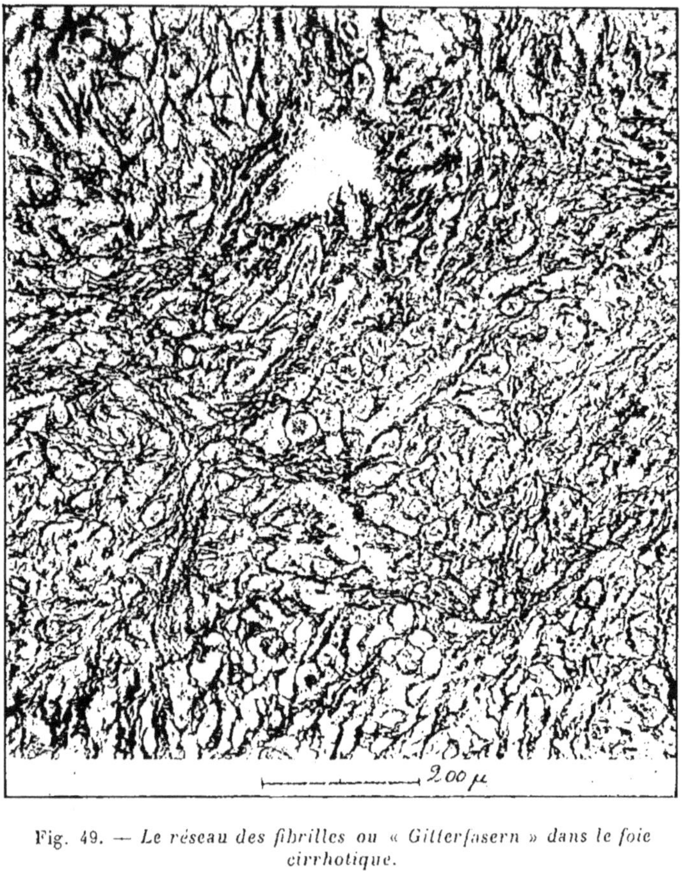

Fig. 49. — *Le réseau des fibrilles ou « Gitterfasern » dans le foie cirrhotique.*

Comparer ce réseau dans le foie normal, figure 24, même méthode, même grossissement.
Imprégnation métallique par la méthode de Maresch. (Microphotographie de Monpilliard.)

tiques et sillonnée par des capillaires élargis, qui assurent plus ou moins parfaitement la circulation à travers ce tissu ainsi modifié.

L'hyperplasie fibrillaire aboutit, en somme, à l'atrophie du parenchyme hépatique correspondant. Le terme de sclérose atrophique caractérise assez bien ce processus.

Hyperplasie fibrillaire et hyperplasie parenchymateuse, en ces deux lésions se résume l'hépatite scléreuse.

L'hyperplasie fibrillaire entraîne comme conséquence la disparition des éléments hépatiques, travées et capillaires atrophiés. L'hyperplasie parenchymateuse, au contraire, entraine comme conséquence le développement de nouveaux éléments hépatiques, travées et capillaires néoformés.

L'inflammation du foie suivant le mode scléreux se traduit donc par des phénomènes au fond de même ordre, mais de conséquences diamétralement opposées.

Suivant la prédominance de l'un ou de l'autre, les conséquences pour la totalité de l'organe pourront par suite varier considérablement. Il résulte de la coexistence de ces deux modalités réactionnelles du foie au cours de l'irritation de l'organe que les aspects que présentera le foie varieront à l'infini. Il suffit, pour se convaincre de cette variabilité d'aspect, de recueillir un nombre quelconque de cirrhoses.

Mais sous cette variabilité d'aspect, le processus de la cirrhose n'en demeure pas moins uniforme et relativement simple. C'est ce que je vais tenter de démontrer dans le chapitre qui suit.

DES DIFFÉRENTS ASPECTS DU TISSU HÉPATIQUE DANS LA CIRRHOSE.

Dans ce chapitre, chapitre d'anatomie pathologique, je ne considère que le tissu hépatique, non le foie tout entier.

Les aspects très variés que présente le tissu hépatique, aspects qui résultent du mélange variable des zones scléreuses et des zones hyperparenchymateuses, peuvent être divisés en deux classes principales, suivant la physionomie qu'y prend la zone scléreuse.

Dans une première classe, la zone scléreuse reste lâche ; dans l'autre, la zone scléreuse est dense.

Dans la première classe, les zones scléreuses montrent un parenchyme hépatique primitif encore reconnaissable. La trame fibrillaire est peu serrée et colorée en rose pâle ou en bleu pâle par les réactifs. Elle est parsemée de cellules hépatiques, parcourue par des capillaires à lumière visible. Elle donne nettement l'impression d'un processus jeune. Malgré sa présence, les repères sont aisés à retrouver, en particulier la veine porte, flanquée du bourgeon biliaire et de l'artère hépatique. La sclérose est une *sclérose lâche*.

Dans l'autre classe, au contraire, les zones scléreuses sont denses et pauvres en éléments cellulaires hépatiques. Les fibrilles, épaisses, se colorent de façon intense en rouge ou en bleu franc. Quelques cellules hépatiques isolées, mais surtout des lacunes vasculaires plus ou moins dilatées, rappellent que la zone scléreuse s'est développée aux lieu et place du parenchyme hépatique. Parfois même il ne reste plus que des fibrilles épaisses, tassées les unes contre les autres, sillonnées de lacunes vasculaires, mais sans éléments hépatiques.

Rien ne rappelle plus l'agencement réciproque des veines portes, des canaux biliaires, des artères hépatiques et des veines sus-hépatiques, et partant leur repérage et en particulier la distinction des veines portes et des veines sus-hépatiques sont chose malaisée, souvent impossible.

L'impression fournie par ces zones si altérées entraîne immédiatement la conviction que le processus scléreux a subi à ce niveau une évolution complète et traduit une irritation de date ancienne. C'est une sclérose adulte. Sans rien préjuger pourtant sur cette question délicate de l'âge du processus anatomo-pathologique, nous dirons seulement que, dans ces faits, la sclérose est une *sclérose dense*.

Sclérose lâche ou sclérose dense, telle est la distinction initiale qui doit se faire en présence d'une coupe de tissu hépatique cirrhosé. Chacun de ces aspects se subdivise lui-même en variétés que nous allons énumérer.

TISSU CIRRHOTIQUE A ZONE SCLÉREUSE LACHE

La laxité de la zone scléreuse permet aux zones hyperparenchymateuses voisines de se développer, en exerçant sur elles un véritable modelage. En pareil cas, le foie peut grossir de façon pour ainsi dire indéfinie.

Suivant le degré d'intensité du processus inflammatoire, il y a des différences très grandes dans le développement des éléments parenchymateux néoformés. L'aspect du parenchyme hépatique présente par suite des modalités variées. On ne peut les envisager toutes. Je me bornerai à décrire deux variétés sous lesquelles peut se présenter le tissu hépatique, suivant qu'il y a peu ou beaucoup de parenchyme néoformé.

La comparaison de ces deux variétés nous montrera que, malgré leur diversité apparente, elles ne diffèrent en somme que par la quantité plus ou moins grande de tissu hépatique néoformé.

Mais cet élément différentiel n'en a pas moins suffi à imprimer au tissu hépatique, dans les deux cas, des caractères macroscopiques et microscopiques très marqués. Je vais les énumérer successivement. Je montrerai ensuite qu'on passe aisément de l'un à l'autre type.

1. — Variété hypoparenchymateuse.

Surface de section lisse, sans granulations. Consistance remarquablement dure.

Un fragment projeté à terre rebondit à la façon d'une balle

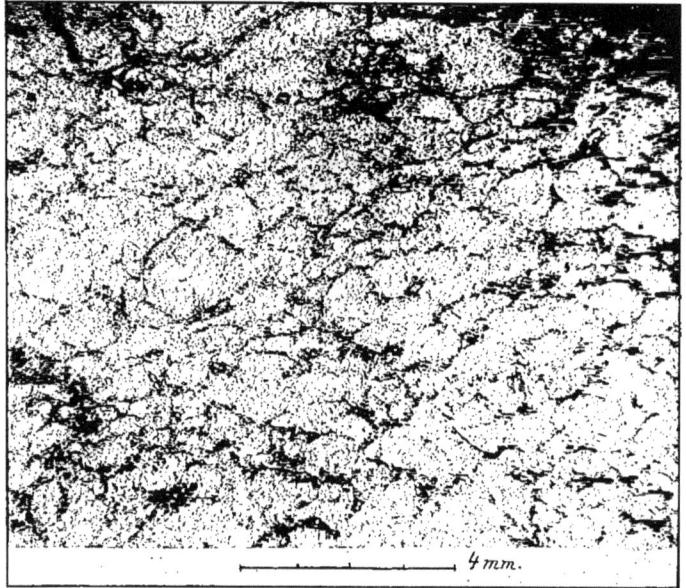

Fig. 50. — *Tissu cirrhotique à zone scléreuse lâche.* (Topographie générale.)

La démarcation entre les îlots parenchymateux de néoformation et les zones de sclérose atrophique est en général peu nette ; il y a plutôt infiltration réciproque.

Les îlots de néoformation sont peu développés et les zones de sclérose très rapprochées. Le tissu hépatique a l'aspect du *granit.*

Obs. X. — Microphotographie de Monpilliard.

Comparer les figures 50, 52, 53, 55, *faites à la même échelle,* pour se rendre compte des variations considérables dans les rapports quantitatifs des zones de néoformation parenchymateuse et des zones d'atrophie scléreuse.

élastique. Il offre une résistance très notable au couteau qui l'incise. Le doigt n'y pénètre pas. L'œil n'y distingue pas d'îlots parenchymateux nettement circonscrits. Il y a un mélange de tissu gris violacé, devenant plus rose après quelques instants d'exposition à l'air, et de tissu jaune brun.

La teinte gris violacé est fournie principalement par l'élément fibrillaire et glissonien, la teinte jaune brun par les cellules hépatiques.

Du mélange régulier des différentes teintes résulte que, dans l'ensemble, la couleur du foie peut être comparée à celle du cuir de botte usagé. L'aspect général rappelle assez bien celui du granit.

Un fait remarquable est la régularité du mélange des différentes teintes que présente le tissu, régularité telle qu'un fragment prélevé dans le lobe droit, par exemple, ressemble absolument à un fragment prélevé dans le lobe gauche.

Au milieu de ce tissu, tranche nettement la coupe des gros vaisseaux hépatiques, à section arrondie, à lumière béante, plus rapprochés que normalement.

A l'examen histologique, la caractéristique la plus frappante de ce type structural est l'aspect serré, condensé du dessin du tissu hépatique, mis parfaitement en évidence par le rapprochement marqué des gaines glissoniennes.

On distingue dans le parenchyme hépatique interposé à ces gaines deux régions d'aspect différent : une zone scléreuse, une zone non scléreuse.

Au niveau de la zone scléreuse, les fibrilles fuchsinophiles sont hyperplasiées, fortement colorées par la fuchsine sans toutefois prendre la teinte rouge vif des fibrilles conjonctives de la gaine de Glisson, toujours distinctes, grâce à cette différence dans l'intensité de la coloration. Les cellules hépatiques noyées dans ce réseau fibrillaire hyperplasié sont très reconnaissables, mais le plus souvent atrophiées.

Un certain nombre d'entre elles ont proliféré et ont donné naissance à des îlots parenchymateux.

Ces îlots parenchymateux sont relativement peu volumineux. L'hyperplasie s'y est faite assez régulièrement et suivant le type de clivage.

Les îlots parenchymateux prennent par suite un aspect assez semblable, mais non identique pourtant à celui du parenchyme normal. Les cellules sont volumineuses, souvent plus grosses que normalement, d'ailleurs irrégulières et inégales. Mais, en général, elles sont bien colorées, à protoplasma abondant, à noyau garni de nucléoles distincts ; la coloration de ces éléments

se fait bien, et l'on est frappé par l'aspect sain en quelque sorte
que présente le tissu hépatique à ce niveau.

Mais, dans ces nodules assez semblables au tissu hépatique
normal pour qu'on les ait longtemps considérés comme représentant la partie du foie primitif épargné par la sclérose, on ne
retrouve plus l'arrangement typique des travées. Surtout il n'y
a pas en leur centre de veine sus-hépatique. La circulation s'y
fait seulement par des capillaires. L'étendue de ces ilots n'est
pas assez considérable pour que le développement d'un sinus
collecteur de départ ait été nécessaire. Et, par suite, on ne
trouve rien qui rappelle ces *foci of exit* autour desquels se
disposent en rayonnant les travées hépatiques (1).

Des fibrilles fuchsinophiles fines, semblables à celles
observées sur le foie normal, doublent les capillaires et s'étendent entre eux. Mais là encore il y a irrégularité dans l'arrangement de ces fibrilles et irrégularité dans leur développement.

Dans le type que je décris ici, la démarcation n'est pas nette
entre les zones scléreuses et les ilots parenchymateux néoformés.
On passe insensiblement des uns aux autres, et l'on ne pourrait
facilement marquer d'un trait la limite entre l'une et l'autre
région du tissu hépatique. Il y a presque absence complète
de toute trace de refoulement excentrique exercé par ces ilots
sur les zones scléreuses voisines, interposées. Celles-ci ne
forment pas cadre ou anneau sur une coupe. On dirait que
dans la trame de la zone scléreuse se sont développés insensiblement, comme par une injection lente, ces ilots parenchymateux, sans exercer d'action mécanique marquée sur les
éléments de la zone scléreuse, ces deux formations se pénétrant
l'une l'autre. Il y a pour ainsi dire infiltration de la zone
scléreuse par les amas parenchymateux.

Au niveau des zones scléreuses, se retrouvent les vaisseaux

_____

(1) Une variété du premier type structural diffère de ce type par l'aspect
des zones parenchymateuses. Dans celles-ci, l'hyperplasie s'est faite suivant le type dissociant. Les cellules, inégales, irrégulières, mal colorées,
à noyau altéré ou absent, sont désunies et disposées sans ordre. Peu ou
pas de fibrilles fuchsinophiles.

Dans les zones scléreuses elles-mêmes, ces fibrilles se colorent mal, de
même d'ailleurs que les autres éléments hépatiques.

Il semble que cette variété structurale soit la traduction d'une poussée
aiguë terminale greffée sur un processus qui, évoluant seul, aurait fourni
uniquement le type primitif.

sanguins et les canaux biliaires. Veine porte et veine sus-

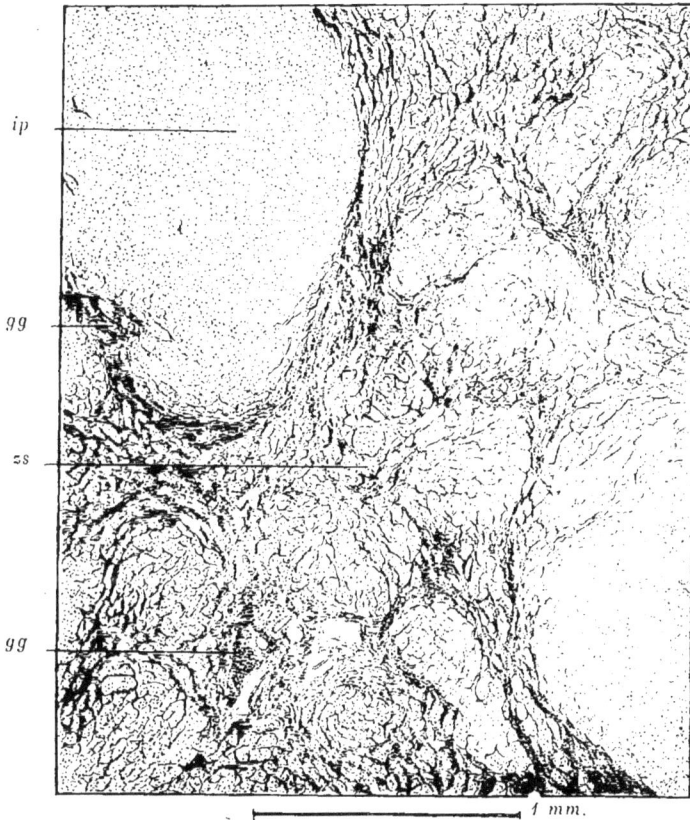

Fig. 51. — *Tissu cirrhotique à zone scléreuse lâche* (détail).

Une zone scléreuse lâche, *zs*, où se reconnaissent encore les régions du parenchyme primitif atrophié, reste interposée entre les ilots *ip*, de parenchyme secondaire, néoformé, sans subir, ou à peine, de condensation bien marquée. Elle garde, relativement aux ilots d'hypertrophie parenchymateuse, une étendue notable. Les gaines glissoniennes *gg*, noyées dans la zone scléreuse, sont fortement rapprochées les unes des autres, par suite de l'atrophie du parenchyme interposé (Obs. X).

Comparer les figures 51, 54, 56, *faites au même grossissement.*

hépatique, c'est-à-dire le collecteur veineux intestinal en amont et en aval de sa partie intermédiaire capillarisée, sont confinées à ce niveau. La veine porte se repère aisément grâce au canal biliaire et à l'artère hépatique qui la flanquent. La veine sus-hépatique est beaucoup moins aisée à retrouver. Et pourtant on peut affirmer qu'elle se trouve au niveau de cette zone, puisque, dans les îlots parenchymateux, elle manque.

J'ajouterai que, le plus souvent, l'aspect de la zone scléreuse est légèrement modifié par la présence de néo-canalicules biliaires mêlés aux cellules hépatiques atrophiées. Ces néo-canalicules sont remarquables par leur abondance et leurs dimensions notables, contrastant avec l'atrophie des cellules hépatiques voisines.

La présence de ces néo-canalicules biliaires n'est pas toutefois un phénomène constant et traduit sans doute, comme je l'indiquerai plus loin, la rétention biliaire partielle qui peut avoir existé, ou correspond à une inflammation de la gaine de Glisson, contemporaine de l'hépatite.

II. — Variété hyperparenchymateuse.

Le tissu hépatique frappe par son manque d'homogénéité. Dans le type précédent, le tissu hépatique semblait constitué par un mélange régulier et, pour ainsi dire, à parties égales de tissu gris lilas et de tissu jaune brun, donnant à l'ensemble une coloration sciure de bois assez uniforme. Dans l'hépatite hyperparenchymateuse, le mélange s'est dissocié. Les deux tissus gris rosé et jaune brun, au lieu d'être parfaitement mêlés l'un à l'autre, contrastent nettement. Le tissu gris rosé forme une sorte de gangue continue, parcourue çà et là par de gros vaisseaux qui saignent. Dans cette gangue sont comme enchâssées des portions de tissu jaunâtre, de volume et de coloration variables. La coloration des deux tissus fait surtout leur contraste. En particulier, l'un des deux ne fait pas relief sur l'autre. La surface de section du tissu est pourtant moins plane que dans le type précédent. Sur les zones scléreuses légèrement en retrait, font saillie les îlots parenchymateux ; mais cette saillie est peu appréciable et seulement si on regarde à jour frisant. La consistance du tissu est un peu moindre que dans le tissu hypoparenchymateux, mais augmentée néanmoins de façon anormale.

La limite entre les deux tissus n'est pas toujours très facile à indiquer. Si l'on veut, par exemple, dessiner la coupe observée, il est impossible de cerner le tissu jaune ou le tissu gris rosé. Parfois, au contraire, la distinction est facile. Sa facilité ou sa difficulté tient à l'état de la gangue, qui, lâche en générale, peut par places présenter un léger degré de tassement et de condensation.

Cette gangue est faite de parenchyme hépatique scléreux et atrophié comme dans l'hépatite hypoparenchymateuse. On passe insensiblement de cette région scléreuse à celle où prédomine le tissu jaunâtre de l'hyperplasie parenchymateuse.

La couleur des îlots parenchymateux est variable. La teinte jaune en est la teinte dominante, mais elle varie du jaune pâle, jaune soufre, à l'ocre jaune, au jaune verdâtre. Certains îlots sont vert foncé, vert noir, d'autres violet foncé ou brun noir.

Les îlots parenchymateux ont pris un développement considérable. D'où l'élargissement du dessin du tissu hépatique, révélé nettement par l'augmentation de la distance qui sépare habituellement les gaines glissoniennes les unes des autres.

L'hyperplasie parenchymateuse exubérante qui accroît ainsi la masse des îlots néoformés a réagi par poussée excentrique sur les zones scléreuses voisines. Le tassement de ces zones reste minime. Par contre, il y a un véritable modelage, comme si ces zones scléreuses gardaient une certaine malléabilité et se prêtaient au développement progressif des îlots parenchymateux.

Elles restent à l'état de zones irrégulières, mal délimitées, différenciées uniquement des îlots d'hyperplasie par la quantité de fibrilles fuschsinophiles qu'elles contiennent. Partant le contraste est peu net entre les deux zones, où se retrouve le même caractère d'expansion continue, faisant éclater sous la pression excentrique des régions néoformées les parties où la néoformation est moindre ou nulle.

Suivant la dimension qu'atteignent les nodules hyperparenchymateux, le réseau capillaire néoformé prend un aspect différent. Sur les nodules de petite dimension, irréguliers, ce réseau capillaire existe seul. Sur les nodules volumineux, il n'est pas rare de trouver en leur milieu ou en un point plus rapproché de leurs bords un sinus vasculaire assez développé pour qu'on puisse le confondre avec une veine sus-hépatique. Il se répète au sein de cet îlot parenchymateux, ce qui a lieu au cours du développement dans le foie normal. Dans le réseau capillaire homogène se différencient certains chemins vasculaires, sentiers devenus grandes voies de circulation, capillaires collecteurs devenus veines sus-hépatiques. Ces veines sus-hépatiques plus ou moins bien différenciées sont des veines de nouvelle formation. Elles n'ont rien de commun avec les veines sus-hépatiques du foie ancien, qui demeurent enfoncées dans la gangue scléreuse intermédiaire aux îlots parenchymateux. On trouve tous les stades qui conduisent du capillaire ou de la lacune initiale au sinus sus-hépatisé. En particulier, à côté de lacunes nues ou à mince paroi endothéliale, on observe les lacunes dont la paroi s'est doublée d'une gaine fibrillaire de plus en plus épaisse.

COMPARAISON DES VARIÉTÉS HYPO ET HYPERPARENCHYMATEUSES.

La description rapide que nous venons de faire de ces deux types structuraux nous amène à cette conclusion : c'est que l'on peut, par la pensée, passer aisément de l'un à l'autre type, à la seule condition de faire varier dans un sens ou dans l'autre les dimensions des zones d'hyperplasie parenchymateuse.

Il est difficile de reconstituer le processus réel ; mais il me paraît cependant que, entre le premier type et le second, il n'y a qu'une différence dans l'intensité du processus inflammatoire. Le premier type hypoparenchymateux traduit une irritation à faible retentissement et probablement de faible intensité. Le second type hyperparenchymateux traduit une irritation à retentissement considérable et probablement de forte intensité.

Mais un fait reste acquis, sur lequel il convient d'insister, c'est que l'on conçoit aisément qu'on puisse passer du type hypoparenchymateux, par extension du développement des lésions inflammatoires, au type hyperparenchymateux. On ne peut, au contraire, admettre que le type hyperparenchymateux aboutisse au type hypoparenchymateux, puisque les lésions, par

leurs caractères, apparaissent être du même ordre, du même
âge pour ainsi dire. En d'autres termes, à partir d'un même
foie supposé normal, on aboutira soit au foie hypoparenchymateux, soit au foie hyperparenchymateux, suivant la
quantité de l'irritation.

TISSU CIRRHOTIQUE A ZONE SCLÉREUSE DENSE

Dans une seconde classe de faits qu'il faut opposer à la classe
précédente, où le tissu cirrhotique se présente avec des zones
scléreuses lâches, le tissu se présente au contraire avec des
zones scléreuses denses.

Il résulte de cette texture serrée et condensée des zones scléreuses que le tissu hépatique présente un contraste très
marqué entre la gangue scléreuse et les îlots parenchymateux.
On peut en décrire trois variétés.

I. — VARIÉTÉ NODULAIRE.

Chacun des îlots parenchymateux forme une sorte de nodule
plus ou moins régulièrement arrondi, déprimant la gangue du
pourtour, et cette gangue est suffisamment large à ce niveau,
c'est-à-dire que les nodules sont assez espacés les uns des
autres. Ailleurs, ces îlots plus rapprochés se modifient réciproquement les uns les autres et prennent un aspect polygonal
plus marqué.

Ces îlots ont des dimensions variables allant du grain de
mil au grain de raisin. Parfois on dirait des grains de plomb
enchâssés dans un morceau de bois. Le plus habituellement,
l'aspect du tissu hépatique serait assez bien comparé à un *nougat*, dont la pâte serait la gangue scléreuse, les amandes et
les pistaches, les îlots parenchymateux.

Ce type très particulier du tissu hépatique n'est pas moins
visible à l'œil nu qu'au microscope. Il traduit vraisemblablement un stade ancien et à évolution très lente du processus
inflammatoire. Il m'a paru ressortir plus particulièrement à
la syphilis, les bandes scléreuses représentant à la fois des
zones où l'atrophie scléreuse a été très poussée et des placards
cicatriciels remplaçant les parties du tissu hépatique nécrosées

par suite des thromboses du collecteur porto-sus-hépatique. L'intérêt que comporte ce type nodulaire tient princi-

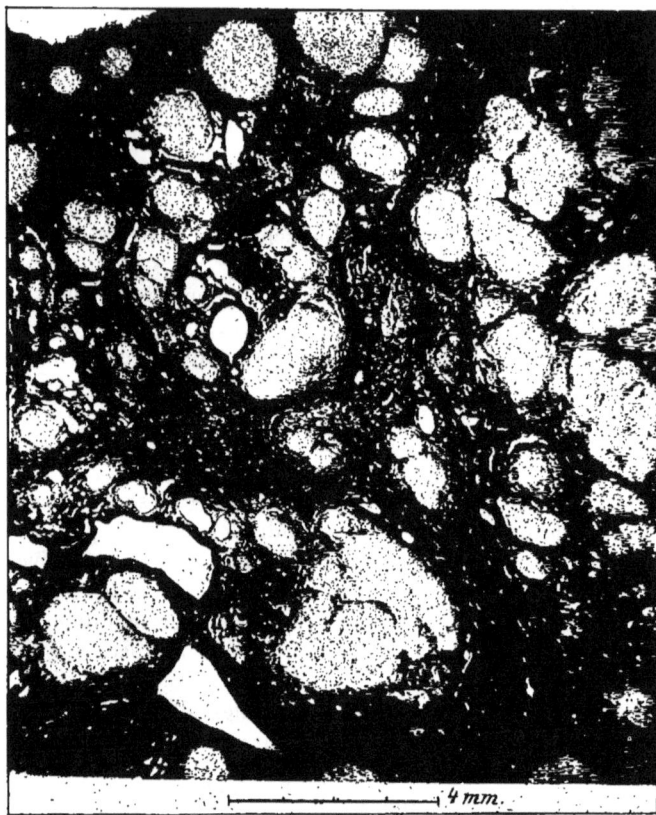

Fig. 52. — *Tissu cirrhotique à zone scléreuse dense : variété nodulaire.*
(Topographie générale.)

Les îlots parenchymateux, nettement délimités, sont comme enchâssés
dans la gangue scléreuse. Dans l'ensemble, le tissu hépatique rappelle
l'aspect d'un *nougat* (Obs. XXXI).

palement à ce fait qu'on peut voir en lui le type initial d'où
dérivent les deux types suivants, le type cérébroïde et le type
confluent.

II. — Variété cérébroïde.

Le tissu hépatique à type cérébroïde montre une gangue scléreuse dense, mais relativement étroite, comme noyée dans un parenchyme de nouvelle formation surabondant.

C'est le parenchyme qui semble ici constituer la formation continue ; la gangue est, par contre, discontinue. De plus, le parenchyme de nouvelle formation a un aspect plus homogène, une couleur ocre jaune presque uniforme, ou au contraire une couleur brun verdâtre également assez uniforme. La surface de section est comme ondulée, sans sillons manifestes.

Si l'on examine à l'œil nu pareil tissu, surtout après coloration d'une coupe mince par le Van Gieson par exemple, il apparaît comme constitué par l'agglomération de formations parenchymateuses contournées bizarrement en S, en U, en bissac, étroitement accolées les unes aux autres, à l'étroit, presque au contact, réservant entre elles des espaces relativement minimes occupés par les bandes scléreuses, amincies et comme étirées entre les circonvolutions parenchymateuses.

La comparaison classique des pièces du jeu de patience est certes valable, si l'on fait cette réserve que les pièces du jeu sont les unes constituées par du tissu hépatique ancien, scléreux, et très réduites dans leurs dimensions, les autres faites de tissu hépatique nouveau et relativement fort importantes.

On peut passer du type nodulaire au type cérébroïde, et les stades de passage s'observent sur un même foie, en imaginant que les noyaux parenchymateux enchâssés dans la gangue scléreuse du premier type ont augmenté de volume et se sont contournés pour utiliser au mieux l'espace où ils se développaient, refoulant le plus possible cette gangue, y creusant des dépressions, véritables nids, partout où la gangue offrait un minimum de résistance.

Entre les nids ainsi creusés se trouvent les portions de la gangue qui ont résisté. De fait, c'est au niveau de ces sortes d'éperons séparant deux nids voisins qu'apparaissent les vaisseaux du foie, veine porte, veine sus-hépatique, artère hépatique, canaux biliaires. L'éperon qui loge ces formations vestiges solides du foie ancien, a pu, on le conçoit, être consi-

déré comme une sorte de prolongement scléreux pénétrant
dans le parenchyme hépatique, quand on interprétait la sclérose observée dans les hépatites comme un processus soi-
disant périlobulaire. Ces éperons sont les têtes de serpent

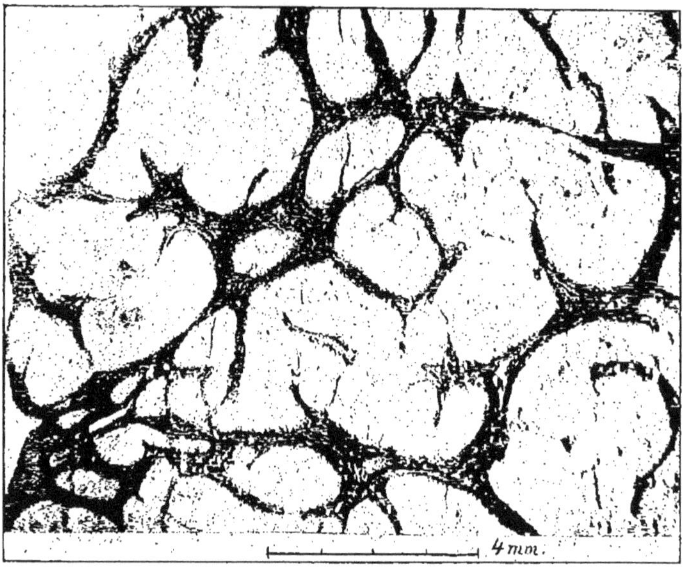

Fig. 53. — *Tissu cirrhotique à zone scléreuse dense : variété cérébroïde*
(Topographie générale).

La zone scléreuse extrêmement condensée est très réduite par rapport à
la masse du parenchyme néoformé, qui, pour se loger, l'excave et la brise
par places. D'où l'aspect cérébroïde des masses parenchymateuses d'une
part, la fragmentation, les éperons plus ou moins mousses, « têtes de
serpents », de la gangue scléreuse d'autre part (Obs. XVII).

décrites à la suite de Hanot, dans les cirrhoses dites hypertro-
phiques avec ictère.

Notre interprétation est radicalement opposée à cette conception. Elle en est pour ainsi dire le contre-pied. Cette partie scléreuse qu'on trouve entre deux mamelons parenchymateux n'est
pas un prolongement qui s'enfonce dans ce parenchyme envahi
C'est au contraire un éperon formé par la partie la plus résistante de la zone scléreuse, la partie que n'a pas refoulée le
parenchyme envahissant. Et cette résistance s'explique par la

présence, au niveau de l'éperon, des formations vasculaires, biliaires et mésenchymateuses, qui, de toute nécessité, ont seules pu et dû résister à la prolifération du foie nouveau, car cette prolifération ne se produit que parce qu'il y a conservation des vaisseaux d'apport et d'export assurant la nutrition du parenchyme hyperplasié. Notons que ces éperons sont la plupart du temps comme arrondis, obtus, à contours estompés, polis, en quelque sorte modelés sous la poussée du parenchyme débordant.

La poussée excentrique du parenchyme non seulement étire, incurve ou excave la gangue glissonienne interposée, mais il semble qu'il y ait pour ainsi dire fragmentation, par places, de cette gangue, comme si la poussée parenchymateuse l'effondrait çà et là, au niveau des plages de moindre résistance. C'est l'impression que l'on a en examinant certaines régions où l'hyperplasie parenchymateuse est particulièrement surabondante. Sur une coupe microscopique, on aperçoit alors çà et là, comme noyés dans le parenchyme, des fragments de tissu scléreux, tantôt complètement isolés, tantôt à peine reliés aux fragments voisins par des filaments scléreux très amincis, paraissant prêts à se rompre.

L'expansion du parenchyme nouveau semble avoir acquis en pareil cas une intensité telle qu'elle a pour ainsi dire brisé par place la gangue scléreuse interposée aux formations parenchymateuses.

C'est ce caractère brisant de l'expansion parenchymateuse qui me paraît marquer le mieux la différence du type nodulaire et du type cérébroïde. Dans le type nodulaire, les masses parenchymateuses qui résultent de la prolifération locale de certains groupes cellulaires du foie primitif se développent avec moins de continuité, de régularité. Et surtout ce développement semble se faire plus lentement et détermine une sorte de modelage de la gangue scléreuse interposée.

Dans le type cérébroïde, l'expansion du tissu nouveau se fait partout à la fois ; ce tissu pousse comme pousse le foie chez l'embryon et lamine les parties interposées qui n'évoluent pas du même pas. Il y a effondrement et en même temps éclatement de ces parties intermédiaires.

Le tissu scléreux devient moins une gangue qu'une sorte de

réseau dont les mailles se déchirent une à une, réseau noyé dans le parenchyme qui s'hyperplasie. Aussi, sur une coupe, apparaît-il fragmenté çà et là, intéressé suivant différentes sections, souvent sous forme d'une tache stellaire parfaitement isolée, d'où le nom d'insulaire donné autrefois à cet aspect du tissu scléreux. On pourrait dire que, des deux zones de sclérose et d'hyperplasie, dans le type nodulaire, l'une modèle l'autre ; dans le type cérébroïde, l'une brise l'autre.

Ce caractère brisant est d'autant plus marqué que la poussée hyperplasique, d'une part, a été plus rapide, que l'état scléreux est, d'autre part, plus avancé. Quand ces deux conditions sont réunies, s'observe avec le plus de netteté le type cérébroïde.

En particulier, on conçoit que, lorsque l'hyperplasie se fait rapidement, de façon désordonnée, le refoulement et l'étirement de la gangue coincée entre les masses parenchymateuses soient poussés au maximum.

Les circonvolutions parenchymateuses, interposées entre les parties scléreuses, sont essentiellement constituées par des amas de cellules hépatiques. Elles se présentent rarement avec le type hyperplasie avec clivage. C'est bien plutôt le type d'hyperplasie avec dissociation qui s'observe dans le type cérébroïde de la cirrhose. Rien qui rappelle l'agencement normal, mais une accumulation énorme de cellules pressées les unes contre les autres, laissant à peine place aux lacunes et capillaires sanguins. Parfois cependant, en certains points, on trouve trace du type hyperplasie par clivage. Des travées se constituent, mais épaissies, faites de cellules volumineuses, réservant entre elles des espaces arrondis, souvent occupés par une petite masse de pigment, jaune, brun ou vert. Mais ce type hyperplasie avec clivage se rencontre rarement.

De même, les fibrilles fuchsinophiles sont rares à l'intérieur des zones hyperparenchymateuses. C'est un parenchyme jeune, à formation incomplète, à développement hâtif et désordonné qu'on a sous les yeux.

Ce développement exubérant aboutissant à la constitution de masses considérables de parenchyme neuf entraîne, comme conséquence forcée, l'apparition au sein de la masse parenchymateuse de un ou plusieurs sinus vasculaires, drainant le réseau capillaire ou lacunaire de nouvelle formation développé simultanément avec les groupes de cellules hépatiques Nous avons déjà rencontré ces sinus dans la variété hyperparenchymateuse du type à sclérose lâche. On peut les trouver aussi çà et là dans le type nodulaire. Mais ils sont bien plus fréquents et plus développés encore dans le type cérébroïde. Ce sont toujours, en réalité, comme nous l'avons vu, des parties du réseau capillaire néoformé drainant le sang qui circule dans le reste du réseau, voies de décharge qui se développent peu à peu, par un processus en tous points analogue à celui qui préside au développement des sinus sus-hépatiques du parenchyme normal.

Selon la quantité de tissu parenchymateux nouveau formé, le sinus vasculaire de nouvelle formation peut rester simple ou, au contraire, se ramifier, de telle sorte que, sur une coupe, on observe un nombre parfois considérable de lumières vasculaires, sections d'un véritable système collecteur ramifié aisé à reconstituer par la pensée. En particulier, là où l'îlot parenchymateux développe un bourgeon qui s'enfonce dans un nid creusé dans la gangue scléreuse intermédiaire, il n'est pas rare de voir ce bourgeon centré par une branche correspondante du sinus collecteur.

Il est évident qu'on ne rencontrera ces sinus collecteurs ramifiés que là où se développent des masses parenchymateuses nouvelles assez importantes, c'est-à-dire là où l'hépatite affecte le type cérébroïde. Dans les régions où l'hyperplasie parenchymateuse n'aboutit qu'à la formation des masses nodulaires peu exubérantes, les masses les plus volumineuses seules présentent un sinus collecteur, alors unique et non ramifié; dans les masses moins importantes, le sinus collecteur manque.

Toutes ces dispositions sont parfois constatables sur un même foie, à condition toutefois que l'hyperplasie y ait été assez développée pour aboutir au moins par places à l'édification du type cérébroïde. On trouvera donc, suivant les régions considérées, ou pas de sinus collecteur, ou un sinus collecteur simple centrant des masses cellulaires arrondies (aspect nodulaire) ou un sinus collecteur ramifié centrant des masses cellulaires contournées, bourgeonnantes (type cérébroïde).

J'insiste particulièrement sur ces détails, car on les a interprétés tout autrement, et on a accordé à ces variétés, en somme secondaires et faciles à sérier, une importance très grande.

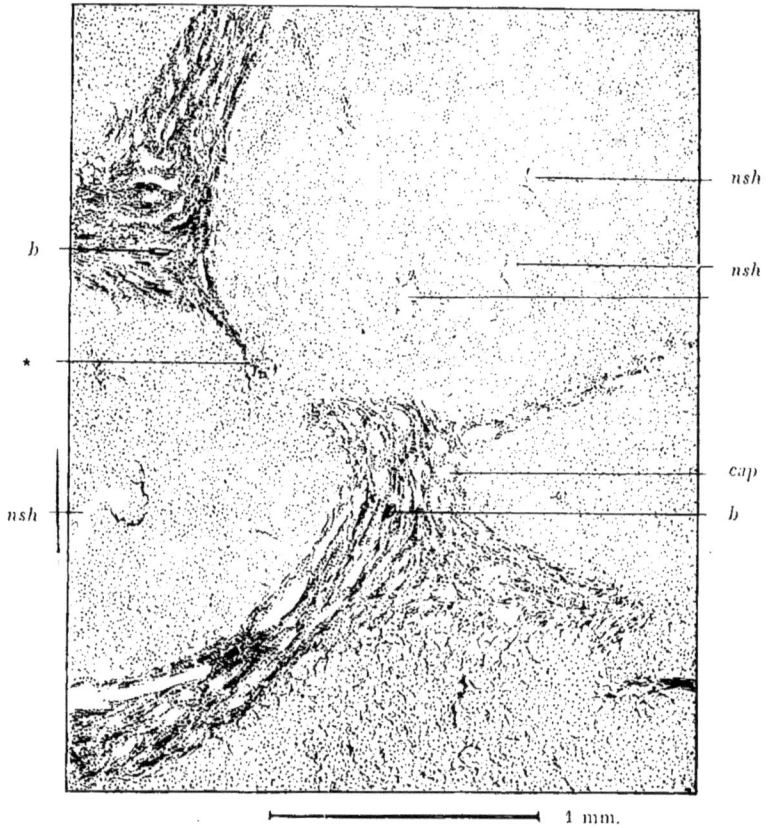

Fig. 54. — *Tissu cirrhotique à zone scléreuse dense : variété cérébroïde.* (Détail.)

La zone scléreuse est condensée et très réduite par rapport aux îlots de néoformation parenchymateuse qui l'excavent et la brisent par places ★. La distension et le coincement de certaines parties de cette zone déterminent une gêne dans la circulation sanguine, d'où la dilatation des capillaires qui trouent la gangue scléreuse (cap) et l'atrophie des éléments contenus dans les galeries glissoniennes. Les voies biliaires, parfois dilatées, sont ailleurs atrophiées, à peine reconnaissables; nsh, sinus sus-hépatiques de nouvelle formation (Obs. XVII).

On a, en effet, considéré ces sinus collecteurs de nouvelle

formation comme étant les veines sus-hépatiques du foie primitif, de même qu'on a considéré les masses parenchymateuses qu'elles drainent comme étant le reliquat du foie primitif, non encore altéré par le processus scléreux.

Dès lors, là où les sinus collecteurs simples existent, c'est-à-dire au milieu des îlots parenchymateux nodulaires enchâssés dans la gangue scléreuse, on a dit : voici le type de la cirrhose périlobulaire, périportale, annulaire.

Sabourin eut le mérite de faire voir que, le plus souvent, à côté des nodules volumineux centrés par une pseudo-veine sus-hépatique, il y avait sur le même foie nombre de nodules plus petits, où manquait la veine sus-hépatique que la théorie présupposait.

Sabourin en conclut que la cirrhose soi-disant périlobulaire, périportale, monoveineuse, était en réalité le plus souvent une cirrhose péri et intralobulaire, périportale et péri-sus-hépatique, biveineuse, non pas seulement encerclant, mais fragmentant le lobule hépatique théorique.

De plus, il insiste sur ce fait que l'on rencontre dans les hépatites à gros foie, celles où précisément le type cérébroïde est très accusé, des veines sus-hépatiques intactes, bien visibles, faciles à repérer, contrastant par conséquent avec les veines sus-hépatiques du type qualifié biveineux.

Pour des raisons que je n'ai pas à étudier ici, il a admis avec Hanot et Charcot que cette cirrhose était biliaire ; on aurait pu décider aussi bien qu'elle était portale. Mais son caractère principal était la conservation de la veine sus-hépatique. Sa seconde caractéristique était que la cirrhose restait périlobulaire, respectait le lobule, ne le fragmentait pas comme la cirrhose biveineuse.

On voit comment il convient d'interpréter cette prétendue distinction.

D'abord redisons une fois de plus qu'il n'y a pas d'hépatite où partout se retrouve une disposition unique, type nodulaire (cirrhose biveineuse), type cérébroïde (cirrhose biliaire). Les deux types se mélangent. Il n'y a pas à ce point de vue possibilité légitime d'établir une distinction.

Ceci rappelé, la présence ou l'absence d'une prétendue veine sus-hépatique au sein des îlots parenchymateux faussement considérés comme des lobules entiers ou fragmentaires, se réduit au développement ou au non-développement dans le réseau capillaire néoformé des masses parenchymateuses nouvelles, de un ou plusieurs capillaires agrandis ou sinus, qui collectent ce réseau capillaire. Que l'hyperplasie parenchymateuse soit peu intense, et ces sinus manqueront en général. Que l'hyperplasie parenchymateuse s'exagère, et ces sinus se développeront. Ils resteront simples là où les masses parenchymateuses restent nodulaires et de volume moyen, comme dans le type nodulaire. Ils seront ramifiés quand les masses parenchymateuses plus volumineuses se ramifieront et prendront le type cérébroïde.

Il n'y a pas, ai-je dit, d'hépatite où tout le tissu hépatique soit d'un type unique, nodulaire ou cérébroïde, ce qui se conçoit, les lésions inflammatoires ne portant pas avec une intensité égale sur tous les points de l'organe.

Pourtant on conçoit, d'après ce que nous savons maintenant de ces deux types structuraux, que plus le type cérébroïde est développé; et plus il occupe de place dans un foie, plus ce foie est volumineux. Chaque masse parenchymateuse néoformée ajoute au volume de l'organe. Plus ces masses se multiplient et s'accroissent, plus le volume de l'organe est en général accru. C'est donc dans les foies enflammés les plus volumineux que s'observent avec fréquence les sinus sus-hépatiques. On comprend dès lors pourquoi Sabourin a cru pouvoir définir histologiquement ce qu'on a nommé cirrhose hypertrophique biliaire ou foie de Hanot par les particularités qu'on retrouve dans le tissu hépatique d'aspect cérébroïde.

III. — Variété confluente.

Dans cette variété, rarement observée, le tissu hépatique apparaît sur une coupe comme un véritable *conglomérat* de formations parenchymateuses. Ces formations sont de volume inégal, de couleur variée, jaune, jaune brun, jaune vert. Chacune d'elles est de plus différemment teintée, comme bigarrée. Ces formations sont en général de forme arrondie ou ovalaire, parfois plus ou moins contournées en S, en V, en U.

Mais surtout elles s'accolent assez étroitement les unes aux autres et se déforment par pression réciproque. Par suite, la forme ovalaire primitive devient polyédrique irrégulière.

Entre elles, le tissu scléreux est extrêmement peu développé relativement ; mais ce tissu les sépare nettement les unes des autres. Dans ce tissu et au niveau d'espaces prismatiques réunis par l'accolement des formations parenchymateuses limitantes, apparaissent avec une fréquence frappante les sections des gros vaisseaux hépatiques, maintenus béants, qu'il s'agisse de veines portes ou de veines sus-hépatiques. Les vaisseaux saignent habituellement à la coupe. Les canaux biliaires sont moins visibles.

La surface de section du parenchyme hépatique ainsi modifié n'est pas plane. Chaque masse parenchymateuse fait saillie sur le plan de coupe. Le tissu scléreux intermédiaire, comme variqueux, est en retrait. Il semble que le couteau, en créant une surface nouvelle à chacune des formations parenchymateuses, a permis à la substance de chacune d'elles, comme à l'étroit, de faire hernie.

Si l'on considère plusieurs masses parenchymateuses voisines, on constate que la gangue scléreuse qui les sépare n'a pas partout le même aspect. Tantôt elle est encore épaisse et forme une enveloppe continue, engainant un nodule parenchymateux. Tantôt elle s'amincit, s'atrophie, et n'est plus représentée que par quelques fibrilles faciles à compter, sans capillaires interposés, sans éléments cellulaires inclus. La minceur de ces fibrilles, la coloration pâle qu'elles prennent sous l'action des réactifs spécifiques, trahissent l'état de déchéance où elles sont.

De part et d'autre de ces fibrilles ainsi raréfiées et atrophiées, les cellules hépatiques appartenant réciproquement à des masses parenchymateuses voisines se disposent parallèlement et viennent presque au contact.

Enfin on ne trouve plus la faible cloison fibrillaire. Mais les cellules hépatiques appartenant aux deux centres évolutifs voisins trahissent, quoique accolées, leur origine distincte. Il y a fusion de ces deux masses parenchymateuses voisines par disparition progressive de la cloison qui les séparait primitivement. Une masse composite résulte de l'accolement et de la confluence des masses élémentaires d'abord séparées,

cette masse composite restant enveloppée de la gangue scléreuse, là où celle-ci n'est pas encore atrophiée.

La nature composite de cette masse se traduit d'ailleurs non
seulement par l'ordination différente des cellules autour de

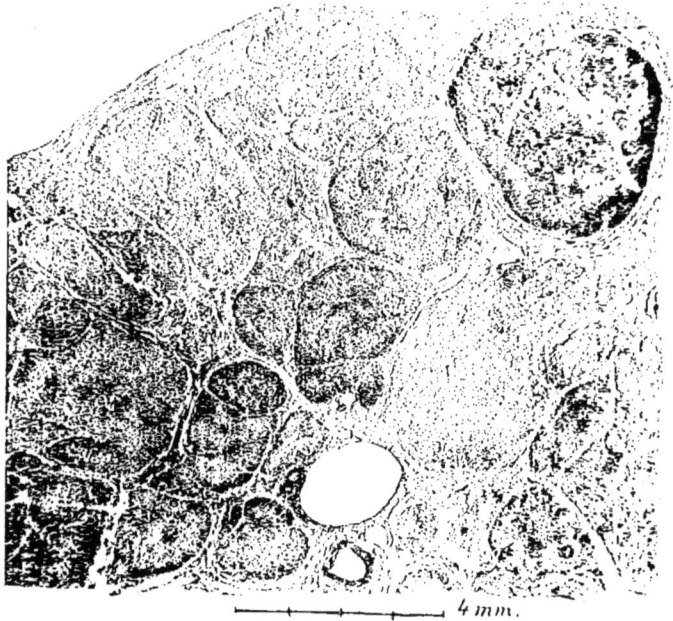

Fig. 55. — *Tissu cirrhotique à zone scléreuse dense : variété conflu ente.*
(Topographie générale.)

Les îlots parenchymateux arrondis ou polyédriques par pression réciproque sont presque en contact et tendent à confluer, séparés à peine par
des zones scléreuses amincies, raréfiées, en voie de disparition. L'aspect du
tissu hépatique rappelle assez bien celui des roches dénommées *conglo-
mérats* ou *poudingues* (Obs. XII).

leurs centres respectifs d'évolution, mais aussi par les différences d'aspect de ces cellules, suivant les masses auxquelles
elles appartiennent. Ainsi certaines masses élémentaires sont
stéatosées, d'autres pigmentées, les unes faites de cellules volumineuses, à noyau et à protoplasma bien colorés ; les autres
composées de placards cellulaires mal colorés, comme

nécrosés. L'hétérogénéité est un des caractères dominants du parenchyme hépatique dans ce type structural.

La lecture d'une coupe pratiquée dans un pareil tissu fait assister en définitive aux différents stades d'un phénomène assez comparable à celui qui fait confluer plusieurs gouttes d'huile en une goutte plus grosse.

Tout se passe comme si le développement des masses parenchymateuses, ne pouvant se faire par écartement et rupture de la gangue scléreuse, aboutissait à l'atrophie mécanique réciproque de ces masses et de certaines parties de la gangue interposée.

Il en résulte cette conséquence fort importante et paradoxale : c'est que, là où évolue pareil processus, le tissu hépatique diminue de volume au lieu d'augmenter. Chaque poussée hyperplasique agissant comme en vase clos se fait au détriment des parties anciennes, qui se résorbent. On comprend, en effet, que les vaisseaux confinés dans cette gangue soumise à ce laminage s'aplatissent, disparaissent et que leur disparition entraîne corrélativement des troubles trophiques dans les zones parenchymateuses irriguées.

Les canaux biliaires disparaissent par un processus analogue. Ceux qui persistent sont le plus souvent peu développés, comme étirés, mal colorés, pauvres en cellules, et comme à nu au milieu des travées hépatiques voisines. Ils demeurent longtemps comme le dernier vestige de la zone scléreuse où ils étaient inclus et trahissent par leur présence le mode de genèse par confluence des masses parenchymateuses élémentaires fondues en une masse unique.

Type nodulaire, type cérébroïde, type confluent, ces trois variétés d'aspect du tissu cirrhotique à zone scléreuse condensée offrent donc des connexités évidentes. Leur caractère commun est la condensation de la zone scléreuse, d'où sa moindre malléabilité, sa rigidité, prêtant peu à l'expansion des masses parenchymateuses nouvelles. D'où encore la limitation nette, le manque de pénétration réciproque des zones scléreuses et des zones hyperparenchymateuses.

Tantôt, sous l'action d'une néoformation hépatique rapide, cette gangue scléreuse rigide s'encoche et se brise sous l'action des masses parenchymateuses exubérantes. Le type nodulaire passe au type cérébroïde.

Tantôt la gangue scléreuse s'amincit, s'atrophie, subi une

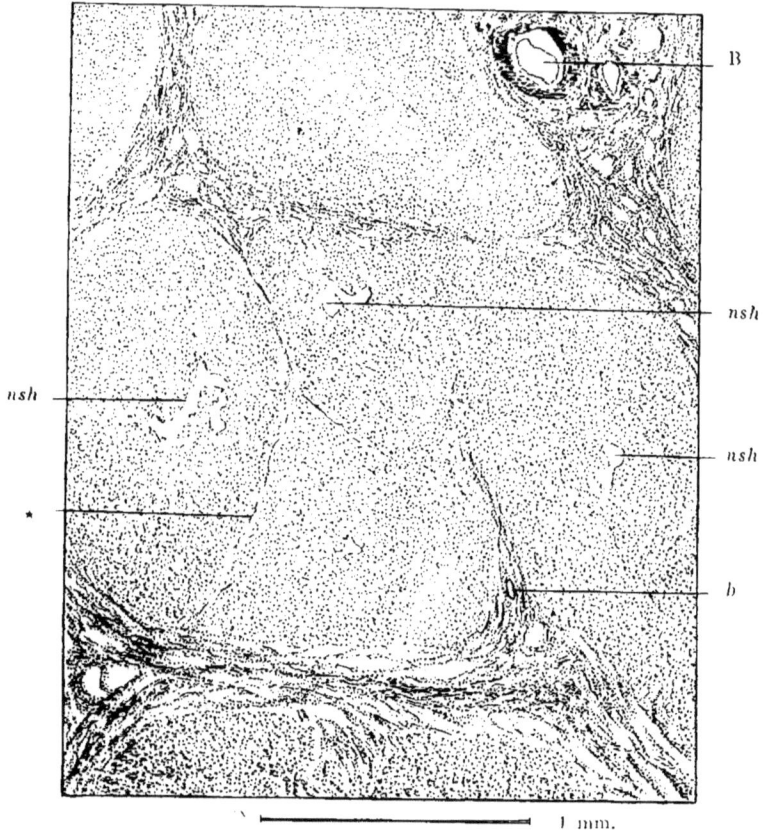

Fig. 56. — *Tissu cirrhotique à zone scléreuse dense : variété confluente.*
(Détail.)

La zone scléreuse est extrêmement réduite et comme effilochée en de nombreux points ⋆ ; ses éléments sont atrophiés, mal colorés, en voie de disparition, d'où la tendance au fusionnement des zones d'hyperplasie parenchymateuse. Les gaines glissoniennes participent à l'atrophie des éléments du foie primitif. B, gros canal biliaire, à épithélium atrophié; nsh, sinus sus-hépatique de nouvelle formation, à type lacunaire, sans manchon fibrillaire (Obs. XII).

véritable usure, sous l'action d'une néoformation hépatique plus lente, d'où le passage au type confluent.

Il convient de tenir compte également, dans cette interprétation cinématique toujours malaisée de faits statiques, de faire une large part aux vaisseaux, qui s'hyperplasient et persistent dans le type cérébroïde, qui s'oblitèrent et disparaissent dans le type confluent. Le type confluent est un type de réduction ; le type cérébroïde, un type d'expansion du tissu hépatique.

LES LÉSIONS DU COLLECTEUR PORTO-SUS-HÉPATIQUE

Je viens d'étudier la structure du parenchyme dans l'hépatite scléreuse. Et, pour ce faire, j'ai dû distinguer en particulier quatre types principaux : type infiltré, type nodulaire, type cérébroïde, type confluent.

Il faut également tenir compte des altérations du collecteur veineux porto-sus-hépatique, qui se combinent fréquemment avec ces lésions du parenchyme proprement dit.

Elles sont de deux ordres : il y a des lésions inflammatoires et des lésions mécaniques.

Les lésions inflammatoires sont bien connues, et je ne fais que les signaler : épaississement de la gaine fibrillaire périveineuse, parfois plus rarement infiltration amyloïde de la gaine, prolifération de l'endothélium pouvant aboutir à l'oblitération du vaisseau, tels sont les principaux types observés.

Le seul fait important à signaler, c'est qu'il n'y a aucun rapport entre l'inflammation du vaisseau et l'hyperplasie fibrillaire intra-parenchymateuse. La cirrhose périveineuse n'existe pas, si l'on entend par là cirrhose par propagation au parenchyme hépatique de lésions inflammatoires primitivement veineuses. Parenchyme et collecteur s'altèrent chacun pour leur compte.

Les lésions mécaniques résultent du développement de l'hyperplasie parenchymateuse adjacente.

Ces lésions sont parfois évidentes à l'œil nu. Il n'est pas rare, en effet, de trouver sur une tranche de foie de véritables mamelons de tissu hépatique faisant saillie dans la lumière des vaisseaux portes ou sus-hépatiques. Ces vaisseaux s'incurvent au pourtour de ces saillies. Parfois même ils sont aplatis, devenus imperméables. A l'examen histologique, ces altérations se retrouvent, avec une grande netteté, à condition de colorer les coupes soit à l'orcéine, soit au mélange de Weigert pour fibres élastiques, les fibrilles élastiques persistant longtemps et jalonnant l'ancien collecteur vasculaire.

Les lésions inflammatoires hyperplasiques du bourgeon biliaire agissent de même mécaniquement sur le collecteur porto-sus-hépatique (Voir fig. 57).

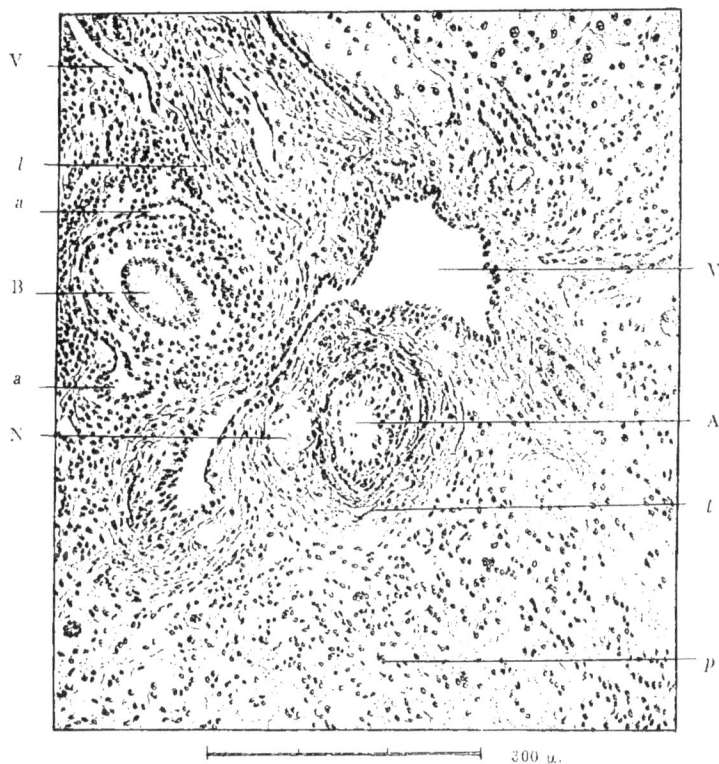

Fig. 57.

La figure représente une veine-porte V coincée et presque effacée entre les formations glissoniennes hyperplasiées. A noter l'endartérite de l'artère hépatique A; B, bourgeon biliaire ; *l, l,* lymphatiques; N, nerf ; *p,* parenchyme hépatique fortement sclérosé (Obs. X).

Ces lésions mécaniques se traduisent à distance sur les capillaires inclus, tant dans les zones sclérosées que dans les zones d'hyperplasie, par une dilatation considérable, d'aspect parfois angiomateux.

La seule remarque à faire à ce sujet est que, dans les zones scléreuses, ces capillaires distendus peuvent aussi bien être des voies d'apport que des voies d'export, puisque tout le courant circulatoire qui traverse le foie, veine porte d'amont et veine sus-hépatique d'aval, se trouve en définitive confiné au niveau des zones scléreuses, non au niveau des îlots parenchymateux. On ne peut pas plus distinguer les capillaires adjacents à la veine porte de ceux adjacents à la veine sus-hépatique qu'on ne distingue souvent veine porte et veine sus-hépatique. La structure du foie est tellement modifiée que les repères du tissu normal ont disparu.

LES LÉSIONS DU BOURGEON BILIAIRE

Malgré l'indépendance réelle des lésions du parenchyme hépatique et des lésions du bourgeon biliaire, nous avons vu qu'il est difficile de ne pas tenir compte des lésions du bourgeon biliaire qui accompagnent fréquemment les lésions de l'hépatite proprement dite. Aussi est-il indiqué de les présenter à la suite des lésions parenchymateuses.

Comme les lésions du collecteur vasculaire, ces lésions peuvent être inflammatoires ou mécaniques.

Les lésions inflammatoires portent sur l'épithélium et sur le chorion.

Les lésions épithéliales consistent en une prolifération des cellules de revêtement du canal biliaire inclus dans la gaine de Glisson. Ces cellules peuvent rester unies et se soulever en villosités vers la lumière du canal. Plus fréquemment elles se désunissent et desquament.

Le chorion sous-jacent est dans le premier cas épaissi, riche en fibrilles fortement colorées, disposées en anneau sous l'épithélium. Il se produit une véritable chorionite scléreuse.

Quand l'épithélium a desquamé, on observe plus habituellement une véritable infiltration cellulaire de ce chorion et une raréfaction très marquée des fibrilles. Nombre des cellules qui infiltrent le chorion tombent à leur tour dans la lumière du canal biliaire, mélangées aux cellules épithéliales.

A côté de ces lésions des gros canaux, il faut joindre celles des derniers vaisseaux biliaires. Je veux parler de leur prolifération, qui donne naissance à de nombreux néo-canalicules qui se disposent au pourtour de la gaine de Glisson, qu'ils élargissent au détriment du parenchyme.

Des cellules mésenchymateuses formant chorion lâche et développées aux dépens des cellules de la gaine de Glisson accompagnent ces néo-canalicules. Les capillaires adjacents, nés de l'artère hépatique, augmentent de même le territoire de

l'artère hépatique, artère nourricière du bourgeon biliaire exclusivement.

Ce processus de multiplication des néo-canalicules biliaires
doit-il être rattaché au processus inflammatoire touchant le
bourgeon biliaire en même temps que le parenchyme hépatique ?
Ou n'est-il en réalité que la conséquence de l'imperméabilité
par compression intra-hépatique des grosses voies biliaires ?
Cette dernière hypothèse peut être soutenue, car les lésions
observées sont en tout point analogues à celles que nous avons
décrites dans la rétention biliaire par obstacle sur les voies
biliaires extra-hépatiques. Personnellement, je la crois exacte,
si j'en juge par les faits que j'ai pu étudier. Aussi bien d'ailleurs peut-on considérer la rétention biliaire comme constituant à elle seule un processus suffisant d'irritation.

Aux lésions inflammatoires du bourgeon biliaire, il faut rattacher le développement de nodules plus ou moins réguliers
faits de cellules petites, à noyau relativement volumineux,
prenant fortement les colorants, nodules embryonnaires ou
nodules infectieux, qui ponctuent le tissu hépatique et repèrent
les gaines glissoniennes d'où ils dérivent.

S'agit-il de lésions lymphatiques ou de lésions purement
conjonctives ? Il est difficile de décider.

Parfois, ces amas de cellules rondes, dites embryonnaires,
sont moins denses, moins régulièrement arrondis, et l'on peut
observer tous les stades intermédiaires entre ces amas d'apparence folliculaire et l'infiltration diffuse du mésenchyme glissonien. Même fait d'ailleurs s'observe dans le chorion intestinal,
auquel doit être comparé le chorion biliaire, son expansion.

Des adénites hilaires correspondent à cette infiltration embryonnaire de la gaine de Glisson, à cette glissonite aiguë.

A côté des lésions inflammatoires des voies biliaires, il faut
faire une place aux lésions mécaniques. Les voies biliaires,
comme le collecteur vasculaire porto-sus-hépatique, peuvent
en effet être comprimées entre les masses parenchymateuses
hyperplasiques insérées comme des coins entre les zones scléreuses. Il en résulte tantôt la dilatation des voies biliaires, à
lumière élargie, tantôt au contraire leur atrophie, suivant qu'on
les examine en amont ou au lieu même de leur compression.

J'ai constaté, dans deux cas, une altération plus manifeste des voies biliaires. Au milieu d'un chorion épaissi, en couronne, quelques cellules petites, tassées, sans lumière centrale, représentaient l'épithélium biliaire en voie de disparition. En des points voisins, il ne restait plus qu'une masse arrondie faite du chorion épaissi, l'épithélium ayant disparu. Il y avait, dans ces cas, des lésions très nettes de rétention biliaire dans le parenchyme hépatique.

Les néo-canalicules eux-mêmes participent à ces altérations des voies biliaires. Tantôt ils sont dilatés jusqu'à prendre l'aspect kystique ; tantôt au contraire ils disparaissent par atrophie. Mais il est à remarquer que longtemps ils résistent à ce processus d'atrophie mécanique, sillonnant les zones scléreuses d'où ont disparu tous les éléments hépatiques.

L'*artère hépatique*, nourricière du bourgeon biliaire, peut présenter des altérations inflammatoires notables, et cela non pas seulement dans la syphilis, mais encore dans la tuberculose par exemple. La lésion la plus nette est une endartérite parfois très marquée. D'autre part, il est fréquent de la voir augmentée de volume et à musculature très développée, ce qu'on peut sans doute rapporter à un obstacle à la circulation sanguine dans les gaines de Glisson comprimées. Cette altération, pour ainsi dire mécanique, se manifeste dans quelques cas, sur le vaisseau en dehors du foie, par l'augmentation du calibre, l'épaisseur de la paroi, la béance de la lumière. Mais il peut s'agir seulement d'une altération locale, d'une branche, non du tronc, de telle sorte que, de l'état de l'artère hépatique au hile, il n'est pas légitime de conclure à l'état des branches de cette artère.

Il est extrèmement probable que les *nerfs* inclus dans la gaine de Glisson participent souvent à l'inflammation du foie ; mais c'est là une question à laquelle je ne puis apporter aucune contribution et que je me borne à signaler.

L'énumération que je viens de faire de la longue série des lésions élémentaires qui se rencontrent dans l'hépatite scléreuse nous fait comprendre le nombre considérable de combinaisons qu'elles peuvent affecter. La complexité des faits observés est encore plus grande. Les considérations suivantes pourront en donner une idée.

C'est d'abord la possibilité de rencontrer côte à côte des

lésions d'âge différent, résultat de poussées discontinues, d'intensité et de durée variables, ou au contraire des lésions sensiblement contemporaines, sous l'action d'une irritation continue. Les réactions réciproques de ces lésions contemporaines ou successives modifient, comme nous l'avons vu, de façon variée l'aspect du parenchyme. Il y faut encore ajouter les lésions fortes, faibles ou nulles, tant mécaniques qu'inflammatoires du collecteur porto-sus-hépatique, du bourgeon biliaire, de l'artère hépatique. Puis encore les conséquences sur le parenchyme des modifications des vaisseaux et des canaux biliaires : 1° phénomènes de stase sanguine, d'hémorragie, ou phénomènes nécrotiques ou atrophiques; 2° phénomènes de rétention biliaire.

Il y a plus, il faut tenir compte de la combinaison de poussées d'hépatite non scléreuse, soit pure, à type de clivage ou à type dissociant, soit graisseuse, soit amyloïde, avec les poussées d'hépatite scléreuse. Voilà pour les modifications histologiques.

Au point de vue macroscopique, il convient de mettre en valeur une condition qui modifie considérablement la forme générale du foie tout entier.

Il semble qu'il faille tenir compte, à ce point de vue, de l'état préalable du système circulatoire intra-hépatique. Nous avons vu que, malgré la fixité de son type, il y avait néanmoins place pour des variétés dans la façon dont se dispose l'arbre porte : en particulier le lieu d'origine de la branche ascendante ou cystique sur le bras droit ou sur le bras gauche de la veine porte. L'hyperplasie hépatique se traduira dans le premier cas par l'hypermégalie de la partie du foie située à droite de la ligne cystico-cave; le foie sera surtout développé en hauteur et à droite. Dans le second cas, il y a hypermégalie de la partie du foie placée à gauche de cette ligne cystico-cave. C'est le lobe moyen et le lobe gauche qui se développeront plus particulièrement.

De plus, il faut mettre en ligne les altérations locales soit mécaniques, soit inflammatoires, de ce système circulatoire. Telle branche étant oblitérée ou aplatie, le sang qui aborde le foie va emprunter la branche voisine, et les phénomènes d'hyperplasie inflammatoire vont dès lors se réaliser avec intensité sur une partie du foie auparavant médiocrement alimentée. A la naissance, l'oblitération de la veine ombilicale entraîne une déviation droite du courant sanguin et une déformation droite de l'organe. De même, au cours de l'hépatite scléreuse, l'oblitération ou l'aplatissement de telle branche porte va amener une déformation correspondante du foie.

On conçoit, dès lors, quelle variété extrême présentera cette déformation, puisqu'elle dépend de l'altération de telle branche variable de l'arbre porte.

Il faut tenir compte encore d'une troisième condition : on est frappé, quand on examine une série de foies cirrhotiques, de voir combien, même à l'œil nu, varie l'aspect du tissu hépatique en différents points. Dans telle partie de l'organe, le type cirrhose à sclérose dense est très marqué, d'où l'aspect nodulaire, nougat, que prend le tissu hépatique. La gangue scléreuse, dense, nacrée, résistante, enchâsse des îlots parenchymateux isolés. A ce niveau, le foie est peu développé. Dans telle autre partie, c'est au contraire le type sclérose dense, mais d'aspect cérébroïde, ou le type sclérose lâche, dans l'un et l'autre type, la zone scléreuse étant réduite au minimum, les îlots d'hyperplasie parenchymateuse fortement développés au contraire. A ce niveau, du foie de nouvelle formation augmente le volume de l'organe, le déforme, créant des lobes surnuméraires qui mamelonnent sa surface.

CIRRHOSES HYPOPLASIQUES ET HYPERPLASIQUES

Toute l'étude qui précède des lésions observées sur les foies cirrhotiques a été une étude analytique. J'ai envisagé séparément et de façon en quelque sorte idéale les lésions du parenchyme hépatique proprement dit et leurs combinaisons variées donnant au tissu de l'organe l'aspect infiltré, nodulaire, cérébroïde ou confluent; puis les lésions du collecteur porto-sus-hépatique; enfin celles du bourgeon biliaire.

Toutes ces lésions si variées se retrouvent sur un même foie cirrhotique. Elles se combinent de façon complexe, au point qu'il n'y a pas deux foies qui se ressemblent.

Mais, parmi elles, une place prépondérante doit être faite aux lésions d'hépatite proprement dite, c'est-à-dire à l'hyperplasie des éléments qui constituent le parenchyme hépatique. Et, parmi ces éléments, la néoformation des cellules et des capillaires a le plus d'importance. Les cirrhoses diffèrent, en réalité, non pas par tel ou tel aspect structural, puisque ces différents aspects s'observent sur un même foie et qu'un même foie ne présente pas dans toute son étendue un aspect uniforme; les cirrhoses diffèrent surtout par la quantité plus ou moins grande de tissu hépatique néoformé.

Chercher à prévoir chez un patient quel est l'aspect structural du foie, prédire quelle forme de cirrhose on trouverait, s'il succombait, c'est là problème insoluble.

Malgré la multiplication des types créés par les auteurs, toutes les tentatives sont restées vaines.

Le véritable problème consiste à déterminer si le foie enflammé au cours de telle ou telle irritation pathologique a développé peu ou beaucoup de tissu hépatique neuf. Et ce diagnostic est possible. Car le tableau anatomo-clinique est différent suivant qu'il y a eu peu ou beaucoup de tissu hépatique néoformé. Mais, par contre, s'il est relativement aisé de distinguer le foie

cirrhotique où il y a peu d'hyperplasie de celui où il y a beaucoup d'hyperplasie, entre ces deux types extrêmes, faciles à différencier, il y a toute la masse des faits intermédiaires, innombrables et infiniment variés, qu'il est impossible de classer d'une
façon satisfaisante, puisque chacun d'eux, pris individuellement,
participe des caractères de l'un ou l'autre type extrême et tout
à la fois ressemble au fait voisin, et pourtant en diffère.

Toutes ces variétés individuelles se disposent pour ainsi dire
suivant une série linéaire, où il est impossible de pratiquer des
coupures. Dès lors, on ne peut que grouper, aux deux extrémités de cette longue série de faits variables, d'une part ceux
à hyperplasie minima, d'autre part ceux à hyperplasie maxima.
Entre ces deux groupes de faits, se placeront les nombreuses
variétés individuelles, plus ou moins hyperplasiques.

Je me bornerai, par conséquent, à caractériser les deux types
extrêmes, à savoir un premier type où l'hyperplasie est minima
et qu'on peut désigner brièvement sous le nom de *cirrhose
hypoplasique,* — un second type, où l'hyperplasie est maxima,
et que je désignerai sous le nom de *cirrhose hyperplasique.*

Après avoir donné des exemples de ces deux types extrêmes,
entre lesquels peuvent se ranger un nombre considérable
de variétés intermédiaires, je montrerai comment la prédominance de telle ou telle modalité histologique ajoute encore à la
variabilité des formes intermédiaires. Parmi ces facteurs, j'étudierai plus particulièrement la rétraction des zones d'atrophie
scléreuse et la surcharge graisseuse.

LA CIRRHOSE AVEC HYPERPLASIE MINIMA OU HYPOPLASIQUE

Le foie est diminué de volume. Son poids est inférieur à la
normale. La forme en est peu altérée. Lobe droit et lobe gauche
ont à peu près gardé leurs proportions respectives. Le faible
degré d'hyperplasie qui existe dans cette forme de cirrhose a
pourtant relativement augmenté le volume du lobe gauche, qui
tend à atteindre la hauteur du lobe droit. Le foie a un aspect
trapu ; ses bords sont arrondis. La surface est lisse ou finement
et régulièrement granulée.

La surface de section est plane, d'aspect homogène, sans
différenciation nette d'îlots parenchymateux et de gangue

scléreuse ; son aspect est celui du *granit*. La couleur générale résulte du mélange régulier de la teinte gris violacé de la gangue scléreuse et de la teinte jaune brun des îlots parenchymateux.

La consistance du foie est très augmentée.

Le plus souvent, on note en même temps la présence d'une périhépatite parfois considérable formant coque épaisse, glaçant la surface extérieure de l'organe.

L'hypoplasie, qui constitue le caractère dominant du foie, est

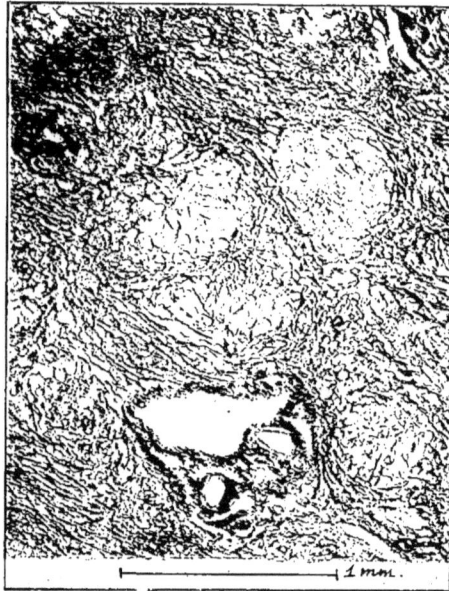

Fig. 58.

¹ Reproduction microphotographique d'une coupe de tissu cirrhotique à zone scléreuse lâche. Imprégnation métallique du réseau fibrillaire hyperplasié (méthode de Maresch) (Obs. XIV).

aussi le caractère dominant offert par les autres viscères. La rate en particulier est petite ; son poids oscille autour de 150 grammes.

De même il y a hypoplasie des reins, du pancréas, de l'intestin.

Au total, la plupart des viscères ont, comme le foie, subi une diminution marquée. Le déficit viscéral est le phénomène prédominant.

Histologiquement, le tissu hépatique se présente presque partout sous le type que j'ai décrit antérieurement sous le nom de variété hypoparenchymateuse du tissu cirrhotique à zone scléreuse lâche (Cf. fig. 58).

L'observation qui suit est un exemple de cette forme de cirrhose.

OBSERVATION X. — *Tuberculose probable (pleuropneumonie avec épanchement, nodule caséeux intrapulmonaire). — Cirrhose hypoplasique.*

Pierre B..., né en Saône-et-Loire, âgé de cinquante ans, tubiste (ouvrier travaillant dans les cloches à air comprimé), entre à la Pitié, dans le service de M. le Dr Rénon, le 22 janvier 1908.

A séjourné en Tunisie, mais n'a pas présenté d'accidents paludiques. A été soigné, à l'âge de trente-deux ans, à Lariboisière pendant quinze jours pour une pleuropneumonie. Une thoracentèse a été faite, évacuant 1 650 grammes de liquide. Les suites de cette affection pulmonaire ont été bonnes, et il a pu reprendre vite son travail.

Boit en moyenne 2 litres de vin rouge, un quart de verre de rhum et une absinthe par jour. Depuis longtemps, pituites et cauchemars.

Début de la maladie. — Depuis fin novembre, éprouve de la fatigue et constate que son ventre augmente ; il doit desserrer sa ceinture. En même temps, le teint devient légèrement subictérique, et il a de la diarrhée.

Cependant il travaillait encore au début de janvier aux travaux du Métropolitain sous la Seine.

L'enflure du ventre augmente. Saignement des gencives et diminution considérable des urines ; auparavant, un peu de polyurie nocturne : se relevait une fois par nuit pour uriner. La teinte subictérique augmente.

Examen le 12 mai 1908.

Homme amaigri, aux yeux cernés, au facies péritonéal. Le thorax fait saillie, à peine doublé par des muscles atrophiés.

Le *cœur* bat de façon très apparente dans la troisième espace, en dedans du mamelon. Retentissement du deuxième bruit, pas de bruit de souffle. Pouls régulier, 92. Temporale très sinueuse. Tension au sphygmomanomètre de Potain, 15,5.

Poumons : à droite, râles fins dans les deux tiers inférieurs en arrière. A gauche, matité de la base et obscurité respiratoire, mais espace de Traube conservé ; hydrothorax probable.

Abdomen volumineux, distendu par du météorisme et de l'ascite, dont la ligne de matité remonte à mi-chemin entre l'ombilic et le pubis.

Au niveau de l'épigastre, la peau, très amincie, est refoulée et bombe, soulevée par les gaz intestinaux.

Circulation collatérale : deux grandes veines, à courant ascendant, vont du pubis à l'aisselle.

Œdème des jambes et des pieds; cyanose des pieds. Œdème des cuisses, remontant et déformant les bourses, la verge, la partie inférieure du tronc. L'œdème de la paroi abdominale est marqué; mais son maximum est au niveau des flancs et de la région lombaire, où il y a formation de véritables poches.

Foie : remonte très haut jusqu'à la partie inférieure de la troisième côte. Ne déborde pas : à la palpation, on n'en trouve pas trace.

Rate : non perceptible.

Langue un peu rouge, mais humide.

Matières blanchâtres, au dire du malade.

Urines : rares, 150 à 200 grammes, laissant sur les parois de l'urinal un dépôt blanc rosé. Leur couleur est celle de la liqueur de Müller. Par addition d'acide azotique, coloration plus brune. Ni pigments biliaires, ni sucre, ni albumine.

Température oscille autour de 37°. Poids, 60^{kg},700.

Évolution. — La température, assez régulière, atteint parfois 37°,8, une fois le 12 mars 38°,8, mais en général ne dépasse pas 37°,5.

Les urines, dans une première période, et sous l'influence de la poudre totale d'hypophyse, sont plus abondantes, atteignent le taux de 1 000 à 1 200 grammes.

Dans une seconde période, seconde moitié de février, leur quantité s'abaisse à 200 et à 150 grammes dans les vingt-quatre heures. Pendant le mois de mars, la quantité émise est de 500 grammes en moyenne, pour diminuer à nouveau jusqu'à la mort.

En même temps, il y a augmentation de l'ascite et de l'anasarque, le poids du malade montant le 13 mars à 66^{kg}, 700.

Paracentèse, le 24 février, évacuant 5 litres de liquide.

Vers le 20 mai, un nouvel examen des urines, très rares, montre un disque d'urates et confirme l'absence d'albumine et de pigments biliaires.

Dans la dernière dizaine de mai, le malade est très agité la nuit : le jour, il est prostré, difficile à réveiller ; il gâte. L'anasarque augmente. Malgré état grave, il étonne par la longueur de son agonie, qui témoigne d'un organisme résistant.

Dans la nuit du 30 au 31 mai, hémorragie intestinale abondante, de sang noir, traversant les matelas. Mort le 31 mai, à neuf heures du matin.

Autopsie le 1er juin, vingt-quatre heures après la mort. Le cadavre est remarquablement conservé, grâce à la précaution prise d'injecter

2 litres d'une solution aqueuse de formol à 10 p. 100 dans la cavité abdominale.

Adhérences solides et nombreuses à droite. Le sommet du *poumon* droit est sain, mais les ganglions du hile correspondant sont nombreux, très anthracosiques. Quelques-uns, volumineux, montrent à la coupe des placards gris ardoisé tranchant sur l'anthracose. L'un deux est très infiltré de matière pierreuse et semblable à de la pierre meulière.

Le poumon gauche adhère en deux ou trois points seulement. Fortement anthracosique, mais sans sclérose appréciable. Emphysème et œdème en avant, congestion à la base. Un nodule tuberculeux très net, non crétacé, faisant saillie, comme un noyau broncho-pneumonique.

Cœur : plaque laiteuse sur le ventricule droit, un peu dilaté, et contenant un peu de sang spumeux et rosé.

Cœur gauche contracté, vide, ne paraît pas augmenté de volume. Taches jaunes, scléreuses, dures, sur le pilier droit de la mitrale. Rien aux sigmoïdes, rien à la mitrale.

Aorte : saine. Légèrement froncée en aval des gros vaisseaux. Souplesse remarquable.

Veine cave : souple et presque vide. On note la faible quantité de sang que contiennent les vaisseaux veineux. Le malade a subi saignée énorme avant de mourir.

A l'ouverture du ventre, on recueille 9 litres de liquide teinté en jaune citron foncé et mêlé à de nombreux flocons blanchâtres ; grâce au formol, l'intestin a gardé sa situation et sa forme de façon très intéressante. On voit nettement les deux portions du grêle, l'une gauche et supérieure, rétractée, vide, sorte de boudin solide, « à jeun » : c'est le jéjunum ; l'autre droite et inférieure, un peu distendue : c'est l'iléon.

Le péritoine est dépoli, un peu tomenteux, surtout au niveau de l'iléon.

Adhérences vers l'appendice et le cæcum.

Dans le côlon ilio-pelvien, matières qui apparaissent noirâtres à travers l'intestin.

Vésicule biliaire distendue par liquide vert reine-Claude, 100 grammes environ. Paroi mince, non épaissie ; mais, en pressant sur elle et après ouverture du duodénum, on fait sourdre ce liquide par l'ampoule de Vater. A noter cependant l'étroitesse de l'embouchure du cystique dans la vésicule.

Par son extrémité, la vésicule biliaire adhère intimement au côlon transverse, qui à ce niveau forme une anse descendante repliée en épingle à cheveux, et au duodénum. De plus, une bride péritonéale croise sa face inférieure et se fixe de part et d'autre au foie, sur les deux bords de la fosse cystique.

Le *foie* est petit et tout entier logé sous l'hypocondre droit. La coupole du diaphragme est fortement remontée, et, avant l'ouverture du thorax, elle remonte jusqu'au troisième espace intercostal, ce qui explique la position élevée du cœur et le niveau élevé de la matité hépatique pendant la vie.

Ses dimensions sont en largeur 23 centimètres, dont 15 à droite du ligament suspenseur, en hauteur 16 centimètres au niveau du lobe droit, 14 au niveau du lobe gauche ; le poids (vésicule biliaire vidée), 1 050 grammes. Le bord antérieur est obtus, épais. Pas de périhépatite notable, quelques glaçures sur face inférieure au-dessus de l'échancrure cystique.

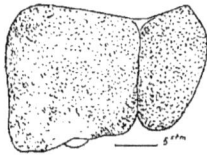

Surface finement chagrinée, mais, au total, organe trapu, carré, sans granulations ni clous ; par places seulement, un peu l'aspect du maroquin.

Consistance extrêmement dure.

Fig. 59.

Nota. — Tous les schémas annexés aux observations représentent le foie à la même échelle.

Coupe plane, sans saillies, de couleur générale scirre de bois, apparaît formée de nombreux îlots parenchymateux, petits, réguliers, mal limités, et d'un réseau délié de tissu gris rosé, translucide, plus violacé par places, ne formant nulle part de nappes ou placards. Les îlots parenchymateux sont en général d'un beau jaune d'or, quelques-uns, très rares, noirs ou verts. Un peu de sang liquide s'écoule à la section.

La coupe des canaux biliaires est très apparente, sous forme de points jaune d'or. Au total, aspect de cirrhose infiltrée, très compacte, non granulée. Et lésion uniforme, par mélange égal de l'élément parenchymateux et de l'élément scléreux, tant au niveau du lobe droit que du lobe gauche. Une tranche de ce foie pourrait assez bien être comparée à une escalope de veau un peu dorée et bien unie.

Le hile hépatique n'est nullement épaissi. La veine porte aplatie mesure en largeur 11 millimètres ; l'artère hépatique, également aplatie, 4 millimètres ; nombreux ganglions très mous, le long de la veine porte et au-dessus du pancréas. Cholédoque de calibre normal.

Rate : 140 grammes, mesure 8 × 11 centimètres. Un peu de périsplénite.

Œsophage : pas de varices.

Estomac : n'offre aucune lésion.

Intestin : le jéjunum, contracté, vide, contient un peu de mucus. L'iléon est presque vide ; quelques matières liquides, jaunâtres dans son tiers inférieur. Vers le cæcum et dans le côlon, les matières sont solides et d'un beau jaune d'or.

L'ampoule rectale est distendue par les matières fécales. Vers la partie inférieure du côlon descendant, suffusions hémorragiques de la muqueuse, sans érosion bien nette. L'hémorragie, bas située, s'est extériorisée.

Pancréas : se tient bien ; le canal de Wirsung semble peut-être un peu plus large que normalement, 65 gammes.

Reins : rein droit, 112 grammes ; rein gauche, 125 grammes. Diminution du cortex. Se décortiquent bien. Pas de surcharge graisseuse du bassinet ni de la capsule. Au demeurant, la graisse a disparu chez le patient. Il n'y a que la peau et des muscles atrophiés sur le thorax ; de même au niveau de la paroi abdominale. Pas de surcharge graisseuse du mésentère, de la région prélombaire. L'épiploon est mince, transparent.

Surrénale : à droite, capsulée ; à gauche, a été extraite, mais n'a pas été examinée.

DESCRIPTION HISTOLOGIQUE DES LÉSIONS HÉPATIQUES.

Le foie de P. B... a une structure assez uniforme pour que son tissu corresponde partout au type que j'ai étudié et décrit sous le nom de tissu cirrhotique à zone scléreuse lâche, variété hypoparenchymateuse (Voir les figures 50 et 51). Je n'ai, par suite, pas à revenir sur les détails de structure donnés précédemment d'une façon générale et qu'on retrouve ici. Je rappellerai seulement que la caractéristique essentielle du tissu hépatique est la finesse du dessin, le rapprochement des gaines glissoniennes, le faible développement des îlots de néoformation parenchymateuse.

Je n'étudierai ici que les particularités propres à ce fait et qui n'ont pu par suite rentrer dans une description générale.

Zones de néoformation parenchymateuse. — Toujours peu développées, sans sinus central.

Hyperplasie à type de clivage. Cellules bien conformées, se colorant bien, à noyau clair, montrant des nucléoles distincts. Capillaires bien formés dans les espaces intertrabéculaires.

Par places, mais rarement, placards d'hyperplasie à type dissociant. Cellules petites, presque réduites au noyau foncé, picnotique, désunies, avec rares lacunes sanguines interposées. Entre elles, amas pigmentaires, bruns, jaunes ou verts.

Nombreuses cellules en nécrose acidophile.

Les rapports de ces placards d'hyperplasie dissociante avec les zones d'hyperplasie avec clivage sont difficiles à préciser.

Zones d'atrophie scléreuse. — Ces zones sont épaisses, relativement homogènes, faites de fibrilles fuchsinophiles étroitement accolées les

unes aux autres. Les travées hépatiques interposées ont disparu en
majeure partie.

Mais ces zones d'atrophie scléreuse pure, vidées de leurs cellules
hépatiques, se rencontrent rarement sous cet aspect simple, par suite
de l'hyperplasie mésenchymateuse qui a envahi en de nombreux points
ces zones, d'où leur variété et leur complexité.

Les cellules présentent seulement çà et là des granulations graisseuses. La surcharge graisseuse du parenchyme est au total très discrète.

Veine porte : aux lésions de la veine porte, on peut joindre dans
une même description celles de la *veine sus-hépatique.* Il s'agit là,
comme l'on sait, d'un seul et même collecteur porto-sus-hépatique,
capillarisé dans la région intermédiaire.

Ce collecteur est nettement altéré. Il y a phlébite.

Elle se caractérise par l'irrégularité de la lumière des veines, par
l'épaississement de leurs parois. De dehors en dedans, on note l'augmentation et l'épaississement notables des fibres conjonctives et des
fibres élastiques de la périveine, puis le développement de l'endoveine,
très distincte du manchon fibrillaire. Cette endoveine apparaît comme
constituée par de fines fibrilles teintes légèrement par le Van Gieson
ou par le Mallory, non imprégnées par la méthode de Maresch, très
déliées et espacées, entre lesquelles apparaissent des cellules arrondies, à noyau prenant bien la couleur, à protoplasma peu développé.
Çà et là, un petit amas pigmentaire est emprisonné entre ces fibrilles,
soit nu, soit inclus dans un polynucléaire. Enfin des lacunes contenant des globules sanguins parsèment l'endoveine ainsi altérée.

Ces lésions de phlébite aboutissent pour les deux sortes de vaisseaux,
plus fréquemment peut-être pour la veine sus-hépatique, à l'oblitération. La veine n'est plus alors représentée que par un tractus fibreux,
hétérogène, à gaine extérieure fortement colorée et fibrillaire, à moelle
plus faiblement teintée, plus cellulaire, analogue au tissu de l'endoveine.

Les préparations faites à l'hématoxyline de Weigert permettent
de différencier artères et veines malgré leur altération commune. Par la
méthode de Van Gieson, cette différenciation est moins aisée.

La méthode de Mallory modifiée suivant notre technique est particulièrement démonstrative. Les fibrilles conjonctives de la périveine
sont en bleu franc, l'endoveine et les fibrilles intraparenchymateuses
en lilas, les noyaux des cellules en rouge cerise, les globules sanguins
en jaune vif.

On y voit nettement qu'il n'y a aucun rapport entre les fibrilles
scléreuses intraparenchymateuses et les fibres conjonctives de la
périveine altérées conjointement, mais montrant par leur direction
variée et contrariée que les unes ne résultent pas de l'extension des

autres. En d'autres termes, les lésions se sont développées simultanément au niveau des veines et au niveau des capillaires, mais de façon indépendante.

Bourgeon biliaire : les canaux biliaires ont leur épithélium bien conservé, à cellules garnies d'un plateau, à noyau nettement coloré. Rarement, il y a prolifération de cet épithélium. La lumière du canal est souvent agrandie, mais vide.

Le chorion est par contre nettement enflammé, soit qu'il y ait seulement épaississement et coloration intense des fibrilles conjonctives, formant anneau épais au pourtour de la couronne épithéliale, soit plus souvent qu'il y ait infiltration cellulaire du chorion. En pareil cas, les fibrilles sont comme fragmentées, et l'épithélium biliaire sus-jacent a le plus souvent disparu, sans qu'il semble s'agir là simplement d'une lésion cadavérique.

L'inflammation du bourgeon biliaire se traduit par une autre lésion, au niveau des passages de Hering. Le chorion lâche qui accompagne les dernières ramifications biliaires a subi une hyperplasie manifeste. Les cellules mésenchymateuses qui le constituent s'allongent et restent anastomosées, s'infiltrant dans le parenchyme adjacent, entre les travées cellulaires. Simultanément des expansions épithéliales creuses ou pleines, ou néo-canalicules biliaires, plus ou moins sinueuses, pénètrent avec elles dans le parenchyme hépatique, auquel elles se substituent peu à peu. De telle sorte que, côte à côte, on retrouve cellules hépatiques encore reconnaissables, parfois même bien conservées, et néo-canalicules interposés. Ailleurs les cellules hépatiques ont disparu ; seuls persistent les néo-canalicules.

Cet envahissement semble pouvoir se faire tantôt dans les zones d'atrophie scléreuse, c'est-à-dire dans le foie primitif, tantôt dans les ilots parenchymateux de néoformation, c'est-à-dire dans le foie secondaire. Dans le premier cas, on trouve dans les placards scléreux, d'où ont disparu les cellules hépatiques, des néo-canalicules plus ou moins clairsemés, d'où l'aspect un peu spécial des zones d'atrophie scléreuse ainsi envahies et que je signalais tout à l'heure.

En de rares endroits, l'hyperplasie mésenchymateuse s'est faite rapidement suivant le mode anarchique et non plus figuré, créant des ilots ou nodules faits de cellules rondes agglomérées, ilots bien connus sous le nom de nodules infectieux.

Artère hépatique. — On est frappé par le calibre considérable qu'ont acquis les artères hépatiques, souvent plus grosses que la veine porte voisine.

L'altération du vaisseau artériel est caractérisée par ses variations brusques de calibre et de texture. En général, il y a épaississement de la gaine fibreuse de l'artère, mais surtout hypertrophie de la gaine musculaire. Par places, le vaisseau est seulement dilaté, la gaine musculaire très amoindrie. En quelques endroits, la paroi artérielle semble épaissie en masse et diminue d'autant la lumière vasculaire, sans l'oblitérer cependant. Des coupes traitées au Soudan n'ont pas révélé de granulations graisseuses dans la paroi.

On peut résumer ainsi les lésions constatées :

Hyperplasie parenchymateuse minima sans surcharge graisseuse notable ; type de clivage ;

Hyperplasie marquée du bourgeon biliaire avec néo-canalicules;

Artérite ;

Phlébite du collecteur porto-sus-hépatique.

LA CIRRHOSE AVEC HYPERPLASIE MAXIMA
OU HYPERPLASIQUE

Le foie est considérablement augmenté de volume. Il atteint parfois 3 et 4 kilogrammes.

Un caractère bien plus significatif est celui tiré de la forme de l'organe. Le foie est toujours plus ou moins déformé. Parfois, la déformation du foie est assez considérable pour que rien ne rappelle plus l'aspect habituel du foie. Les bords sont épaissis; mais surtout les dimensions respectives des différents lobes de l'anatomie descriptive sont tout à fait changées. On peut, à la rigueur, reconnaître deux types : le type descendant et le type gauche.

Sous le nom de type descendant, je désignerai les foies où l'augmentation de volume a principalement porté sur le lobe droit. Le foie est alors surtout développé dans le sens vertical ; le pôle supérieur arrondi du lobe droit déborde de beaucoup le niveau où s'élève le lobe gauche; l'extrémité inférieure de ce lobe est également très allongée, et le bord inférieur du foie va, très oblique, de l'extrémité inférieure droite à l'extrémité gauche. La figure générale de l'organe rappelle celle d'un triangle à sommet gauche effilé, à base trapue, représentée par le bord droit du foie.

Le type gauche est celui où l'augmentation de volume a principalement porté sur le lobe gauche. Ce lobe dépasse souvent en grosseur le lobe droit. Au niveau du sillon longitudinal, le foie est comme étranglé en sablier. La figure générale du foie peut être comparée à celle d'un papillon.

Souvent, il y a comme une torsion de l'organe autour de

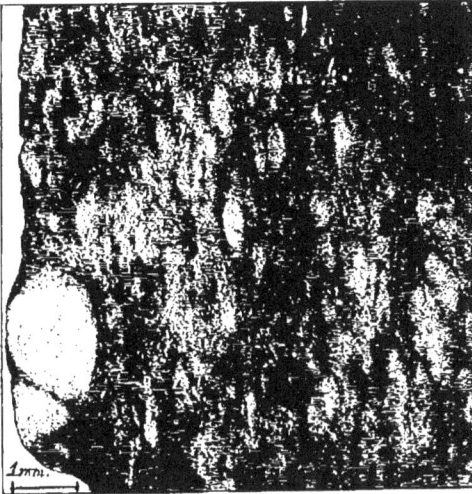

Fig. 60.

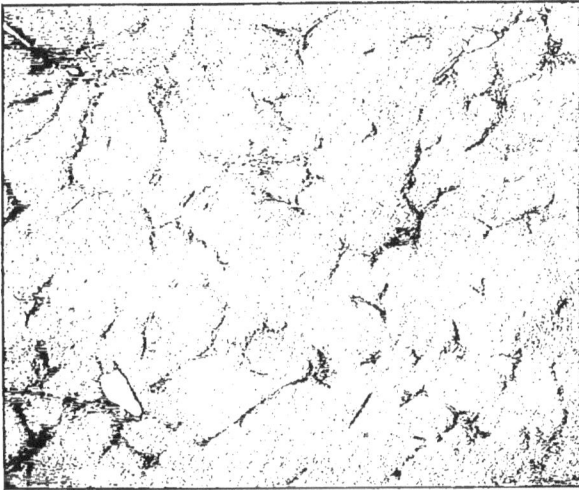

Fig. 61.

Fig. 60 et 61.

Les deux figures 60 et 61 représentent, *au même grossissement, deux régions voisines d'un même foie*. Le tissu hépatique s'y présente tantôt sous le type nodulaire à nodules peu développés, tantôt sous le type cérébroïde (Obs. XXXV).

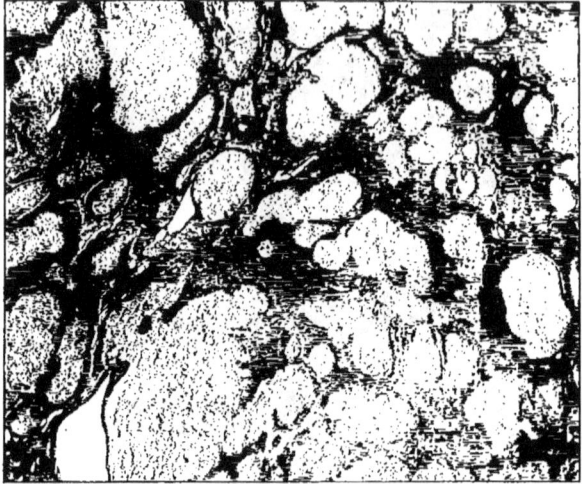

Fig. 62.

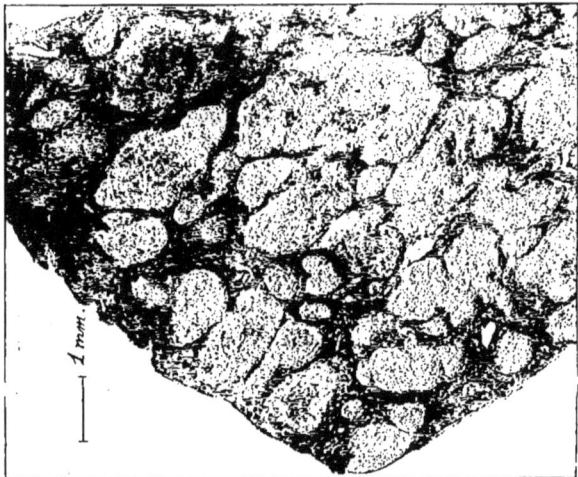

Fig. 63.

la partie étranglée, le lobe droit saillant en avant, le lobe gauche étant au contraire déplacé en arrière, de telle sorte qu'il est possible de comparer le foie à une hélice dont les deux lobes droit et gauche feraient les deux ailes.

Indépendamment de ces déformations massives, on note la présence de déformations plus circonscrites, se traduisant

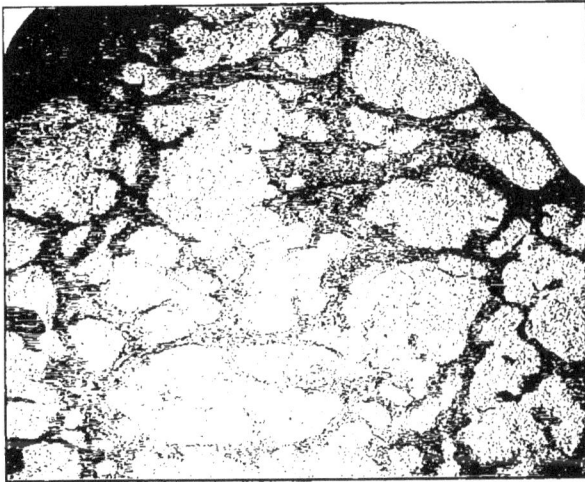

Fig. 64.

Fig. 62, 63 et 64.

Les trois figures 62, 63 et 64 représentent, *au même grossissement, trois régions voisines du même foie.* Le tissu hépatique s'y présente tantôt sous le type nodulaire, tantôt sous le type confluent, tantôt sous le type cérébroïde (Obs. XXXVI).

par un état mamelonné de toute la surface du foie, par une saillie plus marquée du lobe carré, dont le bord antérieur s'arrondit en un véritable lobe surnuméraire, du lobe de Spigel doublé ou triplé de volume, et par le développement de lobes innominés qui bordent les scissures normales, hile porte, sillon de la veine cave inférieure, etc.

A ces déformations causées par le développement du tissu hépatique nouveau, il faut joindre celles dues à l'atrophie scléreuse, qui ne manque pas et se traduit par une diminution du tissu hépatique ainsi altéré, en retrait sur les parties hyperplasiées voisines.

La surface du foie se présente de façon variable, suivant qu'affleurent à son niveau ou des portions de tissu hépatique hyperplasié ou, au contraire, des parties sclérosées et atrophiques. En général, l'hyperplasie hépatique, étant le carac-

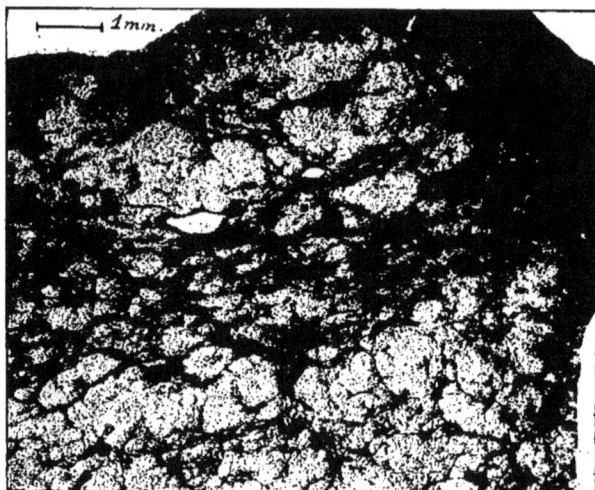

Fig. 65.

tère dominant, se traduit par un aspect relativement lisse, largement mamelonné. En certaines régions seulement, la surface est grenue, chagrinée, parfois cloutée, là où la zone scléreuse a résisté à l'expansion des ilots parenchymateux, au lieu de se modeler ou de se briser, permettant le développement du foie nouveau.

Même diversité d'aspect sur une surface de section, et même prédominance de l'état largement mamelonné.

A la coupe, le tissu hépatique offre une résistance notable, moindre cependant que dans la cirrhose hypoplasique. Le doigt a quelque difficulté à effondrer le tissu hépatique et n'y parvient que là où les ilots parenchymateux ont pris un grand développement.

La couleur du foie est variable. La teinte générale résulte, en effet, de la combinaison de diverses teintes, teinte gris lilas des zones scléreuses, plus ou moins violacée suivant le degré de développement et de réplétion des vaisseaux qui sillonnent ces zones, et teinte des ilots parenchymateux. Mais

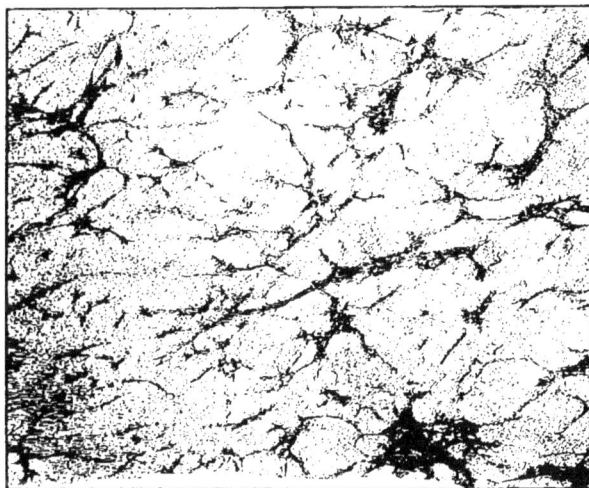

Fig. 66.

Fig. 65 et 66.

Les deux figures 65 et 66 représentent, *au même grossissement, deux régions voisines d'un même foie* atteint de cirrhose avec stéatose. On se rend compte que, malgré leur différence d'aspect, on passe de l'une à l'autre en développant ou en réduisant les ilots d'hyperplasie avec stéatose, à peine indiqués dans la figure 65, d'où le rapprochement des zones scléreuses (type granit), très volumineux dans la figure 66, d'où l'écartement jusqu'à la déchirure des zones scléreuses comme effilochées (type cérébroïde) (Obs. XXIX).

cette teinte des ilots parenchymateux est prépondérante. Or elle aussi est extrêmement nuancée. Le jaune brun en est l'élément dominant, mais les phénomènes de rétention sanguine ou biliaire qui peuvent s'inscrire isolément sur des ilots même voisins, ceux encore de stéatose, donnent à ces ilots des colorations brunes, violacées, vertes, ou jaune-soufre, jaune d'or. Là où le tissu hépatique se présente sous le type nodulaire, la diversité est grande entre toutes les zones parenchymateuses isolées et modifiées de façon dissemblable. Là où le type est cérébroïde, la couleur est plus égale, teignant de larges surfaces relativement homogènes tantôt d'un bel ocre jaune, tantôt

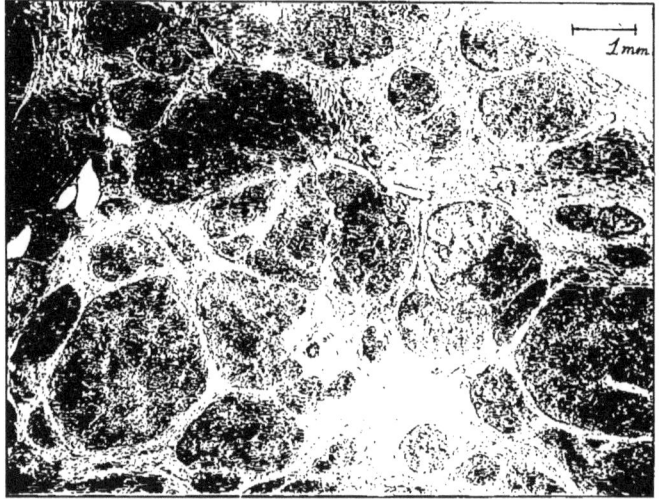

Fig. 67.

d'un vert plus ou moins foncé, s'il y a eu des phénomènes de rétention vraie plus marqués.

Tous les faits de cirrhose hyperplasique présentent un caractère commun.

Tandis que, dans les faits de cirrhose hypoplasique, la rate reste petite, habituellement même diminue de volume et de poids, dans tous les faits de cirrhose hyperplasique la rate est volumineuse, parfois même monstrueuse, pouvant atteindre 1 500 grammes.

Il semble que le mode hyperplasique s'observe parallèlement sur le foie et sur la rate.

D'autres viscères participent encore à ce processus hyperplasique, le pancréas et les reins en particulier. La cause pathogène qui irrite le foie irrite de même les autres viscères.

Il y a là un fait curieux, mais très explicable, de réaction polyviscérale suivant un même type. On peut, d'ailleurs, se demander
s'il n'y a pas là de plus !la manifestation de connexions viscérales préétablies entre foie, rate, pancréas, reins.

Quoi qu'il en soit de la pathogénie de cette hyperplasie
collatérale du foie et des autres viscères abdominaux, elle est
très manifeste et mérite d'être opposée à l'hypoplasie également

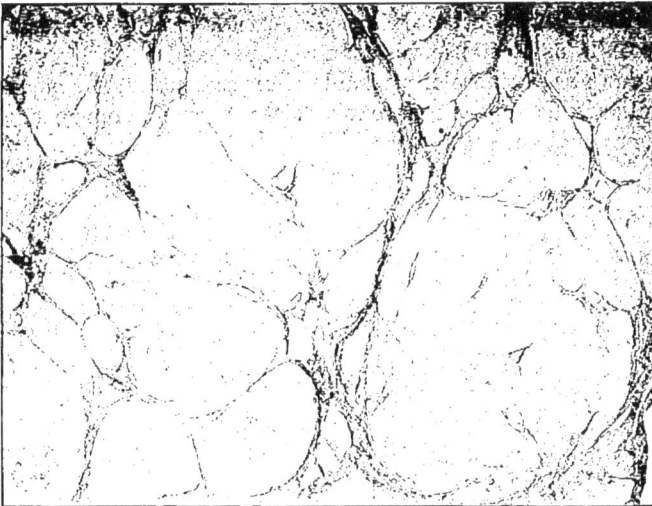

Fig. 68.

Fig. 67 et 68.

Les figures 67 et 68 représentent, *au même grossissement, deux régions
voisines d'un même foie*. Le tissu hépatique s'y présente tantôt sous le
type nodulaire, tantôt sous le type cérébroïde (Obs. XXXIV).

collatérale observée dans les faits de cirrhose hypoplasique.

Cette hyperplasie collatérale se manifeste le plus souvent
par l'hypermégalie du viscère correspondant. Mais, à ce propos,
il convient de marquer que ce n'est pas là la règle générale. Hyperplasie et hypermégalie, pour être deux phénomènes souvent
parallèles, ne sont pas pour cela phénomènes toujours associés.
Il en est des autres viscères comme du foie.

Mais, cette réserve faite, on peut dire que la cirrhose hyperplasique s'accompagne de splénomégalie, de néphromégalie, de pancréatomégalie, etc.

Le tableau suivant, où j'ai placé en regard les poids des différents viscères, met en évidence cette concordance si remarquable. Il résume les faits que j'ai pu recueillir; malheureusement nombre d'entre eux sont incomplets, la pesée des reins, du pancréas, n'ayant pas été toujours faite.

On y retrouve comme indication générale cette tendance à la proportionnalité des poids des différents viscères. Les écarts parfois sensibles observés montrent, par contre, qu'il n'y a là qu'une règle générale, utilisable cliniquement, mais souffrant d'ailleurs des exceptions explicables en partie, comme on le verra plus loin.

Foie.	Rate.	Reins.	Pancréas.
1 480	700	330	
1 600	480		
1 600	500		
1 635	675	375	85
1 720	385		
1 900	300	330	
1 900	350		
1 225	220	360	120
2 180	1 030		
2 200	920	350	125
2 450	480	520	
2 465	635	400	195
2 500	630		
2 600	1 040	370	
2 850	2 300	610	
3 130	1 000		
3 400	700	400	
3 590	1 330	685	210
4 720	1 500		

Enfin il m'a paru que la surcharge graisseuse de la paroi abdominale, du mésentère, des épiploons, du tissu sous-péritonéal prélombaire, des bassinets et de la capsule adipeuse du rein, de la face antérieure du cœur, était toujours très notable dans l'immense majorité des faits de cirrhose hyperplasique, réserve faite de l'inflammation exsudative du péritoine se traduisant par de l'ascite, auquel cas la graisse semble disparaître et être remplacée par un lacis vasculaire très marqué, comme si ce développement des vaisseaux amenait la résorption d'une graisse préalablement mise en réserve.

Si nous transposons cliniquement les données morphologiques fournies par l'exposé précédent, on voit que la cirrhose manifeste du vivant du malade son caractère hyperplasique de façon générale par l'augmentation du volume du foie, sa déformation et aussi par l'augmentation du volume de la rate, cliniquement accessible. L'augmentation de volume du rein et du pancréas n'est pas reconnaissable. Il est permis de se demander si l'appétit souvent conservé, parfois augmenté, chez le malade, ne tient pas, pour partie, à l'augmentation de la quantité du tissu pancréatique. De même, la polyurie doit être rapprochée de la néphromégalie souvent observée.

J'ajouterai que les cirrhoses hyperplasiques s'observent plus particulièrement chez les sujets jeunes, la cirrhose hypoplasique chez les individus âgés, comme si la capacité de néoformation décroissait au fur et à mesure qu'on s'éloigne de la période de croissance, hypothèse extrêmement probable.

Histologiquement, le parenchyme se présente sous différents aspects, précédemment décrits sous les noms de variété à sclérose lâche, hypo ou hyperparenchymateuse, de variété à sclérose dense, nodulaire, ou cérébroïde, ou confluente, aspects diversement combinés.

Ce qu'il importe de bien mettre en relief ici, c'est qu'il n'y a pas une formule structurale unique pour un même foie. Partant, une figure histologique n'est vraie que pour telle partie de la cirrhose et ne vaut pas nécessairement pour les autres points de l'organe.

Ce polymorphisme histologique est des plus nets. Il suffit de comparer les figures 60 et 61, — 62, 63 et 64, — 65 et 66, — 67 et 68 représentant respectivement des coupes d'*un même foie*, pour se rendre compte qu'il est impossible de caractériser histologiquement une cirrhose donnée.

Les *données macroscopiques* prennent, par contre, beaucoup plus de valeur, en particulier la forme, le volume et le poids du foie. On en jugera par les schémas annexés à la plupart des observations rapportées, *tous dessinés à la même échelle*.

L'observation qui suit est un exemple de cirrhose hyperplasique.

OBSERVATION XI. — *Syphilis probable (lésions vulvo-anales, aortite, thyroïdite). — Cirrhose hyperplasique.* — X..., née à Saint-Amand

(Cher), âgée de trente-deux ans, bonne chez un marchand de vins, entre le 14 octobre 1907 à la Pitié (service de M. le Dr Claisse).

Venue à Paris en 1889 avec son mari comme vendeuse à l'Exposition. Le couple reste à Paris et mange son bien « en faisant la bombe ».

Les époux se séparent. La femme devient patronne de restaurant (?), puis cuisinière.

Début de la maladie. — Le début de la maladie semble remonter au lendemain du 14 juillet, où, après avoir dansé, fait la fête et bu nombre de consommations glacées, elle présente brusquement de l'ictère et voit son ventre grossir.

L'intégrité du parenchyme hépatique n'était cependant pas conservée avant ce début apparent de la maladie, car la malade, réglée irrégulièrement, perd beaucoup à chaque période menstruelle, pendant huit jours, mouillant beaucoup de linge. De plus la malade a noté qu'à la moindre coupure elle saigne abondamment.

M. le Dr Claisse décide d'intervenir, à cause de l'ictère. Le Dr Gosset fait la laparotomie, trouve une vésicule volumineuse et ouvre. Un liquide presque incolore s'écoule, rappelant assez bien une urine pâle ou du bouillon léger.

Exploration du cholédoque. Cholécystentérostomie. Huit jours après l'intervention, l'ictère commence à décroître, et il persiste à peine, au moment de mon examen (5 décembre), une légère teinte subictérique.

Examen.— C'est une femme petite, aux yeux saillants, que couvrent mal les paupières. Léger subictère, mais surtout anémie intense. L'impression est que, à un stade d'ictère intense, se substitue peu à peu un stade d'acholie de fâcheux pronostic. La malade est dans le décubitus dorsal, abattue, somnolente. J'hésite d'abord à l'interroger, à cause de l'impression que j'ai que son état est très grave. Mais la malade se réveille, répond à l'interrogatoire, se prête à l'examen sans paraître souffrir. Pourtant elle ne peut se tenir assise, autant par faiblesse qu'à cause du volume de l'abdomen.

L'abdomen est très volumineux, comme distendu ; la peau est sèche, éraillée, présentant la large cicatrice de la laparotomie supérieure. La cicatrice ombilicale est déplissée. Le pannicule sous-cutané manque, la peau est collée sur le muscle. Une belle circulation collatérale, à courant ascendant, abdomino-thoracique, remonte jusqu'au premier espace intercostal ; la partie thoracique en est plus marquée que la partie abdominale.

Vers la partie inférieure de l'abdomen, la peau est rosée, donnant l'impression d'une dermite de moyenne intensité.

Météorisme et ascite. La malade a subi antérieurement deux ponctions, qui ont fourni du liquide citrin.

On ne sent pas le foie. Sa matité remonte jusqu'au bord supérieur de la quatrième côte.

La *rate* ne déborde pas, mais sa percussion aisée, excepté en avant et en bas, donne une aire de 15 × 24 centimètres.

Le *cœur* est volumineux. L'aire de matité déborde à droite le sternum de 3cm,5 dans le premier espace, de 3 centimètres dans le deuxième, 2cm,5 dans le troisième espace. Le bord inférieur de l'aire de matité mesure 20 centimètres. Le bord gauche s'étend à 9 centimètres du sternum, dans le troisième espace gauche.

La pointe bat au-dessous et en dehors du mamelon. Dans le troisième espace, un peu en dedans et au-dessus du mamelon, on note un second centre de battements, analogue à celui de la pointe.

A l'auscultation, souffle systolique au niveau du troisième espace gauche. Il y a de plus un rythme de galop.

L'aorte est dilatée ; au niveau du creux sus-sternal, la peau est soulevée par les battements de la crosse.

Le pouls est à 108 ; la tension semble moyenne.

A noter quelques intermittences avec reprise immédiate des battements.

Poumons : submatité aux deux bases. Sonorité en avant.

Râles sous-crépitants fins aux deux bases.

Urines : 500 grammes, couleur liquide de Müller, dépôt blanchâtre non briqueté.

La réaction de Gmelin, auparavant positive, avant l'intervention, est négative ; ni sucre, ni albumine.

Langue rose, ni blanche, ni sèche. Gencives un peu rouges.

Les matières sont pâles.

Face un peu bouffie ; léger œdème, prétibial, des grandes lèvres et de la partie inférieure du tronc.

Ulcérations et condylomes de la région vulvo-anale.

Somnolence, obnubilation assez marquée. Mémoire très diminuée.

Tremblement des lèvres et de la langue.

Parésie très nette des extenseurs de la jambe. Pourtant la malade peut encore relever un peu le pied, étendre le gros orteil, soulever la cuisse. Elle réagit au chatouillement plantaire, au pincement. La pression des muscles de la jambe n'est pas douloureuse. Réflexes rotuliens abolis. Peau des membres inférieurs sèche, écailleuse.

Quelques soubresauts des tendons du poignet.

Température entre 37 et 38°.

La pupille gauche est plus grande que la droite ; toutes deux réagissent bien à la lumière.

La malade reconnaît boire en moyenne un rhum le matin et trois apéritifs au moins par semaine (amer Picon, menthe) ; de plus, un litre et demi de vin blanc ; n'abuse pas de café et ne met pas d'eau-de-vie dans le café. — Elle a des cauchemars, des rêves en sursaut et en sueur. Elle n'a pas de crampes ni de fourmillements dans les membres inférieurs. — Aucun antécédent syphilitique.

Évolution. — Cet état persiste, peu modifié de décembre à février ; il y aurait plutôt une légère amélioration.

Mais le 12 février 1908, poussée de congestion pulmonaire. Ballonnement du ventre plus dur, vomissements. Pouls à 130. Température à 40°. Mort le 13 février.

Autopsie le 14 février 1908.

Le réseau veineux se dessine en violet sombre sur le cadavre, surtout au niveau du thorax.

Poumon droit. — Très congestionné, mais ne plonge pas. Marbré de taches noires, hémorragiques. La congestion est maxima au niveau des bases.

Poumon gauche. — Congestion et œdème. Pas de tubercules. Adhérences pleurales vers la base.

Les ganglions du hile sont anthracosiques et présentent de petits placards gris ardoisé ; ceux de droite sont plus gros et paraissent plus nettement altérés.

Cœur : caillot fibrineux dans le cœur droit. Pas d'altération de la tricuspide ; son bord libre est seulement un peu rougi du fait de l'imbibition sanguine. L'état de la mitrale n'a pas été noté.

Aorte : sigmoïdes non altérées et souples. Mais au-dessus de la région sigmoïdienne, aortite intense. Le vaisseau est élargi, mesure 8^{cm},5 de largeur.

Il est absolument plaqué à sa surface interne de dépôts jaunâtres, crétacés, ulcérés. Au niveau de la crosse, l'infiltration calcaire est très marquée : tout le vaisseau est comme couturé. Sur l'aorte abdominale, altérée, athéromateuse, mais sans infiltration calcaire, on note la coloration rougeâtre de la paroi par le sang laqué.

A l'ouverture du ventre distendu, un liquide louche s'écoule, 5 à 6 litres, mêlé de flocons fibrineux.

La paroi est mince, peu adipeuse. Des adhérences considérables unissent le grand épiploon et la cicatrice de la paroi abdominale. A ce magma adhère, d'une part, la vésicule biliaire ; d'autre part, une anse de l'intestin grêle, où a été abouchée la vésicule.

Le côlon transverse, englobé dans un gâteau péritonéo-graisseux, est fixé intimement, avec rétraction du méso-côlon, au-devant du duodénum.

Le péritoine pariétal et le mésentère sont opalins ; sous le péritoine intestinal, apparaissent de nombreuses varicosités. A noter, au niveau du côlon descendant, l'aspect des franges graisseuses qui semblent autant de petits lipomes pédiculés.

Foie : volumineux, mesure 28 centimètres de largeur, et en hauteur 21 centimètres pour le lobe droit, 18 centimètres pour le lobe gauche ; pèse 1 900 grammes. Surface lisse, glacée par places, du fait de la périhépatite. Vers le lobe gauche, état granulé plus marqué, mais minime. Au niveau du lobe droit, vers le ligament suspenseur, quelques bosselures très surbaissées et volumi-neuses.

A la coupe, surface nette, sans granu-lations ; la gangue conjonctive est très notable, mais infiltre le parenchyme sans s'y disposer en anneaux. Aspect translucide et rosé. Les ilots paren-chymateux sont jaune foncé, quelques-uns jaune pâle.

Consistance augmentée.

La vésicule biliaire a sa paroi forte-ment épaissie, mesurant 5 à 6 milli-

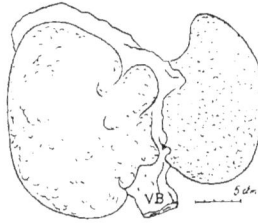

Fig. 69.

mètres. La bouche bilio-intestinale, petite, mesurant 3 à 4 milli-mètres de diamètre, est perméable ; la muqueuse vésiculaire est très vascularisée, congestionnée ; la muqueuse intestinale est plus anémiée, mais plus noire par places [coloration par la combinaison du fer d'origine hépatique et de l'acide sulfhydrique d'origine intestinale (?)].

Une sonde poussée par l'ampoule de Vater pénètre aisément soit dans le canal de Wirsung, soit dans le cholédoque. Poussée plus avant, elle semble s'arrêter dans le cystique à 5 centimètres de la bifurcation du cholédoque, mais ceci tient au trajet très spiralé de la région cervicale de la vésicule. D'ailleurs une injection d'eau poussée à l'aide d'une seringue à partir de la vésicule parvient aisément dans le cholé-doque. Les voies biliaires ne présentent aucun changement de calibre. A noter seulement qu'elles sont enveloppées, de même que tout le pédicule hépatique, par un péritoine très épais, doublé d'une gangue sous-péritonéale considérable, mais facile à disséquer surtout après que la pièce a séjourné une huitaine dans le formol.

Dans les voies biliaires, se trouve un liquide muqueux, ocre jaune ; mais, au niveau du cholédoque, la sonde ramène un liquide blanchâtre, comme puriforme.

L'artère hépatique est souple. Elle se divise en deux branches : la gauche donne au foie ; la droite est un tronc commun qui fournit, d'une part, la branche hépatique droite et, d'autre part, une très grosse branche cystique. Cette branche cystique semble égaler le calibre réuni des deux branches destinées au foie.

Tout ce pédicule hépatique est comme arrondi, solide, facile à prendre entre les doigts, recouvert d'une couche péritonéale opaque et d'une gangue sous-péritonéale épaisse. On trouve, au niveau du pédicule, quelques ganglions rouges et petits.

Pancréas : est dur, comme s'il avait été congelé. Il a gardé sa forme, sa queue aplatie net contre la rate. La section se fait aisément et reste franche. Couleur gris pâle rosé, sans infiltration ni surcharge graisseuse visible.

Rate : peu ferme, sans périsplénite, s'étale sur la table. La surface de section est de couleur aubergine. Poids, 300 grammes. Dimensions, 8 × 13 centimètres.

Glandes surrénales : la droite, volumineuse, présente nodules hyperplasiques et fibrome médullaire.

La gauche est capsulée.

L'intestin est œdématié, épais, assez semblable à du carton mou, recouvert d'un péritoine mat et épais. Au niveau du rectum, matières couleur café au lait.

Ganglions : le long de l'aorte abdominale et au niveau de sa bifurcation.

Reins : 330 grammes les deux, pâles. Cortex diminué, 5 à 6 millimètres. Décortication aisée, mais surface du rein irrégulière, avec dépressions. Étoiles de Verheyen.

Organes génitaux : salpingite bilatérale avec trompes en position arrière plongeant dans le cul-de-sac de Douglas. Adhérences avec l'anse sigmoïde.

Hypophyse : présente un nodule adénomateux très net.

Thyroïde : n'a pas été examinée.

Encéphale : congestionné. Distension moyenne des ventricules. Artères de la base normales.

Moelle : rien d'anormal à l'œil nu ; liquide céphalo-rachidien semble plus abondant.

La recherche des sciatiques les montre larges, un peu infiltrés, comme d'ailleurs tous les tissus du plan postérieur, qui ont subi une imbibition manifeste, l'anasarque que présentait la malade ayant sur le cadavre gagné le plan déclive. Le sciatique poplité externe droit au niveau de la face externe du genou est englobé dans une masse fibreuse d'aspect inflammatoire. Escarre périanale.

Foyer hémorragique au niveau du muscle temporal droit.

Description des lésions histologiques du foie.

Malgré le développement plus ou moins prononcé que prennent ici et là les zones d'hyperplasie parenchymateuse, les lésions offrent dans leur ensemble un aspect général assez uniforme. Cet aspect résulte du mélange relativement homogène de zones de néoformation hépatique et de zones d'atrophie scléreuse, toutes deux bien développées et donnant l'impression d'avoir subi un accroissement parallèle. On ne trouve pas ici ces anneaux scléreux refoulés excentriquement par un îlot parenchymateux trop à l'étroit. Il y a plutôt pénétration réciproque de l'îlot et de la gangue scléreuse et, par suite, limitation beaucoup moins nette.

Les zones d'atrophie scléreuse sont demeurées contemporaines des zones d'hyperplasie, et les premières, restées filamenteuses, malléables, se sont prêtées au développement des secondes, entre lesquelles elles ont persisté.

Zones de néoformation parenchymateuse. — De volume variable, de forme irrégulière, ne sont pas arrondies et bien limitées, mais se fondent insensiblement avec le tissu des zones d'atrophie scléreuse voisines.

Le parenchyme est fait de travées cellulaires non dissociées; l'hyperplasie a eu lieu suivant le type du clivage. Les cellules sont bien formées, à protoplasma bien développé, à noyau garni de ses nucléoles. Une grande partie de ces noyaux sont foncés, les autres clairs et ponctués de nucléoles, ce qui tient sans doute à la multiplication marquée des éléments cellulaires et aux transformations incessantes des noyaux.

Souvent, les travées sont très épaisses, faites de trois et quatre cellules; les lumières intercellulaires apparaissent fréquemment plus larges, mais vides. Pas d'amas pigmentaires.

Çà et là quelques groupes cellulaires sont surchargés de graisse.

Entre les cellules, et surtout vers la périphérie des îlots, les éléments fibrillaires sont épaissis et bien colorés par la fuchsine ou le Mallory.

Les capillaires intertrabéculaires sont élargis et bourrés de globules sanguins. A noter que la plupart de ces globules prennent fortement l'hématoxyline au fer, alors que les autres restent non colorés. L'état congestif du parenchyme est très marqué.

Zones d'atrophie scléreuse. — On retrouve au niveau de ces zones la même dilatation des capillaires remplis de globules sanguins.

Les zones scléreuses sont largement étalées en placards, dont les bords irréguliers, mal limités, se perdent dans les îlots de parenchyme nouveau voisins.

De structure très délicate ne présentant aucun tassement, elles sont faites d'un enchevêtrement de fibrilles fuchsinophiles entre lesquelles sont des cellules hépatiques, isolées ou groupées en petit nombre, ou formant des îlots minuscules de parenchyme. Ces cellules sont souvent bien conservées et volumineuses. Ailleurs, elles sont très diminuées allongées et à protoplasma réduit · le noyau reste longtemps coloré.

De nombreux capillaires dilatés et bourrés de globules sillonnent ce tissu scléreux.

On y trouve, par endroits et en assez grande quantité, des néo-canalicules biliaires.

Collecteur porto-sus-hépatique. — La veine porte est élargie, à gaine conjonctive épaissie, à tunique interne épaissie et irrégulière.

A cette tunique semble adhérer une masse homogène translucide, comme coagulée, ponctuée de nombreux leucocytes, comme si un caillot concentrique avait doublé la paroi veineuse à ce niveau. En dedans de cet anneau leucocytaire, sont les globules sanguins.

La veine sus-hépatique présente mêmes lésions. L'endophlébite, très marquée en certains points, aboutit à l'oblitération du vaisseau.

Bourgeon biliaire. — Présente des traces manifestes d'altération.

L'épithélium des canaux biliaires est habituellement conservé, adhérent et bien coloré, sans hyperplasie notable.

Sur les gros canaux biliaires, il apparait au contraire proliféré et desquamé. Mais il n'y a pas d'infiltration cellulaire du chorion ; la gaine conjonctive est seulement plus épaisse et plus fortement colorée.

Par contre, il y a prolifération marquée des derniers rameaux biliaires et développement de néo-canalicules biliaires engainés des éléments mésenchymateux correspondants, le tout infiltré dans les zones d'atrophie scléreuse qui représentent le parenchyme primitif. Cette prolifération biliaire n'est pas partout égale à elle-même. Elle manque à certains endroits ; ailleurs, elle est très marquée.

Par places enfin, le mésenchyme réticulé a seul subi un accroissement notable, sans prolifération simultanée du rameau biliaire. Ce processus s'est traduit par la présence de placards, jamais très volumineux, faits d'un réticulum fibrillaire très délié, parsemé de nombreux éléments cellulaires, petits, constitués presque uniquement par le noyau.

Artère hépatique. — A subi un accroissement de sa musculature. Est toujours remplie de sang, fait non commun.

En résumé, hyperplasie parenchymateuse à type de clivage. Développement marqué des zones d'atrophie scléreuse sans retrait ni atrophie notables. Lésions du collecteur veineux ; congestion marquée des vaisseaux veineux capillaires. Hyperplasie du bourgeon biliaire.

L'ATROPHIE DES ZONES SCLÉREUSES

J'ai indiqué comment, entre le type de la cirrhose à hyperplasie maxima et le type antérieurement étudié de la cirrhose à hyperplasie minima, se rangaient tous les faits de cirrhose communément observés. J'ai montré également comment la variation en quelque sorte continue de la quantité de tissu hépatique hyperplasié empêchait de grouper de façon valable tous ces faits intermédiaires. L'obligation où l'on est d'abandonner toute tentative de classement raisonné de ces faits intermédiaires s'accroît encore, si l'on tient compte des données que je vais exposer présentement, à savoir *le manque de parallélisme* qui existe *entre l'hyperplasie du parenchyme hépatique et l'hypermégalie du foie*.

Il s'en faut que l'hyperplasie du parenchyme hépatique se traduise toujours par une augmentation de volume de l'organe. Il peut y avoir hyperplasie, et le volume de l'organe n'est que peu ou pas augmenté, voire diminué.

Ce manque de parallélisme entre l'hyperplasie du parenchyme hépatique et l'hypermégalie du foie tient en effet à ce que toute cirrhose comporte, à côté du processus d'hyperplasie parenchymateuse, un processus parallèle d'atrophie parenchymateuse par sclérose. Le volume du foie est alors représenté par la somme algébrique de deux quantités, l'une positive, à savoir la néoformation hépatique, l'autre négative, à savoir l'atrophie. L'hypermégalie hépatique est par suite extrêmement variable et ne correspond que très rarement à l'hyperplasie parenchymateuse. C'est là une donnée qu'il ne faut pas perdre de vue. On s'étonnera moins déjà du manque de parallélisme que nous avons noté entre les volumes du foie et des autres viscères, dans les cirrhoses hyperplasiques. Une rate très volumineuse pourra accompagner un foie peu ou pas augmenté. L'hyperplasie splénique ne paraît pas correspondre à l'hyperplasie hépatique, puisque celle-ci est plus ou moins masquée par le déficit causé par l'atrophie scléreuse.

Ce déficit peut d'ailleurs tenir non seulement à l'atrophie scléreuse du parenchyme, mais aux véritables pertes de substance du tissu hépatique, consécutives aux oblitérations vasculaires entraînant des nécroses partielles aseptiques, ceci principalement dans la syphilis.

On peut alors rencontrer des cas où, malgré l'hyperplasie parenchymateuse, le foie est très diminué de volume et de poids. Ce poids peut n'être que de 1 000 grammes, par exemple.

En pareil cas, le foie est déformé. Mais surtout sa surface est profondément modifiée. Lisse ou largement mamelonnée dans la cirrhose hyperplasique en général, dans cette variété où prédomine l'atrophie, la surface est au contraire irrégulière, véritablement cloutée. J'ai déjà noté l'aspect de conglomérat que présente la coupe du tissu hépatique ainsi modifié (type confluent). Les vaisseaux volumineux béants saignent sur la surface de section. Leurs parois sont maintenues écartées entre les nodules parenchymateux composites adjacents : leur section est plutôt prismatique qu'arrondie.

La consistance de l'organe est fort augmentée.

Quant à la couleur générale du foie, elle est faite d'un fond parenchymateux jaune bigarré de brun, sur lequel se dessinent les minces zones scléreuses, gris lilas ou violacé.

A cette description, on reconnaîtra sans doute ce qu'on a nommé le cirrhose de Laënnec. C'est d'un foie petit, hypomégalique, « atrophique », qu'il s'agit. Et pourtant il s'agit aussi d'un processus de néoformation hépatique, mais insuffisant à compenser l'usure, le déficit des parties préalablement constituées, disparaissant, soit par atrophie scléreuse, soit par nécrose consécutive à l'oblitération ou à l'effacement du collecteur porto-sus-hépatique.

Si l'on compare ces faits, où le foie est petit, à ceux de cirrhose hypoplasique étudiés précédemment et où également le foie est petit, on voit que ces deux cirrhoses « atrophiques » sont loin d'être comparables. Leur structure histologique montre, dans la cirrhose hypoplasique, peu de néoformation hépatique, l'infiltration réciproque des zones parenchymateuses et des zones scléreuses, ces dernières lâches, vivantes si l'on peut dire ; dans la cirrhose hyperplasique avec atrophie, beaucoup de néoformation hépatique et, entre les ilots néoformés, des zones scléreuses amincies, linéaires, mais denses, débarrassées de tout élément parenchymateux reconnaissable.

En réalité, il n'y a entre ces deux foies « atrophiés », aucun rapport. Mais, par contre, entre ce foie petit de la cirrhose hyperplasique avec atrophie et le foie volumineux de la cirrhose hyperplasique simple, où se mêlent type infiltré, type nodulaire et type cérébroïde, il y a, des relations évidentes.

J'ai pu suivre longuement l'évolution d'un fait remarquable de cirrhose hyperplasique avec atrophie. J'avais constaté chez la malade, deux ans avant sa mort, ce qu'avait d'ailleurs noté l'année précédente M. Hirtz, dans son service de Laënnec, l'hypermégalie du foie qui débordait les fausses côtes. L'évolution clinique pendant une première période fut celle des cirrhoses hyperplasiques. Puis j'assistai à la diminution progressive du volume du foie, remontant sous les fausses côtes, et, à l'autopsie, je notais une diminution de volume et de poids (1 050 gr.) de l'organe. Voici ce fait (1).

Observation XII. — *Alcoolisme. Rhumatisme articulaire aigu. Cirrhose hyperplasique avec atrophie.* — *Marie Ch.*, née à Luxeuil, âgée de cinquante-neuf ans, journalière, entre à l'hôpital Necker dans le service de M. le Dʳ Rendu, le 6 décembre 1901.

Antécédents héréditaires. — Pas de renseignements sur le père.
Mère morte de vieillesse.
Est la septième de neuf enfants.

Antécédents personnels. — Placée à Paris en 1865, à l'âge de vingt-trois ans. A eu cinq enfants, dont trois sont morts, le premier à trente-huit ans, le second à vingt-six ans ; le troisième est mort par accident. Pas de fausse couche.

D'abord passementière, travaillant à domicile, puis ouvrière dans une usine de conserves à Sèvres, à partir de quarante-cinq ans, enfin blanchisseuse à cinquante-quatre ans.

A eu une attaque de rhumatisme, ayant duré trois mois à quarante-deux ans.

Début de la maladie. — A commencé à aller moins bien depuis une année. Brusquement, la nuit, épistaxis très abondante (narine gauche) inondant son lit « comme l'eût fait un seau d'eau ». Entre à Laennec

(1) Il est infiniment probable qu'il s'agit ici d'un cas de syphilis hépatique.

(mai 1900) et là nouvelle épistaxis, arrêtée par un tamponnement. A eu encore quelques épistaxis, plus modérées dans la suite. Fut alors soignée par M. le D⟨r⟩ Hirtz, qui trouva le foie gros, mais non la rate. Dès cette époque, le teint prit et garda une coloration jaune sale.

Depuis un an, ce subictère s'accompagne de prurit. Hémorragies multiples et variées, ecchymoses, hématémèses, melæna.

La fatigue va en augmentant.

Depuis deux mois, pituites, crampes, cauchemars, fourmillements.

Examen. — Abdomen volumineux, météorisé. Un peu d'ascite. Circulation collatérale.

Le foie est volumineux, déborde les fausses côtes; son bord inférieur descend presque jusqu'à une horizontale passant par l'ombilic, puis croise en diagonale l'épigastre pour se perdre sous les fausses côtes. Hauteur de la matité sur la ligne mammaire, 26 centimètres. Bord inférieur un peu irrégulier. Surface lisse. La partie épigastrique du foie est un peu sensible à la pression.

Rate : ne déborde pas. Son aire de matité est de 13 × 18 centimètres.

Cœur : souffle systolique à la base.

Poumons : râles sous-crépitants et submatité aux bases. Quelques ronchus à gauche.

Polyurie nocturne. Urine cinq à six fois la nuit. Pas d'albumine.

Pas de pigment biliaire vrai. L'acide azotique y détermine un disque blanchâtre et une teinte brune.

Réflexes rotuliens conservés.

Nie d'abord tout excès, mais à son entrée sentait l'alcool.

A un interrogatoire ultérieur, elle reconnait boire 3 litres de vin, et en particulier du vin blanc le matin à jeun. On apprend enfin par sa fille qu'elle s'enivre fréquemment, dès qu'elle a quelque argent.

Évolution. — L'élimination quantitative urinaire étudiée le 24 et le 25 janvier 1902 donne les chiffres suivants :

Le 24 à 7 heures du matin, émission de..	170 grammes d'urine.
— 10 —	—	...	90 —
— 11 h. 10 —	—	...	60 —
— 1 h. 30 du soir	—	...	150 —
— 4 h. 15 —	—	...	290 —
— 5 h. 30 —	—	...	165 —
— 8 —	—	..	60 —
— 10 h. 15 —	—	...	90 —
Le 25 à 2 h. 15 du matin, émission de....	330 —
— 7 —	—	...	220 —
— 8 —	—	...	370 —
— 9 h. 20 —	—	...	100 —
— 11 h. 10 —	—	...	110 —
— 1 h. 10 du soir.	—	...	60 —

Le 25 à 4 heures du soir, émission de...   420 grammes d'urine.
   —   5 h. 30   —   —   ...   50   —
1 965 grammes en vingt-quatre heures.

Un an après son entrée dans le service, un nouvel examen fournit les renseignements suivants (décembre 1902) :

Léger œdème des membres inférieurs. Subictère jaune sale.

A continué à saigner, fréquemment, parfois deux ou trois fois par jour. Pas de diarrhée.

Ni varices ni hémorroïdes.

Foie : remonte à la cinquième côte, déborde de trois travers de doigt. Sa hauteur mammaire est de 21 centimètres. Il a diminué nettement.

Par contre, la rate maintenant déborde de 7 centimètres le rebord costal. Aire de matité $14,5 \times 32$.

Dilatation et battement des jugulaires.

Pouls bondissant, 120.

Cœur : la région précordiale est soulevée en masse par le cœur. Battements épigastriques. Mais pas de pouls hépatique. Le bord droit du cœur déborde de $3^{cm},5$ le bord droit du sternum au niveau du deuxième espace intercostal.

Bord inférieur de l'aire de matité précordiale, 20 centimètres ; du bord inférieur au bord gauche, $16^{cm},5$.

Souffle systolique à foyer maximum en dedans et au-dessus de la pointe.

Râles de congestion et d'œdème aux bases.

Au total : 1° diminution du foie et augmentation de la rate ; 2° faiblesse du cœur, entraînant légère cyanose, essoufflement, dyspnée, mollesse du pouls et tendance syncopale (nausées, pâleur de la face, sueurs froides), et diminution des urines presque de moitié.

6 *Décembre* 1902. — Urine, quantité 1 050 ; trouble, d'odeur normale, franchement acide (cette acidité évaluée en acide oxalique est de $1^{gr},30$ par litre, soit $1^{gr},40$ en vingt-quatre heures au lieu de $1^{gr},20$, normale). Couleur jaune ambré, caramel. Densité, 1020 à 15°. Cellules épithéliales, granulations protéiques et oxalates divers. Pas d'albumine. Pas de sucre. Chlorures, 9,60 pour vingt-quatre heures (normale, 12). Phosphates, $2^{gr},12$ (normale, 2,10). Sulfates, $1^{gr},72$ (normale, 1,80). Acide urique, $0^{gr},75$ (normale, 0,60). Urée, $25^{gr},48$ (normale, 25). Réaction de Hay positive (sels biliaires). Pas d'urobiline. Pas de pigments biliaires vrais.

8 *Décembre.* — L'ictère a augmenté.

Épistaxis gauche.

Urines, 1 litre couleur liquide de Müller, pigment rouge brun.

Matières décolorées.

Pouls, 108.

9 *Décembre*. — Même état. Pas d'hémorragies. Un vomissement l'après-midi.

10 *Décembre*. — Facies fatigué, gris jaune sale.

Pouls, 108.

A saigné de la narine droite.

Langue humide, un peu blanche. Haleine fétide.

Todd. 2 litres de lait. Tisane de queues de cerises. Chloral.

11 *Décembre*. — Subictère plus marqué et cyanose.

Pouls 100, fort, tendu.

Selles moins décolorées.

Météorisme. Sensibilité abdominale augmentée.

Potion avec chlorure de calcium, 4 grammes.

16 *Décembre*. — Épistaxis moins fréquentes, un jour sur deux.

Subictère plus accusé.

20 *Décembre*. — État général meilleur.

Mais l'abdomen augmenté de volume, météorisme et ascite, remontant presque jusqu'à l'ombilic. Exomphale.

Circulation collatérale très évidente.

Fièvre légère, mais persistante.

Douleurs sus-ombilicales, aiguës, surtout la nuit (élancements, tenailles).

24 *Décembre*. — Épistaxis.

6 *Janvier* 1903. — Langue sèche.

Prostration. Perte de l'appétit.

Pendant tout le mois de janvier, état stationnaire. Abdomen toujours douloureux. Ligne d'ascite baisse et reste à distance de l'ombilic.

On supprime le chlorure de calcium.

Les urines sont plus abondantes.

A partir du mois de janvier, on assiste à l'apparition d'une série de nævi sur la face, sur les doigts, les mains, les avant-bras, la partie supérieure du tronc, la racine des cuisses.

En même temps qu'apparaissent ces nævi, on note également le développement que prennent certaines masses lipomateuses au niveau des membres inférieurs notamment (face interne, aux genoux et aux chevilles).

Développement de varices.

21 *Janvier*. — Urines jaune brun, 2 200 grammes, polyurie surtout nocturne. En même temps que les urines augmentent, l'ascite diminue.

23 *Janvier*. — La malade urine dans des verres séparés ; on obtient le résultat suivant :

10 heures du matin	3 verres.
12 h. 20 —	2 —

```
2 h. 45 du soir........................... 1   verre.
4 h. 20    —   ........................... 1    —
9 h.       —   ........................... 2   verres.
9 h. 40    —   ........................... 2    —
1 h. 10 du matin.......................... *2   —
4 h.       —   ........................... 3    —
8 h.       —   ........................... 3    —
```

29 *Janvier*. — Teint plus sale. Épistaxis la nuit et la veille.

5 *Février*. — Depuis quelques jours, aggravation de l'état général.

Toux sèche. Cyanose. Étouffements durant une dizaine de minutes, survenant brusquement, le soir. A ce moment, crises de tachycardie.

Nausées, pituites.

Épistaxis. Ecchymoses face antérieure de la cuisse droite et face externe de jambe gauche. Palpitations.

Dans l'intervalle des accès d'étouffement, la malade reste oppressée.

Pouls, 148. Cœur droit dilaté. Jugulaires distendues. Battements des carotides.

Elle ne mange plus et ne se lève plus.

Amaigrissement. Traits tirés. Voix éteinte.

Urines fortement diminuées.

Foie douloureux. Ventre sec.

20 *Février*. — Purpura des avant-bras, persiste une huitaine de jours.

21 *Février*. — Épigastre douloureux à la pression. Le foie ne déborde pas les fausses côtes.

L'ascite a disparu.

Cœur : battements énergiques. Le souffle systolique a son maximum vers la troisième articulation chondro-sternale ; se propage presque sous la clavicule gauche. Ce souffle est d'ailleurs difficile à localiser, son maximum semblant varier suivant les examens à intervalles suffisamment éloignés.

Pouls, 160.

Poumons : quelques râles aux bases. Toux persistante.

Urines, couleur liquide de Müller, 1 litre et demi. Ni albumine, ni pigments.

Perte de sommeil.

Face pigmentée. Les conjonctives ne sont pas jaunes.

Théobromine.

Mars. — Développement au niveau de la deuxième côte droite, vers son extrémité interne, d'une tache rouge, large comme une pièce de 50 centimes, sillonnée de petits vaisseaux en tête de méduse, s'effaçant sous le doigt.

Mort le 15 avril, à la suite d'un érysipèle.

Autopsie le 16 *avril.* — Toute la moitié droite de la face, nez compris, a été envahie par l'érysipèle.

Les petits nævi qu'on observait sur la surface du corps avant la mort ont disparu sur le cadavre. A peine aperçoit-on encore quelques varicosités. Œdème des jambes très marqué.

Poumons : emphysème et œdème considérables.

Cœur : Ventricule gauche hypertrophié. Rien aux valvules aortiques. Mitrale relativement souple, mais bords un peu indurés.

Ventricule droit, gras et mou. Tricuspide, épaississement blanchâtre du bord libre.

Aorte : non dilatée. Nombreuses plaques athéromateuses, les unes molles, les autres calcaires.

Foie : petit, mesure 19 centimètres de largeur, 18^{cm},5 de hauteur au niveau du lobe droit, dont 7^{cm},5 débordaient les fausses côtes, comme en témoigne le sillon laissé par le rebord costal sur l'organe. Poids, 1 050 grammes.

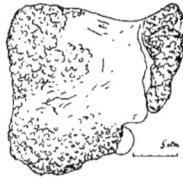

Périhépatite. Surface très rugueuse, hérissée d'une multitude de nodosités de la grosseur d'un pois.

Consistance très ferme. Crie sous le couteau.

Fig. 70.

A la coupe, exsangue, tissu formé par la confluence de nombreux îlots parenchymateux, arrondis, en biscuit, en bissac, jaunâtres, bien limités, séparés par des lames de tissu conjonctif gris violacé, assez minces. On pourrait assez bien comparer la tranche de ce foie à la section d'une andouille. Couleur sciure de bois.

Veine porte normale.

Vésicule biliaire verte.

Rate : périsplénite volumineuse, mesure 14 centimètres sur 19 centimètres. Couleur lie de vin. Poids, 920 grammes.

Reins : se décortiquent facilement. Mous, cyanosés. Cortex diminué. Bassinet surchargé de graisse.

Ovaires : quelques kystes peu volumineux.

DESCRIPTION HISTOLOGIQUE DES LÉSIONS HÉPATIQUES.

La caractéristique essentielle du tissu hépatique est la prépondérance marquée des zones d'hyperplasie parenchymateuse sur les zones d'atrophie scléreuse. Et pourtant, il s'agit d'un foie petit, pesant 1 050 grammes, qui a par conséquent perdu de son poids et de ses dimensions. D'où l'on peut, dès maintenant, conclure que, pour étendues que paraissent les zones néoformées, par rapport aux zones d'atrophie scléreuse, leur masse totale ne suffit pas à compenser le déficit parenchymateux qui s'est produit au niveau des zones d'atrophie scléreuse.

Et la faible étendue actuelle de ces zones d'atrophie scléreuse ne doit pas faire perdre de vue qu'elles représentent néanmoins des régions relativement considérables du foie primitif.

En d'autres termes, nous avons sous les yeux des lésions dont certaines fort anciennes ne sont plus représentées que par des éléments raréfiés, en voie de disparition.

Zones de néoformation. — Ces zones sont en général bien limitées et étroitement accolées les unes aux autres, à peine séparées par places par les zones d'atrophie scléreuse extrêmement réduites. Les cellules qui les composent sont bien colorées, souvent disposées en travées, mais sans orientation régulière. Noyau et protoplasma sont bien colorés. Ce dernier contient des granulations graisseuses, mais pas de grains pigmentaires. Par places, l'hyperplasie s'est faite suivant le type dissociant, et les cellules plus petites, éparpillées, se colorent relativement moins bien, mais c'est l'exception. On note çà et là des îlots arrondis où les cellules sont tassées les unes contre les autres, sans lacunes vasculaires bien nettes. De plus, par suite sans doute de l'action des réactifs, la masse est fragmentée en quelques masses secondaires par de larges fentes irrégulières, visibles à l'œil nu.

Les îlots de néoformation dépriment à leur pourtour les zones d'atrophie scléreuse logeant dans autant de nids correspondants leurs bourgeons adjacents ; une mince bande scléreuse, avec un canalicule biliaire très reconnaissable, fait éperon.

Mais, de plus, on note en plein îlot un mince faisceau de fibrilles, parfois réduit à une ou deux fibrilles, longé çà et là par quelques cellules rondes, ou par la coupe d'un capillaire sanguin.

Le long de cette cloison minuscule, les travées hépatiques se disposent de part et d'autre, différentes d'épaisseur, de coloration, comme si elles appartenaient à deux îlots parenchymateux adjacents venant au contact, mais gardant leur individualité. Nous avons étudié antérieurement ce type de structure, et nous l'avons interprété comme traduisant la formation d'îlots complexes par apposition et fusion d'îlots simples se confondant en une masse composite grâce à la raréfaction et à la disparition progressive des parties interposées (1).

On retrouve dans les îlots tantôt à leur centre, tantôt sur leurs bords, de larges sinus vasculaires allant rejoindre les travées d'atrophie scléreuse (sinus sus-hépatisés).

(1) Voy. les figures 55 et 56.

Zones d'atrophie scléreuse. — Ces zones sont remarquables par la raréfaction extrême des éléments qui les composent et le peu d'exubérance de ces éléments. Formées habituellement de fibrilles scléreuses espacées, fines, mal colorées, et par un infiltrat de cellules rondes parfois considérable, elles ne montrent plus trace de cellules hépatiques. Et pourtant celles-ci ont existé à ce niveau à un certain moment, puisqu'on peut aisément repérer des gaines glissoniennes voisines, et que, par suite, entre ces gaines, il y a eu, à un moment donné, du parenchyme hépatique. Ce dernier a disparu sans laisser de trace. A sa place, on ne retrouve plus qu'une bande scléreuse dense, à peine semée de rares cellules et qui tranche par son aspect solide et presque homogène sur les gaines glissoniennes et leur bordure de néo-canalicules. Rarement quelques cellules hépatiques encore reconnaissables jalonnent la place d'un îlot de parenchyme.

En de nombreux points, la zone d'atrophie scléreuse est réduite, nous l'avons vu, à une mince cloison fibrillaire. Il s'agit du reliquat atrophié en voie de disparition d'une zone d'atrophie scléreuse antérieurement plus étendue.

Collecteur porto-sus-hépatique. — Veine porte et veine sus-hépatique logées dans les zones d'atrophie scléreuse sont irrégulièrement distribuées et de calibre variable. Tantôt la veine porte est volumineuse, comme dilatée, à musculature plus marquée que normalement. Tantôt, au contraire, une coupe heureuse la montre aplatie, laminée entre deux îlots parenchymateux presque au contact.

De même pour la veine sus-hépatique. On ne note pas de périphlébite ni d'endophlébite sur le fragment examiné, d'ailleurs peu étendu.

Bourgeon biliaire. — L'épithélium biliaire est conservé, bien coloré. La lumière du canal biliaire est élargie. Le chorion dense présente une épaisseur habituellement supérieure à la normale et se colore fortement par la fuchsine. Pas d'infiltration cellulaire.

Les néo-canalicules sont abondants et encerclent d'un anneau les gaines glissoniennes, de telle sorte que, dans la gangue scléreuse, les gaines ainsi entourées forment autant de noyaux d'aspect plus pâle, de texture plus lâche, semés dans un tissu plus dense et plus coloré, moins cellulaire, représentant les zones parenchymateuses disparues.

Nombre de ces néo-canalicules ont pourtant disparu, comme les travées hépatiques elles-mêmes, au niveau des bandes atrophiées internodulaires. Ailleurs ils sont extrêmement dilatés ; leur épithélium est aplati ; souvent même cet épithélium a disparu, et l'on ne trouve plus, creusant la gangue scléreuse, que des cavités dilatées, irrégulières, représentant en réalité des néo-canalicules dilatés.

Il se peut d'ailleurs que quelques-uns correspondent à des capillaires ou à des lacunes vasculaires élargis. La distinction n'est pas toujours possible.

L'artère hépatique ne m'a pas paru, sur les coupes examinées, présenter d'altération marquée.

Au total, hyperplasie parenchymateuse et biliaire et atrophie des zones scléreuses poussée à un degré considérable.

LA SURCHARGE GRAISSEUSE DANS LA CIRRHOSE

Dans le présent chapitre, je vais montrer quelles modifications imprime à la cirrhose la prépondérance marquée de la surcharge graisseuse des cellules hépatiques.

Dans toutes les cirrhoses, on rencontre toujours çà et là des ilots parenchymateux stéatosés. Mais la surcharge graisseuse reste un accident local, trop peu important pour se traduire pratiquement à l'examen anatomo-clinique.

. Il n'en est pas de même dans un certain nombre de faits où la surcharge graisseuse est massive et généralisée à tout l'organe. En pareil cas, l'organe présente des caractères morphologiques particuliers, qu'on pourra s'efforcer de reconnaître cliniquement.

Le foie a un volume et un poids variables. Mais, en règle générale, poids et volume sont augmentés. Le poids varie entre 1 500 et 2 500 grammes habituellement.

La forme de l'organe est modifiée suivant le type descendant. *Le lobe gauche reste toujours très petit* par rapport au lobe droit. Ce lobe, par contre, s'allonge dans le sens vertical, d'où l'ascension du pôle supérieur de l'organe qui refoule le diaphragme, d'où la descente du pôle inférieur qui plonge dans la fosse iliaque.

La surface du foie est en majeure partie lisse, à peine chagrinée par places, parfois largement mamelonnée. Les bords sont arrondis et mousses. La consistance du foie est augmentée, mais relativement moins que dans les faits où la stéatose est nulle ou modérée.

Une section pratiquée à travers l'organe montre le tissu hépatique formé de masses parenchymateuses mal individualisées, parsemées de zones scléreuses peu développées. Les deux formations ne se limitent pas l'une à l'autre, mais sont intimement mêlées.

La couleur du foie est d'un beau jaune pâle, analogue au tissu adipeux des ictériques.

Elle est de plus remarquablement uniforme. A la loupe pourtant, on note que les masses parenchymateuses se subdivisent en une partie plus brune et en une partie plus jaune, comme dans les foies gras non scléreux.

A l'examen microscopique, la particularité la plus frappante est l'état des zones scléreuses. Les zones scléreuses, à sclérose lâche, sont très peu développées et comme fragmentées en taches allongées, séparées par les masses parenchymateuses, où elles semblent noyées.

Les zones parenchymateuses sont formées de cellules surchargées de graisse, véritables vésicules adipeuses, séparées çà et là par des capillaires contenant des globules sanguins. Çà et là, des placards de cellules petites, désunies, souvent infiltrées de pigment, parfois disposées en rosette autour d'un amas pigmentaire, tachent de leur masse plus sombre la zone graisseuse. Ceci est surtout très visible, après traitement par les dissolvants de la graisse, le xylol, par exemple, qui éclaircit complètement la zone graisseuse transformée en une sorte de dentelle.

Les néo-canalicules biliaires sont très développés. Certains d'entre eux sont dilatés et contiennent un coagulum coloré. Les canaux biliaires sont parfois élargis. On retrouve donc çà et là tous les signes d'une rétention biliaire partielle.

Si l'on considère l'ensemble des caractères macroscopiques et microscopiques énumérés précédemment, on voit que tout se passe comme si la surcharge graisseuse des cellules hépatiques venait régulièrement, de façon massive, augmenter considérablement tout l'organe.

On peut, par la pensée, construire un pareil foie avec toutes ses particularités en partant de l'hépatite scléreuse. Mais, dans celle-ci, l'accroissement de volume tient uniquement à l'intensité du processus d'hyperplasie. Il faut ici tenir compte également de la quantité de graisse déposée dans les cellules.

Par suite, et c'est là la caractéristique essentielle imprimée à la cirrhose par la stéatose, l'hypermégalie hépatique ne concorde nullement avec l'hyperplasie. Elle la surpasse de beaucoup.

Le développement considérable des masses parenchymateuses se fait plus brusquement, et, au lieu de modeler les zones scléreuses lâches intermédiaires, les effile, les fragmente en îlots allongés.

Il se fait de façon massive, atteignant également toutes les régions du foie. Cette discordance de l'hypermégalie et de l'hyperplasie nous rend compte également d'une autre catégorie de particularités que nous allons indiquer.

La cirrhose hyperplasique graisseuse, dont je viens de donner les principaux caractères macroscopiques et histologiques, s'accompagne toujours d'une *splénite modérée*. La rate n'atteint jamais un volume considérable. Son poids oscille autour de 200 grammes.

C'est là une particularité frappante, et sur laquelle il convient d'insister. Nous avons vu que, dans l'hépatite hyperplasique simple, le volume de la rate est toujours considérablement augmenté, dépassant toujours 300 grammes, atteignant souvent 500, 1 000 grammes et plus. En moyenne, le chiffre de 400 grammes est habituellement observé avec un foie pesant 2 500 grammes. Il s'accroît presque proportionnellement au poids du foie.

Dans la cirrhose hyperplasique graisseuse, il n'en est pas de même. Un foie volumineux pesant 2 000, 2 500 grammes, s'accompagne d'une rate de 180 ou 200 grammes.

Il faut donc ajouter la stéatose aux conditions déjà citées qui empêchent d'établir une proportionnalité régulière entre le volume du foie et celui de la rate.

De même, on ne trouve pas non plus dans ces faits de cirrhose graisseuse, malgré l'hépatomégalie, l'accroissement marqué du rein, du pancréas, qui est si fréquent dans les faits de cirrhose hyperplasique simple. C'est là un caractère fort important, car on peut le rechercher cliniquement. La discordance entre les volumes acquis par le foie et la rate devra faire penser à la stéatose.

Il n'est pas rare, en pareil cas, de rencontrer une surcharge graisseuse marquée de la paroi abdominale, du péritoine et de ses replis, épiploon, mésentère, appendices épiploïques, de la capsule du rein.

Mais pareille surcharge existe aussi dans les faits de cirrhose hyperplasique sans stéatose et, par conséquent, ne peut être rapportée à la stéatose hépatique.

ICTÈRE ET CIRRHOSE

Le mode pathogénique de l'ictère dans les cirrhoses est un problème difficile à résoudre.

On ne peut, en effet, accepter l'explication classique qui consiste à rapporter à une angiocholite infectieuse aboutissant à l'oblitération des voies biliaires par catarrhe l'ictère observé dans les cirrhoses. Il est facile, en effet, de se rendre compte que ces lésions d'angiocholite existent, alors qu'il n'y a pas eu ictère et réciproquement manquent, dans les faits où l'ictère a été très marqué. Tous les auteurs ont mentionné des faits semblables, incompréhensibles avec la théorie classique.

L'ictère dans la cirrhose m'a paru être fréquemment en rapport intime de causalité avec l'hyperplasie hépatique.

L'ictère résulte en réalité de l'oblitération des voies biliaires, mais oblitération par aplatissement de ces voies biliaires sous la poussée des masses parenchymateuses néoformées se logeant de force au sein du tissu hépatique altéré.

Processus local, disséminé, intéressant de façon parcellaire certaines branches et non la totalité de l'arbre biliaire, il détermine la rétention partielle de certains territoires parenchymateux et le passage de la bile dans la circulation sanguine. Ictère par rétention locale, intra-hépatique, cet ictère, contrairement à l'ictère par rétention générale, extra-hépatique, consécutif à l'oblitération du canal hépatique ou cholédoque, est associé avec la conservation du flux biliaire intestinal provenant des parties du foie où la compression des voies biliaires par les masses hyperplasiques a été nulle ou inefficace.

On trouve, dans le parenchyme, la trace de ce processus de rétention partielle. Il se traduit là par les mêmes signes que la rétention générale, à savoir la distension des espaces intercellulaires, la présence de cylindres pigmentaires au niveau de ces espaces, la surcharge pigmentaire des cellules du foie,

le développement des néo-canalicules glissoniens. J'ai étudié
précédemment ces lésions et montré la systématisation remarquable qu'elles présentent. Dans la cirrhose, cette systématisation
est moins nette, la systématisation du parenchyme étant elle-
même considérablement modifiée. Mais les lésions élémentaires
se retrouvent. Macroscopiquement, cette rétention partielle se
traduit par la pigmentation très nette des îlots parenchymateux
brun foncé ou verts, qui ponctuent la coupe du tissu hépatique.
Histologiquement, les cylindres pigmentaires traduisent le
plus nettement cette rétention. Mais il faut noter que ces
cylindres doivent être recherchés avec soin et, de plus, peuvent
disparaître au cours des manipulations. La fixation dans l'alcool
du fragment à examiner est, en particulier, très défectueuse. Il
suffit, pour s'en rendre compte, de voir combien l'alcool se
colore de façon intense en jaune par le pigment. La fixation
au formol ou au Zenker est de beaucoup préférable. De même,
certaines colorations mettent particulièrement en évidence ces
cylindres, la coloration bleu de méthylène-Van Gieson-xylol
lent par exemple.

Si l'on se reporte à ce que j'ai dit du tissu hépatique dans les
faits de rétention biliaire généralisée, on voit que la dilatation des
espaces intercellulaires et la présence de cylindres et de granulations pigmentaires ne s'observent pas sur toute l'étendue du
parenchyme hépatique. De même, dans les cas de rétention
partielle, au niveau des régions où a lieu cette rétention
partielle, doit-on s'attendre à ne pas trouver au niveau de
toutes les parties du parenchyme ces signes de rétention. C'est
là une particularité dont il est bon d'être prévenu, si l'on veut
interpréter exactement les altérations parcellaires rencontrées.

L'ictère de la cirrhose est donc un ictère en quelque sorte
mécanique, un ictère par rétention, mais par rétention partielle,
localisée et intrahépatique. Il dépend de l'hyperplasie hépatique
et varie avec elle.

On comprend dès lors que, plus l'hyperplasie est accentuée,
plus l'ictère est marqué. A peine appréciable dans les cas où
l'hyperplasie est au minimum, il est très marqué dans les cas
où cette hyperplasie est très développée. Relevant de l'hyperplasie, il en traduit pour ainsi dire l'intensité et aussi les
variations.

Rien d'étonnant dès lors qu'on ait fait remarquer la coïncidence des poussées d'ictère avec les poussées fébriles et les phases d'accroissement de l'organe, puisque ces phénomènes sont étroitement unis.

On voit que toute cirrhose, par cela même qu'elle comporte toujours un certain degré d'hyperplasie parenchymateuse, se traduira à un moment donné par le passage dans le sang de pigments biliaires. S'il est exact que certaines cirrhoses sont plus ictérogènes que d'autres, cela ne tient nullement à un processus surajouté d'angiocholite, mais purement et simplement à l'intensité de l'hyperplasie parenchymateuse. Cette hyperplasie entraîne d'autant plus l'ictère qu'elle se fait plus abondamment et aussi plus brusquement. Abondante, elle grossit le foie. Aussi les cirrhoses hypermégaliques sont-elles des cirrhoses avec ictère. Le nom de maladie de Hanot, sous lequel on désigne improprement certaines cirrhoses, traduit uniquement cette double conséquence de l'hyperplasie hépatique, l'augmentation de volume du foie et l'ictère.

Le syndrome ictère grave par lequel se termine souvent la cirrhose ou par lequel se révèle brusquement une hépatite ressortit au même mécanisme. MM. Widal et Abrami en ont fourni un exemple, caractérisé tant par la présence dûment constatée d'un processus d'hyperplasie marquée (sans sclérose concomitante) que par l'absence non moins significative de lésions proprement dites des voies biliaires.

J'en ai rapporté antérieurement deux cas typiques, auxquels je renvoie le lecteur (Voir p. 177 et p. 189).

Dans tous ces faits, une néoformation rapide de cellules hépatiques détermine à l'intérieur du foie, et d'autant plus efficacement que la gangue scléreuse est plus dense et résiste davantage, un véritable aplatissement des voies biliaires et une rétention biliaire partielle, d'où l'ictère.

Dans des faits tout différents, la même conséquence, rétention biliaire partielle intra-hépatique s'observe, mais par suite du développement à l'intérieur du foie de tumeurs néoplasiques ou par suite d'infiltration du parenchyme par la matière amyloïde. J'ai fourni plus haut un bel exemple d'hépatite avec amylose ayant déterminé un ictère vrai partiel. Il semble que certaines hépatites avec stéatose produisent même résultat.

GÉRAUDEL.   24

De même, j'ai donné antérieurement une observation d'épithéliome secondaire du foie avec ictère par rétention partielle. En pareil cas, l'hyperplasie hépatique, qui est manifeste, se double de la production des masses néoplasiques agissant, pour leur compte et par un processus semblable, sur les voies biliaires intra-hépatiques, d'où l'ictère par rétention partielle.

Dans la cirrhose, comme dans le foie cardiaque, comme dans les tumeurs du foie, comme dans l'hépatite non scléreuse, l'ictère peut donc reconnaître un mécanisme univoque, à savoir la compression et l'oblitération d'une partie des voies biliaires intra-hépatiques. Dans quelques cas, cette oblitération peut même se généraliser, comme dans l'exemple fourni par MM. Widal et Abrami.

Aux signes physiques fournis par l'examen du foie, de la rate, des reins, du pancréas, s'ajoute donc l'ictère. Tous ces signes sont l'équivalent clinique du processus histologique, l'hyperplasie hépatique, le véritable élément différentiel des cirrhoses. Aux cirrhoses hypoplasiques, avec petit foie, petite rate, absence d'ictère, il faut opposer les cirrhoses hyperplasiques, avec foie habituellement gros, grosse rate et ictère. Mais il ne faut les opposer que comme des variétés d'une même cirrhose, plus ou moins hyperplasique, non comme des espèces anatomo-cliniques essentiellement différentes. Ces variétés correspondent à des modalités réactionnelles, semblables, mais d'intensité différente, du foie au processus inflammatoire.

PHÉNOMÈNES HABITUELLEMENT ASSOCIÉS A L'ICTÈRE.

En même temps que l'ictère, on observe très fréquemment dans les faits de cirrhose avec hyperplasie d'autres phénomènes cliniques. Les relations qui existent entre tous ces phénomènes sont encore obscures, mais leur coexistence fait supposer qu'ils ont entre eux des connexions réelles.

C'est d'abord l'*accroissement de volume de la rate*. J'ai déjà insisté tout particulièrement sur ce fait que, dans les cirrhoses hyperplasiques, il y avait également hyperplasie de la rate. J'ai, à ce propos, fait remarquer qu'il y avait sans doute là des manifestations viscérales parallèles multiples, d'un même processus inflammatoire se traduisant sur le foie, sur la rate, comme sur le rein et sur le pancréas, sous le même aspect hyperplasique.

L'ictère relevant de l'hyperplasie hépatique, rien d'étonnant si l'hyperplasie splénique s'observe en même temps que l'ictère.

Le fait que, dans les cas où l'ictère s'est longtemps prolongé, la rate est fortement augmentée, trouve sans doute là son explication. Je crois pourtant qu'il y a plus.

Il me semble infiniment probable que le passage dans le sang des produits cellulaires hépatiques, d'ailleurs plus ou moins anormaux, puisqu'il s'agit de cellules modifiées par l'inflammation, détermine dans le sang des altérations secondes, portant principalement sur les hématies et aboutissant en définitive à l'érythrolyse. L'aspect anémique des cirrhotiques est bien connu. De plus, on commence à entrevoir aujourd'hui la fréquence des ictères avec hémolyse, sans que les rapports pathogéniques qui unissent l'ictère et l'hémolyse soient pourtant parfaitement élucidés.

D'autre part, le fonctionnement de la rate est intimement lié à ces *modifications du milieu sanguin.* Retenons donc pour le moins qu'il existe des relations cliniques, traduction de relations physiologiques entre l'altération du sang, l'ictère et les modifications de la rate.

A côté des altérations du milieu sanguin que je ne fais qu'indiquer ici, il faut placer *celles des vaisseaux sanguins.*

La production de varices, externes et internes, de varicosités cutanées, de nævi vasculaires, est un phénomène fréquent et plus marqué dans les faits où l'hyperplasie hépatique prédomine.

A cette altération des vaisseaux ou à l'altération sanguine ressortissent aussi les hémorragies si souvent observées, hémorragies multiples et à localisations variées, peau, muscles, bouche, estomac, intestin, pituitaire, poumons, reins, utérus, etc.

L'ictère grave est en particulier caractérisé par l'intensité de l'ictère et la fréquence des hémorragies, et je rapellerai qu'on trouve toujours en pareil cas une hyperplasie marquée du parenchyme hépatique à type dissociant.

A côté de l'ictère, il convient donc de placer les altérations de la rate et les altérations hémovasculaires, et ces phénomènes, souvent réunis, doivent être considérés comme étroitement associés à l'hyperplasie hépatique.

Ils en sont la traduction clinique. Ils permettent de se rendre compte, au cours d'une cirrhose, de l'intensité plus ou moins considérable qu'y prend la néoformation hépatique.

A ce propos, il faut faire une remarque. J'ai montré plus haut comment la stéatose hépatique s'accompagnait toujours d'une splénite modérée au point que la *discordance entre les volumes acquis par un foie relativement trop gros et par une rate trop petite devait faire penser à la cirrhose graisseuse.*

A cette modification, appréciable cliniquement, des rapports de l'hépatomégalie et de la splénomégalie, il faut joindre les modifications correspondantes touchant les phénomènes habituellement associés à la splénomégalie et que nous venons de passer en revue. Je veux dire le faible développement de l'ictère, des hémorragies, des altérations vasculaires, eu égard au volume du foie.

En face d'un gros foie, où il s'agit d'hyperplasie simple, et la splénomégalie, l'ictère, les hémorragies, les altérations vasculaires sont pour ainsi dire en proportion du volume atteint par l'organe, où la stéatose entre pour une part prépondérante dans l'hypermégalie hépatique, et dès lors tous les phénomènes associés ne sont plus en proportion du volume présenté par le foie.

Mais, encore une fois, il s'agit là d'une question de degré, et rien n'autorise à décrire une cirrhose graisseuse différente de la cirrhose commune.

On ne peut dans cette voie que proposer des schémas purement artificiels et sans valeur pratique.

Le problème qui se pose en face d'un organe, soit vivant, soit mort, est de se rendre un compte aussi approché que possible de la prépondérance plus ou moins marquée de telle ou telle modalité réactionnelle, ici hyperplasie pure, là stéatose.

En face d'une altération inflammatoire du foie, il faut se borner à rechercher s'il y a peu ou beaucoup d'hyperplasie parenchymateuse, peu ou beaucoup de stéatose. La série est infinie et on peut dire continue des réactions du foie à l'irrita-

tion. Il n'y a pas d'espèces anatomo-cliniques ayant une physionomie assez tranchée, une évolution assez immuable pour
qu'on puisse en toute sûreté les isoler et les caractériser.

Hépatites non scléreuses et scléreuses, avec ou sans stéatose,
avec ou sans amylose, toutes ces modifications anormales du
foie irrité représentent des modes pour ainsi dire individuels
de la réaction de l'organe, en face d'une cause pathogène.

Si nous voulons classer les hépatites, c'est donc en nous
basant uniquement sur leur étiologie. Peut-être un jour
viendra où nous saurons rattacher à des qualités différentes
d'une même cause pathogène le développement prépondérant
de telle ou telle lésion élémentaire, hyperplasie fibrillaire ou
surcharge graisseuse. En l'état actuel de nos connaissances,
c'est là chose impossible.

LA CIRCULATION COLLATÉRALE DANS LA CIRRHOSE

On sait que l'on associe habituellement ce symptôme et la diminution de volume du foie, d'où la désignation classique cirrhose atrophique avec circulation collatérale (et ascite) opposée à l'autre désignation : cirrhose hypertrophique avec ictère.

Il est facile pourtant de constater que rien n'est moins exact. Établissons d'abord que c'est là un phénomène de constatation relativement peu précise. Sa facilité d'appréciation dépend en effet moins de son intensité que de l'état de la paroi abdominale où il s'observe. Si la peau du ventre est amincie, atrophiée, sans pannicule adipeux notable, toute distension des veines apparaîtra facilement et sera notée.

Au contraire, s'il y a surcharge graisseuse de la paroi, comme dans la plupart des cirrhoses hyperplasiques, la circulation collatérale peut ne pas apparaître.

Mais surtout elle apparaîtra plus ou moins nettement suivant que la paroi sera moins ou plus distendue, d'où la perméabilité conservée ou non des vaisseaux pariétaux sous-séreux. Quand il y a ascite et amincissement par distension de la paroi abdominale, la circulation collatérale devient tout entière sous-cutanée et partant manifeste cliniquement. En l'absence de distension notable de la paroi, la circulation collatérale reste au contraire pariétale et sous-séreuse et manque cliniquement.

J'ai eu l'occasion de trouver dans un cas de cirrhose hyperplasique avec développement considérable du foie (2 590 grammes) une veine grosse comme le pouce, qui montait dans la paroi, aboutissait à la cicatrice ombilicale et, de là, se continuait dans le ligament rond, par où elle allait s'anastomoser avec la veine porte. Dans son trajet pariétal et près de l'ombilic, elle dessinait quelques sinuosités et prenait là un calibre considérable. Elle était pleine de sang noir fluide. Elle n'existait qu'à droite.

Rien ne décelait extérieurement la présence de cette veine distendue, sinueuse, demeurée intra-pariétale. Pourtant la paroi abdominale était relativement peu adipeuse. Mais le ventre était sec. Il y avait donc circulation collatérale anatomiquement : cliniquement elle manquait.

A quoi correspond cette circulation collatérale? A une gêne dans l'écoulement du sang à travers le foie, bien évidemment. Mais quelle est la nature de l'obstacle? On sait qu'on attribue cette gêne à la rétraction du tissu scléreux périportal, étranglant la veine porte intra-hépatique.

Je crois que là n'est pas la véritable cause de la gêne à l'écoulement du sang porto-sus-hépatique.

En réalité, dans le foie cirrhotique, les voies vasculaires d'apport et de décharge sont confinées au niveau des zones d'atrophie scléreuse. Le réseau capillaire intermédiaire à ces voies est compris en majeure partie dans les zones d'hyperplasie parenchymateuse.

Toute poussée inflammatoire augmentant le volume des nodules d'hyperplasie détermine, par suite, un refoulement des zones d'atrophie scléreuse interposées aux nodules hyperparenchymateux et, par suite, une gêne dans le libre écoulement des vaisseaux situés dans ces zones. L'hyperplasie parenchymateuse agit à la façon d'une série de coins augmentant de volume, enfoncés dans la gangue scléreuse, qui se réduit d'autant. Quel que soit le volume acquis par le foie, un développement nouveau du parenchyme secondaire pourra, par suite, déterminer une gêne à l'écoulement du sang dans son trajet intra-hépatique.

Le refoulement des zones scléreuses produira d'autant plus facilement cette gêne circulatoire que les zones scléreuses seront elles-mêmes plus scléreuses, et partant moins modelables. Dans certains cas où ces zones restent lâches, le refoulement de ces zones encore plastiques permet aux dérivations collatérales de s'établir, grâce aux capillaires encore perméables qu'elles contiennent. Mais, dans les faits où la gangue scléreuse plus dense est moins vasculaire, moins modelable, ces dérivations collatérales sont moins aisées, et partant l'effort excentrique des nodules d'hyperplasie aboutit plus rapidement à l'aplatissement et à l'oblitération des vaisseaux confinés dans les zones scléreuses.

Suivant les dispositions locales, variables d'un point à un autre du même foie, la voie d'apport deviendra imperméable, et la rétrodilatation s'exercera sur la veine porte même. Ailleurs, ce sera une voie d'export ou sinus sus-hépatique qui deviendra imperméable, et la rétrodilatation s'exercera non seulement sur la veine porte, mais encore sur le réseau capillaire des zones hyperparenchymateuses. Celles-ci montreront alors des capillaires très distendus, gorgés de sang, et souvent des lacs hémorragiques, déjà visibles à l'œil nu sous forme de taches violacées, ponctuant le tissu hépatique, et ajoutant leur teinte aux teintes jaune, jaune vert, jaune foncé des îlots d'hyperplasie.

Dans tous les cas, la gêne à l'écoulement du sang à travers le foie aboutit toujours à une rétrodilatation de la veine porte et au syndrome bien connu, habituellement désigné sous le nom d'hypertension portale.

Aucune règle précise ne peut d'ailleurs être formulée en pareil cas, puisque, en même temps que l'hyperplasie hépatique tend à oblitérer les voies vasculaires (de la même façon d'ailleurs que les voies biliaires, d'où l'ictère), elle détermine par contre le développement de foie nouveau où se trouve dérivée une partie du courant vasculaire.

Cette hyperplasie hépatique, dans les faits de cirrhose hypoparenchymateuse, demeurant minime et ne produisant que peu ou pas de foie nouveau, on conçoit que la moindre gêne apportée au courant sanguin se manifeste alors beaucoup plus sûrement. Il n'y a pas de dérivation possible intra-hépatique ; toute dérivation s'extériorise immédiatement. On observera donc plus fréquemment cette circulation collatérale là où la cirrhose est hypoplasique, mais elle ne s'observera pas exclusivement dans ce type anatomique. Dans ce même type, les hémorragies intestinales, souvent mortelles, sont également fréquentes.

Là où l'hyperplasie est développée, la gêne circulatoire locale qui se produit au niveau d'une partie du foie est compensée par la dérivation collatérale intra-hépatique qui se produit au niveau des parties néoformées. *La circulation collatérale reste intra-hépatique.*

Mais, dès que cette néoformation hépatique, au lieu de développer de nouvelles portions du foie, fait effort sur les parties anciennement formées, toute nouvelle poussée hyperplasique se traduit dans ce foie très volumineux de la même façon que dans le petit foie de la cirrhose hypoplasique. La dérivation collatérale, ne pouvant plus être intra-hépatique, devient extra-hépatique.

Ce stade vite atteint dans la cirrhose hypoplasique l'est moins tôt, moins régulièrement dans la cirrhose hyperplasique; mais, dans l'un et l'autre cas, sa pathogénie reste la même. Il traduit la poussée hyperplasique en vase clos, pourrait-on dire.

ASCITE ET CIRRHOSE

Comme la circulation collatérale, l'ascite a été à tort considérée comme devant être rapportée à la diminution de volume du foie. Il suffit pourtant de constater la présence d'ascite alors que le foie pèse, comme dans les observations rapportées plus loin, 2 500, 2 900, 3 100, 3 400 grammes, pour se convaincre qu'il n'y a aucun rapport ferme à établir entre le volume du foie et la présence d'ascite. Ce sont là des phénomènes indépendants.

Par contre, dans tous les faits où il y a eu ascite, il y a inflammation péritonéale, avec périhépatite, périsplénite ; souvent aussi il y a pleurite. *L'ascite me paraît donc devoir être rapportée uniquement aux altérations de la séreuse abdominale.*

Il en est de l'ascite comme de l'épanchement pleural. Elle traduit l'altération du péritoine, comme l'épanchement pleural traduit l'altération de la plèvre. De même que les altérations du poumon restent indépendantes des altérations pleurales, de même les altérations hépatiques restent indépendantes des altérations péritonéales.

Altérations du viscère et altérations de la séreuse se combinent d'ailleurs de façon variée. On connaît les pleurésies plastiques, aboutissant parfois à la symphyse du poumon. Il y a de même des péritonites plastiques aboutissant à la symphyse du foie et de l'abdomen supérieur.

Pourquoi l'altération séreuse se fait-elle ici sous le type plastique, là sous le type exsudatif ? C'est là un problème dont nous ignorons, tant pour le péritoine que pour les autres séreuses, la solution.

Mais il n'en demeure pas moins vrai que l'ascite, qui traduit le mode exsudatif de la réaction péritonéale, ressortit à l'altération de cette séreuse, non pas aux modifications du foie, dans la cirrhose.

Je me bornerai à citer ici ces ascites de longue durée, récidivantes, nécessitant des ponctions multiples et qui correspondent à ces foies glacés, doublés d'une coque épaisse de plus de 1 centimètre parfois. Notons également que ce n'est pas le péritoine hépatique qui seul est intéressé en pareil cas, mais le péritoine de tout l'abdomen supérieur, dont tous les organes, foie, estomac, rate, sont enfouis dans une gangue fibreuse épaisse et serrée.

En résumé, retenons surtout que l'ascite signifie purement et simplement altération inflammatoire du péritoine et, par suite, que ce signe s'ajoute ou non à d'autres signes traduisant des altérations du foie et complique ou non le syndrome observé. Pas plus que l'ictère, que la splénomégalie, que la circulation collatérale, il ne vaut pour différencier une espèce de cirrhose.

LES CIRRHOSES DOIVENT ÊTRE CLASSÉES ÉTIOLOGIQUEMENT

Les chapitres précédents nous ont mis en possession d'une série de données anatomiques et cliniques préalables, indispensables à la compréhension des observations qui vont suivre.

Mais on a remarqué qu'il s'est agi jusqu'ici d'une pure étude analytique de la cirrhose, abstraction faite de toute préoccupation nosologique. C'est à ce point de vue nosologique qu'il convient maintenant de nous placer.

Or il faut désormais faire intervenir dans notre exposé un facteur dont jusqu'ici j'ai pu faire abstraction, à savoir le facteur étiologique. Toute description des hépatites serait en effet forcément incomplète si l'on négligeait l'élément primordial, la cause pathogène. Les cirrhoses et plus généralement les hépatites sont des affections ressortissant à une cause. La notion de cause domine la nosologie. N'en pas tenir compte, c'est revenir aux temps où la conception de la cirrhose maladie se suffisait à elle-même, comme la conception maladie mitrale par exemple.

A cette conception ancienne, on a substitué celle plus exacte d'endocardite, affection relevant elle-même d'une maladie, la tuberculose, la pneumococcie, etc. De même à la conception ancienne de la cirrhose, il faut substituer celle de la cirrhose, affection relevant elle-même d'une maladie, tuberculose ou syphilis par exemple.

C'est à mon maître, M. le D\\r Lancereaux, que revient le mérite d'avoir le premier mis en pleine lumière la distinction essentielle qu'il faut faire entre la maladie, caractérisée par sa cause et les affections, effets sur les différents organes de cette cause morbide, et la nécessité où l'on est de prendre comme base de classification nosologique l'étiologie.

« De même, dit-il, que la classification des végétaux et des animaux repose sur la génération, c'est-à-dire sur la cause originelle, de même la classification des affections organiques, pour être scientifique, doit forcément s'appuyer sur la même base. »

« La cirrhose, dit-il encore dans son *Atlas d'anatomie pathologique*, ne peut donc être décrite comme une espèce à part; elle n'est qu'un terme générique s'appliquant à un certain nombre d'états anatomiques. Chacun de ces états, ayant des caractères et une évolution propres, constitue en réalité l'espèce; et le clinicien ne devra s'arrêter dans son diagnostic qu'autant que celle-ci sera déterminée, puisque c'est la connaissance qu'il en aura qui lui donnera les indications pronostiques et thérapeutiques les plus importantes. »

On peut dire que cette conception de Lancereaux, formulée il y a près de quarante ans, est adoptée généralement aujourd'hui.

M. le Dr Chauffard écrit par exemple dans son article du Traité de médecine Charcot-Bouchard : « Ce qui doit faire ranger une cirrhose dans tel ou tel groupe, c'est moins la considération de la totalité de ses symptômes ou de ses lésions que la notion de son étiologie et de son mode d'évolution. »

Pourtant il est fréquent de voir encore décrire, à côté de la tuberculose ou de la syphilis du foie, la cirrhose hypertrophique avec ictère de Hanot ou la cirrhose atrophique veineuse de Laënnec. Ce qui revient à mettre côte à côte des espèces classées suivant la donnée étiologique et des formes caractérisées par un symptôme ou une lésion.

Ou bien encore on oppose des cirrhoses veineuses aux cirrhoses biliaires, ce qui revient à classer d'après une pathogénie d'ailleurs très critiquable, je l'ai montré, les formes de cirrhose.

Malgré ces hésitations, la tendance actuelle n'en demeure pas moins de subordonner à la notion de cause toute classification des cirrhoses.

C'est la classification étiologique que je suivrai.

Mais ici il est une remarque capitale à faire. D'après Lancereaux, « les cirrhoses hépatiques se comportent différemment, selon la cause à laquelle elles se rattachent ».

« Toute lésion matérielle, n'étant qu'un effet, implique nécessairement la connaissance de la cause qui l'a produite, et

cette connaissance rend l'anatomie pathologique fructueuse
et féconde. En réalité, les agents morbifiques n'agissent pas
au hasard sur l'organisme, ils obéissent à des lois spéciales et
constantes; et si, à la façon des poisons, ils parviennent à
modifier ces éléments histologiques, comme ces derniers, ils
localisent primitivement leurs effets sur l'un ou sur l'autre de
ces éléments.

De même que l'oxyde de carbone agit sur le globule sanguin,
qu'il paralyse en se combinant avec l'hémoglobine, de même le
virus syphilitique n'altère qu'un seul tissu, le tissu conjonctivo-
vasculaire; de même encore le poison de la fièvre typhoïde se
localise sur quelques régions du tissu lymphatique, qu'il
modifie d'une façon spéciale, tandis que certains désordres
généraux, comme ceux qui président au développement des
lésions cancéreuses, affectent exclusivement les tissus épithéliaux. Or cette localisation si particulière des lésions organiques sur les éléments anatomiques suivant leur provenance,
leur composition chimique et leurs fonctions, est la preuve
indéniable de la spécificité d'action des agents morbifiques, des
rapports qui existent entre la lésion matérielle et sa cause pro-
ductrice et de la possibilité d'arriver à déterminer cette dernière par l'étude anatomo-pathologique. »

Je ne pense pas que l'on puisse accepter dans toute sa rigueur
cette doctrine si nettement formulée de la spécificité des
lésions anatomiques et accorder à M. le Dr Lancereaux que
telle lésion histologique est comme la signature de telle cause
morbifique donnée.

J'ai longtemps cherché à vérifier cette affirmation de mon
maître, à savoir que, étant donné un organe pris sur la table
d'autopsie, ou sur la platine du microscope, de la physionomie
de ses lésions on peut déduire la cause qui les a engendrées. Je
n'y suis pas parvenu.

En réalité, les modes de réaction d'un organe ou d'un tissu
sont extrêmement limités et ne varient guère, quelle que soit
la cause morbifique qui les atteint. L'organe ou le tissu ne
peuvent réagir que de façon non systématique, de telle sorte
qu'on ne retrouve pas dans les lésions organiques une systématisation superposable à la nature de la cause qui a agi. On
ne peut dire que la syphilis détermine primitivement des

lésions artérielles, l'intoxication par le vin des lésions veineuses, le paludisme des lésions lymphatiques. Quelle que soit
l'espèce étiologique, tous les éléments du foie sont touchés.

Il est bien évident que l'on rencontre parfois des altérations
hépatiques presque pathognomoniques. Tel est par exemple le
cas du foie ficelé, presque toujours, sinon toujours, syphilitique. Mais ici ce qui donne au foie sa figure particulière, ce
n'est pas l'espèce particulière des lésions hépatiques, mais la
coexistence, avec des lésions banales d'hépatite, de gommes
ou de cicatrices consécutives aux altérations vasculaires, ces
altérations seules étant pour ainsi dire propres à la syphilis.

De même la coexistence de grosses masses caséeuses
donnera à l'hépatite où elles s'observent un cachet tuberculeux.

Mais, abstraction faite de ces cas où les lésions spécifiques
associées aux lésions banales d'hépatite signent en quelque
sorte cette hépatite, il est impossible de superposer à une classification étiologique une classification anatomo-pathologique
correspondante. En face d'une cirrhose, on hésitera toujours
pour attribuer à la syphilis ou à la tuberculose par exemple
les lésions constatées.

Dès lors, le problème de l'identification d'une cirrhose devient
fort malaisé et prête à la discussion. Comment décider que
telle ou telle lésion hépatique a pour cause la tuberculose par
exemple?

On ne peut guère utiliser, pour résoudre ce problème, que la
notion de coexistence d'altérations provoquées par la tuberculose sur d'autres organes.

Dès lors, on se heurte à une difficulté : la coexistence de lésions
nettement tuberculeuses peut être interprétée, et c'est le cas
habituellement, comme traduisant purement et simplement
l'envahissement secondaire par le bacille de Koch d'un organisme préalablement affecté par une lésion hépatique non
forcément de même nature. La présence de granulations tuberculeuses et de bacilles sur un cadavre, n'implique pas nécessairement que toutes les lésions de ce cadavre relèvent de la
tuberculose. La cirroshe en particulier, chez un individu
porteur de lésions nettement bacillaires, n'est pas nécessairement une lésion bacillaire.

Il est impossible de lever pareille objection. Elle se pose d'ailleurs en face de n'importe quelle lésion organique.

Pourtant, la fréquence avec laquelle on observe chez nombre d'individus atteints de cirrhose des manifestations nettement tuberculeuses n'en garde pas moins une valeur de premier ordre. Et j'admets, pour ma part, avec la majorité des auteurs, que ce critérium, pour imparfait, est le seul qu'on puisse faire entrer en ligne de compte dans les recherches anatomocliniques. Au surplus, l'expérimentation a fourni la preuve de la réalité des cirrhoses tuberculeuses et, par suite, apporté un solide argument en faveur de la possibilité d'attribuer à la tuberculose les lésions hépatiques rencontrées cliniquement.

Il y a plus, des travaux récents ont bien montré, pour nombre d'organes, que, à côté des lésions dites spécifiques, gommes ou tubercules par exemple, les lésions banales non spécifiques, dites inflammatoires, ressortissaient au même processus, et que telle prolifération parenchymateuse ou conjonctive était d'origine tuberculeuse ou syphilitique, au même titre que le tubercule bronchique ou la gomme artérielle.

Sans me faire illusion sur ce qu'a d'imparfait la méthode qui consiste à rapporter à une maladie nettement constatée par ailleurs, tuberculose ou syphilis par exemple, des altérations hépatiques d'apparence banale, non spécifiques au sens habituel du mot, j'estime que pareille méthode, à condition que les résultats fournis par elle soient confirmés par l'expérimentation, reste légitime.

Le degré de certitude qu'elle comporte n'est pas absolu. C'est le seul cependant auquel il soit permis d'atteindre en pareille matière.

De la série d'observations que j'ai pu recueillir et dont j'ai rapporté ici les plus complètes, négligeant celles où manquait soit l'étude clinique du malade, soit l'étude anatomo-pathologique du cadavre, le premier fait qui se dégage est la fréquence extrême de la *tuberculose* comme cause de cirrhose hépatique.

Ce n'est pas là évidemment une constatation nouvelle. De nombreux travaux ont, ces dernières années, contribué puissamment à faire admettre la tuberculose parmi les causes de la cirrhose. Il s'en faut cependant que cette opinion récente soit admise par tous. Il n'est donc pas inutile d'insister encore sur la réalité et l'importance des cirrhoses tuberculeuses.

La *syphilis* m'a fourni plusieurs cas très nets.

Je n'ai pas rencontré de fait net de *paludisme*; on en connaît la rareté dans nos services hospitaliers. Partant, je ne parlerai pas de cirrhose paludique, n'ayant aucun document à apporter à ce sujet.

Je ne range pas parmi les causes des cirrhoses l'*alcoolisme*, c'est-à-dire l'usage immodéré des boissons, alcool, vin, essences, bien que pareille étiologie soit habituellement invoquée.

Il n'est pas niable évidemment que l'intoxication alcoolique, et surtout, sinon exclusivement, comme le veut le D\u1d63 Lancereaux, *œnolique*, ne soit retrouvée avec fréquence dans l'enquête étiologique. C'est là une constatation banale. Elle manque cependant dans nombre de cas. On l'observe, par contre, tout aussi fréquemment dans des cirrhoses, que tout le monde qualifiera cirrhoses syphilitiques. D'où vient dès lors que l'on néglige ce facteur quand il s'agit de syphilis et qu'on le mette au premier plan quand la tuberculose est en jeu?

J'estime que l'abus des boissons n'a qu'un rôle prédisposant. Si les buveurs sont souvent des cirrhotiques, c'est parce que, tuberculeux ou syphilitiques, la tuberculose ou la syphilis touche plus fréquemment chez eux l'organe surmené.

Il y a là un facteur de localisation qu'il serait puéril de méconnaître. Mais l'alcoolisme ne crée pas de toutes pièces la cirrhose hépatique.

Tel individu tuberculeux fera de la tuberculose osseuse parce qu'il est jeune et que, au niveau de ses épiphyses, les processus de nutrition et partant les chances d'agression des agents infectieux sont plus marquées.

Tel autre localisera les bacilles de Koch au niveau des artères cérébrales, parce qu'il est enfant et que son encéphale est le siège d'un développement intensif et d'une suractivité notable.

Tel autre encore, à la puberté, au moment où le thorax, en retard sur le développement général du squelette, rattrape le temps perdu et s'accroît, pour acquérir les caractères et les dimensions relatives qu'il a chez l'adulte, fera de la tuberculose des poumons, qui s'accroissent comme fait l'enveloppe osseuse elle-même.

Tel autre, au moment de la période d'activité génitale de la vie, fera de la tuberculose testiculaire.

De même le buveur fera de la cirrhose hépatique. Mais la tuberculose peut frapper son foie, sans que ce facteur prédisposant entre en jeu. L'intoxication alcoolique préalable n'est pas plus nécessaire qu'elle n'est suffisante à déterminer la production d'une cirrhose.

LES CIRRHOSES TUBERCULEUSES

On savait depuis longtemps que la tuberculose s'observe fréquemment chez les cirrhotiques. Mais elle était considérée comme une infection ultérieure venant compliquer la maladie initiale dont la cirrhose était la manifestation.

Un buveur cirrhotique meurt ; à l'autopsie, on trouve, indépendamment de l'altération hépatique, des lésions pulmonaires tuberculeuses. Longtemps on a dit : La cirrhose résulte de l'intoxication par les boissons. Sur le terrain ainsi modifié, le bacille de Koch se greffe facilement et fait les lésions du poumon. Alcoolisme et tuberculose sont deux maladies apparaissant successivement, la seconde favorisée par la première. A la première se rapporte l'affection hépatique ; à la seconde, l'affection pulmonaire.

Grâce à l'expérimentation qui démontre la possibilité d'obtenir à l'aide du seul bacille tuberculeux des lésions de cirrhose hépatique, les idées se sont modifiées. En face du cadavre du buveur cirrhotique tuberculeux, la tuberculose a paru pouvoir donner à la fois l'explication des lésions pulmonaires et celle des lésions hépatiques. L'expérimentation était nécessaire. On s'était en effet habitué à ne considérer comme tuberculeuses que les lésions folliculaires, à cellules géantes, le tubercule proprement dit.

On sait combien l'inflammation non folliculaire ou pneumonie caséeuse a été difficilement interprétée par tous comme étant, elle aussi, quoique non folliculaire, de nature tuberculeuse.

Les lésions inflammatoires banales, non caséeuses et non folliculaires, ont éprouvé et éprouvent encore aujourd'hui même difficulté à faire reconnaître leur nature tuberculeuse.

De même que l'esprit se refusait à considérer comme de même nature les lésions non folliculaires de la pneumonie caséeuse et les lésions folliculaires des broncho-pneumonies

tuberculeuses communes, de même aujourd'hui l'esprit répugne
à considérer les lésions non folliculaires des scléroses pulmonaires ou hépatiques, ou rénales, ou cardiaques, comme relevant elles aussi de la tuberculose.

Mais l'expérimentation a rapidement fourni des preuves et
levé les doutes. Depuis longtemps déjà des cirrhoses tuberculeuses avaient été obtenues par des inoculations de bacilles
de Koch. Plus près de nous, les recherches de Jousset, consi-
gnées dans la thèse de son élève Blondin (Paris, 1905), ont
montré que les lésions tuberculeuses pouvaient être non folliculaires et d'apparence banale, tant au niveau du foie, du rein,
que de l'endocarde, soit qu'on y ait décelé le bacille de Koch ou
qu'on les ait obtenues directement et expérimentalement.

Le professeur Poncet (de Lyon) a tenté enfin de généraliser
encore cette conception de la nature tuberculeuse des lésions
inflammatoires, annexant au domaine de la tuberculose à lésions
dites spécifiques, nodulaires ou caséeuses, ce qu'il nomme la
tuberculose inflammatoire.

Pour nous borner à l'étude des cirrhoses tuberculeuses, cette
notion de la nature tuberculeuse des cirrhoses est donc une
notion qui tend à s'imposer à tous. Il suffit de recueillir un
certain nombre d'observations anatomo-cliniques de cirrhose
hépatique pour être frappé de la fréquence avec laquelle on
trouve, conjointement avec les lésions de cirrhose, des lésions
folliculaires sur d'autres organes, poumons, plèvre ou péritoine par exemple, trahissant manifestement la tuberculose.

Je dis lésions folliculaires, sur la nature tuberculeuse desquelles il n'y a par conséquent pas de doute. Il est à remarquer
que si, pour affirmer l'existence de la tuberculose chez un
individu, on exige des lésions folliculaires, on restreint notablement le nombre des faits en réalité tuberculeux, puisque
nous commençons à connaître précisément des faits où la
tuberculose ne se manifeste que par des lésions dites inflammatoires, non folliculaires et non caséeuses.

Mais, en n'acceptant présentement pour preuve de la tuberculose chez un individu que des lésions sur lesquelles l'accord est
unanime, on risque simplement de ne pas déclarer tuberculeux
des individus qui le sont réellement : l'erreur est une erreur par
défaut.

Il convient cependant de faire ici une réserve. Les lésions folliculaires, avec cellules géantes, observées dans les viscères, ne sont pas nécessairement des lésions tuberculeuses. Elles peuvent relever de la syphilis. De telle sorte que, en l'absence de la constatation positive toujours malaisée, et parfois impossible dans les lésions anciennes, scléreuses ou caséeuses, du bacille de Koch ou du tréponème de Schaudinn, on hésitera toujours pour rattacher à la syphilis ou à la tuberculose les lésions observées. De fait, j'ai été plus d'une fois dans l'impossibilité de qualifier de syphilitique ou de tuberculeuse telle cirrhose observée, et je ne me dissimule pas que quelques-unes des observations rapportées ultérieurement par moi et classées soit parmi les cirrhoses syphilitiques, soit parmi les cirrhoses tuberculeuses, ressortissent peut-être à la catégorie où je ne les ai pas fait rentrer. Tuberculose et syphilis apparaissent de plus en plus dans leurs manifestations comme ayant de nombreux traits communs : le cas est surtout fréquent quand il s'agit du foie.

Mais que ces lésions folliculaires soient de nature syphilitique ou tuberculeuse, quand on les observe sur le poumon ou au niveau d'un ganglion trachéo-bronchique par exemple, et que l'on constate en même temps une cirrhose hépatique, sans follicules, la même objection se présente, à laquelle j'ai fait déjà allusion, et qui consiste à dire que la présence d'un tubercule pulmonaire, par exemple, chez un cirrhotique, peut traduire purement et simplement une inoculation accidentelle survenant au cours d'une affection hépatique à étiologie différente.

Il sera toujours possible de faire cette objection. Même la présence de follicules tuberculeux au niveau d'un foie cirrhotique pourra être interprétée comme relevant simplement de la complication d'un processus non tuberculeux par une tuberculose survenue secondairement. Tout aussi bien la présence de gommes syphilitiques dans un foie cirrhotique pourrait être révoquée en doute comme preuve de la nature syphilitique des lésions purement scléreuses, non nodulaires, conjointement observées.

Je crois qu'il est permis de ne pas considérer comme un phénomène aussi banal qu'on le prétend habituellement la présence de lésions nettement tuberculeuses chez un individu.

Et lorsque, à l'autopsie d'un mitral, d'un aortique, d'un diabé-
tique, d'un rhumatisant, d'un brightique, d'un cirrhotique, on
néglige précisément les lésions tuberculeuses observées d'autre
part sans songer un instant à leur accorder la moindre signification au point de vue étiologique, il me semble qu'on refuse
a priori, sans raison valable, et en quelque sorte uniquement
par le fait d'une habitude d'esprit, de reconnaître la signature
évidente d'une tuberculose, à laquelle on pourrait au contraire
rattacher les lésions cardiaques, aortiques, pancréatiques, articulaires, rénales, hépatiques observées.

A la formule consacrée : c'est un cardiaque, un rénal, un
hépatique qui a fait de la tuberculose, il y a lieu de substituer
sans doute, dans nombre de cas, la formule toute différente :
c'est un tuberculeux qui a fait des lésions cardiaques, rénales,
hépatiques, etc.

Le nombre des facteurs étiologiques qui, dans nos climats, à
notre époque, peuvent intervenir chez l'homme, est en réalité
très restreint, et les manifestations anatomo-cliniques déterminées par chacun d'eux, par la tuberculose et par la syphilis en
particulier, sont infiniment nombreuses et de physionomie très
variée.

On ne peut donc scientifiquement établir que telle cirrhose
est tuberculeuse, du fait seul de la présence de lésions tuberculeuses chez l'individu observé. Cette preuve ne peut être fournie
que par l'expérimentation, et elle l'a été d'ailleurs. La méthode
anatomo-clinique peut seulement montrer que la cirrhose
s'accompagne très fréquemment de lésions tuberculeuses, et
par suite pousser l'observateur à conclure qu'il est infiniment
probable que la lésion hépatique observée ressortit à l'infection
tuberculeuse.

Autre point à discuter : sur tel cadavre, on note des tubercules discrets dans le poumon et des lésions hépatiques non
folliculaires. Sont-ce les sécrétions bacillaires du tubercule
pulmonaire qui déterminent à distance les lésions hépatiques ?
Ces lésions sont-elles des manifestations collatérales, ayant
abouti ici et non là à l'édification de follicules caractéristiques ?
Ce qu'on sait par ailleurs nous porterait plutôt à admettre la
seconde alternative.

Ceci dit, il importe d'établir tout d'abord que les lésions

tuberculeuses observées chez les individus cirrhotiques sont presque toujours des lésions extrêmement discrètes.

Les malades n'ont été que rarement des tuberculeux avérés. Ce sont des tuberculeux au sens biologique, si l'on peut dire, non au sens clinique du mot. Ils étaient tuberculeux comme on est syphilitique, malgré l'absence de manifestations cliniques, pendant une période latente plus ou moins prolongée, voire pratiquement indéfinie.

Anatomiquement, même constatation. Il suffit de lire les protocoles d'autopsie annexés aux observations rapportées plus loin pour voir par quelle lésion minima se révèle la tuberculose.

C'est, dans le poumon, un nodule tuberculeux de la grosseur d'une noisette; c'est un ganglion anthracosique, taché de gris à la coupe et présentant à l'examen histologique des lésions typiques, mais toujours discrètes. Dans un cas, je n'ai pu constater aucune lésion pulmonaire. La rate seule présentait une petite masse caséeuse ; par contre, il y avait une épiploïte avec de nombreux follicules typiques. Dans un autre cas, un fragment de plèvre seul présente histologiquement des lésions folliculaires typiques. Les lésions péritonéales sont par contre assez fréquentes.

Il faut d'ailleurs chercher avec obstination une lésion tuberculeuse à l'autopsie. En particulier, il faut multiplier les coupes d'organes, du poumon, des ganglions trachéo-bronchiques, vouloir retrouver quand même cette lésion pour ne pas la laisser échapper. Et je ne doute pas que, dans un certain nombre d'observations prises par moi au début de mes recherches, j'ai dû laisser échapper des lésions pulmonaires et ganglionnaires, écrire : pas de tuberculose, alors qu'un examen plus approfondi, plus de parti pris, aurait sans doute été positif. De grosses lésions peuvent même passer inaperçues.

C'est à la fin d'une autopsie et par acquit de conscience que, ne trouvant aucune lésion tuberculeuse pulmonaire, mais frappé par une masse lipomateuse prélombaire énorme, j'ai sectionné en plusieurs points cette masse et retrouvé un abcès par congestion et une nécrose tuberculeuse d'une vertèbre qui avaient cliniquement échappé, malgré des examens répétés.

Il aurait été certes impardonnable de méconnaître à l'autopsie des lésions aussi considérables. On évitera d'autant mieux pareille possibilité en les cherchant de parti pris.

Les preuves anatomiques et cliniques de l'existence de la tuberculose chez les hépatiques sont donc extrêmement discrètes. Les preuves cliniques pratiquement appréciables manqueront très souvent. Les preuves anatomiques seront parfois minimes et parfois discutables (confusion de la syphilis et de la tuberculose).

Cette double constatation s'accorde bien d'ailleurs avec les données expérimentales, qui montrent que ce sont surtout les tuberculoses atténuées qui donnent des lésions scléreuses.

Je grouperai les observations qui suivent de cirrhose tuberculeuse en tenant compte tout particulièrement du caractère hyperplasique de la cirrhose.

De la sorte, la série des observations que je vais rapporter servira comme d'illustration au texte des considérations développées antérieurement, considérations où j'ai essayé de mettre en valeur l'importance de l'hyperplasie, qui modifie puissamment l'aspect du foie et se traduit par les symptômes que nous avons étudiés.

Dans un premier chapitre, je rassemble les faits de cirrhose hypoplasique. Dans le chapitre suivant seront groupés les faits de cirrhose hyperplasique. Je rapporterai ensuite un certain nombre d'observations qui se disposent entre les deux groupes précédents, et parmi lesquelles il est possible de mettre en relief quelques types secondaires particuliers.

I. — CIRRHOSES TUBERCULEUSES HYPOPLASIQUES.

OBSERVATION XIII (1). — *Tuberculose. Cirrhose hypoplasique. Circulation collatérale. Péritonite plastique et exsudative. Mort par ictère grave.* — Mme Darn..., âgée de trente-cinq ans, journalière, entre le 25 août 1908 dans le service de M. le Dr Rénon, à la Pitié, pour ictère avec ascite.

Antécédents. — Habitudes d'intempérance notoire. Depuis deux ans, sa santé est altérée, et les premiers troubles furent des troubles dyspeptiques.

En décembre 1907, elle eut de l'ictère avec prurit, ayant duré trois semaines. L'état des fèces n'a pas été déterminé.

En avril 1908, recrudescence des troubles dyspeptiques : anorexie, vomissements et apparition d'une ascite qui a persisté désormais.

Elle retourne à cette époque dans son pays, où on la ponctionna deux fois en quinze jours ; l'orifice de ponction resta longtemps ouvert, laissant couler un liquide citrin.

L'ictère qui reparut ensuite décida la malade à rentrer à Paris pour se faire soigner.

Le soir de son entrée à la Pitié, elle était encore lucide ; mais, dès la première nuit, elle a commencé à délirer, de sorte que son premier interrogatoire, le lendemain matin, fut déjà difficile.

Examen. — La peau présente une teinte jaune foncé, un peu verdâtre, qui a foncé encore durant les derniers jours. Mais cet ictère ne s'accompagne pas de décoloration des matières fécales. On note une escarre fessière droite très étendue et à évolution progressive ; bientôt apparaît une escarre gauche, puis une escarre scapulaire droite.

Langue saburrale, puis sèche. Pas de vomissements. Diarrhée, gâtisme.

Foie, difficile à délimiter, à cause d'une ascite légère et surtout à cause d'un tympanisme marqué.

Circulation collatérale très développée.

Rate semble volumineuse.

(1) Dans ce groupe des cirrhoses tuberculeuses hypoplasiques, doit rentrer l'observation X, relatée antérieurement page 329.

Cœur et poumons ne présentent rien d'anormal. Les urines n'ont pu être examinées, la malade les perdant dans son lit.

Température : 38°,6 le soir de son entrée, 37°,6 le lendemain matin. Délire ; la malade réclame du rhum.

Évolution. — Mise au régime lacté, la malade continue à gâter et à présenter de la diarrhée. Peu à peu elle se met à vomir.

La température s'abaisse rapidement. Elle est le 27 août de 37°,2 le matin, de 37°,1, le soir. On note successivement le 28, 37°, 37° ; le 29, 36°,2, 36°,2 ; le 30, 35°,8, 35°,8 ; le 31, 35°,8.

Puis à partir du 1er septembre, en même temps qu'un légère amélioration s'observe, caractérisée surtout par une diminution de l'agitation et du délire, la température remonte le 1er à 36°,6 et 36°,8 ; le 2, elle est de 36°,4, puis 36°,8 ; le 3, 36°,2 et 36°,6 ; le 4, 36°,2, 36°,2.

A partir du 6 septembre, l'état s'aggrave à nouveau et définitivement ; le syndrome ictère grave est au complet. Délire constant, plus marqué la nuit, et nécessitant l'emploi des planches autour du lit. Au matin, on trouvait la malade très prostrée, presque comateuse, avec respiration stertoreuse et ralentie et bradycardie. En même temps, apparaissent des hémorragies, épistaxis, gingivorragies, ecchymoses multiples à la face, aux membres et à l'abdomen. Il ne semble pas y avoir de melæna. La température est, le 6, de 37°, 37°,2 ; le 7, 37°,2, 36°,8 ; le 8, 37°,6 ; le 9, 36°,4 ; le 10 et le 11, 37°,4 ; le 12, 36°,2, 36°,4 ; le 13, 36°.

L'état général s'aggrave considérablement ; intolérance gastrique absolue. L'ictère fonce. Coma trente-six heures avant la mort.

Mort le 14.

Autopsie. — Le 16 septembre, 3 litres de formol à 10 p. 100 ont été injectés dans l'abdomen sept heures après la mort.

Cadavre encore gros, très ballonné, facies violacé et jaunâtre.

Poumons. — Adhérences à droite, un petit tubercule crétacé, bordé d'anthracose. En un autre point, quelques placards fibreux sans anthracose notable, probablement bacillaires. En avant et en haut, emphysème moyen. Le lobe inférieur présente de l'œdème, et les bronches sont emplies de liquide mousseux, fauve. Un peu de congestion.

A gauche, œdème et congestion.

Les bords postérieurs des deux poumons sont piquetés de nombreuses taches hémorragiques de Tardieu.

Un petit ganglion trachéo-bronchique gauche, normal à la coupe.

Cœur : normal.

Thyroïde : 25 grammes ; de belle couleur musculaire, ni scléreuse, ni kystique.

Aorte : présente quelques placards vers sa bifurcation ; mais elle n'en demeure pas moins dans son ensemble remarquablement souple et saine.

Paroi abdominale doublée d'un pannicule adipeux bien conservé ; on recueille 12 litres de liquide : sa couleur est jaune vert sale, un peu trouble. De ces 12 litres, il faut distraire les 3 litres d'eau formolée.

Le *foie* est petit ; il a conservé sa forme, les rapports respectifs de ses lobes. Il mesure en largeur 20 centimètres dont 14^{cm},5 pour le lobe droit ; en hauteur, 15^{cm},5 à droite, 11 centimètres à gauche ; son poids est de 850 grammes.

La surface est glacée. Il semble qu'on ait recouvert le foie d'une sorte d'enduit porcelainé, gris-lilas, égalisant la surface de l'organe. Par places, l'enduit n'aurait pas pris et laissé autant de petits trous, au fond desquels appa-

Fig. 71.

raît le foie, légèrement granuleux. L'enduit porcelainé est sillonné çà et là de varicosités. Vers le pôle droit, adhérences avec le diaphragme.

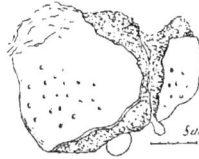

La consistance de l'organe est augmentée.

Sur une tranche, le foie présente un aspect granité très régulier, fait d'une grande quantité de petites masses jaune brun, presque au contact. Entre elle, est comme coulée une substance presque translucide, de teinte lilas. Par places, cette substance, intéressée en surface, prend l'aspect d'une plage finement réticulée, un peu nacrée, toujours très délicate. Les masses parenchymateuses peuvent çà et là prendre un développement plus marqué, atteindre 3 millimètres de diamètre. En général jaunes, quelques-unes sont parfois jaune brun, brun foncé, vert ; mais c'est l'exception.

Les gros vaisseaux apparaissent très nets sur la surface de section, tranchant sur le granité régulier du parenchyme. A noter l'identité d'aspect du foie, en toutes ses parties.

Le hile du foie forme une sorte de colonne épaisse, arrondie, qu'on saisit aisément entre les doigts. La veine porte aplatie mesure 11 millimètres de largeur, l'artère hépatique a 4 millimètres de largeur. Les voies biliaires ont leur calibre habituel. Pas de ganglions apparents, du moins à un premier examen.

La vésicule biliaire est petite, mais déborde le foie ; sa paroi est fortement épaissie et mesure 0^{cm},5. Elle contient un peu de liquide brun vert qui s'écoule facilement par le canal cystique.

Rate : mesure 14 × 9 centimètres, pèse 145 grammes. La capsule est un peu épaissie. Sa forme est un peu irrégulière, comme tubéreuse par places, sans qu'à la coupe il paraisse y avoir de différence dans le tissu splénique au niveau des saillies ou entre elles.

Un sillon tend à lobuler la rate, mais ne pénètre pas dans la profondeur. Belle couleur betterave. Consistance ferme.

Les *reins* sont altérés. Ils mesurent 11,5 × 6 centimètres et pèsent ensemble 245 grammes. Surcharge graisseuse du bassinet.

Capsule adipeuse peu développée. Cortex diminué et bigarré, de couleur fauve. Décortication facile, sauf au niveau des sillons interlobulaires marqués. Après décortication, la surface apparaît mouchetée de petits points noirs, comme si l'on avait posé le rein sur du charbon ; probablement taches hémorragiques.

Surrénales : pèsent ensemble 10 grammes, fermes, non capsulées. La substance médullaire est nettement fibreuse et gris pâle.

Pancréas : enfoui dans la graisse et revêtu de péritoine à doublure scléreuse qui lui adhère intimement ; un peu macéré ou digéré. Il est impossible de le débarrasser de sa gangue adipeuse et scléreuse, et partant son poids est difficile à spécifier. On peut estimer à 40 ou 50 grammes le poids de substance pancréatique.

Les *trompes* ont pris l'apparence de véritables tendons filiformes ; les pavillons sont atrophiés, symphysés. Le long des trompes et en dedans, se trouvent des cordons longs de 5 à 6 centimètres, de couleur jaune pâle, extrêmement durs, représentant les *ovaires*, absolument méconnaissables. A la coupe, on ne trouve plus trace de substance identifiable avec le parenchyme ovarien.

L'*utérus* est petit, mais son col est béant ; il ne présente rien d'anormal.

OEsophage : normal, pas de varices.

L'*estomac* contient un liquide clair, mais de teinte sale, mêlée de filaments noirâtres, assez semblable à de l'eau dont on aurait rincé une tasse de café ; gastrorragie minima.

Le *duodénum* contient une masse gluante, floconneuse, analogue à du jaune d'œuf cru. Dans le grêle, à paroi épaissie rétractée, les matières sont jaune d'œuf cuit ; elles se dessèchent dans le cæcum, où elles deviennent pâteuses.

Ce sont des masses encore molles, mais presque moulées dans le côlon descendant. Le rectum est énormément distendu par un amas considérable de matières molles, non moulées, formant un véritable magma couleur jaune d'œuf dur. Pas d'altérations des muqueuses.

La doublure sous-péritonéale est très épaissie. Pas de ganglions apparents, ni de lacis vasculaire marqué. Les appendices épiploïques sont tubéreux, trapus, sessiles.

L'appendice, long de 12 centimètres, est mince, mais sans lumière appréciable, comme solide et plaqué contre la face postérieure du cæcum distendu par des gaz, à laquelle il est accolé intimement.

Tout le péritoine pariétal est hérissé çà et là de petites masses polypeuses, sessiles ou pédiculées, dures, cartilagineuses, parfois noires, prêtes à se détacher, ou au contraire jaunâtres, plus molles et graisseuses.

Adhérences du méso-côlon transverse gauche et du ligament gastro-splénique épaissi. En somme, la péritonite scléreuse l'emporte sur la surcharge graisseuse.

Le *crâne* n'a pas été ouvert.

DESCRIPTION HISTOLOGIQUE DES LÉSIONS HÉPATIQUES.

Le foie de D... est un type de cirrhose hypoparenchymateuse, mais profondément modifiée par un épisode terminal, à évolution suraiguë.

De la cirrhose hypoparenchymateuse, on retrouve ici la caractéristique principale, à savoir le faible développement des îlots de néoformation parenchymateuse, d'où le rapprochement des gaines glissoniennes et le dessin serré du tissu hépatique.

La poussée inflammatoire terminale a d'autre part altéré les différentes formations que nous avons l'habitude de décrire.

Zones de néoformation parenchymateuse. — Toujours peu développées, sans sinus central.

L'hyperplasie des cellules n'a pour ainsi dire nulle part pris le type de clivage. Partout elle a pris le type dissociant. Y a-t-il eu au préalable type de clivage et, à la suite de la poussée inflammatoire terminale traduite cliniquement par le syndrome ictère grave, hyperplasie surajoutée à type dissociant? Ou ce type a-t-il été d'emblée celui de l'hyperplasie préalable? C'est plutôt la première hypothèse que j'admettrais.

Quoi qu'il en soit, nous trouvons ici des cellules hépatiques profondément altérées : altérées dans leurs rapports, puisque désunies, éparpillées, ne formant nulle part de travée ; altérées dans leur forme, irrégulière ; dans leurs dimensions, très variables, ici dépassant la normale, là plus souvent très réduites ; dans leur structure : le protoplasma est opaque, prenant mal les colorants, se teignant en jaune brun sale par le Van Gieson ou en rose inégal par l'éosine ; le noyau est souvent picnotique ; fréquemment il a disparu. La nécrose éosinophile est très souvent observée. Enfin, en de nombreux points, apparaissent entre les cellules dissociées de volumineux amas pigmentaires, brun foncé, parfois encore contenus dans une lumière intercellulaire distendue, ailleurs isolés en plein parenchyme.

Les capillaires sont peu reconnaissables. Ce sont plutôt des lacunes qui sillonnent irrégulièrement les placards de cellules éparpillées.

Enfin tout le parenchyme prend un aspect sale, mal coloré, sans réactions spécifiques, comme s'il s'agissait d'une pièce mal fixée et déjà altérée. Au surplus, il semble que, dès les dernières heures de la vie, des altérations notables s'installent dans les foies ainsi lésés, rendant vaine toute tentative de bonne fixation histologique.

Zones d'atrophie scléreuse. — Ces zones sont notablement épaisses et relativement denses, pauvres en cellules hépatiques. Çà et là, quelques cellules isolées, encore méconnaissables, sont tout ce qui reste des anciennes travées.

Entre les fibrilles scléreuses, tassées les unes contre les autres, on note çà et là quelques néo-canalicules biliaires, clairsemés et très espacés les uns des autres. Sur de grands espaces, ils manquent absolument, et, entre les fibrilles scléreuses, il y a seulement quelques cellules rondes interposées.

De même que les zones de néoformation parenchymateuse, ces zones d'atrophie scléreuse se colorent mal et prennent avec les divers colorants une teinte sale. En particulier avec le Van Gieson, ces zones sont pour ainsi dire tachées par la fuchsine, qui n'y dessine plus de fines fibrilles bien individualisées. Il semble que le tissu scléreux se soit comme délité et que la couleur ait diffusé dans un tissu en partie liquéfié.

Peu de surcharge graisseuse des cellules hépatiques.

Pas de pigments ferriques.

Gaines glissoniennes. — Les gaines glissoniennes, elles aussi mal colorées, se distinguent mal au milieu du parenchyme où elles sont plongées. C'est d'abord parce que les éléments conjonctifs y sont eux aussi altérés et mal colorés. C'est ensuite que les diverses formations qui les constituent sont profondément modifiées.

1° **Bourgeon biliaire.** — C'est au niveau du bourgeon biliaire que ces lésions sont le plus marquées. Elles portent surtout sur l'épithélium des canaux biliaires. Les cellules en sont encore colorées, mais granuleuses et avec un noyau souvent pycnotique; de plus, elles se sont détachées en masse et remplissent la lumière du canal. A vrai dire, cette desquamation est sans doute une altération cadavérique.

Mais, comme on ne l'observe pas sur d'autres foies recueillis et fixés dans les mêmes conditions, il y a là un élément différentiel dont il faut tenir compte.

Au surplus, la lumière des canaux biliaires est fortement dilatée, et quand elle n'est pas obstruée par les palissades épithéliales desquamées, elle est remplie par une masse granuleuse, non figurée.

Le chorion de ces voies biliaires est épaissi et prend les colorants de la même façon diffuse que les travées scléreuses décrites plus haut. Une véritable tache colorée, comme sans structure, borde la lumière ou l'épithélium biliaire.

Il y a peu d'hyperplasie mésenchymateuse au niveau des dernières ramifications biliaires et peu de néo-canalicules biliaires correspondants. Le parenchyme hépatique a été peu envahi par le bourgeon biliaire à peine hyperplasié. D'où la rareté déjà signalée de ces néo-canalicules dans les zones de néoformation parenchymateuse. Là où ils existent, ils sont souvent dilatés, remplis de liquide teint en rose par l'éosine, et leur épithélium a cet aspect sale, à teinte diffuse, déjà signalé.

2° **Artère hépatique.** — Sa tunique musculaire n'est pas en général hypertrophiée ; à de rares endroits, elle semble un peu épaissie, mais il y a plutôt atrophie des éléments musculaires. La périartère est elle-même pauvre, mal colorée, à fibrilles conjonctives rares.

3° **Collecteur porto-sus-hépatique.** — De même pour la *veine porte*, où domine l'atrophie, la pauvreté des éléments constituants de la gaine.

Artère hépatique et veine porte ont le même aspect pauvre, malingre, comme si elles étaient en voie de disparition, tendant à ne plus constituer que des lacunes creusées à même le tissu scléreux où elles sont plongées. Il en résulte que les gaines glissoniennes ne sont plus facilement repérées. La masse foncée constituée par le canal biliaire obstrué par son épithélium attire seule le regard, et il faut rechercher les autres éléments de la gaine, artère et veine, à peine reconnaissables.

J'ajouterai que, au lieu d'être vides comme habituellement, ils sont remplis de globules sanguins et, l'artère principalement, de longues cellules effilées, cellules endothéliales qui bourrent leur lumière.

La *veine sus-hépatique*, difficilement reconnaissable, présente çà et là des signes d'endophlébite, voire une tendance à l'oblitération. Mais, au total, il est difficile de la repérer.

Il semble bien qu'il faille ici faire le départ des lésions préalables et des lésions ultérieures. Aux lésions préalables appartiennent l'hyperplasie parenchymateuse minima, probablement à type de clivage, sans surcharge graisseuse notable, l'hyperplasie du bourgeon biliaire très discrète, ayant peu épaissi le chorion et développé de rares néo-canalicules. Sur ce tissu hépatique ainsi modifié, des lésions multiples d'inflammation aiguë se sont traduites par une poussée d'hyperplasie parenchymateuse dissociante avec altérations cellulaires intenses et une angiocholite aiguë, surtout épithéliale, avec, au voisinage, des lésions nécrotiques portant sur l'artère et la veine profondément touchées.

OBSERVATION XIV. — *Tuberculose. Cirrhose hypoplasique. Circulation collatérale. Péritonite plastique et exsudative. Mort dans le marasme avec acholie.* — *Célestine C...*, née à Véry (Meuse), âgée de cinquante-huit

ans ; cartouchière, puis repasseuse, entre le 10 mai 1908 à la
Charité dans le service de M. le Dr Labadie-Lagrave, que j'avais
l'honneur de suppléer.

Antécédents héréditaires. — Père mort subitement à soixante et
un ans.

Mère morte à soixante-treize ans de maladie non spécifiée.

Antécédents personnels. — Réglée à quinze ans, a eu la fièvre typhoïde
à seize ans.

Atteinte légère de grippe à quarante ans, 1889.

Lupus en papillon, sur le nez et sur les pommettes, ayant guéri
spontanément.

Son mari est mort phtisique à quarante-deux ans.

A quarante-cinq ans, ménopause suivie d'une période d'une année,
où elle est incommodée par des bouffées de chaleur, en même temps
que se développe légère adipose.

A eu 13 enfants : 9 sont morts, dont 4 de méningite. Des 4 vivants,
l'aîné a quarante et un ans et est bien portant.

Début de la maladie. — Remonte au mois de mars 1908, caractérisé
par la perte de l'appétit, puis de l'œdème des jambes, passager.
Ensuite le ventre augmente de volume, gênant la malade. Pendant une
huitaine, épistaxis bilatérale. Pas d'hémoptysie, pas d'hématémèse ni
de melæna. Quelques vomissements. Pas d'ictère, pas de décoloration
des matières. Ni cauchemars, ni crampes, ni fourmillements aux
membres inférieurs.

Examen. — A l'entrée, météorisme, circulation collatérale droite,
peu d'ascite.

Le foie, examiné après une ponction faite le 18 juillet, de 9 litres,
est facile à délimiter. Il déborde de deux travers de doigt la ligne
mammaire, de 3 centimètres sur la ligne médiane. Sa matité supérieure
remonte au troisième espace intercostal. Hauteur mammaire, 20 à
21 centimètres. Palpation indolore.

La rate donne une aire de matité de 11,5 × 18 ; mais l'œdème de
la paroi rend cette délimitation difficile. Revue le 26 juillet, donne
12 × 19.

Cœur : bruits normaux ; pointe impossible à délimiter. Pas de
battements visibles ; pouls, 112.

Langue humide, rosée, non vernissée. Appétit conservé.

La malade nie toute intempérance. Pas d'apéritif. Café sans alcool,
1 litre de vin par jour.

Évolution. — Le 14 juin, ponction 8^l,5.

Le 15 juin, érysipèle de la face, évoluant jusqu'au 28, à type serpi-
gineux, allant du nez au cuir chevelu, et amenant la production de
grosses phlyctènes derrière les oreilles. La température, le premier

jour à 39°,7, oscille entre 38 et 39, atteint à nouveau 40° le 20 et redevient normale le 29.

Le 17 juillet, ponction : 9ˡ,300.

Le 27 août, ponction : 7 litres. Urines rares, 500 grammes environ. Température est à 37 et 38°. Tendance à l'hypothermie les cinq derniers jours : 36°,4 le matin de la mort, 17 septembre.

Une analyse d'urines, faite dans la dernière quinzaine de juillet, donne les résultats suivants :

Volume, 450 centimètres cubes. Densité, 1016 ; dépôt assez abondant, cellules vésicales et cristaux d'oxalate de chaux.

Urée, 11ᵍʳ,53 ; chlorures, 1ᵍʳ,10 ; acide phosphorique, 0ᵍʳ,55 ; traces de sucre, pas d'albumine, traces de pigments biliaires, présence de sels biliaires, d'urobiline et de rouge scatoxylique.

La malade, dont l'état était stationnaire, meurt après une dépression insensible, sans phénomènes marqués, de quelques jours de durée. Deux jours avant sa mort, l'infirmière note que les selles sont plus foncées, noires (?). On la trouve morte une nuit à deux heures du matin. Du sang sort par la bouche.

Autopsie le 19 septembre, trente et une heures après la mort.

Poumons. — Adhérences notables à droite. Congestion intense de la base allant jusqu'à l'hémorragie. A gauche, emphysème très marqué du lobe supérieur. A ce niveau, en plein parenchyme emphysémateux, le doigt sent une petite masse dure, qui à la section se montre constituée par un amas de granulations tuberculeuses, le tout de la grosseur d'une noisette.

Ganglions trachéo-bronchiques nombreux et petits, mais sans altération notable. En particulier, aucun ganglion volumineux, caséeux, scléreux ou crétacé.

Cœur : surcharge graisseuse du ventricule droit. Le cœur gauche est en systole, les artères sinueuses.

Léger athérome des sigmoïdes. Mitrale saine.

Toute l'aorte est teinte par le sang laqué ; nombreux et larges placards ulcérés et crétacés, criant sous le couteau dans l'aorte lombaire, surtout vers sa terminaison.

Thyroïde, couleur fauve, ni scléreuse, ni kystique, pèse 15 grammes.

A l'ouverture de l'abdomen, on recueille 7 litres de liquide louche, couleur absinthe. Tout le péritoine est dépoli, mat, opalin, doublé d'un tissu plus scléreux que lipomateux, sillonné çà et là, surtout dans la région périrénale gauche, de nombreuses varicosités, et partout piqué de taches noires.

Adhérences du mésocôlon et de la vésicule biliaire.

Au niveau du péritoine prépancréatique, taches scléro-graisseuses, quelques-unes crétacées, comme athéromateuses.

Foie : assez volumineux, mais mou, s'étale. Il mesure en largeur 22 centimètres, dont 15 pour le lobe droit, en hauteur 21 à droite, 14 à gauche. Il pèse 1 030 grammes. Sa forme est relativement conservée, sauf la saillie ascendante marquée du pôle supérieur allongeant verticalement le lobe droit.

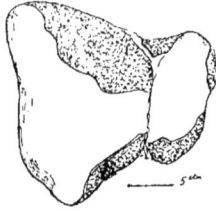

Fig. 72.

Adhérences diaphragmatiques, surtout en arrière et au niveau des deux lobes.

La surface du foie est tout entière recouverte d'un glacis régulier, nacré, nivelant les saillies sous-jacentes. Vers la partie postérieure du ligament suspenseur, la coque de périhépatite étant restée adhérente au diaphragme, la surface du foie apparaît un peu granulée, à fines granulations jaunes. Le foie, étant plus volumineux qu'il n'est pesant, fait penser à la stéatose.

A la coupe, le parenchyme est plus consistant que normalement et résiste au doigt. Il apparaît constitué par un feutrage scléreux lilas, un peu variqueux, où sont logés de nombreux grains glandulaires jaunes, assez réguliers dans leurs dimensions, et de calibre toujours peu développé. Pas de grains verts ou bruns. Pas de saillie des grains à la coupe. La couleur du parenchyme rappelle celle de la substance testiculaire, mélangée de lilas.

Le hile, fortement épaissi, contient deux ganglions de la grosseur d'un noyau d'olive, bien visibles et noirs. La veine porte est béante, mais molle. Aplatie, elle mesure en largeur 17 millimètres. L'artère hépatique n'est pas béante. Le duodénum laissé en place, mais ouvert, on presse sur la vésicule, cachée sous le foie. Il s'écoule par l'ampoule de Vater un liquide muqueux incolore.

La *rate* est enfouie dans des adhérences nombreuses, ce qui peut expliquer l'erreur de percussion commise, au moins suivant le grand diamètre. Elle mesure 11 × 14 et pèse 200 grammes; une petite rate supplémentaire. A la coupe, couleur betterave cuite, diffluente.

Les *reins* sont entourés d'une capsule enflammée : à gauche, la périnéphrite vascularisée est intense. Le rein est congestionné, les étoiles de Verheyen très marquées. Poids, 178 grammes. Surcharge graisseuse du bassinet. Cortex mesure 4 millimètres. Décortication difficile, mais surface unie, non granulée.

A droite, mêmes lésions : perinéphrite moins vascularisée. Poids, 180 grammes.

Pancréas : en partie digéré. Enfoui dans la graisse et dans les adhérences, difficile à délimiter.

Ovaires : très scléreux, en forme de cordon.

Utérus : à la section, les artères font une forte saillie dans le tissu d'apparence fibreuse.

Surrénales : capsulées.

Intestin : nombreuses mouchetures noires. 60 centimètres après l'angle duodéno-jéjunal, nombreuses varicosités, puis ecchymoses sur 1 mètre environ, mais pas de sang dans la cavité intestinale. Des matières muqueuses, gluantes, à peine colorées, semblables à de la panade très claire, occupent tout l'intestin, toujours liquides. Même au niveau du rectum, elles deviennent relativement plus aqueuses.

DESCRIPTION HISTOLOGIQUE DES LÉSIONS HÉPATIQUES.

Le foie de Célestine C... répond au type précédemment étudié de la cirrhose hypoparenchymateuse.

L'autopsie ayant eu lieu trente et une heures après la mort, sans injection de formol dans la cavité abdominale, le tissu hépatique est un peu altéré et prend moins bien les colorants. Vers la surface de l'organe, les éléments histologiques se colorent mieux. Malgré tout, on peut obtenir des images très suffisantes.

Zones de néoformation parenchymateuse. — Peu développées, sans sinus central.

Hyperplasie à type dissociant, mais où les cellules sont encore relativement volumineuses, quoique irrégulières de forme et de dimensions. Nombre d'entre elles sont encore presque accolées et l'espace intercellulaire fortement élargi, mais reconnaissable. Il semble que la dissociation se soit produite dans les derniers moments de l'existence, se substituant à un type d'hyperplasie avec clivage préalable. Nombre de cellules sont infiltrées de graisse.

La plupart des cellules sont granuleuses ; quelques-unes sont infiltrées de particules pigmentaires jaune brillant. Mais on ne trouve pas d'amas ou cylindres pigmentaires soit nus, soit au milieu d'un groupe de cellules disposées en rosette.

Le noyau a une tendance pycnotique marquée.

Dans de larges placards, noyau et protoplasma sont mal colorés ; souvent le noyau a disparu ; le protoplasma grumeleux est coloré en brun sale par l'hématoxyline de Weigert. Mais il est à noter que les cellules rondes à noyau foncé et à protoplasma pauvre que l'on rencontre entre les cellules hépatiques ont subi, elles aussi, ce même processus de désintégration, et se colorent elles aussi très mal. De même les fibrilles scléreuses sont comme estompées et mal colorées. Et c'est là une particularité qu'on ne rencontre pas habituellement. Il est au contraire à remarquer que, tandis que les lésions des cellules hépatiques relevant d'une poussée inflammatoire sont très marquées, les cellules rondes ne sont pas altérées et se colorent très bien. Il semble donc légitime de conclure à une altération cadavérique ayant déjà modifié les caractères de tous les éléments histologiques, cellules hépatiques et cellules rondes, sans distinction.

Pourtant il faut, à ce point de vue, noter que les globules sanguins qui infiltrent en de nombreux points les groupes cellulaires mal teintés et granuleux sont remarquablement indemnes et bien colorés par l'éosine ou l'acide picrique. Tous les éléments histologiques ne subissent donc pas au même degré l'altération cadavérique ; les globules sanguins résisteraient davantage. Et cependant on sait avec quelle facilité ces globules s'altèrent sur les pièces mal fixées.

Zones d'atrophie scléreuse. — Ces zones sont très développées et relativement denses, pauvres en éléments cellulaires. Par contre, les capillaires ou lacunes vasculaires y sont assez abondants ; on y trouve peu de cellules hépatiques et très peu de néo-canalicules biliaires.

Gaines glissoniennes. — Facilement reconnaissables, les formations qui les composent étant peu altérées.

1º **Bourgeon biliaire.** — L'épithélium des canaux biliaires est normal, non desquamé, un peu vivement teinté par les colorants, mais sans altération notable.

La lumière de ces canaux n'est pas dilatée ni remplie de cellules. Le chorion n'est pas épaissi.

Le chorion réticulé qui entoure les dernières ramifications biliaires n'a pas proliféré. De même, il n'y a pas eu développement de néo-canalicules biliaires.

2º **Artère hépatique.** — Ne semble pas modifiée ; sans hypertrophie musculaire, sans dilatation.

3º **Collecteur porto-sus-hépatique.** — La veine porte et la veine sus-hépatique ne sont pas altérées : à peine un léger épaississement de la périveine conjonctive.

Mais la lumière de ces vaisseaux est remplie par les globules sanguins. Au surplus l'état congestif de tout le tissu hépatique est évident.

On peut résumer ainsi les lésions constatées :

Hyperplasie parenchymateuse minima avec surcharge graisseuse. Type de dissociation prédominant.

Pas d'hyperplasie du bourgeon biliaire, absence de néo-canalicules.

Pas d'artérite.

Pas de phlébite du collecteur porto-sus-hépatique.

Aux observations précédentes, je puis joindre une quatrième, incomplète malheureusement au point de vue clinique.

Observation XV. — *Tuberculose. Cirrhose hypoplasique. Léger degré de péritonite plastique et exsudative.* — Mor..., âgé de cinquante-neuf ans, phtisique, présente, indépendamment de ses lésions pulmonaires bilatérales évidentes, un empâtement particulier du ventre, un peu d'ascite, qu'on attribue à une péritonite tuberculeuse associée. Pas d'ictère. Pas de phénomènes cliniques faisant penser à une atteinte du parenchyme hépatique.

A l'autopsie, les deux *poumons* sont enveloppés par une coque de pachypleurite très développée. Leur parenchyme est œdémateux et congestionné. Vers le bord postérieur d'un des poumons, infiltration tuberculeuse et cavernules. Les deux poumons sont de plus parsemés de nombreuses granulations manifestement récentes.

Les ganglions du hile sont anthracosiques et bigarrés de placards grisâtres.

Cœur : un peu de péricardite. Mitrale épaissie. Myocarde de couleur normale.

Lésions athéromateuses des sigmoïdes et de la première portion de l'aorte.

Un peu de liquide dans l'abdomen.

Le *foie*, diminué de volume, mesure 23 centimètres de largeur, dont 15^{cm},5 pour le lobe droit, 16 centimètres de hauteur au niveau du lobe droit, 13 centimètres au niveau du lobe gauche. Il pèse 900 grammes.

Un peu de périhépatite.

La surface de l'organe est relativement lisse mais cependant finement granulée, comme scrotale. A la coupe, surface unie, faite du mélange homogène de parties paren-

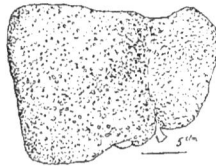

Fig. 73.

chymateuses brun clair et de parties scléreuses et variqueuses, ces deux formations étant infiltrées l'une dans l'autre.

Vésicule biliaire petite, contient un liquide peu coloré, reine-Claude.

Rate : 170 grammes, diffluente.

Reins : pèsent 110 et 100 grammes. La capsule adipeuse est riche en graisse. La décortication des reins se fait mal. A la coupe, cortex diminué ; bassinet surchargé de graisse. Nombreuses granulations tuberculeuses, corticales, dont quelques-unes superficielles.

Pancréas : ferme, plongé dans une masse scléro-lipomateuse, d'où il est difficile de le séparer.

Surrénales : altération de la substance médullaire.

Le *péritoine* présente un peu de surcharge graisseuse. Épiploïte sans rétraction notable. L'arrière-cavité des épiploons est libre et se prolonge entre les feuillets épiploïques non soudés.

Granulations tuberculeuses au niveau du mésentère principalement.

OBSERVATION XVI. — *Tuberculose. Alcoolisme. Cirrhose hypoplasique. Pleurésie hémorragique, puis plastique. Péritonite exsudative. Mort par hémorragie intestinale.*

Bail., âgé de cinquante-quatre ans, entre le 18 novembre 1908 dans le service de M. le Dr Rénon.

De bonne santé habituelle, a, depuis quelques jours, un point de côté, en dessous et en dehors du mamelon gauche. On note, à l'entrée, tous les signes d'un épanchement pleural. De plus, râles de bronchite bilatérale (bruit de tempête), masquant en partie les bruits du cœur. Ni sucre, ni albumine. Le foie semble petit.

Le patient reconnaît avoir abusé des boissons et accuse avec ostentation une moyenne de 10 litres de vin par jour, plus quelques absinthes.

Évolution. — L'épanchement augmente, et une thoracentèse, pratiquée le 21 novembre, évacue 1 300 grammes de liquide hémorragique. Nouvelle thoracentèse, le 30; 1 200 grammes.

Vers la fin de décembre, on note tous les signes d'une ascite assez abondante et récidivante : on fait successivement, à courts intervalles, quatre ponctions, la première de 9 litres, la dernière de 5 litres.

Le taux des urines oscille entre 500 et 1 000 grammes ; la température, irrégulière, avec maximum vespéral entre 37 ou 38°. Vingt-quatre heures après la dernière ponction, hémorragie intestinale abondante (melæna) et mort.

Autopsie, le 12 février 1909, vingt-quatre heures après la mort. Quatre litres de formol à 10 p. 100 ont été injectés dans l'abdomen, deux heures après la mort.

Les *poumons* adhèrent fortement à la paroi thoracique, en particulier le gauche, qu'il est impossible d'extraire sans le déchirer. OEdème et congestion avec placards d'emphysème.

Pas trace de tuberculose.

Petits *ganglions* noirâtres au niveau du hile.

Cœur, rien d'anormal à signaler.

Ascite abondante, 4 à 5 litres, défalcation faite du liquide formolé injecté.

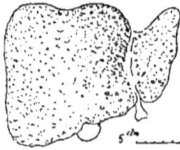

Fig. 74.

Le *foie*, caché sous l'hypocondre, est fortement diminué de volume, mais il a conservé sa forme et les proportions relatives du lobe droit et du lobe gauche. Les dimensions sont en largeur 20 centimètres (à vol d'oiseau), 26 centimètres (en suivant la surface de l'organe) ; en hauteur, au niveau du lobe droit, 15 et 21 ; au niveau du lobe gauche, 14 et 16. Le poids est de 1 050 grammes. Épaississement du hile du foie. Vésicule pleine de liquide jaune vert.

La surface du foie est finement granulée et présente de la périhépatite. Consistance très augmentée : un fragment cubique projeté à terre rebondit comme ferait une gomme à effacer. A la coupe, aspect régulier, quelle que soit la région du foie envisagée : le tissu hépatique est fait du mélange d'îlots parenchymateux gros comme une tête d'épingle ou un grain de chènevis, mal distincts de la gangue scléreuse où ils sont infiltrés ; on ne cerne pas aisément d'un contour les îlots parenchymateux. Il y a pénétration réciproque des îlots et de la gangue. La teinte générale est sciure de bois, jaune brun clair. Dans l'ensemble, l'aspect d'une tranche de foie rappelle assez bien une escalope de veau dorée.

La *rate*, un peu flétrie, pèse 50 grammes et mesure seulement 5,5 × 8,5 centimètres.

Les *reins*, enfouis dans une capsule graisseuse, mesurent en moyenne 6,5 × 12 centimètres et pèsent, l'un 150 grammes, l'autre 170 grammes. Cortex diminué. Surcharge du bassinet.

Le *pancréas* pèse 80 grammes. Il est dur, scléreux, à extrémité terminée carrément et se coupe nettement.

OEsophage : pas de varices.

Estomac : vers le cardia, au niveau de la grosse tubérosité, fines varicosités noirâtres, superficielles, qu'on enlève avec la muqueuse macérée, sur une étendue de 2 à 3 centimètres, source de l'hémorragie qui a empli de sang l'estomac, le duodénum et une partie de l'intestin grêle. On retrouve encore du sang noirâtre, poisseux, vers le rectum. Nulle part, au niveau de la muqueuse de l'intestin, débarrassée des matières et soigneusement examinée, on ne relève la trace d'une autre source de l'hémorragie considérable qui a saigné le patient.

Thyroïde : volume normal ; un peu ferme à la coupe.

Malgré une recherche attentive et nettement orientée vers la découverte d'une lésion tuberculeuse à laquelle j'ai appris à rapporter cet ensemble anatomo-clinique, je n'ai pas trouvé trace de tuberculose.

Il a fallu l'*examen histologique* d'un fragment de plèvre adhérant à la paroi thoracique et que j'avais recueilli en désespoir de cause pour retrouver là de très nombreuses cellules géantes ne laissant aucun doute sur la nature tuberculeuse de la lésion pleurale.

L'examen des coupes de la rate a également montré l'existence d'un follicule tuberculeux malpighien. Mais, au niveau du foie, du rein, du pancréas, je n'ai pas rencontré trace de formations spécifiques, faisant penser à la tuberculose.

Les observations qui précèdent forment un groupe naturel, malgré les différences de détail qu'elles présentent nécessairement.

Le caractère commun qu'elles offrent est l'hyperplasie

minima du parenchyme hépatique, le faible développement pris par les zones de néoformation parenchymateuse, l'étendue marquée des zones d'atrophie scléreuse.

Il en résulte des caractères subordonnés, que je vais énumérer : le volume et le poids peu élevés du foie, au-dessous de la normale :

		Pierre B.	Darn.	Célestine C.	Mor.	Bail.
Largeur	totale....	23	20	22	23	20
	lob. dr...	·15	14,5	15	15,5	15
Hauteur	lob. dr...	16	15,5	21	16,5	15
	lob. g....	14	11	14	13	14
Poids.............		1050	850	1030	900	1050

La conservation de la forme et des dimensions respectives des différentes parties du foie, comme en témoignent les dessins à la même échelle annexés à chaque observation.

La rate est peu volumineuse :

Dimensions :	11 × 8	14 × 9	14 × 11		5,5 × 8,5
Poids :	140	145	200	170	50

Les reins sont également peu volumineux, présentent de la surcharge graisseuse, une diminution marquée du cortex, toutes lésions de néphrite hypoplasique. Le poids des deux reins réunis est respectivement de 237, 245, 358, 210, 320 grammes.

Le pancréas est peu volumineux : il pèse 65 grammes et 50 grammes environ, dans les deux premiers cas. Son poids dans deux cas ne dépassait pas la normale, mais n'a pas été noté, l'organe étant enfoui dans une gangue scléreuse et lipomateuse. Dans le dernier cas, le pancréas scléreux pesait 80 grammes.

La longueur et le calibre de l'intestin sont nettement diminués.

L'ovaire, dans deux cas, était très scléreux, réduit à un cordon fibreux, sans parenchyme reconnaissable, fait qui, au moins dans un cas où la femme avait trente-cinq ans, est anormal.

Le péritoine est altéré. Son inflammation a provoqué la formation d'adhérences parfois multiples et la production d'une ascite parfois notable. Il est à remarquer que cette ascite a été d'autant plus précoce et plus récidivante que les lésions de péritonite se sont montrées plus intenses à l'autopsie. Deux fois, il y avait autour du foie une coque épaisse de périhépatite. Le hile de l'organe s'est trouvé épaissi, cylindrique, là où la péritonite a été le plus marquée.

La circulation collatérale existe dans quatre observations, plus intense chez Pierre B.., où deux grandes veines montaient de l'abdomen sous les aisselles, et chez Darn.... Dans ces deux cas, il y eut hémorragie, profuse chez Darn..., abondante et fatale chez Pierre B...

A noter qu'il n'y a aucun rapport entre le poids du foie et cette circulation collatérale, puisqu'elle était notable dans deux cas, avec un foie pesant 1 050 grammes, moins marquée avec un foie pesant 1 030 grammes, et que le foie de Darn.... pesait 850 grammes sans que la circulation collatérale fut plus marquée que chez Pierre B..., où le foie pesait 1 030 grammes. Dans le quatrième cas, le foie de 900 grammes ne s'accompagnait pas de circulation collatérale.

Telles sont les particularités anatomiques principales qui donnent à ces cinq faits une sorte d'air de famille.

Cliniquement, nous retrouvons des symptômes analogues : évolution relativement rapide, puisque les phénomènes les premiers en date remontent à six mois chez Pierre B... : cinq mois avant sa mort, il exerçait encore le métier fatigant de tubiste (travail à l'air comprimé pour les ouvrages sous l'eau) ; — deux années chez Darn..., mais avec des alternatives de rémission et d'aggravation ; — six mois et demi chez Célestine C...

L'ictère a été peu intense ou nul : à teinte jaune pâle, plus anémique que pigmentaire.

Seuls les phénomènes terminaux ont varié.

Pierre B... et Bail... sont morts d'une hémorragie intestinale ou stomacale. Darn... a succombé avec des phénomènes d'ictère grave. Célestine C... est morte dans le marasme, avec de l'acholie, cachectique, comme une phtisique. Aux phénomènes terminaux différents correspondent des lésions histologiques différentes.

Le foie de Pierre B... et de Bail.... montre des cellules hépatiques bien colorées, volumineuses, fonctionnant encore suffisamment. La gêne mécanique dans le domaine porte, jointe aux altérations hémo-vasculaires qui accompagnent les lésions hépatiques, a déterminé la mort. La résistance si remarquable du sujet concorde avec l'intégrité relative du parenchyme nouveau developpé dans son foie. Le liquide qui remplit la vésicule est vert reine-Claude, les matières colorées.

Le foie de D..., au contraire, est remarquable par l'hyperplasie dissociante, avec cellules éparpillées petites, altérées, encombrées de pigments et par les amas ou cylindres pigmentaires nombreux. La vésicule contient un liquide brun vert foncé; les matières sont colorées. L'ictère grave auquel a succombé la malade est un épisode suraigu, ayant brusquement interrompu une évolution, par ailleurs assez lente.

Le foie de Célestine C..., qui mourut dans le marasme, insensiblement pour ainsi dire, nous a montré des cellules hépatiques fortement altérées. Si l'on peut attribuer les lésions cellulaires constatées, état grumeleux, mauvaise coloration, à l'altération cadavérique, il est évident que, toutes choses étant égales d'ailleurs, si des cellules s'altèrent ici, se conservent bien là, c'est qu'elles se trouvaient au moment de la mort dans un état différent. Les lésions constatées sont donc sans doute des lésions cadavériques, mais elles traduisent la fragilité, l'altération préalable des éléments si facilement modifiés.

D'ailleurs on notera que, dans ce cas, le liquide de la vésicule était incolore, que les matières ne constituaient qu'un liquide muqueux, gluant, à peine coloré, semblable à de la panade très claire, sans modification dans tout le trajet intestinal.

Toutes ces variétés histologiques me paraissent devoir être rapportées surtout à l'épisode terminal. Si l'on en fait abstraction pour retrouver à travers elles, autant que faire se peut, la caractéristique fondamentale de la cirrhose, on voit que le seul caractère commun est l'hyperplasie minima du parenchyme.

Les foies de Pierre B... et de Bail... présentent seuls de l'hyperplasie du bourgeon biliaire avec formation de néo-canalicules. Il n'est pas inutile de signaler ce fait: 1° parce que cette hyperplasie s'est accompagnée d'une hypertrophie de la musculature des artères, comme je l'ai annoncé dans un chapitre précédent; 2° parce que, malgré cette altération des voies biliaires, il n'y pas eu d'ictère: 3° parce que le domaine de l'artère hépatique s'est étendu aux dépens de celui de la veine porte, de telle sorte que, au point de vue hypertension portale, le foie perméable à la veine porte est beaucoup moins étendu encore que ne semblerait l'indiquer son poids.

Au point de vue étiologique, la tuberculose existait dans ces cinq cas.

Pierre B... a eu cliniquement une pleuropneumonie avec épanchement ponctionné de 1 650 grammes, dix-huit ans avant sa mort. Anatomiquement, ses poumons montrent quelques tubercules crétacés ou caséeux, d'ailleurs très peu nombreux et qu'il faut chercher, des ganglions trachéo-bronchiques volumineux anthracosiques avec des placards gris ardoisé.

L'interrogatoire de Darn.... a été insuffisant pour qu'on puisse affirmer ou nier que cliniquement il y ait eu des manifestations tuberculeuses nettes. Anatomiquement, on constate un petit tubercule crétacé à droite, avec de nombreuses adhérences, lésions minimes évidemment, mais signature indiscutable.

Célestine C... a été mariée à un phtisique ; sur treize enfants, neuf sont morts, dont quatre de méningite. Elle a eu longtemps un lupus de la face qui a guéri spontanément. Anatomiquement, adhérences à droite et amas de granulations tuberculeuses de la grosseur d'une noisette dans le poumon gauche. A ce propos, je noterai que ce poumon gauche, très emphysémateux, n'a révélé cette nodosité tuberculeuse qu'après un examen attentif et surtout à la palpation. La coupe a confirmé la nature tuberculeuse de cette nodosité. Un examen moins systématique aurait certainement laissé passer cette lésion.

Notre quatrième cas a trait à un tuberculeux avéré, chez qui l'altération hépatique est restée latente.

Dans la dernière observation (Bail...), une pleurésie hémorragique gauche était le seul phénomène qu'on pût cliniquement rapporter à la tuberculose. A l'autopsie, malgré une recherche minutieuse et nettement orientée vers la découverte désirée d'une lésion tuberculeuse à laquelle j'ai appris à rattacher le plus souvent un pareil type d'hépatite, je n'ai rien trouvé de suspect.

Il a fallu l'examen histologique d'un fragment de plèvre adhérant à la paroi thoracique et que j'avais recueilli en désespoir de cause, pour retrouver là de très nombreuses cellules géantes ne laissant aucun doute sur la nature tuberculeuse de la lésion pleurale.

D'ailleurs l'examen des coupes d'un fragment de rate a également montré l'existence d'un follicule tuberculeux malpighien avec cellules géantes. Par contre, je n'ai rencontré au niveau du foie, du rein, du pancréas aucune trace de formation spécifique faisant songer à la tuberculose.

Quant à l'alcoolisme, Pierre B... et Bail... présentent des signes d'intoxication et reconnaissent faire abus de boissons; mais Célestine C... ne présente aucun signe d'intoxication et nie tout excès. Nous ne savons rien de Darn... ni de Mor... à ce point de vue.

A noter enfin qu'il s'agit habituellement de *sujets âgés.*

II. — CIRRHOSES TUBERCULEUSES HYPERPLASIQUES.

Je vais rapporter ici les faits où l'hyperplasie du parenchyme hépatique a donné au foie un volume considérable et s'est manifestée par la continuité souvent parfaite de l'ictère.

On reconnaît dans ces faits les cas habituellement décrits sous le nom de « maladie de Hanot ». Les symptômes cliniques y sont au complet. L'interprétation des lésions anatomiques seule diffère de celle habituellement admise. Surtout, on ne peut y voir une espèce anatomique distincte des faits étudiés plus haut et qui répondaient assez bien au syndrome de Laennec. Entre ces deux types dits « cirrhose de Laennec » et « cirrhose de Hanot », il n'y a qu'une différence dans le degré auquel est parvenue l'hyperplasie parenchymateuse. La différence est tranchée quand on compare les faits où cette hyperplasie est minima et les faits où elle est maxima. C'est ce que nous faisons présentement. Mais cette différence s'efface quand, entre ces deux extrêmes, on compare tous les faits intermédiaires que nous rapportons plus loin.

L'observation de Tefit D... est particulièrement caractéristique par la netteté de sa physionomie anatomo-clinique et surtout par sa valeur démonstrative au point de vue étiologique et pathogénique. On pourrait l'intituler maladie de Hanot d'origine tuberculeuse, si l'on acceptait la terminologie habituelle.

OBSERVATION XVII. — *Tuberculose vertébrale, costale, pulmonaire, ganglionnaire, rénale et splénique. Cirrhose avec hyperplasie parenchymateuse dissociante énorme : foie de 2 590 grammes. Splénite hyperplasique, 1 330 grammes. Néphrite hyperplasique, 375 et 310 grammes. Pancréatite hyperplasique, 210 grammes. Pleurésie gauche, périsplénite, un peu de périhépatite. Pas d'ascite, circulation collatérale intrapariétale, ictère chronique depuis deux ans avec phases de rétention biliaire vraie, hémorragies. Surcharge graisseuse du péritoine.*

Tefit D..., né à Beyrouth (Syrie), âgé de dix-huit ans, étudiant, entre le 27 septembre 1907 à l'hôpital Lariboisière (service de M. le D\u1d63 Launois).

Antécédents héréditaires. — Parents bien portants.

De bonne santé habituelle ; en particulier, indemne de paludisme. A quitté la Syrie, il y a trois ans, pour aller dans l'Amérique du Nord.

Début de la maladie. — Il y a deux ans, douleur survenue brusquement dans la région de la vésicule biliaire et vomissements. Ictère avec décoloration des matières, urines rares et foncées.

La douleur et les vomissements disparaissent rapidement, mais l'ictère et la décoloration des matières persistent ; l'ictère s'atténuait pendant certaines périodes, mais sans jamais disparaître.

A son entrée, ventre ballonné, météorisé, pas d'ascite.

Foie : très volumineux, facilement perceptible à la palpation.

Rate : très augmentée de volume, déborde notablement les fausses côtes.

Sensation de griffe, étreignant douloureusement l'abdomen supérieur.

Bouche sèche, soif très vive.

Appétit conservé. Pas de vomissements. Constipation.

Ictère marqué avec prurit.

Urines très abondantes, couleur liquide de Müller ; en moyenne 2 à 3 litres dans les vingt-quatre heures.

Fièvre nette, sans accès réguliers, au-dessus de 38°.

Le 15 *novembre*, réaction de Gmelin positive, décoloration des matières.

4 *Décembre.* — Depuis une quinzaine, hémorragies gingivales abondantes ; avaient apparu déjà six mois auparavant en même temps qu'épistaxis.

25 *Décembre.* — Après une période de douleurs thoraciques assez vives, apparition d'un zona à droite.

7 *Janvier.* — On note un foyer d'ostéochondrite au niveau de la sixième côte gauche.

Le foie et la rate diminuent, mais restent douloureux.

La température oscille entre 38°,5 et 39°.

Mort le 24 janvier.

Autopsie. — Pratiquée le dimanche 26 janvier, quarante-deux heures après la mort.

Cadavre jaune, non amaigri, non infiltré.

A l'ouverture du *thorax*, on note la friabilité des côtes et on retrouve le foyer d'ostéochondrite de la sixième côte.

A la face postérieure du plastron sterno-costal, vers l'appendice xiphoïde, un peu à droite et au-devant du cœur, ganglion rougeâtre de la grosseur d'une noix, et, au niveau du manubrium, second ganglion, rouge également, mais plus petit.

Le diaphragme est très congestionné et couvert de petites taches jaunes de la grosseur d'un grain de millet.

Adhérences très fortes du poumon gauche à la cage thoracique (pleurésie ancienne); moindres du poumon droit.

Poumon droit : lobe supérieur congestionné, nombreux ganglions au niveau du hile.

Poumon gauche : œdème, congestion généralisée, mais maxima à la base. A la coupe, nombreuses granulations jaunâtres. Bronches dures, comme crétacées.

Cœur : cœur droit dilaté, avec surcharge graisseuse; à l'intérieur, petit caillot fibrineux.

Tricuspide et orifice pulmonaire normaux.

Cœur gauche normal.

Aorte : saine.

Paroi abdominale : son pannicule adipeux est mince. Sous le péritoine, vers l'ombilic, apparaît une veine, grosse comme le pouce, à paroi mince, qui de la paroi où elle monte aboutit à la cicatrice ombilicale et se continue dans le ligament rond, par où elle va s'anastomoser avec la veine porte. Dans son trajet pariétal et vers l'ombilic, elle dessine quelques sinuosités et là prend un calibre considérable. Pleine de sang noir fluide.

Rien de semblable à gauche.

Pas de liquide dans l'abdomen.

Vessie extrêmement distendue par l'urine. Avant d'extirper les organes, vérification de la perméabilité des voies biliaires. Résultat positif.

De gros ganglions disséminés dans l'épiploon gastro-hépatique, durs et congestionnés, de la grosseur d'une noix, ne compriment pas les voies biliaires.

Adhérences du duodénum et du foie.

Foie : énorme, mesure 24 centimètres de largeur sur 27 centimètres de hauteur au niveau du lobe droit très augmenté de volume. Le lobe gauche est, par contre, extrêmement réduit. Le foie s'est surtout développé à droite et en hauteur. Il pèse 2590 grammes.

Très déformé du fait de l'augmentation de son lobe droit, il présente en outre de nombreux mamelons assez surbaissés témoignant du travail d'hyperplasie considérable dont il a été le siège.

A sa face antérieure, à droite de la vésicule biliaire, sa surface est moins régulière, comme froncée et déprimée par une cicatrice au pourtour de laquelle la substance hépatique se hérisse de granulations plus marquées.

Près du ligament supérieur, une petite masse comme pédiculée semble constituer un minuscule lobe accessoire.

Le lobe gauche très réduit présente de la périhépatite.

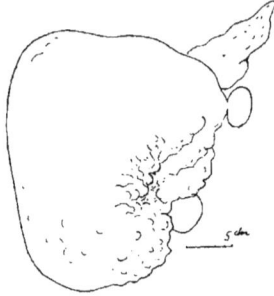

A la coupe, le parenchyme présente une série d'îlots qui font légèrement saillie. Leur teinte varie du jaune au violet. Le tissu scléreux interposé entre ces îlots est assez variqueux.

Rate : énorme, mesure 27 × 15 × 7 centimètres et pèse 1 330 grammes. Au niveau de son bord postérieur fait saillie une masse jaunâtre à la coupe, s'enfonçant de 2 centimètres dans le parenchyme splénique et prenant la forme d'un sablier. On hésite entre infarctus ancien et masse caséeuse.

Fig. 75.

A la coupe, la rate apparaîtra très congestionnée, presque noirâtre, de consistance molle.

Périsplénite.

La veine splénique est énorme, d'un calibre égal à celui d'une veine cave normale. Tout le long de cette veine, on trouve une grande quantité de petits ganglions.

Pancréas très gros, très large, trapu, très congestionné, pèse 210 grammes.

Intestins : duodénum congestionné ; arborisations vasculaires très déliées et très nombreuses.

A l'intérieur de l'intestin, matières décolorées.

Reins : volumineux : le droit pèse 375 grammes et mesure 15 centimètres de hauteur : le gauche 310 grammes et mesure 14 centimètres. Congestion intense ; moindre à gauche. Quelques petites granulations jaunâtres dans le parenchyme.

Au niveau du hile rénal droit, un ganglion de la grosseur d'un testicule adulte.

Surrénales de forme normale, mais de volume augmenté.

Aorte abdominale normale.

Veine cave inférieure plus grosse que normalement et gorgée de sang.

Mésentère bourré de ganglions congestionnés, durs, ayant la couleur du parenchyme splénique. Il est doublé comme le péritoine tout entier d'une couche adipeuse très marquée. La graisse est de consistance dure. Au niveau du côlon descendant et en remontant jusqu'à la loge splénique, le péritoine est très congestionné et couvert de granulations jaunâtres.

Au-devant de la colonne lombaire et sacrée, descendant jusqu'au coccyx, on trouve une masse dure, véritable gâteau de graisse très consistante qui enserre le rectum et en diminue notablement le calibre.

Après l'ablation de tous les viscères, et en particulier du rein gauche, on note à gauche de la colonne vertébrale l'existence d'une poche kystique arrondie, fluctuante, grosse comme une pomme. A la section, la paroi, amincie, se perfore et laisse échapper un gros filet de pus jaune vert, épais, crémeux, bien lié, d'odeur fade. Il s'écoule environ 350 à 400 grammes de liquide. On s'aperçoit alors de l'existence d'un mal de Pott qui avait passé inaperçu pendant la vie du patient. La douzième vertébrale dorsale est entièrement altérée ; par de nombreux pertuis osseux, sourd un pus semblable à celui trouvé dans la poche.

Après dénudation de la face antérieure du rachis, on peut se rendre compte que toutes les pièces vertébrales sont d'une extrême friabilité, au point de se laisser transpercer aisément avec la pointe du couteau. Il en sort une moelle rouge et semi-liquide.

Le *cerveau* est normal.

DESCRIPTION DES LÉSIONS HISTOLOGIQUES DU FOIE.

Examiné à la loupe et après coloration par le Van Gieson par exemple, le tissu hépatique apparaît comme constitué par une série de formations parenchymateuses contournées bizarrement, en S, en U, en bissac, étroitement accolées les unes aux autres, comme à l'étroit, presque au contact, réservant entre elles des espaces relativement étroits, occupés par des bandes scléreuses amincies et comme étirées entre les circonvolutions parenchymateuses. Je ne puis mieux comparer l'aspect présenté par ce tissu hépatique qu'à celui d'un cerveau vu à travers une lame de verre contre lequel on aplatirait sa surface ; d'où le nom de *cérébroïde* que je lui donne (Voy. fig. 53 et 54).

A quoi correspond histologiquement cet aspect cérébroïde ?

Nous retrouvons sous le microscope cette apparence cérébroïde, déjà manifeste à l'œil nu. Les masses parenchymateuses y donnent toujours cette même impression d'un processus exubérant, d'un foisonnement considérable du foie nouveau, se repliant, se contournant, cherchant à loger le plus possible de matière dans l'espace minimum.

Cette impression se trouve confirmée quand on envisage la gangue scléreuse intermédiaire. Celle-ci est habituellement colorée en un beau rouge vif, et ses fibrilles sont épaissies, bien délimitées, étroitement accolées les unes aux autres, en un faisceau dense, prenant fortement la fuchsine. Elle forme de véritables bandes, mais des bandes étirées, amincies, creusées d'encoches et finalement fragmentées.

GÉRAUDEL. 27

Ces encoches sont manifestement déterminées par l'hyperplasie parenchymateuse. Elles ont été creusées par les mamelons qu'y ont poussés les circonvolutions parenchymateuses voisines.

La comparaison classique des pièces en jeu de patience est ici valable, si l'on fait cette réserve que les pièces du jeu sont les unes constituées par du tissu hépatique ancien, scléreux, et très réduites dans leurs dimensions, les autres faites de tissu hépatique nouveau et relativement fort importantes.

Étudions successivement ces deux séries de formations : 1° les zones de néoformation ; 2° les zones d'atrophie scléreuse, ou, si l'on veut, le foie nouveau, puis le foie ancien.

Zones de néoformation. — Ont acquis des dimensions exceptionnelles. Le parenchyme qui les constitue tranche nettement sur les zones d'atrophie scléreuse refoulées au pourtour. On peut cerner d'un trait, pour ainsi dire, la limite des deux zones qui ne se pénètrent pas.

L'hyperplasie vraiment exubérante qui s'est produite au niveau de ces zones affecte différents types, provenant sans doute des poussées d'âge et d'intensité différents. On observe tantôt le *type de clivage*, et les travées sont épaisses, à cellules bien colorées, volumineuses, avec des noyaux à nucléoles distincts, à protoplasma non altéré, non chargé de pigments, sauf en quelques rares endroits, sans surcharge graisseuse.

Les capillaires ou plus souvent les lacunes vasculaires sont assez nettement dessinés. Pourtant ce parenchyme nouveau n'a pris qu'en de rares endroits l'aspect normal. Et, à ces endroits, il a constitué de petits nodules, arrondis, réguliers, à travées bien limitées, de largeur égale dans toute leur longueur, et à cellules de taille normale. Il semble qu'il s'agisse là de points dont la néoformation soit encore au début d'une évolution relativement lente.

Les fibrilles fuchsinophiles sont peu développées dans les zones de néoformation, et comme les travées cellulaires sont en général beaucoup plus épaisses que normalement, les fibrilles apparaissent relativement éloignées. Sur les coupes colorées au Van Gieson, où les travées sont d'un beau jaune picrique, la teinte générale de ces zones de néoformation est, avec une prédominance très marquée, de ce même jaune, tranchant sur le rose vif des zones d'atrophie scléreuse.

Ailleurs, et beaucoup plus fréquemment, l'hyperplasie s'est faite suivant le *type dissociant*.

Les cellules multipliées ne sont plus unies les unes aux autres pour constituer des travées ou cordons plus ou moins réguliers. Elles sont séparées et groupées en amas de dimensions variables, sans aucune règle, ne rappelant en aucune façon l'aspect du parenchyme hépatique. Ces cellules sont de dimensions très inégales, habituellement inférieures et parfois de beaucoup à la normale. La forme de ces cellules est très variable. Pas de surcharge graisseuse ni pigmentaire du protoplasme. Le noyau est souvent conservé, mais prend de façon intense les matières colorantes, avec tendance pycnotique prononcée.

On ne retrouve pas de capillaires distincts entre ces amas cellulaires inégaux ; il y a seulement de véritables lacunes irrégulières dont le caractère vasculaire ne se reconnaît qu'à leur contenu globulaire.

Parfois l'hyperplasie a été à ce point marquée et désordonnée qu'elle aboutit à la formation de nappes étendues constituées d'une véritable poussière cellulaire, tant les cellules sont petites, n'excédant pas la dimension d'un lymphocyte, par exemple. On note, d'autre part, au niveau d'un certain nombre d'îlots parenchymateux, des modifications supplémentaires.

C'est, d'une part, l'existence de véritables placards de *nécrose cellulaire*. Les cellules ont conservé leur forme, mais le protoplasme se colore mal, inégalement ; en particulier, il se teint par le Van Gieson non pas en jaune franc, mais en jaune rosé. Le noyau a disparu ou ne se colore plus. Au niveau de ces placards, on ne retrouve pas de globules sanguins, parfois seulement quelques lymphocytes infiltrés.

Enfin on peut trouver des points où les cellules ont presque totalement disparu ou ne sont plus représentées que par des débris protoplasmiques, anucléés, mêlés à de nombreux mononucléaires infiltrés dans les mailles des fibrilles fuchsinophiles. Il en résulte la formation d'une petite tache fibrillaire ponctuée de cellules lymphatiques, tache irrégulière, non arrondie, rarement volumineuse. Tous les intermédiaires existent entre ces taches de nécrose et de véritables *follicules tuberculeux avec cellules géantes typiques*. Ces follicules tuberculeux complets sont assez rares sur les coupes du foie.

On peut observer en d'autres points du foie des régions où les fibrilles, habituellement minces et espacées, sont plus épaisses, mieux colorées, cernant des capillaires élargis, séparés par des espaces trabéculaires moins développés et mal remplis par des travées cellulaires atrophiées. Enfin il peut y avoir de véritable *placards hémorragiques,* où flottent disséminés des fragments trabéculaires.

Nulle part, qu'il s'agisse d'hyperplasie avec clivage ou d'hyperplasie dissociante, on ne trouve de cylindres pigmentaires intercellulaires. Quelques cellules sont souvent piquetées de grains pigmentaires. Ailleurs, et surtout là où l'hyperplasie s'est faite suivant le type du clivage, on trouve des espaces intercellulaires dilatés, contenant un coagulum coloré en rose par l'éosine ou incolore. Mais on ne rencontre pas de véritables cylindres pigmentaires.

La surcharge graisseuse est extrêmement peu marquée, tout à fait exceptionnelle.

Dans les zones de néoformation parenchymateuse apparaissent enfin en de nombreux endroits, les coupes de sinus, de nouvelle formation eux aussi, développés aux dépens de capillaires élargis, devenus veineux, véritables veines sus-hépatiques néoformées. Je les décrirai avec le collecteur porto-sus-hépatique.

Zones d'atrophie scléreuse. — Elles sont relativement peu développées.

Elles sont constituées presque exclusivement par des fibrilles fuchsinophiles extraordinairement épaisses et prenant de façon très intense la fuchsine, d'où la teinte rose vif, presque pourpre, des zones scléreuses, tranchant sur le jaune brillant des zones de néoformation.

De plus ces fibrilles se présentent sur une coupe suivant des incidences multiples, souvent alternées à angle droit. Par suite de cet entre-croisement, on voit entre les fibrilles courant longitudinalement et peu ondulées de nombreuses taches prismatiques représentant la section d'autres fibrilles coupées perpendiculairement. Dans ce feutrage fibrillaire, sont disposées de nombreuses cellules rondes à gros noyau foncé, à protoplasma peu développé.

On est frappé par l'absence presque absolue des cellules hépatiques, qui ont disparu au niveau de ces zones. Par contre, de nombreux capillaires, très élargis et remplis de globules sanguins, sillonnent le tissu scléreux. La plupart sont pourvus d'une riche couche d'éléments musculaires.

Suivant les fragments examinés, l'épaisseur des zones scléreuses varie. Tantôt elles sont encore parsemées de cellules et de capillaires qui les étoffent et les rendent plus larges. Tantôt, au contraire, elles semblent s'être vidées de leur sang et de leurs cellules rondes et n'être plus réduites qu'à l'élément fibrillaire tassé et compact.

Dans ces travées se retrouvent à des intervalles relativement éloignés les gaines glissoniennes.

Collecteur porto-sus-hépatique. — La coupe des veines portes est en général assez régulière. Il n'y a pas d'endophlébite notable ni d'épaississement de la gaine conjonctive. En quelques endroits seulement, la paroi veineuse est un peu épaissie.

La veine sus-hépatique, augmentée de tous les tissus néoformés qui étendent en réalité son domaine, est relativement plus altérée. Je ferai remarquer d'ailleurs que la veine sus-hépatique et la veine porte, toutes les deux confinées au niveau des zones d'atrophie scléreuse, tassées et comme étirées, sont difficiles à différencier l'une de l'autre, et qu'on ne peut, par suite, affirmer dans tous les cas qu'il s'agit de l'une ou de l'autre. Là où s'observent côte à côte la coupe d'une veine, celle d'une artère et celle du bourgeon biliaire bien reconnaissable, on peut aisément conclure que la veine ainsi accompagnée est la veine porte. Là où on ne trouve qu'une veine seule, il est impossible de décider s'il s'agit d'une veine sus-hépatique ou d'une veine porte, isolée seulement en apparence, les formations glissoniennes voisines étant sur un plan sus ou sous-jacent à celui de la coupe. Au surplus, toute distinction entre ces deux parties d'amont et d'aval d'un même collecteur veineux n'a pas grande importance, puisqu'il s'agit d'une même formation vasculaire.

Les sinus de néoformation dont on trouve la section en plein parenchyme nouveau appartiennent à la section d'aval du collecteur veineux. Ce sont des sinus sus-hépatisés. On les trouve habituellement remplis de cellules.

De plus, leur paroi n'a pas la régularité des veines sus-hépatiques d'origine. Elle est hétérogène et épaissie. On la trouve constituée de dehors en dedans de la façon suivante : 1° un anneau plus ou moins onduleux, irrégulier, fait de quelques fibrilles fuchsinophiles épaisses ; 2° en dedans de cet anneau, et jusqu'à la lumière, une couche faite de rares fibrilles faiblement colorées et parsemées de cellules.

Il s'agit avec évidence, dans un certain nombre de faits, d'endophlébite sus-hépatique.

Mais, dans d'autres cas, la constatation au niveau de cette couche interne de débris de cellules hépatiques doit faire admettre la possibilité d'un autre processus.

Je crois qu'il s'agit là d'un capillaire élargi, centrant une tache d'atrophie parenchymateuse avec infiltration cellulaire ; le capillaire qui a refoulé le tissu hépatique ainsi transformé s'est par suite fait de ce tissu tassé une véritable paroi. L'anneau fibrillaire épais, à distance, résulterait de l'épaississement local des fibrilles du parenchyme, renforçant le nouveau vaisseau. C'est d'ailleurs par un processus assez analogue que normalement se fait une veine, l'atrophie du parenchyme en moins, bien entendu.

Il ne faut d'ailleurs pas écarter toute idée d'endophlébite, car elle est très nette en certains points, où elle s'est présentée sous le type oblitérant. En pareil cas, il n'est pas rare de voir le tissu endophlébitique qui a obturé la veine sillonné de capillaires remplis de sang bien coloré.

Bourgeon biliaire. — Le bourgeon biliaire se rencontre à de rares intervalles, confiné qu'il est dans les zones scléreuses largement séparées par des zones d'hyperplasie parenchymateuse très développées. De plus, il semble avoir subi une atrophie manifeste. Tous les éléments de la gaine glissonienne, veine porte, bourgeon biliaire et artère hépatique, sont en effet très diminués dans leurs dimensions. On reconstitue avec peine les espaces portes ou sections de cette gaine. La veine est aplatie, le bourgeon biliaire réduit à une couronne de quelques cellules, sans lumière centrale marquée, avec un chorion épaissi et fortement coloré par la fuchsine. Il semble même que souvent on ait seulement affaire à un néo-canalicule et non pas à un canal biliaire proprement dit. Ailleurs, au contraire, le canal biliaire est apparent, mais sa lumière est dilatée, et son épithélium plus épais, à plusieurs rangs de cellules.

Les néo-canalicules se montrent souvent dilatés, eux aussi, et remplis d'un liquide granuleux coagulé, ou, au contraire, extrêmement réduits. Par places, ils sont comme refoulés par un bourgeon scléreux, autour duquel ils se contournent en arc. Au total, leur nombre n'est jamais très considérable. La note dominante des bandes et zones scléreuses est l'épaisseur des fibrilles scléreuses, la rareté des éléments cellulaires compris entre ces fibrilles.

Il faut excepter cependant les amas nodulaires, arrondis ou diffus, qui infiltrent le tissu fibrillaire. On retrouve entre les cellules rondes qui les constituent des fragments de fibrilles très reconnaissables, parfois des capillaires, rarement des néo-canalicules. Quand ils sont bien arrondis, ces amas rappellent trait pour trait les nodules infectieux de Hanot.

Au niveau de certaines régions des zones scléreuses, au pourtour du bourgeon biliaire, on peut rencontrer des sinus vasculaires fort développés, capillaires ou veinules portes à lumière dilatée.

L'artère hépatique présente par place un léger épaississement de sa musculature et un peu d'endartérite. Ailleurs elle participe à l'atrophie de tous les éléments inclus dans les zones scléreuses.

En résumé, hyperplasie parenchymateuse énorme avec sinus sushépatisés de nouvelle formation, type de clivage mêlé de type de dissociation. Atrophie extrême des zones scléreuses et des bourgeons biliaires inclus.

« Nodules infectieux. » Follicules tuberculeux types.

LÉSIONS HISTOLOGIQUES RÉSUMÉES DES AUTRES ORGANES.

Ganglions du hile pulmonaire : deux ganglions ont été examinés. Nombreuses *cellules géantes,* disséminées sans systématisation apparente dans tout le parenchyme. Il est impossible de se rendre compte du siège initial des follicules, en particulier s'ils naissent dans les sinus lymphatiques ou dans les cordons folliculaires, au pourtour des capillaires sanguins.

Congestion très marquée des capillaires sanguins.

Rein : les éléments du parenchyme rénal ont subi une augmentation considérable de volume, de telle sorte que glomérules, tubes contournés, anses de Henle et tubes droits sont beaucoup plus gros que normalement.

De plus, on note des altérations des cellules rénales, en particulier des cellules des tubes contournés. Beaucoup d'entre elles se colorent mal et ont perdu leur noyau. Mais, en général, elles restent unies les unes aux autres et n'ont pas desquamé. Dans les anses de Henle et dans les tubes droits, la desquamation cellulaire est, par contre, plus notable. Quelques cylindres. Pas ou peu d'épaississement de la trame fibrillaire. Pas trace d'infiltration cellulaire intertubulaire. Pas de glomérules sclérosés.

Congestion intense des capillaires et, par places, quelques hémorragies dans les anses de Henle.

Au total, les seules lésions sont des lésions de néphrite hyperparenchymateuse congestive (néphrite épithéliale).

Pancréas : comme dans la rate et comme dans le foie, hyperplasie des cellules pancréatiques qui, désunies et multipliées, encombrent les logettes intercapillaires. On ne distingue plus aisément les ilots de Langerhans des acini hyperplasiés qui leur ressemblent considérablement.

Léger épaississement des fibrilles fuchsinophiles.

Les voies pancréatiques n'apparaissent pas dilatées. La lumière est remplie par un bouchon fait des cellules épithéliales desquamées, par bandes, et mêlées à un précipité granuleux. Épaississemement et coloration plus intense du chorion des grosses voies.

Rate : augmentation de l'intervalle qui sépare normalement les travées fibreuses intraspléniques.

Pauvreté en éléments cellulaires des corpuscules de Malpighi.

Congestion très marquée de la pulpe.

Nombreux follicules tuberculeux avec cellules géantes typiques.

Thyroïde : vésicules distendues par un liquide homogène et d'aspect identique dans toutes les vésicules, coloré en rose orange par l'éosine-orange, en jaune par l'acide picrique. Épithélium aplati, refoulé excentriquement par le contenu vésiculaire.

Pas de congestion marquée des vaisseaux.

Il est intéressant de rapprocher du fait précédent l'observation bien connue que rapporte Hanot dans son ouvrage : La *cirrhose hypertrophique avec ictère chronique*, Paris, 1892. Mêmes symptômes, mêmes lésions. Et là encore la tuberculose était manifeste chez l'individu.

Je ne fais que relater ici les points importants de l'observation. Il s'agit, en résumé, d'un garçon de dix-neuf ans, né d'un père tuberculeux, pris subitement, sans cause connue, de troubles digestifs et d'ictère. L'ictère persiste pendant quatre ans ; dans le dernier mois, c'était un ictère vrai par rétention totale. L'hypermégalie hépatique et splénique, la conservation de l'état général et de l'appétit, l'absence d'ascite et de circulation collatérale furent les principaux symptômes observés. Le malade meurt au cours d'une poussée d'ictère grave avec hyperthermie (ictère vrai, hémorragies, asthénie, collapsus).

Le foie pesait 3 130 grammes, la rate 1 000 grammes. Les reins sont gros.

Pendant la vie, on avait constaté quelques craquements limités au sommet gauche. A l'autopsie, on trouve à ce niveau une petite caverne tuberculeuse. Dans le poumon droit, il y a quelques tubercules. On note enfin des adhérences pleurales au sommet gauche et aux deux bases.

M. Boinet a publié dans les *Archives générales de médecine*, en avril 1898, un fait fort analogue.

Un homme de trente-cinq ans, ictérique depuis neuf ans, présente une hypermégalie hépatique et splénique considérable, sans ascite, sans circulation collatérale, et meurt cachectique, phtisique avéré.

On trouve à l'autopsie un foie de 4 720 grammes, une rate de 1 500 grammes. Les poumons sont infiltrés de tubercules. Il y avait en plus une hypertrophie considérable des ganglions du hile du foie, lombaires, abdominaux.

Le passé pathologique de ce malade était fort chargé : absinthisme, paludisme, dysenterie ; pas de syphilis. La tuberculose très marquée me paraît garder cependant une valeur pathogénique considérable, surtout si on compare ce cas aux cas voisins où elle existe seule comme facteur étiologique et a été accompagnée de lésions viscérales analogues.

A. Péron a publié, en 1898, un cas se rapprochant beaucoup des précédents (*Bull. Soc. biol.*, p. 394). Une femme de vingt-sept ans, après avoir présenté pendant dix-huit mois un ictère verdâtre foncé, meurt dans le coma. Les fèces étaient restées colorées ou surcolorées, sauf pendant les deux derniers jours. On trouve un foie pesant 4 220 grammes sans déformation notable, à surface lisse, mais très scléreux. Les îlots hépatiques sont verdâtres. Les voies biliaires sont normales. Au microscope, sclérose lâche avec nombreuses cellules rondes. Peu de néo-canalicules biliaires ; cellules hépatiques mal colorées par endroits. Nombreux follicules tuberculeux, surtout vers le cortex. La rate pesait 340 grammes ; périsplénite. Tout le mésentère est bourré de masses caséeuses, dont quelques-unes ont perforé de dehors en dedans l'intestin. Il y a de l'épiploïte tuberculeuse : d'autres masses caséeuses entourent le cæcum et le côlon ascendant. L'abdomen contient encore 2 litres de liquide. Quelques ulcérations de la fin du jéjunum.

A la base du poumon gauche, granulations grises discrètes. Péron intitule cette observation cirrhose tuberculeuse hypertrophique avec ictère chronique.

Le cas de A.-W. Fox, rapporté dans la thèse de Lereboullet (Paris, 1902, p. 398), offre les particularités suivantes : garçon de onze ans, ayant présenté un ictère permanent avec pigments biliaires vrais dans les urines, une hypermégalie hépatique et splénique, avec ascite et hémorragies répétées.

Le foie est très gros ; la rate, énorme. Les reins sont un peu volumineux. Il y avait en outre de nombreux ganglions, tant au niveau du hile hépatique qu'au niveau des bronches et du médiastin. Pendant la vie, la tuméfaction des ganglions inguinaux et de l'aisselle gauche avait été notée.

Le poumon droit contenait un petit foyer crétacé à son sommet.

Dans les antécédents, on ne trouve rien de particulier, sinon la scarlatine, la rougeole, la variole. La mère, alcoolique, avait fait trois fausses couches, mais ne présenta aucun signe de syphilis. Le père, bien portant, n'était pas syphilitique.

Le foyer tuberculeux pulmonaire ancien, l'hippocratisme signalé dans l'observation, les adénites multiples chez un jeune garçon ayant eu la rougeole et la variole, me paraissent, en l'absence d'autre facteur étiologique démontré, prendre une importance très grande et traduire l'infection bacillaire torpide du patient.

J'emprunte également à la thèse de Lereboullet deux autres faits (p. 275 et 297).

Homme de trente-sept ans, ayant présenté pendant huit ans un ictère vrai.

Le foie pèse 2 600 grammes, la rate 1 040 grammes. Il y a de nombreux ganglions lombaires.

Au sommet du poumon droit, un tubercule de la grosseur d'une noisette. Le poumon gauche est infiltré dans toute sa hauteur par des îlots de tubercules miliaires.

L'absence de toute cause pathogène démontrée et, d'autre part, la constatation positive de lésions bacillaires du poumon et probablement des ganglions, l'existence d'une pleurésie droite à vingt-neuf ans, accompagnée d'une poussée d'ictère, me paraissent devoir être interprétées comme traduisant une infection bacillaire torpide, à laquelle je rapporte volontiers les lésions viscérales, hépatiques et spléniques observées.

Autre cas : un homme de vingt-sept ans, ictérique depuis dix-huit mois, a un foie et une rate énormes. Fièvre irrégulière, somnolences, hémorragies : signes nets de tuberculose pulmonaire. Cachexie terminale.

A l'autopsie, les deux sommets présentent des tubercules ramollis. Épanchement pleural à gauche ; granulie péritonéale récente dans le foie ; amas embryonnaires sans systématisation péribiliaire et follicules tuberculeux avec cellules géantes.

L'infection tuberculeuse est particulièrement nette dans ce cas. On peut, comme l'a fait M. Lereboullet, considérer qu'il s'agit là purement d'une complication. J'estime pourtant que la tuberculose peut non moins vraisemblablement être interprétée comme étant la cause des altérations hépatiques et spléniques observées.

Tous ces faits rappellent nettement, au point de vue clinique, le syndrome établi par Hanot et formé par les éléments suivants : gros foie, grosse rate, ictère prolongé, absence d'ascite, longue évolution clinique.

Je désire seulement insister sur quelques points particuliers.

C'est d'abord l'âge relativement peu avancé des sujets : onze, dix-huit, dix-neuf, vingt-neuf, trente-cinq, trente-sept ans. Il semble que l'exubérance de l'hyperplasie parenchymateuse aille avec la jeunesse du malade, ce qui d'ailleurs n'a rien qui doive étonner. Les cirrhoses hypoparenchymateuses étudiées antérieurement s'observaient, on se souvient, chez des individus ayant atteint ou dépassé la cinquantaine.

A côté de l'hyperplasie hépatique, il faut noter dans tous les faits une hyperplasie des autres viscères, en première ligne de la rate, dont le poids noté fut de 1 330, 1 000, 1 040, 1 500 grammes, puis des reins fortement augmentés. Je relève dans le protocole de Tèfit D... les poids de 375 et 310 grammes. Dans d'autres protocoles, on signale l'hypermégalie rénale, mais sans spécifier le poids.

Le pancréas participe à cette hyperplasie viscérale. Il pesait chez Tèfit D... 210 grammes et, par conséquent, avait triplé. De même pour les surrénales et pour la thyroïde.

Dès maintenant, on peut placer en regard de cette constatation anatomique de l'hypermégalie des viscères dans les faits de cirrhose hyperplasique la constatation clinique suivante : appétit augmenté, polyurie parfois considérable, état général remarquablement conservé et pendant longtemps. L'état anatomique du foie, du pancréas, du rein, semble bien correspondre à leur fonctionnement exagéré.

A noter la rareté de l'ascite, correspondant d'ailleurs à un péritoine lisse et seulement doublé d'une couche lipomateuse parfois fort épaisse.

La circulation collatérale s'observe dans nombre de ces cas; au surplus, il faut en chercher la trace au besoin dans l'épaisseur de la paroi abdominale parfois épaissie. Dans les faits de cirrhose hypoplasique où l'amaigrissement du sujet et la distension de la paroi abdominale par l'ascite amincissent d'habitude extrèmement cette paroi, toute circulation collatérale, pour faible qu'elle soit, devient évidente. Ici, chez des sujets à pannicule adipeux bien conservé et plutôt augmenté, à ventre non distendu, surtout au-dessous de l'ombilic, les voies de circulation collatérale peuvent rester cachées dans l'épaisseur de la paroi abdominale. Cliniquement il n'y a pas circulation collatérale.

Les faits de cirrhose hyperplasique comportent une longue durée apparente, se mesurant par années. Ceci tient d'abord à cette particularité que c'est l'ictère, phénomène frappant, qui marque souvent le début clinique de l'affection hépatique. Dès

lors, toute la durée clinique de l'évolution morbide est enre-
gistrée. Dans les faits où, par contre, c'est une hématémèse ou
une hémorragie, ou quelque crise douloureuse dans l'hypocondre droit qui trahit la souffrance du foie, cet épisode
clinique étant passager, non suivi de manifestations rapportées nécessairement à la séméiologie hépatique, il est
difficile de dater l'affection hépatique, quand, dans la suite,
elle sera devenue évidente.

En particulier, dans les cirrhoses hypoplasiques, c'est rarement par un phénomène nettement hépatique que le sujet apparaît malade. Habituellement l'ascite est le premier phénomène
en date, et il traduit purement et simplement la poussée péritonéale tuberculeuse qui s'ajoute à l'affection hépatique. Dater
cette affection devient dès lors impossible, puisqu'elle ne comporte pendant longtemps aucune manifestation clinique appréciable.

D'autre part, des faits semblables à celui de l'observation
Pierre B..., où le sujet travaillait encore sous la Seine six mois
avant sa mort, ne paraissent guère s'accorder avec une affection
hépatique en évolution, ou tout au moins doivent faire
admettre une tolérance considérable de l'organisme.

En résumé, grâce à l'ictère, phénomène frappant et facile à
constater, on date cliniquement de bonne heure les cirrhoses
hyperplasiques. Les cirrhoses hypoplasiques le sont moins
facilement. On ne peut donc établir aucune comparaison
entre ces deux ordres de faits et dire que les cirrhoses
hyperplasiques durent plus ou moins longtemps que les cirrhoses hypoplasiques. On ne peut présentement le savoir.
Tout ce qu'on a le droit de dire, c'est que les cirrhoses hypoplasiques ont une durée indéterminée; c'est, d'autre part, que
les cirrhoses hyperplasiques ont une durée clinique relativement considérable.

Une des questions les plus difficiles à résoudre est la question
de l'ictère. A quel mécanisme rattacher l'ictère observé avec
une fréquence si remarquable dans les cirrhoses hyperplasiques?

Un premier point à établir est qu'il n'y a pas à distinguer
absolument des cirrhoses anictériques et des cirrhoses avec
ictère. Même dans les cirrhoses hypoplasiques, qui se traduisent

cliniquement par le syndrome dit de Laennec, on note au moins du subictère.

Mais, dans les cirrhoses hyperplasiques, le subictère et l'ictère parfois acholurique, parfois au contraire avec cholurie, est la règle. Il y a plus. Avec les poussées inflammatoires qui augmentent le volume du foie, concordent des phases où l'ictère augmente d'intensité. Le rapport est donc manifeste entre l'hyperplasie parenchymateuse et l'ictère.

J'ai montré antérieurement que l'ictère, en pareil cas, résultait principalement d'une véritable rétention biliaire partielle, causée par les masses parenchymateuses néoformées agissant sur les parties du foie primitif où sont confinées voies vasculaires et voies biliaires comme de véritables coins insérés en plein organe (1).

L'ictère, prolongé et intense, correspond à l'hyperplasie progressive; chaque poussée d'ictère correspond à chaque poussée d'hyperplasie. L'ictère léger correspond à une hyperplasie modérée. On conçoit enfin qu'une hyperplasie minima ne donne pas cliniquement d'ictère.

Les lésions des voies biliaires auxquelles on a voulu attacher une grande importance existent évidemment dans les cas d'hyperplasie parenchymateuse comme dans les cas d'hypoplasie parenchymateuse. Elles participent à l'ensemble des lésions inflammatoires qui touchent le foie tout entier. Mais elles ne m'ont paru ni plus intenses, ni plus fréquentes dans les faits de cirrhose hyperplasique comparés aux faits de cirrhose hypoplasique parenchymateuse. L'ictère marqué et prolongé dans le premier cas, absent ou très léger dans le second cas, ne correspond pas par suite à cette lésion aussi intense dans les deux ordres de faits.

(1) Il faut peut-être encore tenir compte de l'indépendance originelle du parenchyme hépatique, d'une part, et de l'arbre biliaire, d'autre part, et par suite de ce fait que l'hyperplasie du parenchyme ne s'accompagne pas nécessairement d'une hyperplasie biliaire correspondante. De grandes masses de cellules hépatiques s'interposent entre les ramifications écartées de l'arbre biliaire. Nombre de ces cellules perdent par suite tout rapport avec les canaux biliaires. Dans le foie normal, le réseau des espaces intercellulaires est mis aisément en relation avec les canaux biliaires intraglissoniens. Dans le foie enflammé, à parenchyme hyperplasié, ce réseau, quand il persiste, perd en de nombreux endroits toute connexion avec les canaux biliaires, maintenus à distance.

Le volume de la rate, très augmenté dans les faits de cirrhose hyperplasique, relève-t-il uniquement et au même titre que pour le rein, le pancréas, la surrénale, la thyroïde, de l'irritation polyviscérale? Ou faut-il voir dans l'hypermégalie splénique une conséquence plus spéciale de l'altération hépatique, et en particulier y a-t-il un rapport direct entre l'ictère et la splénomégalie?

De fait, aux ictères prolongés et intenses correspondent des rates très augmentées de volume et de poids. Mais à ces ictères prolongés correspondent aussi, nous l'avons vu, des foies hyperplasiés. Toute hypothèse risquerait, pour l'instant, d'être renversée par les faits. Aussi bien les rapports entre le sang, le foie, la rate, l'hémolyse, la fonction biliaire et la fonction splénique, actuellement à l'étude, sont encore trop obscurs pour qu'on puisse faire autre chose que noter les relations qui semblent exister entre ces données, foie hyperplasié, ictère, splénomégalie.

Pour l'instant, on a seulement le droit de s'attendre à trouver une rate grosse quand l'altération hépatique s'est traduite anatomiquement par une hyperplasie parenchymateuse prolongée et cliniquement par de l'ictère.

Et réciproquement la constatation chez un cirrhotique d'une rate volumineuse permet de conclure que son parenchyme hépatique est sûrement hyperplasié, et que, très probablement, cet individu a présenté longtemps de l'ictère.

Mais, pour ce qui est de l'ictère, ce ne sera qu'une probabilité, car une cirrhose hyperplasique ne s'accompagne pas nécessairement d'ictère continu. Ce que j'ai dit du mécanisme de l'ictère fait prévoir en effet qu'il est des cas où l'hyperplasie hépatique, se développant sans déterminer d'altérations mécaniques notables des voies biliaires, n'entraînera pas nécessairement de rétention biliaire ni d'ictère cliniquement appréciable. Il en est de la gêne à l'évacuation biliaire comme de la gêne au transit sanguin; toutes deux varient, suivant chaque cas, pour ainsi dire.

III. — FAITS INTERMÉDIAIRES AUX FAITS DE CIRRHOSE HYPER-
PLASIQUE ET A CEUX DE CIRRHOSE HYPOPLASIQUE.

J'ai pu assez facilement grouper d'une part les cirrhoses
tuberculeuses hypoplasiques, d'autre part les cirrhoses hyperplasiques. Mais il s'agit là de types extrêmes, relativement rares.
Ils correspondent en gros à la « cirrhose de Laënnec » et à
la « cirrhose de Hanot » des traités classiques.

Les faits communément rencontrés ne rentrent pas dans ces
deux groupements. Nous avons vu que leur variabilité, très
grande, est sous la dépendance de plusieurs facteurs :

1° Il y a des cirrhoses intermédiaires aux cirrhoses hypoplasiques et hyperplasiques, parce qu'elles comportent une
quantité variable de parenchyme néoformé ;

2° Certaines cirrhoses se caractérisent par le degré prononcé
où a été portée l'atrophie scléreuse, se manifestant par une
rétraction marquée des parties intéressées ;

3° Certaines cirrhoses montrent une prépondérance marquée
du type dissociant de l'hyperplasie ;

4° Certaines cirrhoses comportent une stéatose considérable.

Les observations qui suivent sont destinées à mettre en
valeur ces différents facteurs de variabilité des cirrhoses.

Mais il importe de ne point perdre de vue que tous les intermédiaires existent entre les types morphologiques énumérés
ci-dessus. Au point de vue morphologique, la cirrhose est une.
Il n'y a de classification valable des cirrhoses que la classification étiologique.

I. — Cirrhoses intermédiaires comportant une quantité
variable de parenchyme néoformé.

Lésions et symptômes sont extrêmement variables dans ces
faits, mais ils ne varient que quantitativement. Les observations qui suivent ont précisément pour but de montrer que
ces faits, variés à l'infini, sont étroitement apparentés les uns
aux autres et ne sont que des degrés différents d'un même
processus.

Je rapporte ici trois observations ayant trait à la même forme
de cirrhose. Mais le poids et le volume du foie diffèrent; le poids
en particulier est respectivement de 2 400, 2 000, 1 200 grammes.

C'est dire que, si le premier cas confine aux cirrhoses hyperplasiques, le dernier confine aux cirrhoses hypoplasiques. La quantité de parenchyme néoformée seule est variable et fait la diversité de physionomie des cas observés.

OBSERVATION XVIII. — *Tuberculose. Cirrhose hyperplasique. Péritonite plastique et exsudative. Polynévrite des extenseurs. Mort par ictère grave.* — Élisabeth K..., née à Wertrauche (Lorraine), âgée de quarante-cinq ans, marchande de vins, entre le 11 mars à l'hôpital Necker (service de M. le Dr Rendu).

Antécédents héréditaires. — Mère morte bacillaire (fistule anale).

Antécédents personnels. — Son interrogatoire est difficile, car la mémoire et l'intelligence ont notablement baissé. A noter un optimisme très marqué ; elle déclare ne souffrir nulle part.

Début de la maladie. — Il y a un mois, elle aurait eu la grippe ; auparavant, elle n'était nullement malade.

Depuis une semaine surtout, elle est très fatiguée et a dû rester couchée. L'appétit était encore conservé.

Examen. — C'est une femme énorme, obèse ; elle présente une teinte ictérique très nette.

Le *foie*, gros et douloureux, déborde de six travers de doigt le rebord inférieur des fausses côtes. La hauteur de la matité est de 22 à 23 centimètres sur la ligne mammaire, 18 centimètres sur la ligne xiphoïdienne.

La *rate* n'est pas perceptible à la palpation. A la percussion, on obtient 16 centimètres suivant le grand axe, oblique en bas et en avant.

Le *cœur* ne présente qu'une tachycardie marquée, 130 ; les bruits sont bien frappés.

Un peu d'emphysème *pulmonaire* en avant. Quelques râles sous-crépitants aux deux bases en arrière, à la base droite en avant.

Urines rares, 300 grammes dans les vingt-quatre heures, hautes en couleur, de densité 1026. Ni sucre, ni albumine. Pas de pigments biliaires. Indican.

Langue sèche.

Pas de diarrhée.

Les jambes sont œdématiées. De plus, on note une légère parésie des membres inférieurs ; la malade ne peut se tenir debout ; les réflexes rotuliens sont abolis.

Température, 38°.

Intoxication très nette par les boissons : cauchemars, fourmillements dans les membres inférieurs, pituites le matin. On apprend par sa belle-sœur que la malade buvait, depuis longtemps, jusqu'à 8 à 9 litres de vin par jour.

Elle prenait en outre de l'eau-de-vie.

Évolution. — Le 12 : pouls, 124 ; urines, 125 grammes. L'optimisme persiste : la malade ne se plaint pas et déclare au contraire qu'elle va très bien. Pourtant l'état général est moins bon. Une ecchymose lombaire droite, large comme une paume de main, apparaît.

Le 15 : pouls, 129. L'optimisme a disparu et a fait place à un sentiment de mort prochaine. Somnolence, décubitus dorsal. Persistance de l'ictère ; les pupilles restent égales.

Le 19 : pouls, 120 ; respiration, 48 ; urines, 100 grammes.

Le 20 : même état. Au soir, râle trachéal et délire.

Le 21 : mort, à une heure du matin.

Autopsie. — Le 23 mars, trente heures après la mort. Cadavre énorme, déjà altéré.

Poumons : adhérences pleurales, surtout à la partie postérieure du poumon gauche. Congestion intense des bases et œdème. Une petite masse tuberculeuse grosse comme une noix à la partie inférieure du lobe supérieur droit.

Cœur gros, mou, avec surcharge graisseuse du ventricule droit. Cœur droit dilaté.

Quelques dépôts jaunâtres et mous sur le bord libre des sigmoïdes aortiques et de la grande valve mitrale.

Aorte : saine.

A l'ouverture de l'abdomen, s'écoule environ 1 litre de liquide citrin.

Foie : volumineux, couleur sciure de bois ; poids, 2450 grammes ; mesure en hauteur, au niveau du lobe droit, 29 centimètres ; du lobe gauche, 25 centimètres ; en largeur, 27 centimètres. Un peu de périhépatite à la face antéro-supérieure. Surface granulée finement, sans saillies notables : les granulations sont plus sensibles à la vue qu'au toucher, encerclées qu'elles sont par une zone violacée qui tranche sur leur couleur jaunâtre. Consistance dure. A la coupe, la coloration apparaît plus ocre jaune : la surface reste unie et brillante, sans granulations faisant saillie. *Vésicule biliaire :* contient liquide ocre jaune, clair, fluide.

Rate : grosse, extrêmement diffluente ; poids, 180 grammes ; un peu de périsplénite.

Pancréas, très congestionné.

Estomac : suffusions sanguines sur toute la surface.

Reins : volumineux et congestionnés ; poids, 520 grammes les deux Surcharge graisseuse de la capsule du rein et du bassinet. Substance corticale, mesure 1 centimètre.

Le crâne n'est pas ouvert.

DESCRIPTION DES LÉSIONS HISTOLOGIQUES DU FOIE.

Ce cas a été observé par moi en 1902, à une époque où je ne recueillais que des fragments de foie trop petits et trop peu nombreux.

Il en résulte inévitablement que je ne puis fournir ici que des indications toutes relatives et qu'il ne faut peut-être pas généraliser.

Parenchyme hépatique. — Quoi qu'il en soit, on retrouve dans ce foie des **zones d'hyperplasie**, mal limitées, infiltrées dans des zones d'atrophie scléreuse.

Au niveau des zones d'hyperplasie, il y a hyperplasie avec dissociation ; les cellules, irrégulières, de volume varié, souvent petites, sont désunies, éparpillées. Nombre d'entre elles ont encore leur noyau bien conservé et se colorent bien. Quelques-unes, par contre, ont subi la dégénérescence granuleuse ou la nécrose acidophile.

On note de nombreux ilots surchargés de graisse.

Les fibrilles scléreuses interposées sont relativement épaisses.

Les *zones d'atrophie scléreuse* sont moins bien individualisées, les cellules hépatiques qu'elles contiennent semblant avoir elles-mêmes proliféré.

Çà et là quelques capillaires sillonnent ces zones.

A noter la présence, mais en petit nombre, de néo-canalicules biliaires.

Pas d'altération notable de la *veine porte* et de la *veine sus-hépatique*.

Bourgeon biliaire. — N'est pas altéré. Épithélium bien coloré. Chorion normal.

Peu de néoformation biliaire ; rareté des néo-canalicules.

L'*artère hépatique* n'est ni épaissie ni dilatée.

Au total, hyperplasie parenchymateuse assez diffuse, avec poussée ultérieure à type dissociant.

Hyperplasie du bourgeon biliaire à peine indiquée.

L'observation qui suit peut être rapprochée de la précédente. Elle n'en diffère guère que par le degré moins marqué des phénomènes d'hyperplasie. Toutes deux rappellent celles rapportées sous le nom de cirrhose interstitielle diffuse (Lancereaux et ses élèves, G. Dupont : *De l'hépatite interstitielle diffuse aiguë*, thèse de Paris, 1878; Stiépowich : *Contribution à l'étude de la cirrhose du foie chez les alcooliques*, thèse de Paris, 1879); ou sous le nom de cirrhose hypertrophique alcoolique (Hanot et Gilbert).

OBSERVATION XIX. — *Tuberculose. Rhumatisme. Alcoolisme. Paludisme. Cirrhose hyperplasique. Hémorragies intestinales. Mort par broncho-pneumonie.* — Lab. *Anne,* mécanicienne, trente-six ans, née à Moulins.

Antécédents personnels. — Paludisme. Rhumatisme articulaire aigu, à l'âge de dix-neuf ans; durée six mois. Un enfant tuberculeux soigné à Hendaye.

Alcoolisme. Boit du rhum et du vin blanc; se fait apporter à l'hôpital de l'eau-de-vie.

La maladie a débuté il y a quinze mois par une métrorragie abondante. Il y a un mois, métrorragie considérable. Épistaxis et stomatorragie. Nombreuses ecchymoses spontanées. Teint pâle, cireux; l'anémie domine et fait songer à quelque néoplasme utérin ou stomacal latent; un peu de subictère.

Pas d'ascite, mais circulation collatérale.

Malade un peu agitée, sans sommeil.

Foie: gros, dur, douloureux; bord en bois. Hauteur de la zone mate au niveau du mamelon, 20 centimètres, en tenant compte de la matité relative (méthode de Lancereaux).

Rate : ne déborde pas; matité : $12,5 \times 7,5$.

Cœur : rétrécissement mitral (roulement diastolique; second bruit dédoublé).

Poumons: respiration affaiblie aux deux bases; matité à la base droite, mais une ponction capillaire ne ramène que du sang.

Reins : urines très rouges, chargées d'urates.

Mort : quinze jours après son entrée.

Autopsie. — Cadavre jaune cire, présentant nombreuses varicosités.

Péricarde : un peu de liquide.

Cœur : gras et mou. Bord inférieur de la mitrale épaissi; rétrécissement de l'orifice; un petit placard jaunâtre au niveau de l'orifice coronaire droit.

Aorte et artère pulmonaire : saines.

Poumons: à droite, broncho-pneumonie et congestion à la base; au sommet, œdème et emphysème;

A gauche, un nodule crétacé de tuberculose ancienne. Œdème et congestion au sommet; noyaux broncho-pneumoniques à la base; zones d'atélectasie.

Abdomen : pas d'ascite.

Foie: volumineux, pèse 2000 grammes, surtout développé à droite; surface un peu granuleuse vers les bords et au sommet droit, mais lisse sur toute la face antérieure.

Consistance extrêmement dure.

A la coupe, la surface de section apparaît non granulée, mais lisse, de couleur générale sciure de bois, assez analogue à la couleur du testicule, piquetée çà et là de grains verts.

Vésicule biliaire : volumineuse, dépasse le bord antérieur du foie.

Rate : ferme, pèse 240 grammes.

Pancréas : normal.

Reins : congestion intense : le droit (180 grammes), un peu granuleux, se décortique mal, présente légère diminution du cortex.

Le gauche, plus petit ; atrophie corticale plus marquée.

Utérus : adhérences à la face antérieure ; congestion au pôle supérieur.

Trompe : gauche congestionnée.

Estomac : nombreux placards hémorragiques, le long de la petite courbure.

Fig. 76.

Intestin : dilatation des lymphatiques au niveau du bord mésentérique ; congestion marquée de la région moyenne du grêle.

Muqueuse piquetée de rouge et, par places, présentant des zones hémorragiques, surtout le long des valvules conniventes et dans le tiers moyen du grêle. Plaques de Peyer normales. Une grande partie de l'intestin est remplie d'un liquide hémorragique brun rouge.

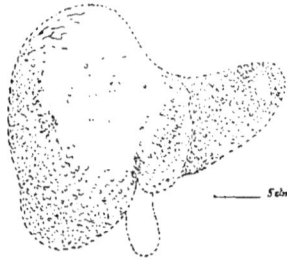

DESCRIPTION HISTOLOGIQUE DES LÉSIONS DU FOIE.

Dans son ensemble, le tissu hépatique présente une hyperplasie marquée des fibrilles fuchsinophiles. La distinction des zones de néoformation et des zones d'atrophie scléreuse est peu nette. L'hyperplasie parenchymateuse s'est faite pour ainsi dire travée par travée, dans l'intervalle des fibrilles fuchsinophiles, sans aboutir nulle part à la production d'îlots assez volumineux pour refouler autour d'eux les zones à multiplication moins active. Cependant, en certains endroits, on trouve des zones d'hyperplasie, souvent stéatosées, enchâssées dans une gangue scléreuse ; mais c'est l'exception. Quoi qu'il en soit, il est commode de distinguer l'une de l'autre les régions du tissu hépatique où la néoformation parenchymateuse existe, quoique accompagnée d'une hyperplasie fibrillaire exubérante, et les régions où domine l'atrophie scléreuse.

Zones de néoformation. --- Difficiles à différencier des zones d'atrophie scléreuse, les limites qui les séparent étant indécises.

L'hyperplasie parenchymateuse s'y est faite surtout suivant le type de clivage.

Mais la particularité la plus frappante est le développement considérable pris simultanément par les fibrilles fuchsinophiles. Habituellement ces fibrilles sont rares dans les zones d'hyperplasie, comme si la néoformation parenchymateuse incessante ne laissait pas au parenchyme nouveau le temps de développer les capillaires et le feutrage fibrillaire. Dans ce foie au contraire, les capillaires sont bien développés, à paroi nettement reconnaissable. Souvent même les éléments endothéliaux se sont individualisés et apparaissent desquamés dans la lumière du capillaire. Le capillaire est enfin doublé d'une gangue fibrillaire bien développée.

Les cellules sont de taille normale, mais irrégulière, encore disposées en travées, mais en travées fragmentées et clivées, laissant pénétrer entre leurs tronçons capillaires et fibrilles fuchsinophiles.

En de nombreux points, les cellules sont plus altérées. Elles se tachent de façon diffuse et intense par l'hématoxyline; les noyaux sont pycnotiques. Ailleurs on note de la nécrose acidophile, et les espaces intracellulaires agrandis sont remplis d'un coagulum teint en rose par l'éosine ou par des amas nettement pigmentaires.

Zones d'atrophie scléreuse. — Mal limitées ou seulement çà et là, où la gangue scléreuse est extrêmement développée. Les cellules y sont rares, mais très reconnaissables, d'ailleurs atrophiées et se présentant sous l'aspect de petites languettes allongées, assez comparables aux néo-canalicules biliaires, mais pleines, faites de cellules mises bout à bout.

La gangue interposée à ces cellules est tantôt constituée d'un feutrage fibrillaire entourant un capillaire, feutrage parsemé de cellules rondes à protoplasma rare; tantôt la lumière vasculaire a disparu et, entre les cellules hépatiques, il n'y a plus qu'une bande plus ou moins large faite de fibrilles accolées, en formation dense, parsemée çà et là de cellules rondes. La constatation, par places, de petites cellules hépatiques atrophiées, plongées dans ce tissu scléreux, doit faire penser que ces bandes parsemées de cellules rondes représentent en réalité non pas seulement un espace intertrabéculaire à sclérose exubérante, mais une portion plus ou moins notable du parenchyme hépatique d'où ont disparu cellules et capillaires.

Collecteur porto-sus-hépatique. — Ne présente pas d'altérations notables.

Bourgeon biliaire. — Épithélium bien conservé. Lumière normale. Chorion dense un peu épaissi et fortement coloré.

Peu de néo-canalicules biliaires; peu d'hyperplasie mésenchymateuse Artère hépatique normale.

La capsule du foie est à peine épaissie et ne se plisse pas.

En résumé, ce foie présente des lésions d'hyperplasie parenchymateuse où l'élément fibrillaire a gardé une prépondérance marquée.

comme s'il se développait simultanément avec les cellules. De plus, il y a eu altération notable de ces cellules, dont beaucoup sont en voie de nécrose, par suite très probablement d'une poussée terminale greffée sur le processus chronique.

Immédiatement en regard de la dernière observation rapportée, je placerai l'observation suivante, où les lésions histologiques sont semblables, mais où l'hyperplasie, moins considérable, a été insuffisante à compenser et à surpasser le déficit causé par l'atrophie scléreuse. Le foie a, par suite, un aspect très différent, bien que le processus soit identique. Ce cas est pour ainsi dire un fait de passage entre les observations précédentes et celles de cirrhose hypoplasique, tous ces faits ne différant que par la quantité variable du parenchyme néoformé.

Observation XX. — *Tuberculose. Cirrhose avec hyperplasie modérée. Péritonite exsudative. Endocardite.* — Anne L., quarante-cinq ans, cuisinière, entre à la Pitié (service de M. le Dr Rénon) en avril 1907.

Antécédents personnels. — Aucune maladie sérieuse. Mais, depuis plusieurs années, tousse, surtout en hiver.

Début de la maladie. — Depuis plus d'un an et demi, la malade a le matin des pituites peu abondantes, très amères et incolores.

Peu à peu les troubles digestifs s'installent et augmentent, et il y a de l'amaigrissement.

Il y a trois mois, œdème des membres inférieurs, qui s'accroît rapidement. Puis ballonnement du ventre. L'état général s'aggrave. Les conjonctives prennent une teinte subictérique. Ni prurit, ni épistaxis.

Examen. — Facies cachectique et subictérique. Abdomen très volumineux, mais avec circulation collatérale peu marquée. Ascite libre abondante. Température, 38°,8 ; pouls fréquent et petit.

Dyspnée assez vive. Matité et silence respiratoire à la base pulmonaire gauche. Angine érythémateuse légère.

La malade a des cauchemars fréquents, mais n'a pas de crampes dans les mollets. Elle nie avoir fait aucun excès de boisson.

Le 17 avril, une paracentèse fournit 11 litres d'un liquide un peu louche et soulage beaucoup la malade.

Mais la dyspnée persiste en même temps que les signes pleuraux à gauche.

Le liquide ascitique se reproduit rapidement.

Mort le 21.

Autopsie. — Pleurite double, mais surtout marquée à droite. Pas d'épanchement.

Poumons : quelques tubercules aux deux sommets. A droite, un tubercule sclérosé et crétacé.

Cœur : gras et mou ; ses cavités contiennent un peu de sang, mais pas de caillot fibrineux. Le bord de la mitrale est épaissi et vascularisé. Au niveau des sigmoïdes, vers le nodule d'Aranzi, état verruqueux de l'endocarde, avec vascularisation légère.

Aorte thoracique, normale.

Plusieurs litres de liquide jaune verdâtre, opalin.

Foie: pèse 1 260 grammes, surface légèrement et finement granulée. A la coupe, surface lisse, saignant peu.

Consistance augmentée.

Vésicule biliaire distendue par un liquide vert noir.

Rate : 330 grammes.

Reins : 300 grammes les deux.

Le *péritoine* intestinal est légèrement dépoli.

A noter une surcharge graisseuse très marquée des appendices épiploïques, de la région prélombaire et périrénale.

Par contre, la paroi abdominale est mince, sans adipose.

Les lésions histologiques du foie dans cette observation rappellent trait pour trait celles décrites dans le fait précédent. La seule différence est une différence dans la quantité du tissu hépatique néoformé.

II. — CIRRHOSES AVEC RÉTRACTION ATROPHIQUE AU NIVEAU DES ZONES SCLÉREUSES.

Les faits qui suivent se distinguent des précédents par une durée clinique plus longue, avec poussées inflammatoires séparées par des intervalles où l'affection hépatique a pu demeurer latente. Il en résulte des différences très notables dans l'état du parenchyme où se combinent les aspects structuraux variés, type infiltré, nodulaire, cérébroïde, confluent.

Le volume du foie dans cette série de cas est très variable, car il représente en définitive la somme algébrique de l'atrophie scléreuse d'une part, de l'hyperplasie parenchymateuse d'autre part.

Ces deux processus ne marchent pas toujours du même pas, première cause qui modifie le volume de l'organe. Mais surtout, dans l'intervalle des poussées inflammatoires, l'atrophie des zones scléreuses peut atteindre un degré assez marqué pour créer un déficit notable de la masse viscérale. Il en résulte, au niveau des points où a lieu cette atrophie, des dépressions, des retraits bien visibles à la surface.

J'ajouterai que, en pareil cas, on a affaire à des faits à longue évolution, se traduisant par des phénomènes variés, douleurs dans l'hypocondre, troubles digestifs, hémorragies, poussées d'ictère, séparés par de longs intervalles où l'atteinte du parenchyme reste silencieuse.

Quel que soit le volume du foie, on note en pareil cas une splénomégalie toujours importante. Les nombreux faits de cirrhose hypersplénomégalique de Gilbert et Fournier appartiennent pour la plupart à cette catégorie.

Histologiquement, on trouve au niveau du foie des lésions extrêmement variées ; dans les régions où l'atrophie scléreuse a été très poussée, le tissu prend l'aspect nodulaire avec zones sclérosées condensées, d'où ont disparu les cellules hépatiques primitives.

Dans les régions où les lésions inflammatoires sont plus récentes, les zones scléreuses sont lâches, infiltrées de cellules hépatiques encore reconnaissables et mêlées de zones d'hyperplasie parenchymateuse.

Ces différences dans l'âge des lésions se traduisent plus nettement encore dans la région sous-capsulaire.

Au niveau des plages d'atrophie scléreuse, la capsule propre du foie, épaissie, riche en éléments élastiques, se fronce très fortement, comme revenue sur elle-même, après avoir recouvert antérieurement une quantité de foie de beaucoup supérieure à celle qu'elle recouvre actuellement. La périhépatite passe comme un pont au-dessus de ces fronçures de la capsule, qu'elle nivelle et masque en grande partie.

Par suite, les saillies et retraits de la surface sont beaucoup moins évidents.

Au niveau des régions où l'hyperplasie parenchymateuse domine, la capsule est au contraire soulevée, parfois distendue par la masse parenchymateuse sous-jacente.

On retrouve ces particularités dans un foie trouvé à l'autopsie d'un individu entré mourant dans le service de M. Rénon, sur le passé duquel manquent par suite tous les renseignements. On peut seulement penser que la surcharge ferrugineuse notable des cellules hépatiques, le volume considérable du pancréas se rapportaient à un diabète compliquant la cirrhose observée.

A l'observation anatomo-pathologique, que je rapporte ci-après, j'ai joint une figure montrant l'aspect du foie, très rétracté à droite, relativement développé à gauche. Les lésions examinées au niveau des deux lobes différaient d'apparence ici et là. A droite, sclérose dense et aspect nodulaire prédominaient; à gauche, sclérose lâche et aspect infiltré. L'état de la capsule plissée là où il y a déficit parenchymateux est très caractéristique. On ne s'étonnera pas, dès lors, si le foie avait perdu de son poids, malgré le processus d'hyperplasie manifeste dont il est le siège. Par contre, on notera le volume et le poids de la rate, ce dernier atteignant 400 grammes. Voici cette observation.

OBSERVATION XXI. — *Tuberculose. Cirrhose hyperplasique avec retrait considérable au niveau des zones d'atrophie scléreuse. Surcharge ferrugineuse. Péritonite plastique et exsudative. Mort dans le marasme.*

Autopsie, le 22 septembre 1908, vingt-sept heures après la mort, d'un individu de soixante et un ans, amené mourant dans le service de M. le Dr Rénon. Deux heures après la mort, 3 litres de formol à 5 p. 100 ont été injectés dans la cavité abdominale.

Adhérences du *poumon droit.* Ce poumon est gros, surtout emphysémateux. Son poids n'est pas augmenté, contrairement au volume; il est de 500 grammes. Nombreux placards scléreux et anthracosés, déterminant à la surface de l'organe des fronçures et des rétractions cicatricielles. Quelques granulations tuberculeuses.

Poumon gauche : pas d'adhérences. Poumon volumineux; poids, 470 grammes. Emphysème très développé, à la base principalement; dans les deux lobes, nombreuses granulations tuberculeuses, dont quelques-unes sont crétacées. Ces granulations sont plus fréquentes qu'à droite.

Ganglions trachéo-bronchiques : gros, anthracosiques, avec granulations tuberculeuses.

Cœur : poids, 300 grammes. Dilaté et surchargé de graisse à droite. Le valvule tricuspide est épaissie.

Rien aux sigmoïdes pulmonaires.

A l'ouverture de l'oreillette droite, petite ecchymose de la cloison, au-dessus du trou de Botal.

Ventricule gauche hypertrophié, paroi épaissie, de couleur normale, mesurant 1 centimètre. Pas de sang dans le ventricule. La mitrale, vers son bord supérieur présente quelques placards jaunâtres, de même que les sigmoïdes, qui restent cependant souples.

Aorte : montre quelques placards jaunâtres dans sa partie thoracique.

À l'ouverture de l'abdomen, s'écoule un liquide jaune verdâtre. Défalcation faite des 3 litres de formol injecté, il reste 5 litres d'ascite. La paroi est doublée d'une épaisse couche de graisse, plus marquée dans la région sus-ombilicale, où elle mesure $2^{cm},5$.

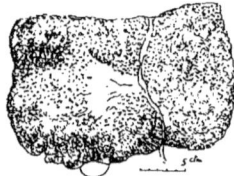

Fig. 77.

Le *foie* est déformé, d'aspect rectangulaire par suite de la hauteur du lobe gauche augmenté de volume, égalant la hauteur du lobe droit. Les dimensions sont, en largeur, 24 centimètres, dont 15 pour le lobe droit; en hauteur, $15^{cm},5$ pour le lobe droit, 16 pour le lobe gauche. Posé sur la table, le foie est épais de 7 centimètres. Son poids est de 1240 grammes.

La surface en est très irrégulière, hérissée de nombreuses granulations, de grosseur variable; les unes ont un quart de millimètre, presque punctiformes; les autres sont de la grosseur d'un pois. Ces dernières sont plus nombreuses au niveau du lobe gauche et vers le bord antérieur droit, à droite de la vésicule. Indépendamment de ces saillies élémentaires, la surface est un peu mamelonnée par des saillies composées.

Périhépatite surtout dans les dépressions intergranulaires, et en placard à droite du ligament suspenseur sur une étendue d'une petite paume de main. Nombreuses varicosités sillonnant la surface, surtout entre les saillies parenchymateuses. La couleur générale du foie rappelle la sciure de bois, avec mélange d'une teinte violacée due aux varicosités.

À la coupe, le tissu hépatique saigne. La surface de section a un aspect bigarré, tenant à la présence de nombreux îlots parenchymateux, jaune brun parfois violets (hémorragies), mais ni verts, ni jaune pâle, noyés dans une gangue gris-lilas. À noter la fréquence des îlots hémorragiques, faisant un peu saillie sur le plan de coupe. En général, ces îlots ont un diamètre de 4 millimètres environ. La consistance du tissu hépatique est dure; le doigt n'y pénètre pas.

Entre le lobe gauche et le lobe droit, peu de différence, sinon au niveau de ce dernier, un rapprochement plus grand des îlots parenchymateux et corrélativement une minceur plus grande des travées scléreuses qui les séparent. Au résumé, plus de sclérose à droite, plus de parenchyme à gauche.

La vésicule biliaire contient un liquide vert et quelques calculs noirs, de 2 millimètres de diamètre.

La rate est grosse et mesure 16 × 10 × 4, pèse 400 grammes. Plaques laiteuses sur les deux tiers de sa surface; à ce niveau, adhérences chargées de graisse. A la coupe, congestion, saigne, couleur lie de vin. Une petite rate accessoire.

Reins: le droit mesure 13 × 6,5 et pèse 210 grammes; pâle, cortex diminué, le gauche 12 × 6, pèse 165 grammes. Congestion marquée, d'où absence de démarcation nette des deux substances. Cortex diminué, mesure 6 millimètres.

Capsule adipeuse et bassinet surchargés de graisse.

Estoma : ccontient liquide ocre jaune. Muqueuse normale.

Intestin grêle : rétracté ; contient au niveau du duodénum une sorte de bouillie muqueuse, puis dans les premières portions du jéjunum des matières verdâtres peu abondantes. Le reste du jéjunum est vide. Muqueuse saine.

A 1 mètre en amont du cæcum, dans l'iléon, ulcération transversale tuberculeuse avec granulations correspondantes, caractéristiques sur la face péritonéale.

Le *mésentère* contient de nombreux tubercules et présente des arborisations vasculaires hérissées de granulations.

Cæcum et gros intestin : rien à la valvule iléo-cæcale. Le gros intestin contient des matières jaune d'œuf dur, peu abondantes.

Péritoine : semé de nombreuses granulations, doublé d'une couche épaisse de graisse. Épaississement de l'épiploon rétracté en gâteau, des appendices épiploïques.

Aorte abdominale : dépolie, non crétacée.

Pancréas : pèse 205 grammes.

Thyroïde : pèse 30 grammes, un peu jaune, non scléreuse.

DESCRIPTION HISTOLOGIQUE DES LÉSIONS DU FOIE.

J'ai parlé antérieurement de la disposition des zones scléreuses et hyperparenchymateuses dans l'organe; je me borne à décrire l'état des cellules et du bourgeon biliaire.

Les cellules hépatiques apparaissent fortement altérées, pour la plupart. Nécrose éosinophile, caractérisée par la fragmentation du protoplasma en petites granulations accolées, prenant vivement l'éosine avec disparition du noyau. Enclaves pigmentaires intracellulaires et amas pigmentaires intercellulaires. Peu de granulations graisseuses. Nombreuses inclusions ferrugineuses, donnant la réaction bleue après traitement de la coupe par le ferrocyanure de potassium et par l'acide chlorhydrique. Ces inclusions ferrugineuses sur les coupes non colorées apparaissent comme formées de petits grains jaune brun, réfringents, qui remplissent le corps cellulaire. Le noyau disparaît bientôt, et la cellule elle-même nécrosée n'est plus représentée que par l'amas pigmentaire. Ces cellules pigmentées et atrophiées constituent parfois tout un îlot. Ailleurs elles n'en forment qu'une partie, sans topographie reconnaissable.

Çà et là, dans les zones d'atrophie scléreuse, se retrouvent des amas de pigment ferrugineux, seuls témoins des parties du parenchyme hépatique primitif disparues à ce niveau.

Entre les groupes de cellules dissociées, sont des lacunes vasculaires, parfois très élargies et constituant comme autant de petits lacs hémorragiques, occupant parfois tout un îlot.

Enfin on rencontre en plusieurs points des follicules tuberculeux avec cellules géantes parfaitement caractéristiques.

Le collecteur porto-sus-hépatique. — La veine porte présente un peu d'endophlébite, mais surtout une hyperplasie très marquée de l'élément élastique de sa gaine externe. Par contre, les éléments fuchsinophiles de cette gaine sont peu augmentés de nombre, mais très épais, bien colorés. La coloration rouge foncé avec le Van Gieson est d'ailleurs un des caractères de tous les éléments fuchsinophiles de ce tissu hépatique. De même pour la veine sus-hépatique, qui de plus est par places oblitérée, aplatie entre les formations adjacentes qui la refoulent.

Bourgeon biliaire. — Épaississement marqué du chorion dense sous-épithélial.

Dilatation de la lumière du canal biliaire. Épithélium proliféré, mais adhérent, non desquamé, formant des festons.

Développement marqué des néo-canalicules biliaires, qu'on retrouve dans les zones d'atrophie scléreuse. La plupart d'entre eux sont extrêmement amincis, réduits parfois à une petite bande cellulaire, à noyau très foncé, à protoplasma raréfié. Ces néo-canalicules participent à l'atrophie régressive que nous avons déjà signalée pour les éléments d'origine parenchymateuse qui occupent ces mêmes zones.

Peu d'infiltration cellulaire du mésenchyme réticulé accompagnant ces néo-canalicules.

L'*artère hépatique* présente un léger épaississement de sa tunique musculaire, et les éléments de celle-ci montrent un léger degré de stéatose.

A signaler que la région sous-capsulaire du foie montre entre les îlots parenchymateux des zones d'atrophie scléreuse extrêmement denses, où les néo-canalicules sont, par places, très dilatés. Mais surtout, au niveau de ces zones, la capsule propre du foie, riche en éléments élastiques, se fronce très fortement, comme si elle avait au préalable recouvert une quantité de foie de beaucoup supérieure à celle qu'elle recouvre actuellement et que, par son plissement extrême, elle se soit adaptée à ce retrait, à cette raréfaction du tissu hépatique. La périhépatite passe comme un pont au-dessus de ces fronçures de la capsule, qu'elle masque en grande partie. Si le foie était granulé déjà macroscopiquement, il l'est beaucoup plus microscopiquement.

Ce détail de structure nous confirme dans l'idée d'une diminution considérable du foie à ce niveau, au niveau du lobe droit tout particulièrement.

Les observations qui suivent peuvent être rapprochées de la précédente, à cause des lésions d'âge différent qu'elles paraissent présenter au niveau du foie, rétracté par places, exubérant à d'autres.

La comparaison des poids de la rate et du foie montre une splénomégalie plus marquée relativement que l'hépatomégalie. L'importance de celle-ci est diminuée de toute la quantité du parenchyme qui a disparu par atrophie, dans l'intervalle des poussées inflammatoires. C'est ainsi qu'on note, avec un foie de 2 565 grammes, 2 200 grammes, 1 635 grammes, une rate pesant respectivement 635, 920, 675 grammes.

M. Lereboullet, à qui j'emprunte deux des observations rapportées plus loin, a expressément insisté sur les différences d'aspect du parenchyme hépatique où dominent le retrait de l'organe dans un des lobes, son hyperplasie dans l'autre lobe.

OBSERVATION XXII. — *Tuberculose. Cirrhose hyperplasique avec rétraction. Endocardite. Péritonite légère. Mort dans le marasme. Durée apparente, six ans. Foie, 2 565 grammes. Rate, 635 grammes.* — Elisa D..., née à Paris, âgée de quarante-huit ans, marchande des quatre-saisons, entre le 14 mars 1905 à l'hôpital Tenon, dans le service de M. le Dr Launois.

Antécédents héréditaires. — Père mort subitement à soixante-neuf ans, avait le teint jaune. Mère morte à soixante-deux ans, peu après.

La famille se compose de huit enfants, dont quatre sont morts : une fille à un an de (?), un garçon de bacillose, une fille de hernie étranglée, une fille presque subitement à la suite d'une colère, à quarante-deux ans (pesait 120 kilogrammes).

Antécédents personnels. — Aucune maladie sérieuse, sauf un ictère à l'âge de vingt-quatre ans, à l'occasion d'un avortement à sept mois et demi ; la durée de l'ictère fut de six semaines.

Réglée à onze ans et régulièrement. Ménopause brusque à quarante-sept ans.

Mari bien portant, sauf quelques douleurs et ulcères des jambes, soixante-deux ans. A eu sept enfants et trois fausses couches consécutives. Dans l'ordre, deux garçons morts de méningite vers dix-huit mois ; une fille morte à seize ans de fièvre typhoïde ; puis trois fausses couches, une à sept mois (ictère de la mère) et deux à trois mois ; une fille vivante et une fille morte à onze ans et demi de congestion pulmonaire ; enfin deux garçons qui vivent et sont bien portants (une des filles mortes avait été choréique pendant sept ans).

A toujours été un peu jaune de teint.

Elle nie tout alcoolisme. Néanmoins son sommeil est agité.

Elle a des cauchemars effrayants (accidents, chute dans des précipices) ; des crampes dans les mollets l'obligent à sortir les jambes du lit. Pas de douleur à la pression des mollets. Pas de pituites. Tremblement des doigts. Pas de tremblement de la langue.

Début de la maladie. — Depuis une dizaine d'années, sa santé est moins bonne, mais elle n'a été forcée ni à consulter ni à suspendre ses occupations.

Il y a environ six ans, et pendant une période de trois à quatre mois, elle fut sujette à des hémorragies : épistaxis, gingivorragies, hématémèses. Elle pesait alors 85 kilogrammes.

Il y a cinq ans, fit un séjour de onze jours à Andral, où on note une affection cardiaque, un foie gros (subictère et abdomen volumineux) et quelques nævi vasculaires.

Depuis, elle a pu reprendre son travail avec interruptions occasionnées par des malaises avec frissons subits. A maigri. Il y a six mois, elle s'aperçoit que son ventre grossit. Elle perd ses forces, continue à maigrir et, sur le conseil d'un médecin, entre à l'hôpital.

Examen. — Femme au visage très jaune, mais non pas du jaune de l'ictère par rétention, avec nombreuses varicosités et nævi vasculaires. Conjonctives jaunes. Lèvres un peu cyanotiques. Sur le thorax, la peau est moins jaune et parsemée de nævi pigmentaires et vasculaires. Varicosités au niveau de la nuque. En avant, un peu de circulation collatérale.

Œdème des membres inférieurs jusqu'aux genoux.

Déformation hippocratique des doigts.

L'abdomen est gros et distendu, pointant en avant.

Œdème dans les parties déclives et vergetures ; la peau de l'abdomen œdématiée fait tablier devant la vulve. Quelques gros nævi pigmentaires et vasculaires. L'ombilic n'est pas déplissé. Circulation collatérale moyennement développée. Circonférence au niveau de l'ombilic, $122^{cm},5$.

Dyspnée surtout dans la position couchée. En arrière, au sommet gauche, inspiration rude et saccadée.

Cœur : souffle systolique à la pointe, se prolongeant dans l'aisselle. Souffle diastolique à la base descendant le long du sternum.

Pouls plein, fort, à peu près régulier, 108.

Appétit conservé. La digestion se fait bien. Un peu de diarrhée. Matières colorées.

Foie : gros, dur, non douloureux, déborde de six forts travers de doigt le rebord costal. Hauteur de la matité, 27 centimètres.

Rate : grosse.

Urines : Pigment rouge brun abondant. Ni sucre, ni albumine.

Évolution : Pas de pigments biliaires.

Paracentèse le 17 mars, évacuant 7l,5 de liquide foncé, riche en pigments. Après la ponction, on constate que le foie est énorme, mamelonné, très mobile, non douloureux à la pression. Le bord est dur, un peu crénelé. Il descend dans la fosse iliaque droite. Le foie occupe donc hypocondre et flanc droit, épigastre et se perd sous l'hypocondre gauche. La rate semble petite.

31 *Mars.* — Depuis deux jours, l'état général est mauvais. Dyspnée; délire nocturne. La température, qui oscillait autour de 38°, avec maximum 38°,7, ne dépasse plus 37°,5. Pouls 115-130, encore fort et relativement régulier. Saignement des gencives.

On ausculte rapidement pour ne pas fatiguer le malade, et on conclut à caverne du sommet gauche.

7 *Avril.* — Paracentèse, évacuant 11 litres de liquide bière forte, un peu trouble, sortant sous une pression de 29 centimètres de liquide. L'état de la malade étant mauvais, on arrête l'évacuation, et le liquide continue à s'écouler par l'ouverture du trocart.

Foie très gros, descendant à 2 centimètres au-dessous de l'ombilic, sur la ligne médiane.

La rate semble petite.

L'état général empire : dyspnée, asthénie, torpeur.

Mort à huit heures du soir.

Autopsie. — Le 9 avril, trente-sept heures après la mort.

Adhérences pleurales bilatérales, lâches.

Poumons, à gauche, quelques petits tubercules du sommet, congestion intense. A droite, quelques rares tubercules du sommet, un peu d'œdème et congestion très considérable.

Un peu de liquide, 80 grammes dans le péricarde.

Cœur : insuffisance mitrale; le bord de la valvule est jaunâtre et induré, les piliers rétractés. Ventricule gauche hypertrophié. Cœur droit dilaté. Le cœur tout entier pèse 460 grammes.

Aorte : normale.

Paroi abdominale très réduite ; il ne reste pour ainsi dire pas de muscle. Vascularisation intense du péritoine. La cavité abdominale renferme environ 2 litres d'un liquide jaune brun.

Foie : gros, irrégulier, pèse 2 565 grammes. Surface granuleuse, à petits grains. Consistance dure, crie sous le couteau. Il semble y avoir quelques zones parenchymateuses atteintes de dégénérescence graisseuse.

Adhérences de la vésicule biliaire avec le duodénum ; pas d'adhérences du foie et de la paroi. Le ligament suspenseur du foie est extrêmement vascularisé, de même que la face inférieure du diaphragme.

Rate : 635 grammes, grosse, régulière, lisse et congestionnée. Remontait jusqu'au sixième espace intercostal, mais ne dépassait pas le rebord costal.

Pancréas : de consistance ferme, pèse 195 grammes.

Reins : capsule très vascularisée; le droit pèse 215 grammes; le gauche, 185 grammes.

Hémorroïdes procidentes.

DESCRIPTION HISTOLOGIQUE DES LÉSIONS HÉPATIQUES.

Ce cas est un de ceux où l'hyperplasie parenchymateuse a été assez marquée pour non seulement compenser l'atrophie scléreuse simultanée, mais encore pour augmenter considérablement le volume et changer la forme du foie. Macroscopiquement, le tissu hépatique a pris, suivant les endroits, des aspects très variés, parfois à ce point différents qu'on hésiterait à reconnaître sur des fragments séparés un seul et même organe. Une seule figure histologique ne peut donc, en aucune façon, rendre compte de la structure du tissu hépatique.

Le polymorphisme des aspects structuraux est la caractéristique essentielle de ce cas comme de ceux, d'ailleurs, que nous aurons à examiner par la suite.

Il est cependant possible de donner une description suffisamment explicite de ce foie, à condition de passer successivement en revue les différentes formations qui le composent. Mais, par contre, il serait illusoire de chercher à donner une formule unique pour l'agencement même de ces différentes formations, puisqu'il varie ici et là suivant l'intensité des lésions et suivant la prédominance locale de telle ou telle variété de lésions.

Zones d'hyperplasie parenchymateuse. — Ont pris en général un développement marqué, sans toutefois présenter de sinus central. De forme ordinairement arrondie, elles ont refoulé à leur pourtour les zones d'atrophie scléreuse où elles sont enchâssées, et par suite la limite est nette entre les deux sortes de zones.

Les cellules hépatiques y sont volumineuses, bien colorées, prenant fortement les colorants histologiques. L'hyperplasie est du type clivage ; mais les travées nouvelles où les cellules restent bien soudées les unes aux autres sont fortement élargies, transformées en véritables placards où quatre, cinq, six cellules se disposent en largeur. Les cellules surchargées de graisse sont extrêmement rares.

Zones d'atrophie scléreuse. — Ces zones sont, par places, extrêmement développées, au point d'occuper tout le champ du microscope à un grossissement moyen (cinquante-quatre fois). Cette extension marquée des zones d'atrophie scléreuse tient à trois causes :

1° La disparition presque complète des cellules hépatiques à leur niveau, de telle sorte que les gaines glissoniennes qui y sont emprisonnées sont relativement très rapprochées les unes des autres, le parenchyme intermédiaire qui les tenait écartées ayant presque entièrement disparu en ces points. Du foie ancien il ne reste presque plus que la travée scléreuse, et les zones scléreuses ainsi accolées sur de grands espaces n'en forment plus en réalité qu'une seule considérable. Les quelques cellules hépatiques encore reconnaissables çà et là et surtout les gaines glissoniennes nombreuses rencontrées dans ce placard scléreux montrent seules que ce placard représente en réalité une région relativement étendue du foie primordial ;

2° A cette extension marquée des zones d'atrophie scléreuse, il est une autre raison : c'est la dilatation marquée des capillaires conservés à ce niveau. Ils sont extrêmement volumineux, formant là comme un véritable tissu caverneux : le diamètre de ces capillaires atteint souvent un dixième de millimètre ;

3° La dernière cause du grand développement pris par ces zones d'atrophie scléreuse tient à l'hyperplasie du mésenchyme qui a envahi au préalable le tissu hépatique, représenté par cette zone d'atrophie scléreuse, mésenchyme hyperplasié qui n'a pas subi de retrait. Je décrirai plus loin cette hyperplasie mésenchymateuse.

Collecteur porto-sus-hépatique. — La veine porte est très dilatée et sa paroi épaissie. La gaine externe conjonctive n'est pas très développée. Ce sont surtout les éléments musculaires qui y ont pris un accroissement remarquable, au point qu'il est difficile de différencier la veine porte de l'artère. Il n'y a pas d'endophlébite. C'est en somme d'une veine artérialisée, à musculature hypertrophiée, qu'il s'agit.

La veine sus-hépatique est difficile à repérer dans le tissu scléreux, d'autant que rien ne permet de la distinguer des capillaires ectasiés dont le calibre dépasse de beaucoup celui d'une veine sus-hépatique. La paroi des capillaires a subi, elle aussi, une véritable artérialisation par adjonction de fibres musculaires. Tout dans l'appareil vasculaire traduit la gêne circulatoire.

Bourgeon biliaire. — Présente des marques manifestes d'altération inflammatoire. Épithélium hyperplasié, en hauteur et surtout en surface, d'où plissements, bourgeons saillants dans la lumière élargie ; double et triple rangée de cellules de remplacement, en dehors des cellules à plateau. En général, absence de desquamation ; au total, angiocholite proliférative, sans catarrhe.

Chorion épaissi et souvent infiltré de cellules rondes : là où celles-ci sont très nombreuses, l'épithélium sus-jacent est souvent desquamé.

Le tissu conjonctif réticulé qui entoure les dernières ramifications biliaires et ces ramifications ont subi une hyperplasie marquée, d'où l'envahissement du parenchyme par de nombreux néo-canalicules biliaires, dont certains sont dilatés.

L'atrophie scléreuse, qui a annihilé le parenchyme hépatique, a respecté ces néo-canalicules biliaires, qui épaississent d'autant, comme je l'ai indiqué, les placards scléreux.

En de nombreux points, au pourtour des canaux biliaires enflammés principalement, l'hyperplasie mésenchymateuse a pris le type anarchique et forme des masses arrondies, parfois volumineuses, feutrées, à cellules rondes accolées (nodules infectieux).

Au surplus, toute la gangue scléreuse du foie est infiltrée de ces cellules rondes, disposées ici en nodules, là en traînées plus ou moins épaisses.

Artère hépatique : présente une hypertrophie marquée de l'anneau musculaire.

Pas d'endartérite ni de périartérite notables.

En résumé, ce foie présente : une hyperplasie marquée du parenchyme, jointe à une atrophie scléreuse poussée à l'extrême, atrophie, dont l'aspect s'est trouvé modifié par le développement considérable des capillaires artérialisés à ce niveau ; une hyperplasie du bourgeon biliaire et du mésenchyme annexé, avec néo-canalicules biliaires et nodules embryonnaires.

L'atrophie parenchymateuse n'a pu être poussée si avant que grâce au développement simultané des zones de néoformation. L'aspect arrondi, comme à l'étroit, de ces zones néoformées nous montre encore que les cellules hépatiques qui se sont développées là ont dû refouler à leur pourtour la gangue scléreuse déjà solide et épaisse au sein de laquelle elles se multipliaient. Elles n'ont pu briser cette gangue et s'y sont fait de force une place.

Dès lors, on comprend la gêne circulatoire qui a succédé au développement, dans une gangue peu extensible, de ces zones parenchymateuses, l'aplatissement de nombre de voies vasculaires, et par suite l'hypertrophie musculaire des vaisseaux d'apport, artère hépatique et veine porte.

La constatation de ces lésions entraîne d'autres remarques. Il semble que l'hyperplasie mésenchymateuse à type anarchique, créant des nodules embryonnaires et infiltrant de cellules rondes les travées scléreuses, soit la traduction d'une poussée aiguë ultime. Si, par la pensée, on débarrasse de ces formations à évolution aiguë et de date récente le tissu hépatique, il reste des lésions d'hyperplasie paren-chymateuse à type de clivage et d'hyperplasie mésenchymateuse avec néo-canalicules biliaires, lésions qui toutes deux traduisent une irrita-tion plutôt lente. Le degré avancé où a été poussée l'atrophie des cellules hépatiques dans les zones scléreuses concorde bien avec un processus évoluant lentement.

A quoi ressortit l'ectasie considérable des capillaires situés dans cette gaine ? La gêne circulatoire ne suffit pas à l'expliquer, puisqu'elle existe souvent sans que pareille transformation caverneuse ait lieu. J'estime que les lésions cardiaques n'ont pas été sans influer consi-dérablement sur l'état de ces capillaires. L'augmentation de pression dans les voies de décharge sus-hépatique s'est traduite au niveau des capillaires correspondants par un élargissement marqué de leur calibre et par l'adjonction de cellules musculaires contractiles à leur paroi.

OBSERVATION XXIII (*Thèse de* LEREBOULLET, *Paris, 1902*) (*résumée*). — *Tuberculose. Cirrhose avec rétraction. Foie, 2200 grammes. Rate, 970 grammes.* — Richard R..., âgé de quarante-cinq ans, journalier.

Antécédents héréditaires. — Père mort de maladie inconnue, avec ascite abondante. Mère, morte de suite de couches. Une sœur bien portante ; un frère mort de tuberculose pulmonaire.

Antécédents personnels. — Pas de syphilis. Pas de paludisme. Alcoolisme.

Début de la maladie, remonterait à un traumatisme violent au niveau de l'hypocondre droit, survenu en 1897. Douleur, vomissements, épistaxis. Tousse depuis.

État actuel. — Ictère léger, mais avec pigments biliaires vrais et selles colorées. Hypermégalie hépatique et splénique. Pas d'ascite, pas de circulation collatérale.

Appétit conservé. Urines abondantes (2¹,5 environ). Épistaxis.

Évolution. — Érysipèle de la face du 17 au 27 juin 1899.

Pneumonie de la base gauche du 18 au 24 février 1900.

Érysipèle du 20 au 25 mai.

En juillet 1900, quelques poussées fébriles, abdomen douloureux, un peu d'ascite.

Violente hémorragie intestinale le 16 juillet, puis hématémèse abondante le 17, durant toute la nuit. Le malade meurt hypothermique le 18 juillet.

Autopsie. — *Poumons* très emphysémateux. Adhérences à gauche. Quelques petits tubercules crétacés à gauche, mais pas de tuberculose en évolution.

Pas de varices œsophagiennes. Exulcérations dans l'antre pylorique et la première portion du duodénum. Estomac plein de sang. Un peu d'ascite hémorragique.

Foie : augmenté de volume surtout au niveau du lobe gauche. Pèse 2 200 grammes. Surface irrégulièrement chagrinée plus à droite qu'à gauche. Peu de périhépatite.

Vésicule biliaire : contient liquide peu coloré et un peu trouble. Voies biliaires libres. Ganglions du hile légèrement tuméfiés.

A la coupe, sclérose très marquée du lobe droit, moins marquée à gauche.

Rate : mesure 24 × 14 centimètres et pèse 920 grammes. Un peu de périsplénite.

Reins : pèsent 170 à 180 grammes.

Pancréas : 125 grammes.

A l'examen histologique, M. Lereboullet note expressément la prédominance des zones scléreuses à droite, de l'hyperplasie parenchymateuse à gauche.

OBSERVATION XXIV (*Thèse de* LEREBOULLET, *Paris, 1902*) (*résumée*). — *Tuberculose. Cirrhose hyperplasique avec rétraction. Foie, 1 635 grammes. Rate, 675 grammes.* — Félix V. K..., âgé de quinze ans.

Antécédents héréditaires. — Père et mère bien portants.

Antécédents personnels. — Rougeole à deux ans, puis bronchite persistante. A l'âge de cinq ans, traumatisme abdominal.

Début de la maladie. — A l'âge de douze ans, augmentation de l'abdomen, indolore.

Douleurs articulaires. Hémorragies. Arrêt de croissance.

Abdomen volumineux. Circulation collatérale. Purpura. Pas d'ascite. Hypermégalie hépatique et splénique.

Quelques craquements secs aux sommets en arrière.

Cœur. Souffle systolique pulmonaire.

Urines contiennent de l'urobiline.

Évolution. — Poussée péritonéale et pulmonaire fébriles. Anémie et subictère.

Mort par asphyxie progressive avec hypothermie.

Autopsie. — Ascite. Pyléphlébite radiculaire.

Périhépatite très marquée. *Foie,* 1 635 grammes, très dur, à sclérose régulière à la coupe.

Rate : 675 grammes. Périsplénite très marquée.

Reins : pèsent ensemble 375 grammes.

Estomac : quelques varices.

Pancréas : 85 grammes.

Ganglions sus-pancréatiques et mésentériques volumineux, mais mous.

Poumons : pas de tubercules ; un ganglion trachéo-bronchique crétacé est le seul vestige de tuberculose.

Cœur : un peu d'endocardite mitrale récente.

III. — Cirrhoses avec prédominance du type dissociant.

Je réunis dans ce groupe un ensemble de faits qui m'ont paru devoir être individualisés grâce aux caractéristiques suivantes : discordance du développement du foie, habituellement volumineux, et de la rate, peu augmentée ; prédominance des lésions d'hyperplasie à type dissociant, d'où modification considérable de la physionomie du tissu hépatique ; fréquence des lésions folliculaires tuberculeuses.

Il semble qu'il s'agisse là d'une poussée terminale hyperplasique, entée sur un processus lent, d'où l'évolution ultime rapide des accidents.

A noter que le foie, en pareille circonstance, se développe surtout aux dépens de son lobe droit, qui remonte en dôme à un niveau très élevé au-dessus du lobe gauche.

Les lésions tuberculeuses localisées ailleurs que dans le foie sont habituellement très évidentes. Il s'agit de tuberculeux cliniquement reconnaissables.

Au point de vue hépatique, les hémorragies, les phénomènes d'insuffisance glandulaire sont au premier plan. Il y a peu ou pas d'ictère, peu de péritonite, peu ou pas d'ascite.

Les observations qui suivent fourniront une notion assez nette de cette forme où domine l'hyperplasie non ordonnée, mais anarchique, évoquant l'idée d'un incident aigu surajouté à une évolution antérieurement silencieuse. Il semble qu'il s'agisse d'une cirrhose peu hyperplasique primitivement, et qui ne se révèle cliniquement que par suite d'une poussée hyperplasique désordonnée aiguë. Le tissu hépatique nouvellement formé ne fonctionne qu'imparfaitement et ne rappelle plus, même incomplètement, comme dans la cirrhose hyperplasique à évolution subaiguë, le parenchyme normal.

Observation XXV. — *Tuberculose à localisations multiples. Cirrhose à type dissociant. Purpura. Mort avec symptômes typhoïdes.* — P..., âgé de trente-neuf ans, peintre en voitures, entre le 15 juin 1904 à la Pitié, service de M. le Dr Rénon.

Début de la maladie. — Malade depuis trois semaines. Perte complète de l'appétit. Ne peut conserver aucun aliment, qu'il vomit aussitôt après l'absorption. Perte des forces et amaigrissement rapide.

Examen. — État typhoïde, prostration extrême. Température 39°. Léger subictère.

Poumons : frottements à la base droite.

Cœur : bruits un peu assourdis.

Le ventre est gros, ballonné et manque de souplesse. A la palpation, on éprouve une certaine résistance, qui gêne pour bien apprécier l'état des organes sous-jacents. L'exploration en est d'ailleurs douloureuse.

Pas d'ascite. Circulation collatérale de moyen développement.

Le *foie* est énorme et déborde les fausses côtes de cinq à six travers de doigt. Il semble surtout développé au niveau de son lobe droit, qui descend dans la fosse iliaque.

La *rate* n'est pas perceptible, ne semble pas grosse.

Urines, foncées, couleur bouillon brun. L'addition d'acide chlorhydrique et l'ébullition y déterminent une coloration brun sale. Ni scatol, ni indol. Par addition d'acide azotique, on obtient coloration brun verdâtre.

La langue est sale ; il y a de la gingivite et un mince liséré saturnin. Selles jaunes, non décolorées, liquides.

Pas d'hémorragies muqueuses.

On croit reconnaître trois à quatre taches rosées sur l'abdomen. A noter, d'autre part, quelques nævi ou taches purpuriques disséminées sur le tégument.

On pense à une fièvre typhoïde. Mais le séro-diagnostic est négatif.

Le malade, malgré son état général grave, a un optimisme marqué.

Il reconnaît avoir fait des excès de boisson. Longtemps il a absorbé quatre à cinq absinthes et 3 litres de vin chaque jour.

Évolution. — Les jours suivants, la courbe thermique reste en plateau, entre 39 et 40°, avec légère rémission matinale, comme dans la fièvre typhoïde. Mais à la diarrhée ocreuse des premiers jours succède de la constipation.

Abdomen moins douloureux, excepté au niveau de l'hypocondre droit, toujours sensible. La quantité des urines se maintient au taux de 1 500 grammes. Il y a un peu d'albumine. Le 22 juin, le subictère s'accentue. Urines, 1 200 grammes, acajou. Pigment rouge brun.

Nouveau séro-diagnostic négatif. On élimine l'hypothèse de fièvre typhoïde, et on porte le diagnostic d'hépatite avec fièvre d'origine inconnue. L'état typhique persiste, quoique un peu atténué.

Le 24 juin, apparition sur la face palmaire de la main droite, remontant vers le poignet et la partie inférieure de l'avant-bras d'une part, descendant d'autre part sur l'auriculaire, l'annulaire et la moitié interne du médius, de taches purpuriques. La région envahie est exactement limitée au domaine du cubital. Douleurs spontanées au niveau du territoire envahi.

Troisième séro-diagnostic négatif.

Les jours suivants, état stationnaire. Plateau thermique entre 39 et 40. Urines moins foncées. Matières peu colorées, jaunâtres. On attribue cette décoloration relative des matières à l'acholie.

Le 30 juin, quatrième séro-diagnostic négatif.

Le 3 juillet, une analyse des urines donne les renseignements suivants : Quantité 1 000 grammes; densité, 1025; chlorures, 10^{gr},70; phosphates, 1^{gr},45; urée, 21 grammes. Pas d'albumine. Mucine. Pas de sucre.. Présence d'acides biliaires. Pas d'urobiline.

Le 5 juillet, deux hémorragies intestinales. Au milieu de matières décolorées, un volumineux caillot. Julep avec 4 grammes de chlorure de calcium. On continue le régime lacté et les bains froids.

L'état général s'aggrave rapidement les jours suivants. Le purpura s'efface; les urines prennent la teinte jaune miel; les selles se décolorent.

Le 11 juillet, prostration extrême. La diarrhée reprend et a une teinte brun verdâtre. Le malade gâte. Léger délire. Urine jaune miel. Pouls incomptable. Mort à une heure.

Autopsie. — Le 12 juillet, vingt-deux heures après la mort. Le cadavre a été conservé par le chlorure de zinc en aspersion.

Poumons : pas de pleurite. Tractus scléreux fronçant le sommet gauche, avec nodules de matière caséeuse et anthracose; cavernule au sommet droit. Les deux poumons présentent un véritable semis de granulations tuberculeuses. Œdème et congestion. Quelques lobules emphysémateux.

Pas de ganglions au niveau du hile.

Cœur : cavités droites dilatées et surchargées de graisse semblent envelopper le cœur gauche, cylindrique.

Aorte : normale.

Foie : volumineux et ferme, est relativement déformé. Il est surtout développé, aux dépens du lobe droit, dont le sommet fait une forte saillie enfouie sous la coupole diaphragmatique. Le lobe gauche, peu développé, n'est pas disposé sur le même plan.

Lobe droit et lobe gauche se disposent de chaque côté du ligament suspenseur à la façon des ailes d'une hélice. Poids, 1925 grammes. Surface presque lisse, à peine granuleuse. Un peu de périhépatite vers le dôme supérieur droit. Vers le bord antérieur, très en dehors de la vésicule biliaire, la surface en une région peu étendue est un peu granulée. Consistance très dure.

La surface de section est très nette, unie, impénétrable au doigt. Couleur sciure de bois ou jaune chamois, virant au lilas rosé après oxydation. Sur la coupe, les ilots de parenchyme apparaissent nettement, accolés les uns aux autres et extrêmement réguliers, presque de calibre uniforme, variant de 1 à 3 millimètres de diamètre.

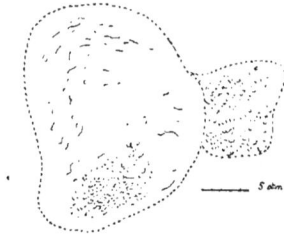
Fig. 78.

La vésicule biliaire contient un liquide ocre brun fluide, non poisseux.

Rate : 220 grammes, toute la surface est criblée de granulations tuberculeuses, dont quelques-unes atteignent 1 millimètre de diamètre. Consistance ferme, se tient bien sur sa convexité et fait le bateau. La coupe est nette, non diffluente, criblée de granulations très fines et égales. Couleur violette.

Intestin : à la face postéro-externe du cæcum, une tache noirâtre où se dessine une délicate arborisation vasculaire, jalonnée élégamment de petites granulations ; correspond sur la surface interne du cæcum à une ulcération tuberculeuse large de 2 centimètres, entourée par une couronne de quatre à cinq petits point noirs, hémorragiques. Quelques granulations sur le reste de l'intestin.

Le péritoine pariétal présente quelques granulations assez discrètes. Deux cuillerées de liquide citrin.

Pancréas : pèse 120 grammes.

Reins : 360 grammes les deux. La surface est légèrement bombée et présente quelques kystes. Mais surtout à la coupe, nombreuses granulations tuberculeuses teintées de bile, criblant le cortex et les pyramides, simulant de petits abcès. Le cortex est moins épais que normalement.

Le cerveau est congestionné et présente des granulations tuberculeuses.

OBSERVATION XXVI. — *Tuberculose à localisations multiples. Cirrhose à type dissociant. Nombreux follicules tuberculeux intrahépatiques. Péritonite plastique et exsudative. Mort dans le marasme.* — Marie R.., née à Pleubiou (Côtes-du-Nord), âgée de soixante-deux ans, ménagère, entre à l'hôpital Necker (service de M. le Dr Rendu), le 1er mars 1901.

Bonne santé habituelle. A perdu une fille de méningite tuberculeuse.

Début de la maladie. — Est malade depuis octobre 1900. La maladie a débuté brusquement à deux heures de l'après-midi par de vives couleurs dans la région hépatique, douleurs que la malade attribue à un effort. Ces douleurs s'accompagnent de vomissements glaireux. Il n'y eut pas d'ictère. Quinze jours après les douleurs, hématémèse.

Examen. — Poumons: craquements au sommet droit. Rien aux bases.

Cœur : normal.

Foie: volumineux, déborde beaucoup les fausses côtes. Il est surtout développé aux dépens du lobe droit, vertical. Le bord inférieur descend au-dessous d'une ligne passant par l'ombilic. Hauteur de la matité sur la ligne mammaire, 19 à 20 centimètres. Au niveau de ce lobe, légère sensibilité à la pression. Une autre région sensible, presque symétrique, ne correspond à aucune masse solide. Il semble y avoir de la périhépatite. La ligne supérieure de matité hépatique remonte jusqu'au quatrième espace intercostal.

Rate. — N'est pas perceptible à la palpation. Son aire de matité affleure en haut le bord inférieur de la neuvième côte. La rate semble donc petite.

Langue rouge. Dégoût profond de la viande.

Pas de diarrhée.

Reins : Ni sucre ni albumine ; urobiline.

Adénites sus-claviculaire et axillaire droites, volumineuses, déterminant de l'œdème du bras. Les ganglions du creux sus-clavier apparurent en novembre et grossirent rapidement. Les ganglions axillaires apparurent vers le milieu de décembre. En février, ces ganglions suppurèrent rapidement.

Autopsie : le 7 juin.

A l'ouverture du thorax, 1¹,5 de liquide dans la plèvre droite. Adhérences du sommet droit.

Poumon droit : au sommet, foyer tuberculeux ancien, induré, avec anthracose.

Poumon gauche: très augmenté de volume. Présente une belle injection des lymphatiques sur la face antérieure. Au sommet, congestion et œdème. Emphysème du bord antérieur.

Les deux poumons sont le siège de nombreuses granulations, petites et récentes, qui tranchent particulièrement sur le parenchyme congestionné, à gauche.

Le péricarde contient un peu de liquide.

Cœur : ventricule droit, surcharge graisseuse, rempli de caillots fibrino-cruoriques. Le bord de la valvule tricuspide forme un bourrelet dur, rugueux ; sigmoïdes pulmonaires normales.

Ventricule gauche : même état rugueux et froncé de la valvule mitrale. Quelques rugosités sur le bord libre des valvules sigmoïdes, surtout de la médiane.

Quelques placards d'athérome au niveau du tronc brachio-céphalique.

Le *péritoine* est couvert de granulations tuberculeuses, et la cavité abdominale contient une certaine quantité de liquide jaune. La péritonite est générale, mais particulièrement marquée au niveau du foie.

Périhépatite très prononcée surtout en avant et à droite du ligament suspenseur.

Dans le petit bassin, les organes génitaux sont agglutinés par les fausses membranes.

Foie volumineux; mesure 26 centimètres de largeur, 21 centimètres de hauteur au niveau du lobe droit, 12 centimètres au niveau du ligament suspenseur. Son poids est de 1 500 grammes. Mis sur la table, il s'étale, et sa capsule se plisse légèrement à gauche. La surface en est lisse, abstraction faite de la périhépatite; à peine quelques petites

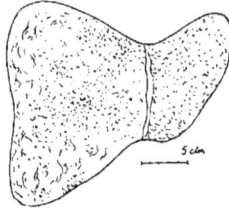

Fig. 79.

granulations, plus marquées à l'extrémité gauche. La coupe est nette, unie; à jour frisant, apparaît un léger granité très régulier, à grains de la dimension d'un grain de mil, de couleur jaune chamois, cerclés d'un petit anneau gris rosé.

La différence de couleur entre le tissu scléreux et le parenchyme marque plus la granulation que ne le fait la saillie du parenchyme sur les cloisons scléreuses.

En certaines régions, l'îlot parenchymateux, ordinairement peu développé, augmente ses dimensions, de telle sorte que le tissu scléreux est en proportion plus délié et moins abondant. Ailleurs, par contre, la travée scléreuse est très dense, les mailles du réseau ayant à peine 1 millimètre de largeur, et ceci sur une grande étendue.

Au niveau des cloisons scléreuses, quelques varicosités et quelques étoiles veineuses comparables aux étoiles de Verheyen. On note surtout, au niveau du lobe gauche (bords et languette), quelques hémorragies linéaires peu importantes, qui tranchent sur la teinte générale jaune chamois.

Vésicule biliaire flasque, contient petite quantité de liquide vert noirâtre.

Rate : volumineuse. Pèse 240 grammes. Périsplénite.

Reins : congestionnés. Substance corticale diminuée d'épaisseur mesure 4 à 5 millimètres. Çà et là, quelques gros tubercules. Sur l'un des reins, au niveau du bord externe, amas de tubercules caséeux. Poids des deux reins, 320 grammes.

Intestin : quelques ulcérations tuberculeuses, surtout au niveau du cæcum, où l'on en compte trois.

Encéphale : n'a pas été examiné.

Description histologique des lésions du foie.

Le peu d'étendue des fragments prélevés pour l'étude histologique doit faire poser tout d'abord quelques réserves sur l'appréciation exacte des lésions observées.

Autant qu'on en peut juger par les coupes que j'ai examinées, voici quelques-unes des particularités observées ici.

Dans son ensemble, le tissu hépatique est profondément modifié et presque méconnaissable. Les zones d'atrophie scléreuse prédominent notablement sur les zones de néoformation. Mais les dimensions augmentées du lobe gauche du foie, les dimensions et le poids de l'organe tout entier supérieurs à la normale, malgré l'abondance des éléments scléreux et par suite la disparition corrélative d'une partie importante du foie primitif, doivent porter à conclure que des coupes prélevées en d'autres points et de surface plus étendue nous montreraient sous un autre aspect ce tissu hépatique.

Zones de néoformation. — Peu développées sur les coupes examinées, mais profondément altérées. L'hyperplasie intense à type dissociant a transformé ces zones en placards faits de cellules extrêmement petites, dissociées, mais pourtant serrées les unes contre les autres. On reconnaît à grand'peine dans ces éléments cellulaires minuscules, à noyau petit et mal coloré, à protoplasme teint en rose par l'éosine, des cellules hépatiques. Leur situation et leur voisinage avec des cellules plus volumineuses et d'aspect moins atypique font qu'on peut les considérer comme des cellules hépatiques.

Par places, les cellules moins nombreuses, plus volumineuses, ont subi la nécrose acidophile. Il ne reste plus du corps cellulaire, d'où a disparu le noyau, qu'un agrégat de grains arrondis teints en rose vif par l'éosine ou prenant mal la couleur.

Certains îlots de néoformation sont surchargés de graisse. Ailleurs, les capillaires ou lacunes vasculaires sont dilatés, remplis de globules sanguins transformant parfois en lacs hémorragiques les zones parenchymateuses intéressées. On ne trouve pas d'amas ni d'enclaves pigmentaires.

Zones d'atrophie scléreuse. — Très irrégulières, parfois englobant en certains endroits plusieurs gaines glissoniennes encore reconnaissables, grâce au bourgeon biliaire qu'elles contiennent.

Les cellules hépatiques y ont souvent entièrement disparu. Par contre, on y trouve de nombreux néo-canalicules et surtout une infiltration de cellules rondes considérable.

Enfin, à leur niveau plus souvent qu'au niveau des zones d'hyperplasie parenchymateuse, se rencontrent très fréquemment des follicules tuberculeux typiques, avec cellules géantes et couronne de cellules rondes.

Collecteur porto-sus-hépatique. — Peu d'endoplébite, mais épaississement de la gaine conjonctive. Sur les coupes examinées, je n'ai pas trouvé de figures pouvant être interprétées comme des veines sus-hépatiques oblitérées.

Bourgeon biliaire. — Est altéré. Épithélium biliaire mal coloré prenant de façon intense et diffuse les colorants nucléaires. Desquamation des cellules. Dilatation des lumières canaliculaires. Le chorion dense des canaux est peu épaissi. Les lésions inflammatoires du bourgeon biliaire semblent avoir été très intenses et plus destructives que prolifératives.

Il y a cependant des néo-canalicules biliaires en grande abondance et avec hyperplasie mésenchymateuse correspondante ; mais ces productions sont infiltrées d'une grande quantité de cellules rondes, éveillant l'idée d'un processus inflammatoire anarchique enté sur des lésions anciennes.

A remarquer que de nombreux follicules tuberculeux se localisent de préférence près des canaux biliaires, probablement au pourtour d'une artériole hépatique.

L'artère hépatique a sa paroi musculaire épaissie et présente un degré marqué d'endartérite.

En résumé, d'après les coupes que j'ai pu examiner, les lésions prédominantes semblent de date récente et ajoutées à des lésions anciennes, à caractère moins aigu. L'hyperplasie du parenchyme très dissociante, les lésions inflammatoires anarchiques du mésenchyme traduisent la poussée aiguë qu'a subie le tissu hépatique, probablement au moment du stade de généralisation de la bacillose, à laquelle doivent être attribuées les lésions folliculaires intra-hépatiques fréquentes, mais peu avancées.

Antérieurement, les lésions de cirrhose avaient pu aboutir, grâce au développement des îlots de néoformation, à la constitution de larges placards scléreux, d'où avait disparu le foie primitif. La capsule ondulée et reposant sur un tissu presque exclusivement granuleux, avec seulement quelques rares cellules hépatiques et quelques néo-canalicules, semble être devenue trop grande pour le viscère enveloppé et donne la même impression d'une atrophie de l'organe, à ce niveau.

IV. — CIRRHOSES GRAISSEUSES.

Ces faits se rapprochent beaucoup des faits précédents par la coexistence de lésions tuberculeuses manifestes, au niveau des poumons principalement, par la rareté de la péritonite et de l'ascite, par le faible développement de la rate. L'ictère est minime, les phénomènes hémorragiques très rares, la circulation collatérale à peine marquée. Un des caractères les plus notables est l'adiposité marquée des sujets : il s'agit toujours de tuberculeux gras, d'où l'hésitation à considérer ces sujets comme des tuberculeux.

Anatomiquement, on retrouve ici encore l'aspect en dôme du lobe droit, le faible développement du lobe gauche ; mais le microscope montre que l'hyperplasie s'est faite non pas suivant le type dissociant, mais suivant le type de clivage. Il semble que la surcharge graisseuse, parfois énorme, des cellules hépatiques ait contribué pour beaucoup à diminuer l'intensité de l'ictère, qui devrait s'associer à une hyperplasie parenchymateuse assez considérable pour que le foie atteigne les poids de 1 480, 2 540, 2 000, 2 400 grammes. Une pareille masse de cellules hépatiques nouvelles et non stéatosées s'accompagne habituellement du passage de pigments biliaires abondants dans le courant sanguin.

Ces faits sont bien connus depuis les travaux de Hutinel (1), Sabourin (2), Hayem et Giraudeau (3), Talamon (4), Gilson (5), élève de Lancereaux.

Lancereaux en a donné une bonne description dans ses Leçons de clinique médicale faites à l'hôpital de la Pitié et publiées en 1890 (p. 97). Il y insiste sur ce fait que cette cirrhose est plus commune chez la femme que chez l'homme. Il note aussi le faible développement de la splénomégalie.

OBSERVATION XXVII. — *Tuberculose. Cirrhose avec stéatose.* — Joséphine W..., née à Witterbrün (Allemagne), âgée de trente-deux ans, teinturière, entre le 6 janvier 1902 à l'hôpital Necker (service de M. le Dr Rendu).

Elle meurt le 9 janvier, sans qu'on ait pu obtenir beaucoup de renseignements sur elle.

(1) HUTINEL, Étude sur quelques cas de cirrhose avec stéatose du foie (*France méd.*, 1881, t. I, p. 352 et suiv.).

(2) SABOURIN, Sur une variété de cirrhose hypertrophique du foie (cirrhose hypertrophique graisseuse) (*Archiv. de phys. norm. et path.*, Paris, 1881, p. 584, et *Revue de méd.*, Paris, 1884, p. 113).

(3) HAYEM et GIRAUDEAU, Contr. à l'étude de la cirrh. hyp. graisseuse *Gaz. hebd.*, 1883).

(4) TALAMON, Cirrhose hyp. graisseuse (*Progrès méd.*, 1882).

(5) GILSON, De la cirrhose alcoolique graisseuse. Thèse de Paris, 1884.

On sait seulement qu'elle buvait habituellement 2 litres de vin et du vulnéraire, du raphaël citron, du rhum, chaque jour. A son entrée, elle sentait nettement l'alcool.

Le foie remonte au mamelon et déborde de quatre travers les fausses côtes.

La rate n'est pas perceptible.

Au niveau du sommet droit, signes de caverne.

Cœur normal.

Un peu d'œdème des jambes. Pas d'albumine.

Autopsie le 10 janvier.

Dans toute l'étendue de la cavité thoracique, adhérences pleurales nombreuses et fortes déterminant une véritable symphyse bilatérale.

Poumons : très congestionnés, creusés de cavernules, plus nombreuses au niveau du lobe supérieur gauche. La base gauche est le siège d'une infiltration tuberculeuse très marquée.

Cœur : gras, dilaté et très gros. Dans l'oreillette droite, énorme caillot fibrino-cruorique. Le ventricule droit est dilaté et très surchargé de graisse.

Le ventricule gauche apparaît aussi dilaté, mais moins que le droit. Par contre, il présente une consistance beaucoup plus faible. Rien aux sigmoïdes, ni à la mitrale.

La paroi abdominale est doublée d'un pannicule adipeux très considérable. De même, au niveau de l'épiploon, la surcharge graisseuse est énorme.

Foie : volumineux et déformé, car l'hypertrophie porte principalement

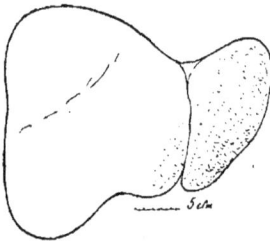

Fig. 80.

sur le lobe droit dont le dôme supérieur est très remonté. Les dimensions sont en largeur 30 centimètres, en hauteur, au niveau du lobe droit, 24 centimètres ; au niveau du ligament suspenseur, 16 centimètres. Pèse 2 540 grammes. Sa surface est de couleur jaune chamois et marbrée de taches violacées correspondant au rebord thoracique. Elle est lisse, sauf vers le bord gauche, où elle apparaît plus grenue. A la coupe, surface lisse, mais offrant un aspect granité dû au contraste du parenchyme jaune tranchant sur les cloisons conjonctives gris violet. Consistance dure ; le doigt pénètre difficilement dans le parenchyme. La coupe est presque exsangue.

Au niveau du hile, ganglion de la grosseur d'une aveline.

Vésicule biliaire : parois souples, contient liquide filant, brun verdâtre.

Rate : congestionnée, mais non diffluente, pèse 250 grammes.

Reins : capsule adipeuse très épaisse. Se décortiquent bien. Congestion intense et varicosités superficielles. Pas de tuberculose. Le rein gauche, 210 grammes, plus congestionné que le rein droit, 180 grammes.

Annexes : normales.

DESCRIPTION HISTOLOGIQUE DES LÉSIONS HÉPATIQUES.

Je ne puis donner de ce foie une description suffisamment précise, les fragments prélevés étant de trop faible étendue.

Les seuls renseignements qu'ils fournissent sont l'intensité de la surcharge graisseuse, l'espacement très marqué des gaines glissoniennes atrophiées, sans sclérose notable, la présence en plein parenchyme de fibrilles scléreuses comme fragmentées, ces deux derniers caractères permettant de confirmer histologiquement la conclusion que fournissait l'examen macroscopique, à savoir la néoformation considérable du parenchyme hépatique.

Enfin à noter dans quelques points la présence de petits lacs hémorragiques, parsemés de cellules hépatiques à peine reconnaissables.

OBSERVATION XXVIII. — *Tuberculose. Cirrhose avec stéatose. Mort dans le marasme.* — Femme née à Sainte-Menehould (Marne), âgée de soixante-cinq ans, entre en mars 1907 à la Pitié (service de M. le Dʳ Rénon).

Antécédents personnels. — Il y a deux ans, maladie sérieuse, caractérisée par une bronchite intense. Depuis cette époque ne s'est jamais remise. Trois à quatre mois avant son entrée à l'hôpital, vers décembre, état fébrile marqué, et douleurs dans l'hypocondre droit en avant. A maigri vite et beaucoup.

Examen. — C'est une femme encore grasse, présentant une teinte jaunâtre du tégument, cette teinte étant assez pâle. Les matières ne sont pas décolorées.

Poumons : obscurité respiratoire aux deux sommets.

Cœur : bruits normaux.

Abdomen volumineux, ne contient pas de liquide. La circulation collatérale est indiquée, bilatérale, mais peu développée.

A la palpation, on sent le *foie* qui déborde, avec un lobe droit descendant, un lobe gauche peu développé.

Rate : non perceptible.

Urines peu abondantes, contiennent des pigments biliaires vrais, mais en faible quantité.

A quelques pertes utérines, un peu odorantes, roussâtres parfois, plus souvent blanches.

État intellectuel parfait, répond avec lucidité aux questions, ne se plaint pas. L'état général semble satisfaisant.

Évolution. — Le 15 avril, à un nouvel examen, l'état apparaît très aggravé. La transformation a été brusque. Brusquement asthénie extrême ; la malade répond mal aux questions, et la situation apparaît vite très compromise.

La malade perd urines et matières.

Mort le 17 avril.

Autopsie. — Un peu de liquide dans les plèvres et dans le péricarde. Adhérences notables, surtout à droite, où le sommet se déchire à l'extraction.

Poumon droit : au sommet noyau tuberculeux, scléro-anthracosique, crétacé. OEdème considérable et congestion intense à la base, de couleur noirâtre. Tout le sang semble s'y être amassé. Le parenchyme semble diffluent. En un point apparaît un noyau plus solide ; infarctus diffus ou tubercule (?).

Poumon gauche : même congestion de la base. Pas de tubercule appréciable.

Cœur : plutôt petit, avec légère surcharge graisseuse.

Aorte : saine, à l'exception d'un petit placard athéromateux, à l'origine de la sous-clavière gauche. Sa surface interne est laquée.

Pas de ganglions trachéo-bronchiques volumineux.

Le panicule adipeux du ventre est bien conservé. La cavité abdominale est sèche, sans péritonite.

Foie : volumineux, surtout développé au niveau du lobe droit, mesure 25 centimètres en largeur, et 26 centimètres en hauteur, au niveau du lobe droit. Poids, 2 400 grammes. Couleur jaune moutarde. Surface régulière et lisse, sans périhépatite ni granulations. Ligament rond très adipeux. A la coupe, parenchyme ferme, se tenant bien, à surface lisse. Il ne s'écoule ni sang, ni bile. Le tissu hépatique apparaît comme formé par l'accolement de petites masses arrondies ou polycycliques, ou en cornemuse, de volume variable, grosses comme une tête d'épingle ou d'un diamètre de 4 à 5 millimètres, remarquables par la régularité de leur teinte, d'un bel ocre jaune.

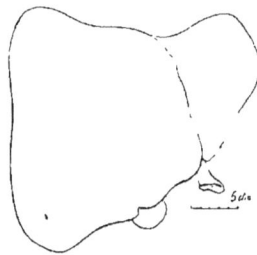

Fig. 81.

On ne note pas en particulier d'îlots parenchymateux verts, rouges ou noirs. Au centre de ces petites masses parenchymateuses, le tissu hépatique est un peu plus foncé.

La dégénérescence graisseuse est manifeste. D'ailleurs un fragment du foie mis dans le liquide de Flemming noircit rapidement et ressemble à du charbon. Mis dans la liqueur de Zenker, la teinte jaune vire au vert, accusant les nuances peu marquées que présentait la teinte générale jaune du parenchyme : les parties d'un ocre jaune plus clair deviennent vert jaune ; celles plus foncées, vert bouteille.

Un fin liséré conjonctif gris violet sépare ces masses parenchymateuses. Par places, ce liséré s'élargit, mais on ne trouve pas de bandes ni placards scléreux développés. La travée scléreuse est relativement minime, linéaire ; l'élément parenchymateux, par contre, est très augmenté de volume.

Grosse vésicule biliaire, amincie, comme transparente, contenant liquide fluide, couleur gomme-gutte. Canal cystique enfoui dans la graisse, qui épaissit le petit épiploon.

Rate : moyenne, couleur aubergine, se tient bien ; mise sur sa face convexe, elle ne s'aplatit pas et fait le bateau. Pèse 320 grammes.

Reins : le droit plus congestionné ; cortex de couleur fauve, le rein gauche pèse 180 grammes, le droit n'a pas été pesé.

Intestin : surcharge graisseuse des appendices épiploïques, du mésentère ; on retrouve difficilement l'appendice enfoui dans la graisse.

L'intestin est rempli de matières décolorées, couleur mastic.

DESCRIPTION HISTOLOGIQUE DES LÉSIONS HÉPATIQUES.

La caractéristique essentielle de ce foie est la surcharge graisseuse énorme qu'il présente, d'où l'aspect ocre jaune que prend à l'œil nu le tissu de l'organe. Çà et là on rencontre encore pourtant quelques groupes de cellules, d'ailleurs très altérées, sans noyau, à protoplasma mal coloré ou frappé de nécrose acidophile, ou encombré de déchets pigmentaires.

A noter, de plus, des points d'endartérite hépatique.

OBSERVATION XXIX. — *Tuberculose. Cirrhose avec stéatose.* — Femme âgée de quarante-cinq ans, morte à Lariboisière (service de M. le Dr Launois).

On a peu de renseignements sur sa maladie. On sait qu'elle a eu treize enfants et qu'elle abusait du vin et des apéritifs.

Autopsie. — Le 2 décembre 1907.

Cadavre bien conservé, à pannicule adipeux abondant ; larges placards violacés à la racine des cuisses, en avant. Aucune apparence de cachexie. Teinte générale jaune pâle.

Les deux *poumons* sont criblés de granulations tuberculeuses.

Cœur : gras et dilaté.

GÉRAUDEL.   30

A l'ouverture du ventre, la paroi apparaît très épaisse et grasse. Pas de liquide dans l'abdomen.

Foie : volumineux. Le lobe droit est particulièrement développé, le lobe gauche peu augmenté. Poids : 2000 grammes.

Consistance ferme, élastique, de telle sorte que l'organe se tient bien et garde sa forme, sans s'étaler. Un fragment, projeté à terre, rebondit. Surface régulière, lisse, non granuleuse. Couleur jaune moutarde. La surface de section est lisse et égale. Elle apparaît constituée par des îlots parenchymateux accolés les uns aux autres, de dimensions assez régulières, séparés par des tractus conjonctifs presque linéaires. Par places, ces tractus conjonctifs sont plus larges et remplacés par une sorte de placard conjonctif. On a l'impression que ce placard résulte de l'accolement des tractus conjonctifs plus minces, le parenchyme intermédiaire ayant disparu. A la périphérie des placards scléreux, sont encore visibles de petits îlots jaunâtres, parenchymateux. Au centre du placard, il n'y en a plus trace. Suivant les régions du foie examinées, tantôt la sclérose est en bandelettes, tantôt en placards, tantôt annulaire.

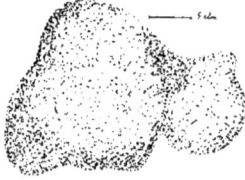

Fig. 82.

Rate : de consistance ferme ; mise sur sa face convexe se tient bien, fait le bateau ; la coupe apparaît violacée. Poids 150 grammes.

Reins : surcharge graisseuse du bassinet.

DESCRIPTION HISTOLOGIQUE DES LÉSIONS HÉPATIQUES.

La caractéristique principale de ce foie est sa surcharge graisseuse extrêmement développée.

Zones d'hyperplasie parenchymateuse. — Faites de cellules surchargées de graisse. Leur transformation totale en véritables vésicules graisseuses rend la structure du parenchyme ainsi modifié difficile à élucider. Les fibrilles fuschsinophiles y sont très rares. Par places, elles apparaissent comme fragmentées. A côté des cellules graisseuses, on note çà et là des groupes de cellules mal colorées, sans noyau, ayant subi la nécrose acidophile, souvent encore unies et réservant entre elles des espaces intercellulaires dilatés, remplis d'une masse amorphe ou granulée, éosinophile ou pigmentaire, parfois considérable. Là où ces cellules sont reconnaissables et où, par conséquent, n'existe pas la surcharge graisseuse, les fibrilles fuchsinophiles sont relativement plus développées.

Zones d'atrophie scléreuse. — A leur niveau, les fibrilles sont fortement colorées. Entre elles se retrouvent quelques cellules hépatiques, mais surtout des néo-canalicules biliaires nombreux.

Collecteur porto-sus-hépatique. — Léger épaississement de la gaine fibrillaire. Pas d'endophlébite.

En quelques points, surtout au niveau de la partie sus-hépatique, la lumière veineuse est déformée par des zones d'hyperplasie graisseuse qui font saillie et incurvent à leur pourtour la veine adjacente. La paroi veineuse reste inaltérée sous la poussée.

Bourgeon biliaire. — Les canaux biliaires paraissent plutôt atrophiés ; leur chorion est épaissi. Par contre, il y a développement marqué des néo-canalicules biliaires, souvent dilatés et remplis de matière coagulée, parfois incolore, souvent pigmentaire. Mais ces néo-canalicules n'en paraissent pas moins atrophiés, en voie de disparition, plutôt qu'en voie de multiplication.

L'*artère biliaire* a une tunique musculaire fortement épaissie.

Le foie, dans ses différentes parties, présente quelques différences d'aspect qu'il est intéressant de rapprocher.

Une coupe montre un développement peu intense des zones de néoformation parenchymateuse. Les zones d'atrophie scléreuse envahies par les néo-canalicules dominent.

Une autre coupe montre, par contre, une exubérance manifeste des zones néoformées et stéatosées. Et, dès lors, les zones d'atrophie scléreuse sont moins épaisses, comme étirées et fragmentées, formant dentelle entre les îlots parenchymateux.

Il semble que, pour passer du premier au second aspect, il faille admettre que les îlots parenchymateux, peu volumineux d'abord, ont subi ultérieurement une augmentation considérable de volume et distendu et brisé la gangue scléreuse interposée (Cf. les figures 65 et 66).

OBSERVATION XXX. — *Tuberculose à localisations multiples. Cirrhose avec stéatose. Péritonite exsudative. Mort dans le marasme.* — Louis D..., né en Suisse, âgé de trente-cinq ans, chirurgien-dentiste, entre le 18 août dans le service de M. le Dr Rénon, à la Pitié.

Son histoire clinique est mal connue. On sait seulement qu'il s'agit d'un homme déclassé, ayant fait des excès de boisson, qui l'ont amené à un état de déchéance morale et physique marqué.

Quelques jours avant sa mort, qui eut lieu le 31 août, délire ; on note aussi un épanchement pleural droit, de quelques centaines de grammes.

Autopsie. — Le 1er septembre 1908.

Cadavre fort et gras. Nombreuses pustules acnéiques sur la moitié supérieure du tronc ; cicatrices pigmentées aux jambes, éveillant l'idée d'une lésion syphilitique ancienne. Œdème peu marqué.

Poumon droit : 660 grammes, légères adhérences à la partie interne du sommet. Le lobe inférieur est atélectasié, de couleur ardoise et légèrement congestionné.

Poumon gauche : 530 grammes; pas d'adhérences. La surface externe est sillonnée de dépressions au niveau desquelles le parenchyme est atélectasié et de couleur ardoisée. De part et d'autre des sillons, le poumon, très emphysémateux, fait hernie. Aspect mosaïque de la surface par anthracose.

A la coupe, le parenchyme présente des zones de splénisation aux points correspondants aux dépressions superficielles. Dans son ensemble, bigarrure faite de l'apposition de zones congestionnées et de zones emphysémateuses.

Les *ganglions trachéo-bronchiques* sont anthracosiques ; quelques-uns semés de taches grisâtres, sèches, comme fibreuses, reconnues tuberculeuses histologiquement.

Cœur : un peu gros; surcharge graisseuse. Mitrale légèrement rugueuse.

Aorte : saine dans sa première portion. L'aorte thoracique et l'aorte abdominale n'ont pas été ouvertes.

A l'ouverture de l'abdomen, volumineux, 8 à 9 litres de liquide couleur liquide de Müller, un peu louche et mousseux, s'écoulent de la cavité. Tout le *péritoine* abdominal, tant pariétal que viscéral, apparaît recouvert d'un fin semis de granulations molles, jaune pâle, comme dans la tuberculose ; il s'agit d'une véritable éruption confluente de granulations. Le *mésentère* est gras ; l'*épiploon* rétracté fait gâteau ; il est très vascularisé, d'où son aspect rosé et sa ressemblance avec le pancréas. Tuberculose très nette à l'examen histologique.

Le *foie* non déformé mesure 26 centimètres en largeur, dont 17 centimètres pour le lobe droit, 21 centimètres en hauteur au niveau du lobe droit, 13 centimètres au niveau du lobe gauche. Il pèse 1 480 grammes. Sa surface est hérissée de nombreuses granulations petites, régulières, faisant peu saillie. A la face inférieure du lobe gauche, les granulations se groupent en mamelons plus saillants. Le lobe de Spigel est atrophié, comparable à un noyau de pêche, strié finement. Pas de saillies notables, pas de ficelures. La couleur du foie est jaune brun. Entre les granulations, on note de nombreuses varicosités ajoutant une teinte lilas à la couleur générale de l'organe.

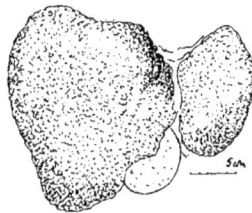

Fig. 83.

A la coupe, la surface unie ne donne ni sang ni bile. Elle est faite d'îlots parenchymateux mal délimités, de couleur variable ; les uns

jaune pâle, comme gras, d'autres jaune brun, fonçant à l'air ; pas d'îlots
verts. La teinte du parenchyme est donc loin d'être uniforme. La
gangue scléreuse coulée entre les îlots ne forme nulle part de nappes
fibreuses, nacrées.

L'aspect général ne diffère pas dans l'un et l'autre lobes.

La consistance de l'organe est dure.

La vésicule biliaire a des parois un peu épaissies, et le péritoine qui
la recouvre est semé de granulations semblables à celles qui hérissent
le péritoine abdominal. Un liquide ocre jaune clair, de consistance
huileuse, s'écoule à l'incision.

La *rate* mesure 13 × 9cm,5, pèse 200 grammes. De consistance ferme.
Pas de périsplénite, mais granulations péritonéales à son niveau. On
trouve à la coupe un petit nodule jaunâtre, impossible à identifier macroscopiquement, mais nettement tuberculeux à l'examen histologique.

Les *reins* sont enfouis dans une capsule adipeuse très épaisse.
Le rein droit mesure 15 × 7 centimètres et pèse 205 grammes. Le
rein gauche a mêmes dimensions et pèse 190 grammes. Le cortex, non
diminué, est marbré de taches jaunes et violettes, contrastant nettement.

Intestins : Rien d'anormal, sinon un épaississement marqué des
appendices épiploïques, lipomateux.

Description histologique des lésions hépatiques.

Zones d'hyperplasie parenchymateuse. -- Les zones d'hyperplasie
parenchymateuse sont mal limitées des zones d'atrophie scléreuse et leur
forme mal définie. Elles sont constituées par des cellules hépatiques
diversement altérées. Tantôt on trouve de larges travées, épaisses de
trois à quatre cellules, très volumineuses, plus grosses que normalement, tantôt au contraire des cellules encore volumineuses, mais
dissociées. Dans d'autres endroits, les cellules sont nombreuses, petites,
déformées et désunies.

Il y a donc à la fois hyperplasie de clivage et hyperplasie dissociante,
processus en rapport sans doute avec des poussées inflammatoires
d'intensité et d'âge différents.

Ces cellules présentent d'ailleurs de nombreuses différences dans
leur structure. Les unes sont encore bien colorées avec un noyau bien
distinct : c'est la minorité. La plupart sont mal colorées et présentent
tantôt de la surcharge graisseuse, tantôt de la nécrose acidophile,
tantôt enfin une infiltration pigmentaire, donnant la réaction ferrique
en de nombreux endroits.

Par places enfin, on trouve entre des cellules en rosette quelques
amas pigmentaires. Ailleurs, quelques placards hémorragiques.

La caractéristique principale des zones d'hyperplasie parenchymateuse, indépendamment du polymorphisme cellulaire, est l'intensité de
la surcharge graisseuse. A noter également l'existence dans ces zones
de centres d'hyperplasie secondaire, déterminant la constitution
d'îlots complexes.

Des cellules volumineuses, encore disposées en travées élargies ou
au contraire très nombreuses et disposées en placards, forment des
nodules autour desquels et entre lesquels d'autres régions sont composées de cellules effilées, atrophiées et disposées longitudinalement.
Ces cellules paraissent en voie de régression, et il semble que le parenchyme hépatique disparaisse dans l'intervalle des nodules dont les
cellules plus volumineuses ou plus nombreuses pressent sur lui. L'aspect général des zones d'hyperplasie révèle par suite une variété très
grande, rendant toute description d'ensemble impossible.

A noter l'existence de follicules tuberculeux avec cellules géantes
typiques.

Zones d'atrophie scléreuse. — Se présentent sous différents
aspects. En certaines régions, elles sont nettement reconnaissables,
avec leurs fibrilles augmentées et épaissies et les cellules hépatiques
atrophiées qu'elles contiennent. Ailleurs, au contraire, ces zones sont
très peu marquées et représentées seulement par quelques fibrilles
accolées les unes aux autres, entre lesquelles s'interposent quelques
cellules rondes. Les cellules hépatiques ont disparu à leur niveau.
Ces fibrilles elles-mêmes tendent à disparaître ; il ne reste plus qu'une
mince cloison scléreuse entre les zones d'hyperplasie limitrophes.

Dans ces zones d'atrophie scléreuse, là ou elles sont encore développées, on retrouve des blocs pigmentaires, à réaction ferrique très
manifeste.

On y trouve encore çà et là des néo-canalicules biliaires, que j'étudierai plus loin.

Zones d'atrophie scléreuse et zones d'hyperplasie sont au total assez
mal colorées, et en particulier les éléments fibrillaires prennent mal
es colorants. Par la méthode de Maresch, ils restent pâles, rares,
fragmentés en petits grains.

Collecteur porto-sus-hépatique. — Ne présente pas d'altérations
manifestes.

Bourgeon biliaire. — Épithélium coloré de façon diffuse et intense.
Multiplication et desquamation des cellules.

Chorion peu épaissi. Tous les éléments du bourgeon biliaire participent de la même tendance à prendre mal les colorants, d'une façon
diffuse, par taches.

Peu de néo-canalicules biliaires, quelques-uns dilatés et remplis d'un
coagulum pigmentaire.

Artère hépatique ne semble pas altérée.

A noter que, dans la région sous-capsulaire, le tissu hépatique présente une atrophie très manifeste ; à son niveau, la capsule adhère fortement et se déprime. Entre les régions atrophiées, en retrait, çà et là, une zone d'hyperplasie fait bomber la surface du foie.

En résumé, hyperplasie parenchymateuse à type de clivage et à type dissociant, ce dernier prédominant, avec lésions variées des cellules, et faible hyperplasie biliaire d'une part, atrophie très marquée des zones scléreuses, d'autre part.

De la combinaison de ces différents processus résulte une physionomie très complexe du parenchyme hépatique.

Si l'on jette un coup d'œil d'ensemble sur la série des observations que je viens de rapporter, on se rend compte des modalités réactionnelles extrêmement variées par lesquelles le foie répond à l'infection tuberculeuse. On se rend compte, en même temps que ces variétés ne diffèrent que par leur intensité plus ou moins grande, le processus réactionnel étant en réalité toujours semblable.

Il s'agit en définitive principalement d'une hyperplasie de tous les éléments du foie, hyperplasie à peine marquée dans certains cas, énorme dans d'autres cas.

Aux irritations faibles répond une néoformation minime ; aux irritations fortes ou prolongées répond une néoformation parfois monstrueuse.

La néoformation des cellules et des capillaires hépatiques a le plus d'importance. A un certain degré, elle développe dans le sein du parenchyme primitif de véritables masses de parenchyme secondaire, qui s'insèrent à la façon de coins dans le tissu ancien et y déterminent des phénomènes de compression et d'oblitération des vaisseaux et du bourgeon biliaire, inclus au niveau de ce tissu ancien. Les phénomènes de compression intra-hépatique sont d'autant plus marqués que le tissu ancien atrophié par suite de l'hyperplasie fibrillaire ou sclérose se prête moins au refoulement.

La circulation collatérale d'une part, l'ictère par rétention partielle d'autre part traduisent cette compression.

En même temps que le foie, réagissent d'autres viscères, la rate, le pancréas, le rein, les séreuses, le péritoine en particulier. La réaction du péritoine est tantôt proliférative (adhérences, symphyse), tantôt exsudative (ascite).

Ce sont les combinaisons variées de ces différentes réactions qui s'observent en clinique. De telle sorte qu'il faut considérer en réalité non pas des cirrhoses, mais des cirrhotiques. Il faut, en face de chaque malade, faire une véritable étude de physiologie pathologique, déduire des phénomènes observés l'état du foie, du péritoine, des autres viscères, faire en un mot le bilan du malade.

Parmi les combinaisons variées observées cliniquement, on a pu retenir quelques syndromes. On peut, à la rigueur, leur conserver une place, mais à condition de ne pas en faire les équivalents cliniques d'espèces de cirrhoses.

C'est ainsi qu'une atteinte modérée du foie, se traduisant par peu d'hyperplasie, jointe à une réaction péritonéale intense, constituera un syndrome petit foie, *petite rate*, ascite, circulation collatérale, qu'on pourrait appeler syndrome de Laennec, si ce syndrome ne comportait pas une rate volumineuse.

Mais on observera aussi bien l'ensemble petit foie, petite rate, pas de circulation collatérale, et il faudrait dès lors qualifier autrement ce syndrome différent.

De même une atteinte prolongée ou intense du foie se traduisant par une hyperplasie considérable, portant sur le foie, sur la rate, et accompagnée d'ictère, correspond à ce qu'on a nommé improprement « maladie de Hanot »; mais on trouve aussi bien l'ensemble gros foie, grosse rate, ictère, ascite, circulation collatérale, qui n'est plus le syndrome précédent. On trouve encore l'ensemble petit foie, grosse rate, ictère, avec ou sans ascite qui, lui encore, est un syndrome différent. Et l'on pourrait multiplier les types, comme on l'a fait d'ailleurs.

Dans tous ces cadres artificiels ne rentrent jamais exactement les faits observés. Mais, surtout, on s'habitue à ne pas tenir compte des autres modalités réactionnelles de l'organisme. Dans le syndrome de Hanot, par exemple, on isole en groupement purement arbitraire les phénomènes relevant de l'hyperplasie hépatique et splénique, sans y placer au même rang ceux ressortissant à l'hyperplasie d'autres viscères, rein, pancréas, etc.; on élimine de même la réaction péritonéale, qui peut cependant se combiner tout aussi bien avec une hyperplasie considérable qu'avec une hyperplasie minime du foie.

LES CIRRHOSES SYPHILITIQUES

Les lésions élémentaires observées dans les cirrhoses syphilitiques ne diffèrent en rien des lésions trouvées dans les cirrhoses tuberculeuses. J'ai déjà eu l'occasion de le dire : à la classification étiologique ne correspond pas une classification anatomique superposable.

Dans un certain nombre de cas cependant, les lésions observées sont très significatives et trahissent l'agent causal. Ces lésions significatives sont les gommes et les ficelures du foie.

Mais, je le répète, il ne s'agit là que d'exceptions. Pour significatives qu'elles soient, il ne faut pas s'attendre à les rencontrer toujours. Et, à côté de ces altérations pathognomoniques, il y a place et très large place pour des altérations non spécifiques, avec toutes les variétés dans le développement des zones néoformées, dans la rétraction des zones d'atrophie scléreuse, dans l'importance de la stéatose, dans la prédominance du type hyperplasique dissociant, que nous avons longuement étudiées dans les cirrhoses tuberculeuses.

L'étude que nous en avons faite, quand il s'est agi de la tuberculose, vaut actuellement où il s'agit de syphilis, et je n'y insiste pas.

LES FICELURES DU FOIE

L'étude de la structure histologique du foie ficelé syphilitique montre qu'il faut distinguer deux sortes de lésions. L'aspect du tissu hépatique diffère beaucoup au niveau des ficelures, d'une part, au niveau des mamelons intermédiaires d'autre part.

Au niveau de ces mamelons, on retrouve les lésions banales que nous avons précédemment passées en revue, faites du mélange en proportions variables des lésions élémentaires déjà étudiées.

L'hyperplasie parenchymateuse domine toujours ; on pou-

vait le prévoir, rien qu'à constater macroscopiquement les néoformations considérables qui ont déformé si notablement le foie,
créant de véritables lobes accessoires, pour ainsi dire ajoutant
un nouveau foie au foie primitif annihilé.

Les ficelures présentent, par contre, un intérêt tout spécial.
On en peut résumer la structure en disant qu'elle résulte :
1° des lésions complexes des éléments contenus dans les gaines
glissoniennes ; 2° de la disparition du parenchyme hépatique
interposé à ces gaines.

Tous les éléments contenus dans la gaine de Glisson sont
altérés. Ils présentent à la fois des lésions inflammatoires et
des lésions mécaniques.

Lésions inflammatoires caractérisées : 1° par une angiocholite
marquée, avec infiltration embryonnaire du chorion sous-jacent à l'épithélium, plus ou moins desquamé, parfois disparu

2° Par le développement marqué des néo-canalicules biliaires ;

3° Par l'hyperplasie du mésenchyme correspondant au bourgeon épithélial biliaire. Cette hyperplasie est considérable,
exubérante. Non seulement cellules conjonctives, capillaires
artério-veineux sont abondants, mais encore il y a une néoformation de fibrilles élastiques très particulière, véritablement
spéciale. Toutes les formations qui entrent dans la structure
normale du mésenchyme se sont donc développées, et en particulier les fibrilles élastiques, véritable formation de perfectionnement. La rétraction considérable du tissu au niveau des
ficelures, l'aspect nacré, la consistance élastique, tendineuse de
ce tissu correspondent bien à cette hypergenèse élastique si
notable ;

4° Par l'artérite évidente. Augmentation du calibre de l'artère,
qui parfois dépasse celui de la veine porte voisine. Allongement
de l'artère, sinueuse, coupée et recoupée plusieurs fois sur une
faible étendue. Cet aspect peut d'ailleurs s'expliquer en partie
aussi par le retrait du tissu avoisinant, l'artère devenue trop
longue se repliant sur elle-même par adaptation.

Épaississement des tuniques, de la musculaire hyperplasiée,
mais surtout de l'endartère, soulevée çà et là sous forme de nodules qui rétrécissent la lumière du vaisseau ;

5° Par la phlébite considérable, toujours plus marquée que

l'artérite. Phlébite porte et phlébite sus-hépatique : surtout endophlébite oblitérante, constatable sur les préparations traitées
par le mélange de Weigert, qui différencie les fibrilles élastiques,
ou le Soudan, qui révèle les éléments musculaires ayant subi la
dégénérescence graisseuse. Elle peut passer inaperçue sur les
préparations simplement traitées par l'hématoxyline-éosine.
L'existence de ces vaisseaux oblitérés parfois volumineux se
traduit sur les préparations colorées au Van Gieson ou au Mallory par la coloration des fibrilles conjonctives qui font partie
intégrante de la paroi vasculaire, coloration plus intense et qui
fait tache sur les fibrilles du mésenchyme adjacent plus pâles.
D'où, pour l'ensemble de ce tissu scléreux de la gaine de Glisson,
un aspect hétérogène, composite, très particulier.

En certains points, l'oblitération n'est pas absolue, et, en
dedans de l'anneau élastique conservé, l'endoveine épaissie,
fibrillaire, lâche, semée de noyaux, limite une lumière étroite,
remplie de globules sanguins;

6° Par l'infiltration du tissu glissonien par une quantité
souvent considérable de cellules rondes, cellules embryonnaires
ou lymphocytes, formant par places de véritables nappes
d'aspect lymphoïde, ailleurs des amas folliculaires, ou encore
de petites gommes microscopiques.

A côté de ces lésions inflammatoires, il faut placer les *lésions
manifestement mécaniques* : dilatation des voies biliaires et
des néo-canalicules. Ces derniers en particulier peuvent devenir monstrueux : leur épithélium extrêmement aminci est plaqué
contre la gangue scléreuse du pourtour. Le plus souvent même,
il a disparu, soit par suite d'une véritable atrophie, soit au
cours des manipulations, et des lacunes sans revêtement
creusent irrégulièrement la gangue scléreuse. Leurs sections
rapprochées et diversement orientées témoignent des sinuosités décrites par ces voies biliaires et comparables à celles
déjà signalées pour l'artère.

A côté de ces lacunes biliaires, il faut faire une place à des
lacunes vasculaires, qui sont d'ailleurs difficiles à différencier
des premières, contenu et revêtement ayant en général disparu.

La gangue scléreuse peut, par places, être par contre extrêmement serrée et dépourvue de toute lacune vasculaire ou biliaire,
assez semblable à un tissu tendineux.

Certaines dilatations veineuses ou artérielles ressortissent également à ce même processus mécanique, qui frappe les autres formations creuses de la gaine de Glisson.

Au niveau des ficelures, ai-je dit, il y a, indépendamment des lésions inflammatoires et mécaniques de la gaine de Glisson que je viens d'énumérer, disparition du parenchyme hépatique.

C'est là en effet un second caractère du tissu de ficelure. Le nombre considérable et le rapprochement parfois extrême des formations intra-glissoniennes montrent avec la dernière évidence que le parenchyme hépatique intermédiaire a disparu à ce niveau. La gangue scléreuse qui constitue la ficelure est faite de l'accolement de gaines glissoniennes enflammées, sans interposition de parenchyme hépatique.

Çà et là, on trouve pourtant quelques îlots parenchymateux néoformés, habituellement de volume médiocre, en général bien délimités. On cerne aisément d'un contour net, îlot parenchymateux et gangue scléreuse. Au pourtour immédiat de l'îlot parenchymateux, les fibrilles sont plus fines, moins serrées ; il semble qu'une sorte d'atmosphère séreuse se crée entre les cellules hépatiques et la gangue où elles sont enchâssées. Sur d'autres îlots, on constate à ce niveau une infiltration cellulaire énorme formant cadre.

Dans certains îlots, les cellules sont volumineuses, bien colorées et d'apparence sensiblement normale. On a l'impression très nette de cellules vivantes.

D'autres îlots présentent, par contre, une altération un peu spéciale. En bordure, les cellules sont relativement conservées et encore reconnaissables. Mais le centre de l'îlot ne constitue plus qu'une lacune arrondie, qui semble avoir été remplie d'un liquide ayant refoulé à son pourtour la bordure cellulaire. Cet aspect histologique correspond à l'aspect vermoulu des îlots parenchymateux déjà visible à l'œil nu et signalé dans nos observations.

Enfin on ne trouve plus, à la place des îlots parenchymateux, que des masses fibrillaires arrondies, contenant encore deux ou trois cellules hépatiques, isolées, altérées, surtout fortement pigmentées et dont le noyau est profondément altéré, parfois détruit.

Toutes ces lésions observées au niveau des ficelures du foie syphilitique sont, on le voit, très complexes. Il me paraît possible d'en indiquer assez simplement la pathogénie.

La caractéristique essentielle est la prédominance des altérations vasculaires, surtout des altérations veineuses. La phlébite oblitérante du collecteur veineux, véritable vaisseau nourricier du foie, entraîne comme conséquence la nécrose, la disparition par fonte cellulaire du parenchyme correspondant. Il y a une véritable perte de substance du foie proprement dit permettant le rapprochement et l'accolement des gaines glissoniennes enflammées.

Au niveau des ficelures, il ne reste plus par conséquent que les gaines glissoniennes enflammées, rapprochées étroitement, logeant entre elles les vaisseaux sus-hépatiques normalement interposés, mais ici le plus souvent oblitérés, transformés en un cordon fibro-élastique. Le parenchyme hépatique a disparu complètement ou n'est plus représenté que par quelques îlots de néoformation, alimentés par les capillaires restés perméables.

Sur une étendue variable, des deux parties constitutives du tissu hépatique, parenchyme hépatique d'une part, bourgeons glissoniens d'autre part, il ne reste plus qu'une partie, les bourgeons glissoniens, d'ailleurs altérés et comme fusionnés grâce à la disparition de l'autre partie, le parenchyme hépatique. Le collecteur veineux porto-sus-hépatique épaissi et oblitéré reste plongé dans ce tissu, emprisonné à l'intérieur et dans l'intervalle des gaines glissoniennes.

Il y a eu nécrose hépatique, ramollissement hépatique consécutivement à l'oblitération du collecteur veineux, comme il y a nécrose, ramollissement cérébral à la suite de la thrombose de l'artère correspondante. L'importance de la phlébite est ici prépondérante : d'elle dépendent les lésions.

Un véritable tissu de cicatrice se constitue dans le foie, comme au niveau d'un infarctus rénal ou splénique par exemple. La ficelure répond à cette cicatrice. Il est remarquable d'y trouver les éléments glissoniens, cellules conjonctives, canaux biliaires, encore conservés ; mais le fait n'a rien d'étonnant, puisque, malgré ses altérations, l'artère nourricière, l'artère hépatique, n'est pas oblitérée à ce niveau. Les altéra-

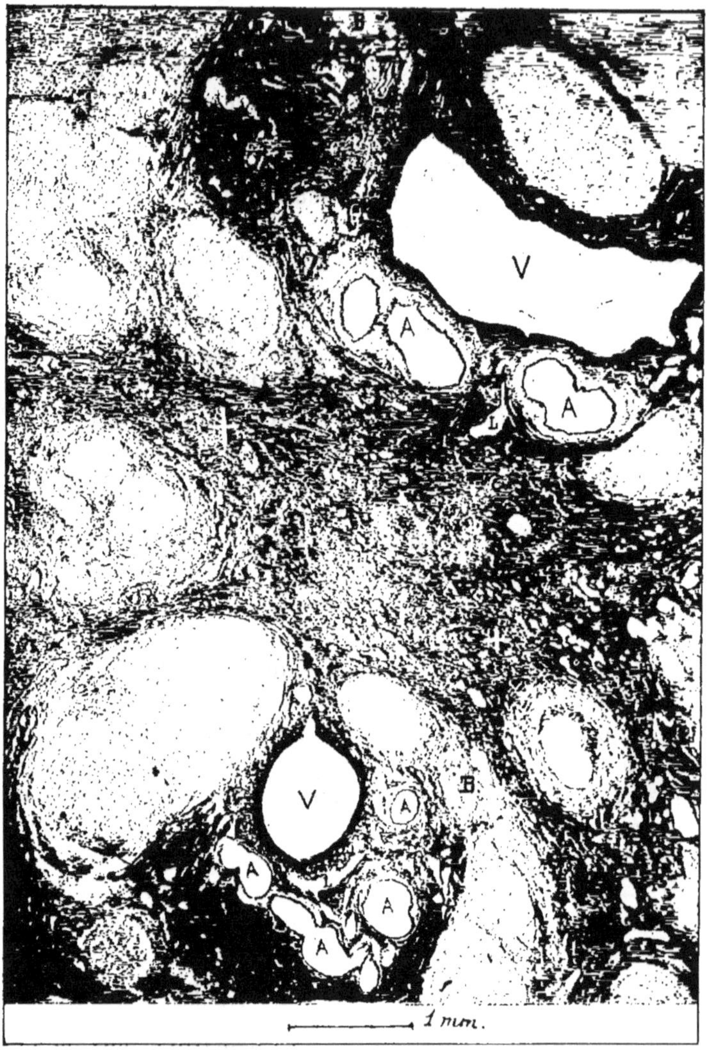

Fig. 84. — *Lésions vasculaires et placards cicatriciels de nécrose hépatique (ficelures) dans la cirrhose syphilitique.*

Le centre de la figure correspond à un véritable tissu cicatriciel, où se reconnaissent les branches portes thrombosées +, +. Le parenchyme hépatique a disparu à ce niveau, d'où le rapprochement considérable de deux galeries glissoniennes de fort calibre repérées par leur contenu :

V V, veine porte ; A A A', artère hépatique ; L, L, lymphatiques ; B, B, bourgeon biliaire à peine reconnaissable, par suite de l'infiltration cellulaire considérable du chorion et de la disparition presque complète de l'épithélium.

tions plus marquées du collecteur porto-sus-hépatique ne retentissent nullement sur le bourgeon glissonien, mais uniquement sur le parenchyme hépatique.

Dans ce tissu de cicatrice, riche en éléments élastiques, rétractile, il y a étranglement des vaisseaux et des canaux biliaires. En particulier, ces derniers peuvent être oblitérés, aplatis, d'où les dilatations considérables observées tant macroscopiquement que microscopiquement.

Il faut d'ailleurs joindre à cette rétraction cicatricielle l'action des parties du foie intermédiaires aux ficelures, et qui par leur prolifération, comme dans toute hépatite, refoulent et aplatissent les parties interposées, et partant voies biliaires et vaisseaux intra-glissoniens.

La production des ficelures dans la cirrhose syphilitique correspond donc, en définitive, à la production de foyers de ramollissement et de nécrose parenchymateuse consécutivement à l'oblitération inflammatoire du collecteur nourricier porto-sus-hépatique.

Ces thromboses porto-sus-hépatiques, très fréquentes dans la syphilis, peuvent pourtant rester discrètes, et dès lors la cirrhose syphilitique ressemble aux cirrhoses décrites au chapitre tuberculose. Rien ne les différencie.

Le foie ficelé syphilitique peut donc être comparé à un rein couturé de cicatrices résultant d'infarctus; dans ce dernier cas, on doit penser d'abord à des embolies parties d'un cœur dilaté et altéré. Dans le premier cas, il s'agit de thrombose porto-sus-hépatique, et celle-ci est presque exclusivement syphilitique.

Le rein couturé de cicatrices éveillera l'image de l'endocardite pourvoyeuse d'embolies. Le foie ficelé éveillera l'image de la thrombose porte, qui a entraîné le ramollissement du territoire parenchymateux correspondant.

La cirrhose avec cicatrices ou ficelures n'emprunte donc son caractère presque spécifique de cirrhose syphilitique que grâce à ces ficelures, traduisant la thrombose. Mais cette thrombose peut manquer, et la cirrhose dépourvue de cicatrices, perdant son aspect caractéristique, n'en demeurera pas moins une cirrhose syphilitique, impossible à distinguer, morphologiquement, de la cirrhose tuberculeuse par exemple.

Il n'y a donc pas une forme de cirrhose qu'on puisse qualifier cirrhose syphilitique ; il y a purement et simplement une complication, la nécrose par oblitération vasculaire, qui vient se greffer sur la cirrhose et donner au foie une physionomie particulière, presque pathognomonique.

En résumé, cirrhose avec thrombose et nécrose, cette association caractérise habituellement la syphilis.

Sans thrombose concomitante, la cirrhose ne demeure que comme la réaction banale du foie à de multiples infections, dont l'action ne se distingue plus individuellement par des lésions spécifiques.

Je n'ai parlé dans tout ce chapitre que des ficelures de la cicatrice, résultat de la nécrose. Je n'ai pas eu en effet l'occasion de rencontrer personnellement le stade initial de nécrose.

Le lecteur pourra se reporter à la description très détaillée qu'en a donnée M. le professeur Tripier dans son *Traité d'anatomie pathologique générale.*

Cet auteur considère que, sous le nom de gommes du foie, il faut le plus souvent, sinon toujours, comprendre les infarctus du tissu hépatique, les nécroses tissulaires dans les territoires correspondant aux vaisseaux oblitérés. Je ne puis que renvoyer le lecteur aux lignes consacrées par cet auteur à cette question (p. 610-616).

D'autres infections que l'infection syphilitique peuvent-elles entraîner une thrombose porte et, par suite, la production de foyers de ramollissement, puis de cicatrices ?

Le fait est possible, et l'on a décrit des foies ficelés tuberculeux.

Mais, à ce propos, il n'est pas inutile de remarquer : 1° que syphilis et tuberculose se retrouvent chez le même sujet ; 2° que l'on a signalé dans la syphilis des cellules géantes. Cornil et Ranvier le disent explicitement. La question reste donc, on le voit, fort obscure. Pratiquement, foie ficelé équivaut à syphilis. Théoriquement, il n'en est peut-être pas de même.

Cirrhose avec gommes ou cirrhose avec ficelures, on voit qu'en réalité il s'agit toujours là d'un même processus, cirrhose avec nécrose parcellaire.

Que cette nécrose manque ou reste peu marquée, et dès lors le foie perd son caractère particulier et n'est plus qu'un foie cirrhotique banal.

J'ai groupé les observations qui suivent en deux catégories : dans la première, la perte de substance du foie par suite des nécroses d'origine vasculaire est considérable. Dans la seconde, la néoformation parenchymateuse a été à ce point exubérante qu'elle a donné au foie un volume énorme.

Mais, entre ces deux types extrêmes, tous les intermédiaires sont possibles. Au surplus, les observations qui suivent montreront nettement la variabilité d'aspect de ces cirrhoses syphilitiques.

I. — CIRRHOSES AVEC PRÉDOMINANCE DES FICELURES.

OBSERVATION XXXI. — *Syphilis. Cirrhose avec ficelures.* — Une femme, née en Seine-et-Marne, âgée de quarante-sept ans, ménagère, entre dans le service de M. le Dr Rénon, à la Pitié.

L'état général apparaît très grave, et la malade fatiguée ne donne que des renseignements peu précis sur sa maladie. La fatigue a débuté il y a trois à quatre mois. Elle est devenue ictérique et a saigné du nez et des gencives. On apprend, d'autre part, qu'elle avait des habitudes d'intempérance.

Examen. — Décubitus dorsal, bras et jambes demi-ployés et raides. Ictère jaune pain d'épice.

Anasarque très marqué. L'infiltration œdémateuse est maxima aux cuisses et au bas-ventre. Là, au niveau des vergetures, la peau amincie se laisse distendre sous forme de traînées saillantes, godronnées, donnant l'apparence de fausses varices lymphatiques.

Au niveau des jambes, la peau est lisse, tendue, cuivrée comme au pourtour de certains ulcères variqueux. Troubles trophiques des ongles, déformés, cannelés, irréguliers.

De nombreuses veines sillonnent l'abdomen, remontant de l'épigastre au thorax. C'est surtout sur la ligne médiane, sternale, que les veines thoraciques sont le plus marquées.

A la palpation, le ventre donne une sensation d'irrégularité, de nodosités, qu'on attribue soit à des scybales, soit à des irrégularités de la surface hépatique, et qui tient en réalité aux différences de consistance de la paroi, ici, où la peau a résisté, infiltrée et dure, là où le tissu élastique dermique a cédé, molle. De plus, au niveau des veines dilatées, la consistance est moindre ; les canaux veineux paraissent comme creusés dans une paroi plus consistante.

Sous cette paroi infiltrée et irrégulière, il est difficile de se rendre un compte exact de la dimension et de la conformation des viscères.

La matité hépatique remonte assez haut. Mais on ne peut délimiter

GÉRAUDEL. 31

le bord inférieur du foie. La paroi qui se déprime au niveau du rebord costal semble recouvrir un foie débordant un peu.

La *rate* n'est pas perceptible, pour les mêmes raisons.

Cœur : premier bruit bien frappé, un peu clangoreux, comme si la mitrale était altérée.

Pouls 120, régulier, plein, fébrile.

Température, 39°.

Reins : la malade urine continuellement dans son lit. On recueille une petite quantité d'urine, couleur Müller foncé, brunissant par l'acide azotique. Pas de pigments biliaires vrais.

Matières : non colorées.

Obnubilation marquée. Répond mal; parfois se plaint de souffrir un peu partout. Subdélire surtout nocturne.

Hypopion droit.

Évolution. — L'état s'aggrave rapidement. Fonte purulente de l'œil droit. Deux jours avant la mort, délire d'action. Elle veut se lever « pour faire la soupe à son mari ». Elle réclame dans son délire du « petit gris » et de la menthe.

Mort le 17 juin, à trois heures et demie du matin.

On injecte 3 litres de formol à 5 p. 100 dans la cavité abdominale à six heures et demie du matin.

Autopsie. — Le 18 juin, à dix heures du matin, trente et une heures après la mort.

Cadavre bien conservé dans sa moitié inférieure, mais violacé, marbré, gonflé dans sa moitié supérieure. En particulier, la face bouffie, tuméfiée, violette, est absolument méconnaissable; du sang sort par le nez. L'aspect est hideux.

Pannicule adipeux très développé, mesure 7 centimètres d'épaisseur au niveau du ventre. Du sang coule abondamment quand on sectionne les veines tégumenteuses abdominales, du sang spumeux, par mélange de gaz.

Le grand épiploon est chargé de graisse. Il adhère à droite au cæcum très distendu et bourré de matières fécales, à gauche au péritoine pariétal, en dehors du côlon descendant.

Le péritoine vésiculaire a, d'autre part, contracté des adhérences avec le duodénum. L'hiatus de Winslow est oblitéré.

Le mésentère est surchargé de graisse; les appendices épiploïques sont lipomateux, digitiformes.

Pas de suffusions sanguines du péritoine.

Il ne paraît pas y avoir existé d'ascite, car la quantité de liquide n'atteint pas les 3 litres qui ont été injectés. Les parties postérieures du cadavre sont infiltrées et sans doute ont absorbé une partie du liquide formolé.

On ouvre le duodénum sur place ; il contient un peu de liquide jaune brun très clair ; par la pression modérée de la vésicule, on fait sourdre par l'ampoule de Vater un liquide muqueux, filant, clair, incolore, comparable à la sécrétion du coryza.

On ouvre également sur place l'estomac, qui apparaît biloculé par un froncement à 10 centimètres en amont du pylore. Mais la paroi n'est pas épaissie à ce niveau ; la muqueuse est saine en ce point.

Le *foie* est petit et déformé. En le séparant du diaphragme, auquel il adhère, on ouvre une cavité noirâtre, an-fractueuse, qui correspond, comme on s'en assure par la suite, à l'extrémité distale, sous-capsulaire, d'une des branches du canal hépatique gauche, branche dilatée, lithia-sique. Cette cavité est située à peu près au milieu du ligament suspenseur, peu recon-naissable. A ce niveau, le foie semble étranglé, ficelé, d'où sa division en deux parties, droite et gauche. La partie située à droite de la ficelure s'est développée dans

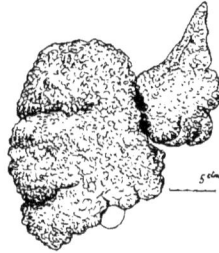

Fig. 85.

le sens vertical. Elle répond au lobe droit des anatomistes. Elle est traversée suivant sa largeur par deux sillons peu profonds, dont le supérieur présente de la périhépatite marquée : à ce niveau il y a adhé-rence avec le diaphragme.

Entre ces sillons, le foie fait saillie, et ces surfaces saillantes sont elles-mêmes cloutées, par grains gros comme un pois et assez réguliers. En avant, dans la région comprise entre le sillon vésiculaire et la ficelure médiane du ligament suspenseur, la surface du foie est glacée ; les granulations sont recouvertes d'une sorte de vernis opalin coulé entre et par-dessus leurs saillies. Le bord du foie, dans cette partie droite, est finement crénelé et d'autre part encoché là où par-viennent les grands sillons de la surface, et également au niveau du lobe carré, terminé par conséquent par une double saillie, chacune du volume d'une demi-mandarine. La partie du foie à gauche de la ficelure a une forme triangulaire. Elle s'est effilée en arrière et à gauche, de telle sorte que le foie tout entier prend cette forme triangulaire à bord droit, à sommet gauche et postérieur. La partie gauche a un bord boursouflé, présentant plusieurs grosses saillies bien marquées, arrondies, débor-dant la ficelure médiane. La pointe est au contraire effilée, aplatie. La surface du foie dans cette région a le même aspect ficelé et surtout clouté que dans la région droite. La face inférieure du foie est défor-mée par les saillies que forment en particulier le lobe de Spigel, aug-menté de volume et le lobe carré ficelé en son milieu. On peut tordre les deux parties droite et gauche du foie, en sens inverse, comme si le foie était articulé au niveau de la ficelure médiane. A la face inférieure du foie, adhérences de la vésicule, du duodénum et du ligament rond pris en bloc et étroitement soudés.

Le fond de la vésicule est épaissi sur une surface large comme une pièce de 50 centimes et, à la coupe, la paroi apparaît criblée de petites cavités. Les voies biliaires et le reste de la muqueuse vésiculaire ne sont pas épaissies. Le cholédoque est élargi; ouvert et étalé, il développe 27 millimètres. En suivant ce canal, on aboutit à la cavité qui a été ouverte à la face supérieure du foie, cavité anfractueuse, irrégulière, contenant une boue biliaire, noirâtre en masse, tachant la peau du cadavre, sur laquelle on l'écrase, en brun foncé. Du liquide jaune brun analogue à celui trouvé dans le duodénum occupe cette cavité. De plus, un calcul plus dur, en forme de croix, de coloration noire, est enchatonné dans les diverticules et anfractuosités du canal. Sur la face postérieure du canal ainsi dilaté part la branche hépatique droite, non dilatée. On ne retrouve pas l'abouchement du cystique, probablement bas situé et sectionné au-dessus du pancréas.

L'artère hépatique est béante, mais non épaissie. Elle mesure $4^{mm},5$ de diamètre. La veine porte est moins large que le cholédoque. Pas de ganglion au niveau du hile.

Le foie mesure en largeur 24 centimètres, dont 15 centimètres pour le lobe droit; en hauteur, $20^{cm},5$ pour le lobe droit, $7^{cm},5$ pour le lobe gauche. De l'extrémité droite inférieure à l'extrémité gauche supérieure, le grand axe de l'organe devenu triangulaire est de 31 centimètres.

Son poids est de 970 grammes.

Une coupe sagittale pratiquée dans le lobe droit ouvre une large cavité vasculaire, de laquelle s'échappe une très grande quantité de sang noir. On lave, et du sang continue à sortir par l'ouverture. C'est qu'on a ouvert en réalité non pas une grosse veine sus-hépatique normale, mais un véritable sinus anévrysmatique, à surface lisse, qui s'étend du lobe carré où pénètre son extrémité effilée jusqu'au bord postérieur du foie droit, jusqu'à la veine cave inférieure, contournant en demi-hélice le foie. La cavité de ce sinus occupe une partie importante de la partie postéro-supérieure du dôme hépatique et affleure la capsule en arrière. Sa surface lisse montre l'ouverture de plusieurs branches aboutissant au sinus ectasié. Par places, cette surface, au lieu de rester lisse, est dépolie et comme rouillée par endophlébite et thrombose pariétale ayant déposé des caillots jaune brun, manifestement anciens. Ces caillots, sans oblitérer la cavité, n'en occupent pas moins une grande partie de la lumière du sinus, surtout vers le lobe carré et au niveau d'une branche qui de la cavité vasculaire principale gagne le bord droit du foie.

L'abouchement du sinus dans la veine cave inférieure ne peut être retrouvé, la veine cave s'étant séparée du foie au moment de l'extraction.

Si l'on fait abstraction de ce sinus ectasié rempli de sang liquide et de caillots, la coupe du foie ne saigne pas et ne laisse pas écouler de bile. Sa couleur est gris jaune, verdissant un peu à l'air. Le tissu apparaît constitué par une gangue scléreuse très développée, formant par places de véritables nappes, gangue, où sont insérés des îlots hépatiques, tantôt rares et isolés, tantôt nombreux, plus gros et confluents. Nombre de ces îlots sont comme vermoulus, criblés de petites cavités violacées ou brunâtres. La délimitation des îlots de la gangue se fait mal, les uns pénétrant l'autre. La gangue scléreuse est fortement vascularisée, et sa teinte grise vire au lilas à l'air.

Par places, on trouve de petites cavités à paroi un peu vitreuse, comme représentant des voies biliaires dilatées, à contenu muqueux (?).

La teinte des îlots parenchymateux est en général jaunâtre. Quelques-uns sont verts. Leur dimension est en moyenne de 3 millimètres, et ils sont par places accolés à ce point que la gangue n'est plus représentée que par un liséré scléreux. D'ailleurs cette proportion réciproque du tissu scléreux et du parenchyme varie. Dans le lobe gauche, le tissu scléreux est plus développé, et les îlots parenchymateux, bien délimités, se disposent en nids ou même en séries rappelant les files sériées de cellules cartilagineuses.

Rate : 480 grammes, volumineuse, mesure 12×21 centimètres ; mise sur sa face convexe, ne s'aplatit pas. Pas de périsplénite. Consistance moyenne, molle là où le formol n'a pas pénétré.

A sa face interne, vers le bord antérieur, apparaît un petit cordonnet saillant de la grosseur d'un porte-plume, qui à la coupe est formé d'une sorte de mastic jaunâtre. Couleur lie de vin : zones congestionnées.

Pancréas : ferme. Ses îlots jaune brun, un peu rouille, tranchent nettement sur le jaune clair des lobules graisseux qui le recouvrent. Pèse 135 grammes. A la queue du pancréas adhère un bouquet de trois petites rates accessoires.

Surrénales : sont difficiles à isoler de l'atmosphère graisseuse où elles sont plongées. Paraissent plutôt petites. La droite, débarrassée aussi bien que possible de graisse, pèse 5 grammes.

Reins : sont entourés d'une épaisse couche graisseuse. Surcharge graisseuse du bassinet. Pèsent chacun 190 grammes. Se décortiquent bien. Cortex un peu fauve, non diminué. Dans un des reins, une cavité kystique en plein parenchyme, à la limite de la pyramide, grosse comme une noisette.

Ganglions prélombaires peu nombreux et peu volumineux ; l'un deux est ferme et gris pâle ; d'autres sont noirs à leur face abdominale, probablement par cadavérisation (Fe^2S).

Utérus : normal, bien conformé. Pas de fibrome. Cavité un peu violacée.

Ovaires : noyau de pêche. De petits cordages tendineux unissent l'ovaire et le pavillon de la trompe au péritoine pelvien.

Œsophage : normal.

Intestin : contient un liquide vert jus d'herbe dans le jéjuno-iléon. Dans le gros intestin, matières pâteuses, jaune clair comme la graisse. Le cæcum est distendu par les matières, de même que l'ampoule rectale, où elles sont plus molles, en boules jaune clair, encore pâteuses.

Poumons : quelques adhérences peu solides à gauche. Un peu de liquide dans la cavité droite. Œdème et surtout congestion pulmonaire bilatérale. Pas de tuberculose ; un petit ganglion au hile, piqueté de noir, mais sans lésion tuberculeuse.

Cœur : gras, mou. Surcharge graisseuse à droite. La séreuse péri-aortique est un peu dépolie. Immédiatement au-dessus des sigmoïdes, ligne régulière d'incrustation calcaire de l'endaorte. Mais aucune dilatation, ni athérome du vaisseau. Paroi laquée par le sang dissous.

Thyroïde : volumineuse, pèse 40 grammes. De chaque côté de la trachée, les lobes latéraux mamelonnés font une saillie, de la dimension d'une prune de Monsieur. Dans un de ces lobes, masse calcaire ossifiée, à lamelles. Une petite masse comme un noyau de cerise dans l'autre lobe. A la coupe, nombreux adénomes.

Hypophyse : normale macroscopiquement.

Cerveau : très mou, sans altération appréciable.

OBSERVATION XXXII. — *Syphilis. Cirrhose avec ficelures.* — Q. de K..., âgée de cinquante-cinq ans, ménagère, née à Lannion (Côtes-du-Nord), entre le 29 octobre 1907 dans le service de M. le Dr Rénon, à la Pitié.

Antécédents héréditaires. — Père, mort à soixante-dix ans, subitement. N'a jamais été ictérique, bonne santé habituelle.

Mère, morte à soixante-huit ans, après quelques heures de malaise. Pas de jaunisse, bonne santé habituelle.

Une sœur morte à quarante-trois ans, un frère mort à cinquante-quatre ans ; tous deux sont ses aînés. Après la malade, viennent, une sœur morte à cinquante-deux ans, une sœur encore vivante, bien portante, âgée de quarante-huit ans, mère de douze enfants, et deux frères, morts à la naissance.

Antécédents personnels. — Dans son enfance a été sujette à des maux d'yeux. A eu la gourme jusqu'à sept ou huit ans. Migraines et épistaxis fréquentes. Rougeole. Ni coqueluche, ni variole, ni scarlatine, ni fièvre typhoïde.

Réglée à quinze ans, règles douloureuses. Ménopause à cinquante-deux ans, à la suite de l'émotion causée par la mort de son mari. A cette époque, eut des pertes abondantes, durant quatre jours, nécessitant quatre à cinq serviettes par jour ; la malade était étonnée de perdre tant à son âge. Après la cessation des ménorragies, bouffées de chaleur, lourdeur des seins, palpitations.

A eu deux enfants, le premier, à dix-neuf ans, mort le jour même de sa naissance, le deuxième, à vingt et un ans, mort à dix-sept mois de méningite (?) ; n'a pas fait de fausses couches.

A quarante ans, coryza intense : du nez, coulait un liquide abondant, aqueux, clair, inodore ; ni pus, ni sang. Au bout de quelque temps, le liquide devient purulent, d'odeur nauséabonde, et la malade mouche un jour une lamelle osseuse, papyracée. Injections nasales pendant cinq semaines. A la suite de l'élimination de ce séquestre, le nez s'enfonce peu à peu.

A la même époque, chute des cheveux. Traitement par le sirop de Gibert. A été soignée par M. le D‍r Balzer, à Saint-Louis.

Interrogée spécialement sur ce point, elle ne se souvient aucunement avoir jamais eu d'éruption, d'angine, de céphalée, de chute des cheveux dans les dernières années qui ont précédé cette manifestation nettement spécifique. Son mari a toujours été bien portant.

Depuis sa ménopause, s'est empâtée progressivement et a un peu d'essoufflement. En même temps, la voix se voilait petit à petit.

L'année dernière, sciatique, traitée par le siphonage.

On relève peu de traces d'intoxication alcoolique chez elle. Nausées et pituites claires tous les matins au réveil depuis quatre ans. Crampes dans les mollets, la nuit, à la chaleur du lit, depuis six mois. Quelques cauchemars et réveils en sursaut ; rêve des morts, mais rêves non terrifiants, ni batailles, ni animaux malfaisants, ni incendies, ni précipices. Dit ne pas avoir fait d'excès de boisson.

Début de la maladie. — Depuis quelques mois, le ventre avait commencé à grossir et à devenir dur ; elle avait du mal à se baisser. Quelques épistaxis. Les urines abondantes (polyurie nocturne, quatre fois) diminuent progressivement et foncent ; couleur bière brune et mousseuses. Les matières restent colorées ; ni diarrhée, ni constipation.

Enfin, très brusquement, l'ictère apparaît. La veille, de teinte normale (?), elle se réveille un matin très jaune. Elle attribue cet ictère à l'ennui profond où la laisse son isolement, sa sœur avec qui elle vivait ayant dû quitter Paris. Elle se soigne elle-même, supprime le vin et prend du lait et des œufs. Elle pouvait d'ailleurs aller et venir. La jaunisse reste fixe, sans prurit.

Depuis trois semaines, les urines sont plus abondantes, ont la couleur du gros miel.

Elle observa, il y a quinze jours, un léger piqueté hémorragique sur le dos des mains. Il y a trois jours, saigne du nez. Pas de saignement des gencives. Pas de métrorragie. Pas d'hémorroïdes.

Examen : Femme forte, obèse, aux seins volumineux, avec intertrigo sous-mammaire. Très ictérique, teinte jaune safran, un peu bronzée ; conjonctives et muqueuses jaunes. Xanthopsie.

Nez en lorgnette, avec punaisie très marquée.

L'abdomen est volumineux, avec une paroi très surchargée de graisse. Quelques veines apparentes à la partie inférieure du ventre. Submatité dans les flancs, mais obscure, mal limitée. L'épaisseur de la paroi rend la percussion malaisée.

Pas d'enflures des jambes, quelques varicosités dermiques à leur face interne. Pas de varices.

Le foie est volumineux. Son bord inférieur, au niveau de la ligne mammaire, descend jusqu'à une ligne passant par l'ombilic et de là croise assez obliquement l'épigastre pour se perdre dans l'hypocondre gauche. La matité remonte jusqu'à la quatrième côte ; la hauteur de matité mesurant 33 centimètres, sur la ligne mammaire, 26 centimètres sur la ligne parasternale, 18 centimètres sur la ligne médiane.

La *rate* ne déborde pas. Son aire de matité mesure 20 × 16 centimètres.

Un peu de diarrhée depuis son entrée, jaunâtre.

Urines : jaune miel. Pigment rouge brun. Ni sucre ni albumine.

Cœur : la pointe est impossible à repérer. Matité augmentée. Au niveau de la base, dans le troisième espace intercostal gauche, extrémité sternale. souffle systolique. Battements artériels visibles au cou. Tension artérielle. 22,5. Pouls, 80.

Le sang, examiné par M. Moncany, interne du service, donne les renseignements suivants (3 novembre : Aspect noirâtre. Hémoglobine, 95. Hématies, 3 815 000. Leucocytes, 11 000. Temps de coagulation, seize minutes. Résistance globulaire : l'hémolyse débute à 40, est totale à 30.

Poumons : La respiration semble un peu rude au sommet droit. Quelques râles aux deux bases. Petite toux sèche, sans expectoration.

Sur la peau, quelques nævi et quelques pustules acnéiques. Sudation au niveau du thorax ; peau de l'abdomen sèche. Pieds en sueur. Hyperesthésie plantaire.

L'augmentation de la matité aortique, la raucité de la voix engagent à faire pratiquer un examen radioscopique. M. le Dr Béclère trouve à l'examen oblique une augmentation de la partie transversale de l'aorte et conclut à un léger degré d'ectasie aortique.

Évolution : La malade souffre un peu de l'abdomen. Douleurs dans l'hypocondre droit, irradiant vers l'épaule et vers le creux épigastrique. Ces douleurs ont d'ailleurs commencé en même temps que l'ictère Elles restent toujours peu intenses.

Les matières restent toujours colorées.

Régime lacté et teinture de Boldo. A cause de l'intensité de l'ictère, on hésite à prescrire le traitement mercuriel.

A partir du 21 décembre, l'état jusque-là stationnaire s'aggrave brusquement. Cachexie rapide. La malade maigrit à vue d'œil. Asthénie profonde. Voix faible.

Les urines diminuent et foncent : 400 centimètres cubes dans les vingt-quatre heures.

Température oscille entre 36 et 36°,5.

Le foie diminue un peu. Dyspnée de plus en plus marquée. Coma; 35°,8; Cheyne-Stokes.

Mort le 21 décembre 1907, à midi et demi.

Autopsie. — Le 22 à onze heures.

Cadavre jaune pain d'épice. Du sang s'est échappé de l'intestin et a taché le linceul. Ventre volumineux; l'intestin, moyennement distendu, apparaît dans l'incision. Paroi abdominale et thoracique doublée d'un pannicule adipeux épais, teinté de jaune.

Environ 2 litres de liquide clair, coloré par la bile, s'échappent de l'abdomen. Dès l'ouverture, le péritoine pariétal apparaît partout fortement injecté et parsemé de saillies nombreuses, de grosseur variable (tête d'épingle, petit pois), jaunâtres, entourées d'arborisations vasculaires très riches, de consistance molle, comme graisseuse, assez semblables au semis tuberculeux ou cancéreux, mais moins dures. On retrouve ces granulations sur les mésos, sur le péritoine prélombaire. Sur le péritoine intestinal, mêmes granulations.

Surcharge graisseuse énorme de la région prélombaire, des épiploons, des franges épiploïques, du méso-appendice, gros comme une queue de pancréas. Par places, la graisse semble avoir disparu, et à ce niveau apparaissent de nombreuses et riches arborisations vasculaires. Les reins sont plongés dans une capsule adipeuse très chargée de graisse friable, vasculaire, à la fois rosée et teintée par la bile. On retrouve avec peine dans cette graisse les deux capsules surrénales. De même le pancréas est difficile à repérer dans l'atmosphère graisseuse où il est plongé.

Le *foie* apparaît très irrégulier. On ne reconnaît plus sa configuration normale. Dans son ensemble, et vu par sa face supérieure, c'est un ovoïde formé en majeure partie par la partie moyenne du foie, entre l'échancrure cystique et le ligament suspenseur. Le lobe droit est très diminué de volume. Du lobe gauche, il ne reste plus qu'un petit moignon, infime, de 4 à 5 centimètres de

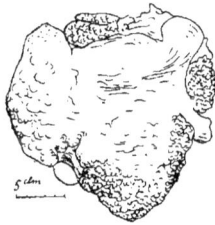

Fig. 86.

hauteur sur 2 à 3 centimètres de largeur. Vers le bord postérieur du foie, l'organe présente plusieurs sillons profonds isolant trois à quatre saillies allongées transversalement, ficelant le foie à ce niveau. A la face inférieure, l'aspect ficelé du foie est encore plus marqué ; le lobe de Spigel est très volumineux, bien arrondi, gros comme le poing.

Les dimensions du foie sont, en largeur, 21 centimètres, dont 7 centimètres pour le lobe droit et 12 centimètres pour la partie moyenne ; en hauteur, 21 centimètres au niveau de la partie moyenne. Poids du foie : 1 720 grammes.

La vésicule biliaire et le cystique sont entourés d'une gangue épaisse, lisse, glaçant la fosse cystique. La paroi de la vésicule est extrêmement épaissie et mesure près de 1 centimètre. Elle contient un liquide vert bouteille foncé, très muqueux. A la section du hile, la veine porte apparaît peu volumineuse relativement ; aplatie, elle mesure 17 millimètres environ. Par contre, l'artère hépatique béante a un diamètre de 8 millimètres. La disproportion est évidente. Pas de ganglion au hile. Les voies biliaires ne sont ni dilatées ni étranglées.

La surface du foie, abstraction faite des sillons et ficelures, est relativement régulière, à peine granulée vers le bord antérieur. Ces granulations sont par contre bien marquées près du ligament suspenseur, en avant, et sur le moignon, reliquat du lobe gauche. En général, surface lisse et glacée par la périhépatite. La gangue scléreuse à travers laquelle transparaissent par places des ilots parenchymateux jaunâtres est très vascularisée et hérissée çà et là de nodules analogues à ceux du péritoine général. A la coupe, la surface de section reste lisse. En pressant sur le foie, les vaisseaux saignent. Le tissu présente un mélange de parties parenchymateuses et de parties fibreuses. Le long du bord postérieur, le tissu scléreux est relativement beaucoup développé et se dispose en larges tractus le long desquels apparaissent de petites masses lobulées, à contours polycycliques de couleur blanc jaunâtre, et dont l'une crie sous le couteau. De larges veines sus-hépatiques, vides, sont béantes. Par places, elles sont refoulées par des ilots parenchymateux hyperplasiés et se disposent en arc, leur lumière étant très effacée, au pourtour des masses parenchymateuses. Le plus souvent il y a pénétration réciproque du parenchyme et du tissu scléreux et, par suite, impossibilité de délimiter nettement un ilot parenchymateux. Ces ilots sont eux-mêmes infiltrés par le tissu scléreux. En quelques points seulement, les masses parenchymateuses sont assez volumineuses et encerclées de tissu scléreux. Leur couleur est variable, jaune brun plus ou moins foncé, verdâtre, vert bouteille, vert noir; quelques ilots sont hémorragiques. Vers la face inférieure du foie, entre la région hilaire et le bord postérieur, la coupe intéresse une partie très scléreuse et ouvre trois cavités remplies d'une boue noirâtre. Mise dans l'alcool à 90°, cette boue donne une teinte sale jaune vert; dans l'eau, elle ne se dissout pas; dans l'éther, elle se délite et donne une poussière brun jaunâtre. On hésite sur sa nature, bile ou sang; il semble plutôt qu'il s'agisse de boue biliaire seule. Des coupes parallèles montrent que ces cavités sont en réalité une seule et même formation kystique sinueuse, irrégulière, alternativement rétrécie et dilatée et s'étendant sur 1 centimètre de largeur et 5 à 6 centimètres de longueur, très probablement partie d'un canal biliaire, exclue et remplie de boue biliaire. La consistance de l'organe est augmentée. Le doigt n'y pénètre pas; pourtant le foie n'est pas ferme; il s'étale un peu et sa capsule se plisse.

Rate : mesure 15 centimètres dans son grand axe. Poids, 385 grammes. Pas de périsplénite. Mais à l'union du tiers supérieur et du tiers moyen la rate est comme étranglée. Une section pratiquée au niveau de l'étranglement montre une masse en coin, blanc jaunâtre, sèche, infarctus ancien ou gomme? La surface de section est diffluente, en bouillie. Congestion intense.

Surrénales : volumineuses; en particulier la droite qui, seule, a été pesée pèse 10 à 12 grammes; la gauche est plus volumineuse encore et capsulée.

Pancréas : quelques ganglions au-dessus de l'organe. La glande ne présente rien d'anormal macroscopiquement.

Reins : capsule très surchargée de graisse. Bassinet très gras. Poids, 220 et 260 grammes.

Utérus : petit, contient un petit fibrome.

Ovaires : scléreux, le gauche contient un kyste pisiforme.

Dans l'intestin grêle et dans le gros intestin, matières d'un gris vert sale. Les vaisseaux ne paraissent pas dilatés.

Larynx : le long du larynx et derrière le plastron, nombreux ganglions. L'un d'eux est gros comme une noix près de la première articulation sterno-costale gauche. La corde droite semble légèrement altérée, mais ni ulcération, ni nécrose. Les ganglions trachéo-bronchiques sont nombreux, mais ne paraissent pas comprimer les nerfs.

Poumons : pas de tuberculose, œdème à la partie supérieure et antérieure, congestion à la base, des deux côtés.

Cœur : surcharge graisseuse le long du bord droit et de la cloison. Les cavités droites sont pleines de sang peu fibrineux; on trouve seulement un petit caillot dans le ventricule droit, mou et peu dilaté. Léger épaississement du bord libre de la valve gauche mitrale.

Thyroïde : très volumineuse. L'isthme en particulier est de la grosseur d'une noix et, à la coupe, présente une masse jaunâtre, sèche, et

quelques zones hémorragiques. Les lobes latéraux sont très hyper-
trophiés.

OBSERVATION XXXIII. — *Syphilis. Cirrhose avec ficelures.* —
Jeanne V..., née à Boom (Belgique), âgée de quarante-huit ans, entre
le 15 juin 1900 dans le service de M. le Dr Duguet, à l'hôpital Lariboisière.

Antécédents héréditaires. — Père mort à soixante ans de rhumatisme (?). Mère morte en couches. Une sœur, bien portante, mais
obèse.

Antécédents personnels. — Pas de maladie dans son enfance.

Se marie; époux bien portant. A eu deux enfants mort-nés, puis
deux enfants bien portants.

Pas de paludisme. Pas de syphilis avouée. Pas d'alcoolisme.

Début de la maladie. — A trente-neuf ans, peu après avoir sevré
son dernier enfant, elle ressent un violent point de côté droit, avec
vomissements bilieux, et est transportée à Tenon, où elle fait un séjour
de trois mois. On croit à de la lithiase, et on pratique la laparotomie
latérale droite sans rien trouver. Elle sort malade de l'hôpital.

Depuis cette époque, c'est-à-dire depuis neuf ans, n'a jamais recouvré
la santé. Pendant quatre années, elle a des accès de fièvre presque
quotidiens, survenant vers quatre heures du soir, avec frisson
violent, chaleur et sueurs. Puis la fièvre ne reparait plus que de temps
à autre, mais avec les mêmes caractères. Par contre, douleurs dans
les os et dans les articulations. Elle entre pour ces douleurs presque
incessantes à la Pitié, il y a trois ans et demi.

Depuis huit ans, la malade a toujours été jaune, mais l'ictère a passé
par des alternatives d'augment et de diminution. Les urines, toujours
foncées, le devenaient davantage pendant les périodes d'augment. De
même les matières étaient à ce moment peu colorées. Jamais elles
n'ont été complètement décolorées.

Saigne quelquefois des gencives. Ni épistaxis, ni melæna.

En général, présente un peu d'agitation, mais depuis quelque temps
est surtout somnolente et apathique.

Examen. — Malade encore grasse, malgré l'amaigrissement qu'elle
accuse depuis plusieurs mois.

Subictère; conjonctives et muqueuses imprégnées de pigment.
Teinte générale du tégument jaune bronzé.

Abdomen volumineux, saillant surtout dans la région sus-ombilicale. Circulation collatérale apparente, mais peu développée. Cicatrice
de laparotomie latérale.

Le foie remonte jusqu'à la cinquième côte. Son bord inférieur
déborde, surtout à droite; il paraît épaissi et mousse. Hauteur de la

matité mammaire, 22 centimètres ; de la matité parasternale droite, 23 ; de la matité médiane, 22 ; de la matité parasternale gauche, 17 ; de la matité axillaire antérieure, 17. Surface ferme, indolente, donnant à la partie la plus saillante fausse sensation de fluctuation. Paraît régulière.

Rate : bord supérieur remonte à la huitième côte, déborde de quatre travers et mesure 14 × 19. Région splénique douloureuse.

Cœur : battements un peu irréguliers. Souffle systolique en dedans de la pointe, se prolongeant vers le foyer de la pulmonaire, plus précordial qu'apexien. Tension artérielle, 12 à 13.

Poumons : léger épanchement pleural gauche.

Urines : rares, pas de sucre, un peu d'albumine ; ni indican, ni urobiline. Pigment rouge brun. Pigments biliaires vrais. Urée, 21^{gr},12 dans les vingt-quatre heures. A examen ultérieur, l'albumine a disparu ; l'urée monte à 29 grammes.

Les articulations sont lésées. Épanchement dans les deux genoux. Cou-de-pied droit empâté, douloureux ; la peau à ce niveau est plus pigmentée. Tuméfaction douloureuse, à consistance pâteuse, du coude droit, dans la région sus-épitrochléenne.

Évolution. — Malgré l'absence d'antécédents syphilitiques, en présence des lésions articulaires, hépatiques, spléniques et rénales, on prescrit le traitement antisyphilitique. Amélioration marquée. L'épanchement pleural se résorbe, et l'on constate de nombreux frottements à gauche. Les genoux se sèchent. L'empâtement du coude droit diminue et est moins douloureux. L'albumine disparaît. Mais l'ictère persiste. La malade reste asthénique, apathique, somnolente.

Elle succombe rapidement vingt-quatre heures après une abondante hémorragie gastro-intestinale (hématémèse, melæna) à la fin de juillet.

Autopsie. — Faite trente-six heures après la mort. Altération marquée du cadavre, surtout au niveau du dos et des membres supérieurs marbrés de taches violacées, plombées.

Thorax : côtes très friables ; il suffit d'une simple pression du doigt pour produire des fractures.

Poumons : teinte ardoisée. Quelques adhérences légères au niveau du bord postérieur du poumon droit. Pas de liquide dans les plèvres.

Lobe inférieur gauche congestionné.

Cœur : volumineux. Pas de liquide dans le péricarde ; valvules sigmoïdes irrégulières, un peu épaissies. Le bord libre de la mitrale est rétracté, comme cicatriciel, et a perdu toute souplesse.

Aorte : petits placards athéromateux sur la portion parasigmoïdienne de l'aorte et sur l'aorte thoracique.

Foie : nombreuses adhérences entre le foie et la paroi, au niveau de la cicatrice de la laparotomie. L'organe est déformé; c'est nettement un foie ficelé.

La majeure partie de l'organe est constituée par la portion du foie située entre la fosse cystique et le ligament suspenseur. C'est cette région moyenne qui descend et forme presque tout le bord inférieur de l'organe. Le lobe droit, très réduit, n'est qu'une sorte d'appendice latéral droit. Le lobe gauche, relativement plus volumineux et manifestement hyperplasié, s'est développé surtout en arrière, comme masqué par la région médiane volumineuse qui le déborde en avant. Le hile du foie est fortement reporté en arrière, du fait même de ce développement considérable du lobe carré. La vésicule biliaire ne se retrouve pas. A la face inférieure du foie, les irrégularités sont encore plus marquées. La surface du foie est parsemée, en avant et à droite de l'adhérence pariétale, d'une vingtaine de petites taches de bougie, sur un travers de main. Poids, 1480 grammes. A la coupe, les voies biliaires apparaissent dilatées et laissent écouler de la bile.

Rate : volumineuse, pèse 700 grammes. Teinte rouge vif uniforme.

Estomac : contient 250 à 300 grammes de caillots sanguins. La moitié cardiaque de la muqueuse est teintée de façon uniforme en rouge brun. Au niveau de la grande courbure, petites hémorragies sous-muqueuses sur 5 à 6 centimètres, mais pas d'érosion ni d'ulcération.

Intestin : sur tout le tractus intestinal, et en particulier au niveau de la première portion de l'intestin grêle, du gros intestin et du rectum, teinte violacée de la muqueuse et sang à l'intérieur de la cavité.

Reins : volumineux; le droit pèse 245 grammes; le gauche, 217. Cortex diminué. A la base des pyramides, en deux points, sur l'un des reins, petites hémorragies. Surcharge graisseuse du bassinet.

Utérus : sain.

Ovaire : droit kystique.

Vessie : saine.

L'articulation du coude droit est ouverte. Au niveau de l'épitrochlée, l'os est dénudé, friable, recouvert d'une sorte de purée jaunâtre. Tissu cellulaire et plans aponévrotiques noirâtres, putréfiés à ce niveau.

OBSERVATION XXXIV. — *Syphilis probable. Cirrhose hyperplasique avec atrophie scléreuse notable. Foie, 950 grammes. Rate, 300 grammes. Artérite oblitérante de la pédieuse et gangrène du pied droit.* — M..., âgé de quarante-six ans, journalier, entre le 15 janvier 1908 dans le service de M. le Dr Rénon, à la Pitié.

Antécédents héréditaires. — Père mort à trente-neuf ans, à la suite de pleurésies répétées.

Antécédents personnels. — A eu cinq enfants, dont trois vivent encore.

De plus sa femme a fait, il y a dix-neuf ans, une fausse couche.

Bien portant jusqu'en 1901, époque à laquelle il fut pris d'une diarrhée sévère (dix selles par jour).

En 1903, mêmes accidents.

En 1906, nouvelle période de diarrhée, et de plus œdème des membres inférieurs et épanchement dans le genou gauche.

Trois semaines après, le ventre augmente notablement de volume.

Après trois mois, tout rentre dans l'ordre.

Début de la maladie. — En bonne santé depuis 1906, lorsqu'il y a cinq semaines le ventre a brusquement augmenté de volume pour atteindre en trois ou quatre jours les proportions actuelles.

En même temps, fatigue considérable.

Examen. — Homme fortement amaigri, aux traits tirés, au teint anémique et subictérique. Les lèvres sont pâles, les conjonctives jaunâtres. Thorax très émacié. Membres inférieurs fortement amaigris. Trace de brûlures anciennes à la face antéro-externe de la cuisse droite.

Abdomen volumineux de batracien. Cicatrice ombilicale déplissée

Hernie inguinale droite.

Pas de circulation collatérale.

Ascite.

Hémorroïdes.

Foie : ne semble pas augmenté de volume.

Rate : non perceptible.

Poumons : rien d'anormal.

Cœur : sain ; pouls, 108, petit.

Urines : rares, 400 grammes en vingt-quatre heures ; ni sucre, ni albumine.

Alternatives de diarrhée et de constipation.

Les réflexes rotuliens sont conservés, mais le droit semble un peu diminué.

Pupilles réagissent normalement.

Température, 38°,2.

En outre, le malade accuse une douleur continue, lancinante, au niveau des pieds ; sensation de « piqûre d'aiguille rougie au feu ».

La douleur augmente par la pression, surtout à la face dorsale du pied droit.

Il reconnaît boire en moyenne 2¹,5 de vin par jour, et de plus assez souvent des apéritifs.

18 *Janvier.* — Apparition de petites taches purpuriques et de marbrures lie de vin au niveau de l'extrémité antérieure de la face dorsale du premier espace intermétatarsien. L'extrémité des orteils, surtout du premier, est plus froide que le reste du pied.

Pouls pédieux imperceptible.

Température 37°,4 à 38°,4.

20 *Janvier*. — Hyperesthésie au moindre contact; les premières taches s'étendent.

Apparition de nouvelles taches sur le bord interne du gros orteil.

Teinte cyanotique de la zone sous-unguéale.

Œdème de la face dorsale du pied.

Un examen du sang pratiqué par M. Moncany, interne du service, donne les renseignements suivants :

Hémoglobine, 55 p. 100.

Hématies : 1 530 000; poikilocytose marquée.

Leucocytes : 6 400; poly, 70, avec noyaux très nettement fragmentés; mono, grands, 6; moyens, 19; petits, 4; éosinophiles, 1.

Hématoblastes, abondants.

Coagulation accélérée, six minutes.

Résistance globulaire légèrement augmentée. Sang total, 42-28; sang déplasmatisé, 42-28.

22 *Janvier*. — Extension des taches sur le dos du pied et la base des deux premiers orteils, et sur le bord interne du premier.

Teinte cyanotique du premier.

Œdème toujours marqué du pied et de la moitié inférieure de la jambe, au niveau de laquelle se dessine une circulation veineuse superficielle, dépendant de la saphène interne. A ce niveau, le membre est chaud. Le pied est froid.

Persistance des douleurs.

Température, 39°,2.

25 *Janvier*. — Refroidissement complet au niveau des zones mortifiées et absence de douleur par contact à ce niveau.

L'œdème de la jambe remonte jusqu'au genou.

Au niveau du pied gauche, l'hyperesthésie est moindre qu'elle n'a été au pied droit. De même, œdème plus léger. Petites taches purpuriques à la face interne des deux dernières phalanges du deuxième orteil, dont l'extrémité et la zone sous-unguéale sont cyanotiques. Refroidissement du pied.

26 *Janvier*. — Nouvel examen du sang.

Hémoglobine, 55 p. 100.

Hématies, 2 107 000. Anisocytose et poikilocytose. Nombreux microcytes, affinité colorante plus marquée.

Leucocytes : 1 500; pas de formes cytolytiques.

Polynucléaires, 85; mono, 12; lympho, 3; 1 myélocyte sur 400.

Très nombreux hématoblastes.

Temps de coagulation, quatre minutes.

28 *Janvier*. — Douleurs toujours vives et continues.

Alternatives d'agitation et de dépression. État psychique affaibli.

Aspect vineux plus foncé du dos du pied. Les lésions ne s'étendent plus, mais tranchent plus nettement sur la pâleur des parties saines. Les faces dorsale et interne du premier orteil ont une teinte cuivrée, saumonée ; de même la face dorsale du deuxième orteil, au niveau des première et deuxième phalanges, à droite.

La coloration violacée du deuxième orteil au pied gauche s'atténue.

Le 31 *janvier*, momification du premier orteil. Le deuxième orteil est noir à son extrémité, roussâtre à sa base. Le troisième orteil est noir à son extrémité.

L'hyperesthésie du bas du pied diminue.

Pansement à l'aristol.

1er *Février*. — Examen du sang.

Hémoglobine, 50 p. 100.

Hématies, 1 330 000 (anisocytose, déformations).

Leucocytes, 8 200.

Hématoblastes, 440 000.

4 *Février*. — Un sillon longitudinal apparaît près du bord interne du gros orteil, séparant la partie interne momifiée de la partie dorso-externe roussâtre.

10 *Février*. — Momification complète du gros orteil et de la phalange unguéale des deuxième et troisième orteils.

Face dorsale du pied phlycténoïde avec écoulement de sérosité roussâtre.

15 *Février*. — Les trois orteils sont momifiés jusqu'à leur base.

Dos du pied et quatrième orteil, aspect phlycténoïde et écoulement de sérosité roussâtre. La face plantaire du pied est momifiée, noire au niveau du talon antérieur, roussâtre et phlycténoïde en arrière et vers le bord interne.

17 *Février*. — Momification de la moitié interne du quatrième orteil.

Sillon noir et sec délimitant sur la face dorsale du pied la partie momifiée.

Hémoglobine, 85 p. 100.

Hématies, 1 880 000. Anisocytose, affinités colorantes variables.

Leucocytes, 7 500 ; poly, 71, dont 8 ésinophiles ; mono, 18, avec nombreuses formes de transition ; lympho, 11.

Hématoblastes très nombreux.

22 *Février*. — Toutes les parties atteintes sont noires et sèches. Un sillon d'élimination se creuse à la partie la plus reculée des lésions plantaires.

État général profondément affecté. Plaintes incessantes.

Démangeaisons, d'où lésions de grattage multiples.

Dyspnée par suite de l'ascite.

GÉRAUDEL. 32

Circulation collatérale.

26 *Février*. — Pansement du pied à la poudre de Lucas Championnière.

9 *Mars*. — Le sillon s'approfondit. Au niveau de l'orteil gauche, momifié, apparition du sillon d'élimination.

Le ventre est très tendu. Circulation collatérale marquée ; veines du calibre d'une plume d'oie, à circulation ascendante.

La sonorité des anses intestinales refoulées empêche de délimiter la matité hépatique.

Agitation.

19 *Mars*. — Délire de plus en plus marqué. Le malade ne reconnaît plus personne, se plaint sans cesse. L'agitation est extrême pendant la nuit.

En même temps, affaiblissement progressif. Face amaigrie, pâle, nez effilé.

21 *Mars*. — Aggravation du délire et de l'agitation. On supprime l'iodoforme dans la poudre de Lucas Championnière.

22 *Mars*. — Excitation moindre. Torpeur, demi-coma et gâtisme.

Le malade ne voit plus rien de ce qui l'entoure. On lui fait absorber encore un peu de lait.

26 *Mars*. — Le coma a persisté jusqu'à ce jour. Actuellement, le malade est plus éveillé et parle un peu.

27 *Mars*. — Il retombe dans le coma.

28 *Mars*. — Mort à six heures du matin.

Autopsie. — Le 29 mars.

Pas de liquide dans les plèvres.

Poumons : œdème et congestion des bases, surtout à droite.

Pas d'adénopathie trachéo-bronchique.

Pas de lésion bacillaire.

Cœur : petit, très mou, flasque ; myocarde aminci. Pas de lésion valvulaire.

Pannicule adipeux très abondant doublant la paroi abdominale ; 5 à 6 litres d'ascite citron clair.

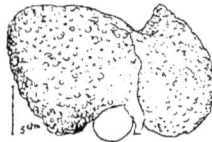
Fig. 87.

Épiploon : très gras.

Intestin : aucune lésion apparente.

Foie : petit, mesure 21 centimètres de longueur, dont 14 centimètres pour le lobe droit, 13 centimètres de hauteur au niveau du lobe droit, 14 centimètres au niveau du lobe gauche, relativement développé, de telle sorte que la partie du foie située à gauche de la ligne cystico-cave est plus volumineuse que la partie située à droite. Surface irrégulière, granuleuse. Aspect classique du foie clouté. Bord antérieur crénelé, tranchant. Coloration jaune rougeâtre. Pas d'adhérences ni de périhépatite. A la coupe, les grosses granulations font saillie. Vésicule biliaire dilatée, contient liquide normalement coloré. La veine porte et ses tributaires sont englobées dans une épaisse couche de graisse sous-péritonéale. Elles sont dilatées et contiennent des caillots fibrineux.

Rate : grosse, congestionnée, 300 grammes.

Reins : capsule adipeuse très épaisse. Pas de lésions macroscopiques

Surrénales : normales.

L'artère pédieuse est obturée à 2 centimètres environ au-dessus de la zone mortifiée.

On ne trouve aucun autre foyer d'artérite, ni à l'aorte, ni au niveau des autres artères intermédiaires.

Le sillon d'élimination avait atteint le plan ostéo-fibreux, mais les tendons étaient encore conservés, sans exfoliation.

Description histologique des lésions hépatiques.

Ce foie présente des lésions fort comparables à celles des foies précédents.

Il diffère seulement par l'absence de dilatation des canalicules biliaires. La gangue scléreuse y est seulement creusée de cavités remplies de globules sanguins, correspondant nettement à des lacunes ou capillaires sanguins dilatés.

L'état de congestion de tout le tissu hépatique est très marqué et se traduit par une dilatation des veines portes et l'existence, en de nombreux endroits, de lacs sanguins semés de parois capillaires et de cellules hépatiques.

A noter l'aplatissement et l'effacement de nombreuses veines, atteintes d'endophlébite, veines portes ou veines sus-hépatiques.

L'artère hépatique présente une dilatation par endroits et une atrophie très nette de la tunique musculaire.

Pas d'endartérite appréciable.

II. — Cirrhoses avec néo-formation exubérante.

Observation XXXV. — *Syphilis probable. Cirrhose hyperplasique. Foie, 3 100 grammes. Rate, 1 000 grammes. Déformations articulaires. Mort par broncho-pneumonie.* — Corv., âgée de trente-neuf ans, entre à Tenon, dans le service de M. le Dr Launois, le 29 mars 1905, parce qu'elle souffre à l'épigastre, a perdu l'appétit et ses forces.

Antécédents héréditaires. — Rien à signaler.

Antécédents personnels. — Bonne santé antérieure.

Début de la maladie. — Semble remonter à trois ans. A cette époque, la malade eut de violentes douleurs au niveau de l'épigastre et plusieurs hématémèses, qui se sont renouvelées ainsi que les dou-leurs avec une intensité variable.

Examen. — Ictère; conjonctives jaunes.

Abdomen volumineux. Circulation collatérale. Ascite.

Foie : augmenté de volume. Surface bombée, presque indolore.

Rate : difficilement appréciable.

Matières colorées. A plusieurs reprises, melæna.

Urines : foncées, contiennent des pigments biliaires. Ni sucre ni albumine.

Cœur : bruits normaux.

Poumons : quelques râles sous-crépitants aux deux bases.

Articulations douloureuses et un peu déformées.

La malade est très agitée et délire la nuit.

Évolution. — Le 2 mai, la température monte à 40°. OEdème des jambes. État demi-comateux, foyer de broncho-pneumonie gauche.

Mort dans le coma, le 4 mai.

Autopsie le 5 mai, après vingt-quatre heures.

Cadavre œdématié. Traces d'ulcère variqueux guéri à droite.

Visage violacé.

Dans les deux plèvres, liquide citrin foncé.

Poumons : à gauche, congestion intense et splénisation ; la coupe ne laisse pas écouler de liquide. Un fragment de parenchyme pris dans le lobe inférieur plonge au fond de l'eau. Liquide spumeux dans les grosses bronches. Poids, 780 grammes. A droite, emphysème au bord antérieur. OEdème dans le lobe moyen. Lobe inférieur congestionné : un morceau va au fond de l'eau. Poids, 850 grammes. Pas de tubercu-lose apparente.

Cœur : peu volumineux. Surcharge graisseuse de la paroi ventri-culaire droite. Légère dilatation ; un petit caillot fibrineux, légèrement rosé, intriqué dans les piliers de la tricuspide. Pulmonaire normale. A gauche, petit caillot. Mitrale et sigmoïdes aortiques saines.

Aorte : un peu de dépoli de la partie sus-sigmoïdienne.

Paroi abdominale, doublée d'un pannicule adipeux très abondant. Pas de liquide dans l'abdomen.

Foie : considérablement augmenté de volume. Sa forme rappelle un peu celle d'un papillon, mais dont l'aile gauche serait moindre que l'aile droite. De chaque côté d'une région médiane, limitée par le sillon vésiculaire et le ligament suspenseur, et où les dimensions du foie sont minima, se projettent le lobe droit très augmenté de volume et le lobe gauche fort développé surtout dans le sens antéro-postérieur. Le rebord costal a déterminé d'autre part une dépression en accent circonflexe qui coupe perpendiculairement l'isthme formé par la région médiane. Ainsi se trouve dessinée une sorte de croix, entre les branches de laquelle font saillie quatre larges mamelons hépatiques. Les mamelons supérieurs sont plus développés que ceux situés au-dessous de la branche horizontale de la croix. Le mamelon supérieur droit, dôme hépatique droit, est sillonné par deux larges dépressions qui le subdivisent en mamelons secon-daires. De même pour les mamelons droit inférieur et gauche supérieur, où les sillons sont cependant moins profonds. Le bord antérieur de l'organe est arrondi, obtus, formant à droite de l'échancrure cystique un véritable lobe arrondi. A la face inférieure du foie, se retrouve cet état largement mamelonné et irrégulier de la surface du foie, exagérant et défor-

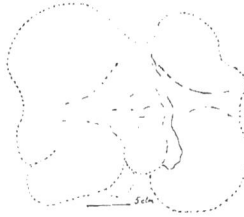

Fig. 88.

mant les saillies normales. Si l'on fait abstraction du sillon cruciforme et des larges sillons secondaires décrits, la surface du foie est peu irré-gulière, presque lisse. A peine, en quelques points, y a-t-il un état granuleux peu marqué, par exemple au niveau du mamelon inférieur droit. Par contre, mamelon droit supérieur et mamelon gauche infé-rieur sont remarquablement lisses, la capsule mince étant comme tendue par le parenchyme hyperplasié sous-jacent. Périhépatite légère au niveau des grandes dépressions, en particulier de la région médiane. Poids du foie, 3 100 grammes. Couleur générale, sciure de bois. En réalité, cette teinte résulte du mélange de nuances variées jaune chamois ou violacées. Consistance augmentée.

A la coupe, surface lisse, à peine chagrinée çà et là. Le tissu hépa-tique est constitué par une série de petites masses de couleur jaune chamois, grosses de 2 à 4 millimètres et enchâssées dans un tissu gris violacé, devenant rosé par exposition à l'air. En certains points, le tissu gris violet est prédominant, la gangue scléreuse très développée et les grains parenchymateux logés comme des grains de plomb dans cette gangue. Ailleurs, au niveau des mamelons et larges saillies du foie, c'est au contraire les îlots jaune chamois qui sont très dévelop-pés, presque accolés directement les uns aux autres, à peine séparés par un mince tractus gris violacé. De la surface de coupe, ne coule, même après expression, ni bile, ni sang. Vésicule biliaire contient liquide brun verdâtre.

Rate : pèse 1 000 grammes. Surface remarquablement nette. Pas de périsplénite. De forme régulière et de consistance ferme. Mise sur sa face convexe, ne s'étale pas, fait le bateau. Couleur aubergine.

Reins : pèsent ensemble 480 grammes. Couleur lilas pâle. Se décortiquent bien. Malgré leur volume, le cortex est un peu diminué. A la coupe, congestion. Étoiles de Verheyen. Bassinet et capsule chargés de graisse.

Pancréas : rien à noter macroscopiquement.

Utérus : petit.

Ovaires : extrêmement scléreux et petits, tout à fait « noyau de pêche » ; pas de corps jaunes à la coupe ; le gauche pèse 10 grammes, le droit 15 grammes.

Paroi abdominale, ligament suspenseur, mésentère, appendices épiploïques, méso-appendice, sont remarquablement infiltrés de graisse.

Le cerveau n'a pas été examiné.

Description histologique des lésions hépatiques.

Les transformations subies par le tissu hépatique sont extrêmes et modifient considérablement sa physionomie. La comparaison de fragments prélevés en des points différents de l'organe montre l'impossibilité où l'on est de donner une formule unique de la texture du foie, et surtout l'erreur où l'on pourrait tomber en ne multipliant pas les prises histologiques. A s'en tenir à un ou deux échantillons, on conclurait à une atrophie scléreuse considérable. D'autres échantillons montrent, par contre, une hyperplasie parenchymateuse exubérante. L'examen histologique doit donc porter sur de nombreux échantillons, et, cela fait, les considérations tirées de l'examen macroscopique permettront seules de décider que le type hyperplasie l'emporte sur le type atrophie, puisque aussi bien il s'agit d'un foie de 3100 grammes où, de toute évidence, du parenchyme nouveau s'est développé avec une exubérance manifeste. Malgré cette diversité de physionomie, on peut cependant ramener à une même formule les altérations constatées.

Zones d'hyperplasie parenchymateuse. — A peine développées en certaines régions du foie ou constituées par un petit nombre de cellules en général altérées, nécrosées ou infiltrées de pigments, rarement d'apparence normale, ces zones d'hyperplasie sont ailleurs extrêmement étendues, au point qu'il semble que l'on ait affaire à un foie presque normal, sans sclérose manifeste.

L'hyperplasie s'est faite en général suivant le type de clivage, et des travées en résultent.

Les cellules sont de volume normal, à protoplasma hypercoloré, à noyau souvent condensé et foncé.

Dans ces zones parenchymateuses nouvelles, on ne trouve pas une ordination bien marquée des travées.

Par contre, on y rencontre des centres d'accroissement au pourtour desquels les cellules sont volumineuses et bien colorées, d'apparence

normale, et entre ces masses des régions parenchymateuses interpo-
posées et comme aplaties par elles. A leur niveau, les travées sont
étirées, atrophiées, parfois faites de cellules mises bout à bout. Ces
cellules sont altérées, à protoplasma très foncé, à noyau en pycnose.
De plus, les fibrilles, rares dans les masses précédentes, sont ici plus
marquées. Il semble que tout se passe comme si, dans les zones d'hyperplasie parenchymateuse, se créaient de nouveaux centres d'hyperplasie secondaire aboutissant à la formation d'ilots composites. Malgré
cette exubérance de néoformation, les sinus sus-hépatisés sont rares.
Quelques cellules sont altérées et présentent soit de la nécrose acidophile, soit de l'infiltration pigmentaire. D'autres en plus grand nombre
sont surchargées de gouttelettes graisseuses.

Zones d'atrophie scléreuse. — Ces zones sont extrêmement développées par places, au point d'avoir envahi tout le parenchyme primitif,
comme en témoignent les gaines glissoniennes qui ponctuent le tissu
hépatique ainsi transformé, et que ne séparent plus des ilots de cellules
hépatiques. Mais, en même temps, elles ont subi un retrait notable,
au point de permettre un rapprochement considérable de ces gaines
glissoniennes. Çà et là seulement, quelques cellules atrophiées, mais
encore reconnaissables, montrent que le tissu examiné est du tissu
hépatique.

En certains points, on hésite à reconnaître qu'il s'agit d'une coupe
de foie.

Des fibrilles fuchsinophiles, inégalement colorées, des néo-canalicules fortement atrophiés, à cellules ratatinées, à lumière nulle ou à
peine indiquée, le tout infiltré de nombreuses cellules rondes, représentent seuls le tissu hépatique. Par places, il ne reste plus que des
fibrilles tassées et mal colorées, formant bandes interposées aux gaines
glissoniennes doublées d'un manchon de néo-canalicules.

Çà et là, des ilots montrent des cellules volumineuses fort altérées,
à noyau disparu, à protoplasma imprégné de pigment, ou nécrosé en
totalité, ou gras, ou éosinophile.

Dans son ensemble, le tissu hépatique ainsi transformé se nuance
de façon variée. Une préparation traitée par le Van Gieson donne par
exemple de nombreux roses, du rose jaune à peine marqué au rose
vif, le tout d'ailleurs diffus, comme mortifié. Les préparations à l'hématoxyline-éosine frappent par les teintes rose vif ou lilas ou jaune
citron que prennent les cellules colorées ou par l'éosine, ou par le
mélange colorant hématoxyline-éosine, ou restées incolores à cause de
leur imprégnation biliaire.

Collecteur porto-sus-hépatique. — Dans les zones scléreuses, il est
notablement atrophié et, par places, nettement oblitéré, surtout dans
sa portion sus-hépatique. Il est évident que les altérations des cellules

hépatiques encore éparses dans ces zones résultent, pour partie, du défaut d'apport sanguin à leur niveau.

Dans les zones d'hyperplasie, les veines portes, reconnaissables grâce au bourgeon biliaire correspondant, sont relativement très écartées les unes des autres, mais par contre volumineuses. De même pour les veines sus-hépatiques.

Bourgeon biliaire. — Relativement peu altéré. Pourtant, en de nombreux points, l'épithélium proliféré fait bouchon ; le chorion sous-épithélial est plus dense et plus foncé. Il y a de nombreux néo-canalicules biliaires. Mais, au niveau des zones d'hyperplasie, leur nombre semble moins élevé, du fait de l'interposition de masses considérables de cellules hépatiques.

L'artère hépatique ne présente pas d'altérations manifestes.

OBSERVATION XXXVI. — *Alcoolisme. Rhumatisme articulaire aigu. Syphilis probable (parésie du droit externe). Cirrhose hyperplasique.* — Angelo Int..., né à Gemignano, sur les rives du lac Majeur, âgé de trente-huit ans, fumiste, entre dans le service de M. le Dʳ Launois à l'hôpital Tenon.

Antécédents héréditaires. — Rien de saillant à signaler.

Antécédents personnels. — Aucune maladie dont il ait souvenir. En particulier rien qui rappelle le paludisme. Le village où il habita jusqu'à quinze ans est sain. Il n'a jamais eu aucun accès fébrile.

Vient en France à quinze ans, comme fumiste.

Habituellement, il boit un litre de vin au minimum et une à deux absinthes. Parfois il s'enivre. Depuis quelque temps a cessé l'usage du vin et des apéritifs pour ne prendre que du lait ou de l'eau.

Blennorragie peu sévère à vingt ans.

Rhumatisme articulaire aigu, à vingt-huit ans, à début brusque, sans angine préalable, ayant duré six mois et intéressé toutes les jointures. Traitement salicylé. N'a pas eu d'ictère à ce moment.

Pas de syphilis.

Début de la maladie. — Il y a dix-huit mois, on lui dit qu'il a la jaunisse. Il rapporte le début de cette jaunisse à une émotion violente, chute du haut d'un échafaudage. Depuis lors, est resté subictérique. Ni fièvre, ni douleur, ni vomissement. Bon état général, conservation de l'appétit.

Six semaines avant son entrée à l'hôpital, les forces se mettent à décliner assez rapidement. En même temps, le ventre devenait gros et douloureux, et il eut de violentes épistaxis.

Examen. — Ventre volumineux, surtout vers la partie supérieure. En particulier l'épigastre bombe notablement et fait saillie perceptible à première vue. Pas de circulation collatérale, pas d'ascite, pas d'œdème. Le ventre est sec et la paroi souple et nette. La palpation du ventre est aisée.

Foie : facilement accessible, descend jusqu'à l'épine iliaque antérieure supérieure. De là, le bord inférieur croise peu obliquement en écharpe la région ombilicale, passant au-dessous de l'ombilic et, vers l'hypocondre, se confond avec la rate. La matité remonte jusqu'au mamelon. Ni dur, ni douloureux. Surface largement mamelonnée, surtout à gauche, où le lobe gauche soulève l'épigastre et donne impression de tumeur.

Rate : déborde notablement les fausses côtes, mais se délimite malaisément. Elle est nettement volumineuse cependant.

Poumons. — Rien d'anormal. Pas d'ostéo-arthropathie des doigts.

Cœur : bruits normaux, pouls à 52.

Urines : 1ʳ,5, couleur Müller, contiennent des pigments biliaires.

Matières colorées, foncées jusqu'il y a trois semaines. Actuellement, couleur mastic, ce que le malade attribue au régime lacté. Pas de diarrhée.

Peau couleur jaune brun. Pas de prurit, pas de desquamation ni de sécheresse.

Parole lente, habituellement. Ni crampes, ni tremblements.

A eu quelques cauchemars, il y a trois ans ; habituellement bon sommeil.

Légère parésie du droit externe gauche.

Ni xanthopsie, ni héméralopie.

Apyrexie absolue.

Le 24 février 1904, la quantité des urines est de 1ʳ,25. Couleur jaune miel. Pas de pigments biliaires. Deviennent brunes par addition d'acide azotique. Selles bien moulées et colorées.

La saillie épigastrique est très nette ; le bord inférieur semble un peu remonté et passe non plus au-dessous, mais au niveau de l'ombilic.

La rate déborde de trois travers de doigt.

Le diagnostic du service est maladie de Hanot.

Après un séjour de deux mois à l'hôpital, il demande sa sortie. Reste jaune, mais se sent mieux, plus fort. Le ventre est moins volumineux.

Pendant un an, santé satisfaisante. Mais, en 1904, aggravation de l'état général. Il doit cesser son travail de temps à autre, puis interrompre complètement.

Alité depuis huit semaines, le ventre a augmenté et est devenu douloureux. Il entre à nouveau dans le service le 8 février 1905.

Ictère très marqué, brun jaune. Selles décolorées ou colorées, tantôt mastic, tantôt et plus souvent moutarde anglaise. Pigments biliaires dans les urines. Pas de prurit.

Quelques vomissements, inappétence, constipation.

Pas d'hémorragies.

Température normale à l'entrée. Pouls, 58.

L'abdomen est très volumineux, mais non distendu.

Infiltration œdémateuse de la paroi abdominale, plastronnant d'une cuirasse les deux tiers inférieurs et réservant seulement la partie épigastrique qui bombe, mince, tendue, élastique et sonore, comme si par sa tension elle s'était asséchée de tout le liquide qui infiltre à son pourtour la paroi. Il est impossible, à cause de l'œdème pariétal, de délimiter la matité hépatique ou de démarquer un niveau d'ascite. Le ventre est douloureux, surtout vers la région splénique, et le malade se plaint dès qu'on y touche.

Malgré cet œdème considérable, on remarque avec étonnement qu'il n'a pas d'œdème au niveau des membres inférieurs, que tout est localisé à l'abdomen.

Pas de circulation collatérale.

On conclut à poussée de péritonite subaiguë avec œdème de la paroi, à prédominance sans doute splénique, ayant compliqué l'hépatite antérieure. On discute l'utilité d'une laparotomie.

Le strabisme interne droit persiste.

Le 16 février 1905, légère amélioration. Un peu d'œdème à la face postérieure des cuisses et des jambes.

La sensibilité persiste dans la région splénique. La partie inférieure de l'abdomen reste encore mate et empâtée. Exomphale. On note quelques veinules à la partie inférieure droite du ventre, mais à peine indiquées.

L'ictère a diminué, ainsi que les douleurs. Pouls, 72.

Quelques hématémèses légères.

Souffle systolique à la pointe.

La température s'élève le 28 février à 37°,6, le 1er mars à 38°,2 pour retomber à la normale 37° le 2 mars.

Mort le 23 mars.

Autopsie le 24 mars 1905.

Poumons. — Congestion des bases, œdème pulmonaire bilatéral.

Cœur : mou, flasque, petit.

Aorte saine.

A l'ouverture de l'abdomen, 3 à 4 litres de liquide citrin s'échappent.

Paroi abdominale maigre et mince.

Avant d'extraire les viscères, on ouvre sur place le duodénum, et, par pression douce sur la vésicule, on vérifie la perméabilité du cystique et du cholédoque. Un liquide clair, muqueux, puis coloré, tantôt brun, tantôt verdâtre, s'écoule par l'ampoule de Vater.

Foie : très augmenté de volume et déformé. Le lobe gauche en particulier et la partie située à gauche de la ligne cystico-cave sont considérablement augmentés de volume, au point que cette ligne partage l'organe en une portion droite équivalant à peine au tiers, et en une portion gauche représentant les deux tiers de l'organe tout entier.

Le poids du foie est de 2 230 grammes.

Là où le foie répond au rebord costal, le foie est déprimé et sa surface comme glacée par un peu de périhépatite. D'ailleurs toute la surface du foie est comme recouverte d'une sorte de vernis épais, jaunâtre, laissant à peine voir la couleur des mamelons parenchymateux sous-jacents. Même apparence sur la face inférieure du foie, surtout au niveau du lobe gauche.

La surface du foie est très irrégulière, grâce à la présence de nombreux mamelons larges et surbaissés qui se

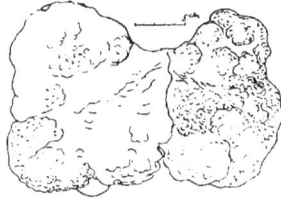

Fig. 89.

soulèvent tant à la face antérieure qu'à la face postérieure du foie.

Chacun de ces mamelons est lui-même hérissé de petites saillies jaunes, vertes, vert noir, tranchant sur la couleur générale gris jaune de la surface.

Cet état légèrement granuleux de la surface est d'ailleurs peu marqué, et l'aspect général est plutôt d'une surface lisse. Dans l'intervalle des granulations, nombreuses veinules, ajoutant à la teinte générale une teinte lilas.

Posé sur la table, le foie a à peu près la forme d'un papillon, mais dont une des ailes serait tordue sur l'autre, comme les ailes d'une hélice, l'aile droite étant plus antérieure, l'aile gauche plus postérieure.

Consistance augmentée.

La surface de coupe est très légèrement irrégulière, chagrinée.

Elle apparaît largement sillonnée à l'œil, non au toucher, par des tractus fibreux qui correspondent aux sillons séparant les mamelons de la surface. Ces zones fibreuses sont nettement vascularisées, voire variqueuses.

Elles s'étendent parfois sous forme de nappe mince, vélamenteuse, dans le plan même de la section.

Le parenchyme dans leur intervalle apparaît constitué par une multitude de grains gros comme un grain de millet, assez égaux mais diversement colorés, les uns, c'est la majorité, jaune moutarde, d'autres verdâtres, d'autres hémorragiques, plongés dans une gangue blanc jaunâtre, homogène. Les grains et la gangue semblent se pénétrer l'un l'autre. Il y a seulement par places quelques îlots parenchymateux entourés par la gangue. Habituellement il y a intrication réciproque du parenchyme et de la gangue scléreuse. L'ensemble de la coupe ainsi bigarrée prend une teinte générale jaune verdâtre.

Très peu de sang s'écoule à la coupe.

Un fragment du parenchyme mis dans le liquide de Flemming devient très vite verdâtre au niveau de nombreux îlots, auparavant jaunes (infiltration biliaire et virage des pigments par le bichromate de potasse).

La *vésicule biliaire* contient un liquide brun verdâtre, un peu filant. Au niveau du hile, quatre à cinq ganglions gros comme des noyaux d'olive. A la coupe, apparaissent pigmentés, surtout vers leur centre.

Rate : volumineuse, pèse 500 grammes. Pas de périsplénite. A la surface, surtout vers sa face interne, elle présente comme des traînées de grains de poudre (petites hémorragies anciennes).

Quoique molle, la rate n'est nullement diffluente. Elle n'est pas congestionnée. Peu de sang s'écoule des vaisseaux. Sa coloration rappelle celle de la langue de bœuf conservée.

Reins : pèsent, le droit 190, le gauche 180 grammes. Se décortiquent bien. Pas de graisse dans le bassinet. Cortex diminué. Coloration fauve des pyramides.

Les districts lobulaires du rein apparaissent limités par des veines en étoiles.

Au bord supérieur du pancréas, nombreux ganglions.

Pancréas pâle.

Capsules surrénales. — Zone médullaire fibreuse, pleine.

Le péritoine tout entier est sillonné de nombreux vaisseaux variqueux. Pas de surcharge graisseuse.

Œsophage : varices œsophagiennes : au niveau de l'une d'elles, un petit point noir semble avoir donné du sang pendant la vie.

Estomac : plein de sang, liquide et en caillots.

La muqueuse est noirâtre et sillonnée de larges traînées hémorragiques vers l'antre pylorique. Brusquement au delà du pylore, l'aspect hémorragique cesse.

Les matières, liquides et vert noirâtre dans la première moitié de l'intestin grêle, deviennent pâteuses et mastic dans la seconde moitié.

Elles restent pâteuses, mais redeviennent grisâtres, puis gris foncé dans le gros intestin, et au niveau du rectum elles ressemblent tout à fait à de la poix.

Après enlèvement des matières, on note vers la fin de la première moitié de l'intestin grêle un piqueté hémorragique.

DESCRIPTION HISTOLOGIQUE DES LÉSIONS HÉPATIQUES.

Le foie de Int... ressemble histologiquement à celui précédemment décrit.

Parmi les particularités qui l'individualisent, je citerai l'hyperplasie parenchymateuse à type dissociant, ici très marquée et prenant par place l'aspect cérébroïde.

A noter également la grande quantité de néo-canalicules biliaires et la distension de nombre d'entre eux, l'étendue parfois énorme des plages scléreuses et leur manque d'homogénéité, ces plages représentant des portions relativement importantes de tissu hépatique ayant disparu sous l'envahissement du mésenchyme et des néo-canalicules d'une part, par nécrose totale due probablement à l'insuffisance d'apport sanguin d'autre part. Plages d'atrophie scléreuse et placards cicatriciels post-nécrotiques sont sillonnés de lacunes remplies de globules sanguins.

Les lésions d'endophlébite porte et sus-hépatique et d'artérite hépatique sont très marquées.

On pourra rencontrer, entre les deux types extrêmes, dont je viens de fournir une série d'exemples, toutes les nuances intermédiaires, le volume du foie représentant en définitive la somme algébrique du processus d'atrophie par sclérose ou par nécrose, qui diminue la masse du foie, et du processus collatéral d'hyperplasie parenchymateuse, qui l'augmente. Je ne reviens pas à nouveau sur ce point, développé antérieurement.

LITHIASE BILIAIRE D'ORIGINE SYPHILITIQUE

Dans les faits précédents, les lésions glissoniennes (vaisseaux et bourgeon biliaire) qui accompagnent les lésions parenchymateuses sont habituellement marquées. On peut observer d'autres faits où elles sont pour ainsi dire exclusives, les lésions parenchymateuses passant au second plan. Il est par suite permis de donner de ces faits une description spéciale.

L'altération du foie est caractérisée essentiellement par une inflammation surtout marquée au niveau de la gaine de Glisson, inflammation à laquelle participent tous les éléments, mais surtout les voies biliaires. L'angiocholite se complique de *lithiase*, qui apparaît comme la conséquence de l'inflammation des canaux biliaires.

Les lésions du parenchyme hépatique sont, d'une part, des lésions de rétention biliaire et, d'autre part, des lésions d'hépatite parenchymateuse non scléreuse modifiant l'aspect général du tissu hépatique.

Le foie est dur, de consistance augmentée; mais il s'agit d'une sclérose purement glissonienne et non parenchymateuse.

En l'absence de renseignements étiologiques précis, j'estime que la nature syphilitique des lésions peut être déduite dans un au moins des cas observés des constatations suivantes :

1° Structure fibreuse et oblitérations vasculaires très nettes observées au niveau du noyau du poumon droit, sans caséification et sans cellules géantes, qui permet d'identifier ce noyau à une gomme pulmonaire ;

2° Sclérose très marquée de tout le parenchyme pulmonaire;

3° Altérations inflammatoires de la thyroïde, si fréquentes dans la syphilis (Voir mes observations précédentes, où elles se retrouvent);

4° Altérations vasculaires intra-hépatiques, tant artérielles que veineuses.

Si l'on s'étonne de me voir considérer cette lithiase comme conséquence d'une altération des voies biliaires et comme de nature syphilitique, je ferai remarquer que la prédominance des altérations glissoniennes dans les cirrhoses syphilititiques, que l'existence de calculs biliaires fréquents dans les foies ficelés (Voir mes observations précédentes) autorisent à invoquer ce facteur syphilis.

De plus, cette prédominance des altérations glissoniennes au cours de la syphilis s'expliquera aisément, si l'on considère que le tréponème de la syphilis chez l'adulte emprunte la voie de l'artère hépatique et, par suite, intéresse d'abord le bourgeon biliaire avant d'aborder le parenchyme hépatique proprement dit. Chez le fœtus, par contre, c'est par le collecteur veineux porto-sus-hépatique qu'il pénètre directement dans le parenchyme hépatique, d'où les lésions si spéciales observées chez le nouveau-né.

OBSERVATION XXXVII. — *Syphilis pulmonaire et hépatique. Lithiase du canal hépatique. Lésions de la gaine de Glisson et hyperplasie non scléreuse du parenchyme.* — François T..., âgé de soixante-dix-sept ans, émacié, sans pannicule adipeux, vient à différentes reprises dans le service de M. le Dr Rénon, à la Pitié. L'ictère et l'amaigrissement font penser à un cancer du pancréas ; la longue durée de l'affection incline ensuite vers la lithiase. Il succombe, après un dernier séjour de quinze jours, par suite de broncho-pneumonie massive du lobe supérieur droit.

Autopsie. — Le 7 septembre 1908.

Poumon droit : volumineux, pèse 1 050 grammes, présente des lésions nettes de broncho-pneumonie ; un fragment plonge au fond de l'eau. La plèvre est légèrement dépolie et adhérente. De la coupe, ruisselle un liquide d'œdème mêlé de pus jaunâtre, fluide. Du pus sourd de la section des bronches. Régions emphysémateuses.

En outre de la broncho-pneumonie actuelle, on trouve un noyau composé fibreux, mais non crétacé.

Poumon gauche : 625 grammes, quelques adhérences. Emphysème en haut et en avant; œdème.

Cœur : normal.

De l'abdomen, s'écoulent quelques litres d'ascite légèrement colorée.

Le *péritoine* est dépoli. Sur l'intestin grêle, sont de petites masses ou sessiles ou pédiculées, d'aspect graisseux, semblables aux appendices épiploïques du gros intestin. Le mésentère n'est pas surchargé de graisse ; pourtant il n'est pas transparent.

Foie : pour l'aborder, il faut au préalable détruire des adhérences unissant vésicule biliaire, duodénum, côlon et diaphragme. On ouvre ainsi une sorte de récessus péritonéal supérieur, sous-phrénique, à droite du ligament suspenseur, rempli de liquide jaune brun, plus foncé que le liquide ascitique général.

On note immédiatement une grosse dilatation des voies biliaires, logeant trois calculs volumineux de la grosseur du pouce et contenant en outre un liquide ocre jaune. C'est principalement le canal hépatique qui est dilaté, plus que le cystique, presque normal. A la coupe du parenchyme hépatique, les voies biliaires se retrouvent dilatées, contenant de petits calculs noirâtres.

Le foie a pris une figure rectangulaire ; large de 24 centimètres, dont 15 pour le lobe droit, haut de 16 centimètres à droite, de 14 centimètres à gauche, il pèse 1150 grammes. Sa surface est glacée légèrement, lisse au toucher, mais chagrinée à la vue.

C'est surtout à droite du ligament suspenseur qu'il y a un peu de périhépatite, sillonnée de nombreuses varicosités.

Sur une coupe, le parenchyme apparaît comme marbré, formé de taches à contours polycycliques, de couleur jaune pâle ; dans leurs intervalles, des taches plus étroites, ramifiées, vert noir et violet brun. Les voies biliaires sectionnées tranchent sur la coupe et sont aisément repérées grâce à la bile ocre jaune qui s'en écoule. La surface de coupe saigne légèrement. Macroscopiquement, la gangue scléreuse apparaît peu développée.

On a en résumé l'impression d'un parenchyme bouleversé où les zones portes ont subi une hyperplasie avec stéatose probable, d'ailleurs irrégulière et modérée, où les zones sus-hépatiques atrophiées, pigmentées et cyanotiques, disparaissent entre les zones précédentes accolées. Par places, le tissu hépatique proliféré semble former des nodosités composées, elles-mêmes bigarrées, ne faisant pas saillie. Sous un filet d'eau, le parenchyme prend un aspect vermoulu, tenant sans doute à l'altération cadavérique déjà appréciable.

La *rate* mesure 15 × 12 centimètres et pèse 450 grammes.

Périsplénite formant coque laiteuse. A la coupe, couleur aubergine, plus pâle par places. Consistance assez ferme ; la rate se tient bien, mais en partie grâce à sa coque.

Les *reins* sont enfouis dans une capsule très adipeuse, malgré la maigreur du sujet. Ils mesurent 11 × 6 centimètres : le droit pèse 145 grammes, le gauche 135 grammes. Surcharge graisseuse du bassinet, plus marquée à gauche. Le cortex est diminué, la décapsulation relativement aisée, mais entraînant quelques lambeaux du parenchyme. Quelques petits kystes en tête d'épingle.

Surrénales : capsulées.

Thyroïde : pèse 57 grammes, très développée, d'aspect dense.

Pancréas : mou, non induré, sans dilatation du canal de Wirsung. Rien à l'*estomac*, putréfié et dégageant une forte odeur d'hydrogène sulfuré ; rien à l'*intestin*.

DESCRIPTION HISTOLOGIQUE DES LÉSIONS DU FOIE.

La physionomie habituelle du foie est profondément modifiée. Il est cependant possible de reconnaître encore dans le parenchyme proprement dit deux substances, alternant assez régulièrement et qui, par leur topographie générale, méritent la dénomination de substance porte et de substance sus-hépatique.

La prolifération cellulaire prédominante au niveau de la substance porte la transforme en une série des masses arrondies qui modèlent autour d'elles la substance sus-hépatique voisine. Ce modelage s'exerce également du côté des gaines glissoniennes. Les zones portes constituent ainsi autant de centres à poussée excentrique refoulant à leur pourtour les parties de tissu hépatique interposées : zones sus-hépatiques d'une part, gaines glissoniennes d'autre part.

Parenchyme hépatique. — *Substance porte.* — Constituée par des cellules volumineuses et nombreuses, ces cellules sont encore disposées en travées ; mais ces travées sont extrêmement larges, faites de cellules tassées les unes contre les autres, et il n'est pas rare de trouver des points où la travée s'élargit en un véritable placard de 10 à 12 cellules accolées.

Les interstices de ces cellules sont assez apparents, et çà et là de véritables fentes clivent la masse trabéculaire. Il n'est pas rare enfin de voir ces fentes se combiner de façon à isoler complètement une ou plusieurs cellules dans la travée.

Il y a çà et là dissociation de la travée. En certains points enfin, la dissociation est complète, et il ne reste qu'un amas de cellules hépatiques désunies. Ce clivage et cette dissociation de la travée se retrouvent aussi bien sur les coupes obtenues par congélation que sur celles enrobées dans la paraffine. Dans les dernières, la dissociation est plus marquée, le retrait causé par les réactifs ajoutant son action et exagérant les fentes de clivage. Mais il ne s'agit pas seulement d'un *artefact*, car on trouve dans ces fentes des globules sanguins qui n'ont pu s'y introduire que dans l'organe vivant. Les cellules ainsi disposées sont volumineuses, à noyau souvent double et bien coloré, à protoplasma bien coloré, mais fréquemment piqueté de granulations pigmentaires. Parfois une cellule isolée de la masse s'encombre davantage de déchets pigmentaires et forme dans l'espace intercellulaire qui clive la travée une masse jaune brun, sur les coupes non colorées.

Ailleurs on trouve au centre d'une rosette faite de cellules encore

GÉRAUDEL.   33

accolées une petite boule teinte en rose par l'éosine, ou incolore.

Entre les travées ainsi modifiées sont des lacunes avec des globules sanguins. De ces lacunes, les unes sont nettement des capillaires dont on retrouve les noyaux endothéliaux accolés aux travées de bordure. Mais d'autres, également occupées par des globules sanguins, ne présentent pas de noyaux endothéliaux et sont des fentes de clivage intratrabéculaires pénétrées par les globules. A tout instant, le problème se pose, en face de ces fentes intratrabéculaires, de savoir s'il s'agit d'un espace intercellulaire et partant biliaire ou d'un espace intertrabéculaire et partant vasculaire. De fait, la réponse reste le plus souvent indécise, ou plutôt on prend sur le fait ce processus d'hyperplasie avec clivage sur lequel j'ai déjà attiré l'attention.

Substance sus-hépatique. — Relativement moins étendue. A son niveau, les cellules sont moins nettement disposées en travées, ou plutôt les travées s'amincissent et se dissocient ; les fentes de clivage sont plus larges, plus nombreuses.

Les cellules sont profondément modifiées. Le volume en est considérablement réduit. Le noyau se colore de façon intense, mais diffuse, suivant le mode pycnotique. Le protoplasma est encombré de grosses granulations pigmentaires qui farcissent la cellule. Souvent, entre des cellules encore réunies ou parfois dans le corps même d'une seule cellule, un coagulum pigmentaire, jaune vert ou vert, arrondi ou ramifié, apparaît.

Dans son ensemble, la substance sus-hépatique ainsi pigmentée tranche nettement sur des coupes non colorées, très distincte de la substance porte pigmentée à peine, de façon fort discrète. De nombreuses cellules détachées, sans noyau, bourrées de pigment, flottent dans les lacunes intercellulaires et se tassent au pourtour de la veine sus-hépatique, autour de qui elles font couronne.

Lorsqu'on traite des coupes obtenues par congélation par le Soudan III, on constate que certaines cellules habituellement situées en pleine substance porte se pigmentent de rouge brun. Il ne s'agit cependant pas de graisse. La couleur diffère : ce n'est pas la teinte rouge vermillon, mais une teinte rouille. L'aspect des parties teintées de même : Quand il s'agit de graisse, les gouttes graisseuses rouges gardent un aspect translucide, comme huileux, très net. Si elles sont volumineuses, elles gonflent la cellule et la transforment en boule.

Ici les granulations couleur rouille sont irrégulières, d'aspect solide et ont un éclat comme cristallin. Enfin la cellule présentant ces granulations garde sa forme. Il semble même que ces enclaves ajoutent à sa solidité et la rendent rigide. On dirait d'une cellule pétrifiée ou métallisée. Ce caractère de rigidité donné à la cellule contraste nettement avec l'aspect de mollesse de la surcharge graisseuse. En certains points où plusieurs cellules bout à bout présentent ces enclaves pigmentaires, leurs parois très nettes donnent aux espaces intratrabéculaires un dessin pour ainsi dire schématique. De plus, les fibrilles en treillis qui les limitent sont remarquablement bien colorées et épaisses à ce niveau.

Ces granulations teintes en rouille par le Soudan se présentent sur des coupes non colorées comme des points foncés, à teinte peu définissable; on croirait assez volontiers des impuretés souillant la préparation. Là où les cellules sont peu chargées de ces granulations, celles-ci se disposent en coupe optique, linéairement, le long des bords de la cellule, et l'on pense d'abord à une inclusion dans les cellules de Kuppfer. Celles-ci ne participent pourtant pas en réalité à cette infiltration. Puis, sur des cellules hépatiques plus infiltrées, le corps cellulaire tout entier apparaît farci de ces granulations. Il est étrange de constater que brusquement la travée présente cette infiltration qui dure sur un parcours de quatre cellules pour cesser non moins brusquement. Il n'est même pas rare de constater dans une travée une seule cellule absolument bourrée de ces granulations et située entre deux cellules voisines intactes.

Signalons de suite, pour n'y pas revenir, que cette même teinte rouille par le Soudan se retrouve au niveau des membranes élastiques veineuses, artérielles et biliaires, et que l'on retrouve quelques granulations discrètes dans les cellules épithéliales des canaux biliaires.

Les mêmes réactions tinctoriales se retrouvent au niveau des amas nettement pigmentaires qui encombrent les cellules désunies des zones sus-hépatiques, de telle sorte qu'il doit y avoir un rapport entre les uns et les autres.

Or ces amas pigmentaires présentent parfois la réaction ferrique, réaction que ne présentent pas les granulations des zones portes.

Les fibrilles en treillis se colorent mal par la méthode de Maresch et apparaissent souvent fragmentées, alors qu'au niveau des gaines glissoniennes et des zones sus-hépatiques elles sont plus nettes. Là où les cellules de la substance porte sont nombreuses et leurs noyaux serrés, elles peuvent même manquer. Au total, elles sont apparentes, là où le tissu hépatique a subi une raréfaction de ses éléments cellulaires ; elles manquent ou sont peu développées au niveau des zones de néoformation. Il est difficile de considérer en effet, par une hypothèse contraire, que ces fibrilles persistent là où disparaissent les cellules et disparaissent là où se multiplient ces cellules. Ce que nous savons de leur développement dans le foie normal nous fait penser, au contraire, que ce sont les derniers éléments qui apparaissent dans le parenchyme de nouvelle formation, et que, par suite, alors que des cellules hépatiques sont déjà bien constituées, elles ne sont pas encore développées.

Collecteur porto-sus-hépatique. — La veine porte présente un épaississement de sa paroi et surtout une véritable déformation de sa lumière, souvent incurvée en croissant au pourtour du noyau mésenchymateux dense qui entoure le bourgeon biliaire adjacent.

Quant à la veine sus-hépatique, sa paroi est irrégulière et fort épaissie ; mais il s'agit là, comme je l'ai indiqué déjà précédemment, d'une véritable couche annexée à la paroi veineuse proprement dite, couche qui résulte du tassement des fibrilles fuchsinophiles, d'entre lesquelles ont disparu les cellules hépatiques. Quelques cellules encore reconnaissables entre les fibrilles témoignent de la façon dont se constitue cette gaine adventice. Les particules pigmentaires qu'on reconnaît entre les fibrilles et auparavant contenues dans les cellules qui ont disparu ont la même valeur démonstrative. La veine sus-hépatique est ainsi renforcée par un manchon de parenchyme hépatique réduit à sa trame fibrillaire.

Bourgeon biliaire. — Est notablement altéré.

Les canaux biliaires ne sont pas partout également lésés ; mais ils sont rarement d'apparence normale. Parfois on note une teinte un peu diffuse et foncée des cellules, et leur desquamation dans la lumière peu ou point élargie.

'Le plus souvent cette lumière est extrêmement dilatée, au point que le calibre du canal biliaire dépasse de beaucoup celui de la veine porte adjacente. Cette lumière est habituellement obturée par un véritable bouchon épithélial mêlé ou non de granulations jaunâtres ou incolores et prenant alors une légère teinte rosée par l'éosine.

Le chorion sous-jacent à l'épithélium biliaire est alors infiltré de nombreuses cellules rondes, ou au contraire fait de fibrilles, rares, mal colorées.

Les derniers rameaux biliaires présentent une prolifération marquée, d'où la présence de néo-canalicules biliaires et de prolongements mésenchymateux correspondants. Les fibrilles bien colorées par la fuchsine le sont également bien par la méthode de Maresch et tranchent nettement sur le reste du tissu. En certains points, il y a dans ce mésenchyme nouveau une infiltration intense de cellules rondes formant de véritables amas, non arrondis, mais disposés en nappes accompagnant les néo-canalicules.

Les néo-canalicules se trouvent tantôt immédiatement au pourtour du bourgeon biliaire entouré de son chorion, et la gangue mésenchymateuse où ils sont inclus est d'aspect lâche et sillonnée de capillaires artériels.

Tantôt, au contraire, on ne trouve de néo-canalicules qu'à une certaine distance du bourgeon biliaire, qui est alors entouré d'un véritable manchon régulier, arrondi, sur une coupe perpendiculaire, fait de fibrilles fuchsinophiles rares, plongées dans une masse anhyste teinte en jaune par le Van Gieson, en violet diffus par le colorant de Weigert pour fibres élastiques. Dans cette masse se retrouvent enclavés quelques capillaires et quelques cellules rondes isolées. Ou encore le manchon très dense est presque dépourvu de tout élément figuré ; les fibrilles y sont minces et sectionnées perpendiculairement, et très espacées. Le tout constitue une sorte de noyau d'apparence solide, où sont logés canal biliaire, artère hépatique et veine porte, noyau entouré par une bordure de néo-canalicules mêlés à des fibrilles disposées concentriquement au noyau, perpendiculairement par suite aux fibrilles de ce noyau.

Or il est aisé de constater que ces néo-canalicules tendent à s'atrophier et à disparaître, les fibrilles à se tasser, de telle sorte qu'il semble que cette frange de néo-canalicules et de fibrilles finirait par faire corps avec le noyau qu'elle augmenterait d'autant, ce noyau n'étant lui-même que le représentant de régions autrefois constituées de néo-canalicules et de mésenchyme, atrophiés et condensés.

Les cellules hépatiques immédiatement accolées à la gaine de Glisson participent à cet aplatissement et sont incorporées à leur tour dans cette gangue ultérieurement condensée. Elles n'y sont plus finalement représentées que par des particules pigmentaires qui infiltrent la gangue.

Nous retrouvons, en définitive, tant du côté de la gaine glissonienne que du côté de la veine sus-hépatique, des phénomènes analogues. Sous l'effet de la prolifération du parenchyme, les parties voisines de la zone de prolifération sont aplaties, refoulées par elle et condensées autour de la veine sus-hépatique d'une part, autour du bourgeon glissonien d'autre part.

L'artère hépatique est altérée ; elle présente un épaississement de sa tunique interne, épaississement en croissant rétrécissant la lumière du vaisseau, et un accroissement de sa tunique musculaire.

J'ai pu recueillir un fait analogue au précédent dans le service de M. le professeur Marie, à Bicêtre.

Il s'agissait d'un homme d'une cinquantaine d'années, qui, après avoir présenté pendant plusieurs semaines de l'ictère avec décoloration des matières fécales, mais sans pigments vrais dans les urines, malgré des examens répétés, succomba brusquement à la suite de pneumonie bilatérale.

A l'autopsie, on trouve dans la cavité abdominale 4 à 5 litres de liquide jaune verdâtre, un peu opalin et nettement fibrineux. Le foie pèse 1 490 grammes. Il est dur, mais non granulé, de couleur moutarde. A la coupe, les voies biliaires sont distendues, entourées d'une frange parenchymateuse noir verdâtre. Le cholédoque est gros comme une veine porte. Il contient un liquide peu coloré ou jaune clair et de petits calculs noirs à facettes. Un calcul plus volumineux, gros comme une noisette, est coincé au niveau de l'ampoule de Vater et fait saillie sous la muqueuse duodénale. La rétro-dilatation s'exerce sur le cholédoque, sur le canal de Wirsung, béant à la section du pancréas et sur les canaux intrahépatiques. De chaque côté du cholédoque, au niveau du hile hépatique, il y a un ganglion, le droit du volume d'une amande, le gauche plus petit. La muqueuse du cholédoque est jaunâtre.

Dans le parenchyme hépatique, on voit nettement se dessiner des zones sus-hépatiques linéaires, foncées et, alternant avec elles, des zones portes pâles, presque blanches, qui s'arrondissent par places en nodules. La capsule du foie est lisse.

La rate pèse 220 grammes.

Les reins ne présentent aucune lésion macroscopique notable.

A l'examen histologique, on retrouve les particularités décrites dans le fait précédent, y compris la surcharge ferrugineuse relativement discrète.

NOTES DE TECHNIQUE

Voici la technique à laquelle je me suis arrêté après essais et perfectionnements.

Aussitôt que possible après la mort, on injecte dans la cavité abdominale une solution de formaline (formol à 40 p. 100 du commerce). Le titre de la solution varie suivant qu'il y a ou non de l'ascite. S'il y a ascite appréciable grossièrement, c'est-à-dire 2 à 3 litres au moins, on injecte 2 litres de formol à 5 p. 100. S'il n'y a pas ascite, on injecte 4 litres de formol à 3 p. 100. Mieux vaut beaucoup de liquide à un faible taux que peu de liquide, même à 10 p. 100. Dans un cas où j'avais injecté seulement, dans un abdomen sec, 2 litres de la solution formolée, et malgré le taux de 10 p. 100 employé, l'état de conservation des viscères abdominaux et du foie était moins favorable que dans les faits où à 8 litres d'ascite j'avais ajouté 3 litres de solution formolée à 5 p. 100.

L'intestin reste alors rétracté et non distendu par des gaz. Le foie est bien fixé, plus d'ailleurs dans son cortex, où il subit une décoloration marquée, que dans son épaisseur. La rate garde sa consistance. La fixation des reins, en dehors de la cavité abdominale, intrapariétaux et non intra-abdominaux, est relativement moins bonne. De même pour le pancréas. Les capsules surrénales sont bien fixées. Quant aux viscères thoraciques, ils ne sont pas durcis et décolorés, comme lorsqu'on injecte la solution formolée par le nez ou l'orbite, en effondrant le crâne.

Cette méthode, qui permet d'obtenir des pièces d'autopsie peu ou pas altérées, a des inconvénients. Les fragments fixés ultérieurement au Zenker et colorés par la méthode bleu polychrome-Van Gieson-xylol lent, donnent des coupes où les fibrilles fuchsinophiles sont d'un rose moins vif et tranchant moins sur les cellules hépatiques. La coloration par la méthode de Mallory, modifiée suivant ma technique, est également moins belle, mais pourtant très remarquable encore.

Au point de vue macroscopique, il y a une décoloration notable des viscères, surtout du foie, dont la surface extérieure prend une teinte plus grise, plus pâle. Si l'on veut conserver dans le liquide de Kaiserling le viscère entier ou une large coupe, la couleur du tissu revient mal.

Mais ces inconvénients m'ont paru moindres que les avantages, et j'ai adopté cette technique depuis près d'une année déjà.

A ce propos, je ferai remarquer que, toutes conditions égales d'ailleurs, et malgré cette injection de liquide formolé faite deux heures après la mort, il est des pièces qui se colorent très difficilement, et où les cellules sont très altérées; de telle sorte que l'on a l'impression très nette que, dans les dernières heures de la vie, pendant l'agonie, les altérations constatées s'étaient déjà établies. C'est le cas en particulier des sujets qui ont succombé avec le syndrome ictère grave, ou avec le syndrome marasme et acholie.

Pour l'autopsie du foie, voici comment je procède. Le foie étant en place, j'ouvre le duodénum dans sa deuxième portion et, pressant doucement sur la vésicule biliaire, je vérifie la perméabilité du cystique et du cholédoque.

Le hile est ensuite examiné, et, après section au ras du pancréas, j'examine et mesure veine porte, artère hépatique, voies biliaires. On note en même temps s'il y a ou non des ganglions et l'état du tissu conjonctif du pédicule. Le foie est pesé et dessiné. On en mesure les principales dimensions reportées sur le schéma : largeur totale et largeur du lobe droit, hauteur du lobe droit, hauteur du lobe gauche, évaluées : 1° à vol d'oiseau; 2° en suivant la surface de l'organe à l'aide du ruban métrique.

Des fragments d'organe sont prélevés, en différents points, s'il y a lieu, en particulier au niveau des lobes droit et gauche, quand ce dernier est augmenté de volume et déformé. Le fragment est pris perpendiculairement à la surface, de façon à avoir un morceau de capsule. L'épaisseur ne doit pas excéder 2 millimètres; comme dimensions, celles d'un timbre-poste sont habituellement suffisantes.

A. Un fragment est destiné à être fixé au Zenker, qui m'a toujours donné de bons résultats. L'injection de liquide formolé au préalable fait que c'est en réalité une fixation formol-Zenker à laquelle est soumis en définitive le fragment. Je rappelle ici la formule du Zenker :

Bichromate de potasse.................. 25 grammes.
Sublimé............................. 50 —
Eau distillée......................... 1 000 —

ajouter au moment de s'en servir 5 p. 100 d'acide acétique glacial.

Mettre une grande quantité de liquide, comparativement au fragment, en général 80 à 100 fois le volume du fragment.

On peut laisser vingt-quatre heures dans le liquide fixateur. Lavage à l'eau courante jusqu'à ce que le fragment ne décharge plus en jaune (arrêter par moments le courant d'eau et voir si l'eau se teint en jaune). Passage à l'alcool, puis au xylol et à la paraffine. Collage des coupes à l'eau albumineuse.

Quatre coupes sont ainsi préparées. Elles sont colorées par :

1º Hématéine-éosine ;

2º Hématoxyline de Weigert, Van Gieson ;

3º Mélange de Weigert pour les fibres élastiques ; bleu polychrome, Van Gieson, xylol lent ;

4º Mallory modifié.

B. Un autre fragment plus épais, de 3 à 4 millimètres environ, est mis simplement dans du formol à 10 p. 100 pendant vingt-quatre heures et débité avec le microtome à congélation de Aschoff.

Trois coupes sont ainsi préparées et mises dans l'eau. Elles sont colorées :

1º Ferrocyanure de potassium à 2 p. 100 dans l'eau distillée, une demi-heure ; acide chlorhydrique à 1 p. 100, deux minutes ;

2º Hématoxyline de Weigert, Soudan III.

3º Maresch.

Ces sept coupes permettent une lecture très détaillée et fournissent la majorité des documents utiles.

J'ai abandonné la fixation au Flemming, coûteuse et offrant pour des pièces d'autopsie peu d'avantages.

Méthode de coloration par le bleu polychrome-Van Gieson-xylol lent. — Ayant obtenu de l'emploi du bleu polychrome et du mélange de Van Gieson (1) (fuchsine acide-acide picrique) suivi d'une différenciation par le xylol lent, des résultats intéressants, j'ai cru utile de consigner dans cette note la technique à laquelle je me suis arrêté.

Fixation au Zenker.

Inclusion à la paraffine.

Collage des coupes à l'albumine (les coupes doivent être parfaitement adhérentes).

1º La coupe déparaffinée et sortant de l'eau est colorée dans le bleu polychrome (*Polychromes Methylenblau* n. Unna, de Grübler) pendant cinq minutes. Il n'y a pas à craindre, d'ailleurs, de surcoloration ;

2º Lavage à l'eau, pour enlever l'excès de bleu ;

3º Coloration par le mélange fuchsine-acide acide picrique, vingt à trente secondes.

Ce mélange s'obtient aisément à l'aide des deux solutions suivantes :

Solution A, fuchsine acide (*Säurefuchsin* Grübler) à saturation dans l'eau distillée.

Solution B, acide picrique à saturation dans l'eau distillée.

Faire tomber VIII gouttes de la solution A dans 40 grammes de la solution picriquée. Le mélange peut servir aussitôt et se conserve bien ;

4º Sans laver, on décolore la coupe par l'alcool à 70º. La coupe est

(1) Cette possibilité d'associer le bleu polychrome au Van Gieson m'a été signalée par mon collègue et ami M. Arthur Delille.

ainsi débarrassée de presque tout le bleu, qui ne reste fixé que sur les noyaux. Les parties conjonctives, qui seules retiennent la fuchsine, apparaissent, tranchant en rouge vif sur le fond jaune verdâtre de la préparation ;

5° On arrête la décoloration avant que les nuages de bleu aient cessé. Et cela, à l'aide de l'alcool absolu et du xylol. Le fond de la préparation doit alors rester légèrement verdâtre. Il ne faut pas pousser la décoloration jusqu'au jaune ;

6° Examiner la préparation au microscope ;

a. Si la différenciation est insuffisante, en particulier les nucléoles encore empâtés, nouveau lavage très rapide à l'alcool absolu, puis au xylol. Agir rapidement, la décoloration du bleu quand on repasse par l'alcool se faisant alors très rapidement ;

b. Si le bleu a été par trop décoloré, en particulier, si les noyaux n'ont presque plus retenu ce bleu, passer par l'alcool absolu, puis remettre dans l'eau une à deux heures la préparation qui se décolore entièrement et peut être dès lors réemployée ;

7° La coupe différenciée de façon satisfaisante est immergée vingt-quatre heures ou plus dans le xylol.

On peut employer pour cela les petites cuves à rainures en porcelaine, où tiennent douze lames. Choisir de préférence le modèle bas, où la lame est placée horizontalement. Dans les cuves de modèle haut, où la lame est placée verticalement, pour peu que la coupe soit large, elle risque d'être abîmée au niveau de ses bords frottant dans les rainures.

Le séjour dans le xylol est nécessaire, si l'on veut obtenir une élection parfaite des différents éléments colorants entrant dans le mélange.

En particulier l'acide picrique reste fixé uniquement sur les hématites colorées en jaune brillant et sur les éléments élastiques ;

8° Montage au baume de Canada acide, suivant la recommandation de Curtis.

Dans le baume acide, les éléments fuchsinophiles ne se décolorent pas comme ils font à la longue dans le baume ordinaire. Pour obtenir du baume acide, dissoudre le baume à l'aide de xylol saturé à froid d'acide salicylique.

Les coupes colorées par le bleu-Van Gieson-xylol sont très lisibles et très transparentes. Les nucléoles sont finement colorés en vert.

Le protoplasma est jaune verdâtre. Les fibres conjonctives sont rouges, les globules sanguins et les fibres élastiques d'un jaune brillant, très caractéristique, les fibres musculaires jaune orangé.

Enfin la matière amyloïde se teint en vert clair, la matière caséeuse en jaune orangé, la secrétion thyroïdienne en bleu noir, etc.

De plus, chacune des couleurs variées obtenues offre des nuances nombreuses, rendant la lecture de la coupe très facile.

Méthode de Mallory modifiée. — J'ai obtenu de bons résultats de la méthode préconisée par Mallory pour l'étude du tissu conjonctif et musculaire. Mais, appliquée telle quelle, les cellules du parenchyme hépatique et leurs noyaux sont en général opaques, peu différenciées et de lecture malaisée. Il en est de même pour les autres organes.

Par un artifice de technique, on peut cependant remédier à ce défaut. Je donne ci-dessous la technique à laquelle je me suis arrêtée.

Les fixations à base de sublimé sont nécessaires. Le liquide de Zenker convient parfaitement.

On utilise deux solutions :

Solution **A**.
    Fuchsine acide......................... 1 gramme.
    Eau distillée........................... 100 grammes.
Solution B.
    Bleu d'aniline........................ 0^{gr},5
    Acide phospho-molybdique.............. 1 gramme
    Eau distillée........................... 100 grammes.

Colorer cinq minutes dans la solution A.

Rejeter le colorant et, sans laver, colorer cinq minutes dans la solution B.

Passage rapide à l'acide picrique en saturation dans l'alcool à 90° ; surveiller la décoloration au microscope, en tenant compte de ce fait que la fuchsine acide résiste à l'alcool, tandis que le bleu d'aniline résiste à l'eau.

Méthode de Maresch pour la coloration des « Gitterfasern ». — J'emprunte les détails de cette technique dont j'ai obtenu de bons résultats au mémoire de Jutaka Kon : « Das Gitterfasergerüst der Leber unter normalen und pathologischen Verhältnisse », paru dans *Archiv für Entwickelungsmechanik der Organismen* (Bd. XXV, 3 Heft, 24 mars 1908).

Fixation dans la solution de formaline à 10 p. 100, vingt-quatre à quarante-huit heures. Coupe faite au microtome à congélation. Ne pas dépasser une épaisseur de 20 μ :

1° Lavage à l'eau distillée ;

2° Passage dans une solution aqueuse de nitrate d'argent à 2 p. 100, douze à vingt-quatre heures (six heures suffisent parfois en été ; en hiver, il faut vingt-quatre heures) ;

3° Passage dans une solution extemporanée faite de la façon suivante : dans 10 centimètres cubes de la solution aqueuse de nitrate d'argent à 2 p. 100, ajouter une goutte d'une solution de soude caustique à 40 p. 100 ; puis dissoudre le précipité brunâtre formé avec de l'ammoniaque versée goutte à goutte en agitant au fur et à mesure. Éviter un excès d'ammoniaque : une vingtaine de gouttes suffisent à dissoudre le précipité formé. La coupe est laissée dans le mélange de vingt à trente minutes, suivant l'épaisseur ;

4° Lavage à l'eau distillée; ne pas dépasser quinze secondes ;

5° Passage dans une solution de formol à 20 p. 100 pendant quinze à trente minutes ;

6° Les coupes, qui ont pris une teinte gris ardoise ou gris brun, sont portées dix minutes dans un bain d'or acide ainsi composé :

Chlorure d'or........................... ⟨ āā II à III gouttes.
Acide acétique glacial................. ⟨
Eau distillée......................... 10 cent. cubes.

7° Passage dans la solution d'hyposulfite de soude à 5 p. 100, trente secondes ;

8° Lavage à fond à l'eau ;

9° Alcool, xylol, baume de Canada.

Les *Gitterfasern* sont noir foncé ; les fibres collagènes, brun foncé ou brun clair ; les noyaux noirs, ou brun foncé ; le protoplasma, jaune brun pâle, souvent avec fines granulations ; les globules rouges sont habituellement peu ou pas imprégnés.

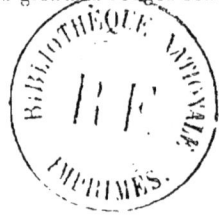

TABLE DES MATIÈRES

Préface... VII

PREMIÈRE PARTIE

LE FOIE A L'ÉTAT NORMAL

INTRODUCTION. — Le parenchyme hépatique et les
voies biliaires constituent deux formations de valeur
embryologique différente.

Le parenchyme urinipare et les canaux collecteurs urinifères sont
deux formations de valeur embryologique différente.......... 14
Application au foie des données précédentes................... 16
Les parenchymes mésodermiques. 24

I. — Le parenchyme hépatique, formation mésodermique.

Signification générale du parenchyme hépatique... 36
Mode de développement du parenchyme hépatique................ 42

Développement du parenchyme hépatique chez l'individu........ 47
Évolution du parenchyme hépatique dans la série........ 50
Formation du réseau vasculaire.............................. 53
Le parenchyme hépatique chez les mammifères................. 70

Structure du parenchyme hépatique............................. 80

Le foie du porc adulte....................................... 80
Le foie de l'homme adulte 86

Le collecteur porto-sus-hépatique.............................. 99

L'arbre porte... 99
Veines sus-hépatiques et sinus centro-lobulaires............... 101
Le réseau capillaire... 102

Structure du réseau capillaire................................. 106

La cellule étoilée de Von Kupffer.............................. 106
Les fibrilles en treillis.. 107

Le réseau cellulaire... 114

Systématisation du parenchyme hépatique..................... 118
Les lymphatiques manquent dans le parenchyme hépatique...... 123

II. — Les voies biliaires, glande tubulée ramifiée d'origine entodermique.

Origine et développement des voies biliaires......................... 133
Situation et rapports. — Structure. — Formations annexes.......... 134
Les lymphatiques du bourgeon biliaire........................... 142

DEUXIÈME PARTIE

LE FOIE A L'ÉTAT PATHOLOGIQUE

Lésions hépatiques par trouble dans la circulation sanguine et dans l'évacuation biliaire.

Le foie cardiaque.. 150

Pathogénie des lésions cardiaques........................... 160
Des modifications imprimées au foie cardiaque par un processus
surajouté d'hépatite.. 168
Cirrhose cardiaque... 189

Le foie biliaire... 193

Lésions des voies biliaires.................................. 194
Lésions du parenchyme hépatique........................... 198

Zone porte et zone sus-hépatique............................ 203

Les hépatites.

Étude analytique des lésions dans les hépatites.......... 212

Les lésions du parenchyme hépatique....................... 213
Les lésions du collecteur veineux porto-sus-hépatique.......... 234
Les lésions du bourgeon biliaire et du mésenchyme glissonien... 234

Du modelage des tissus sous l'action des lésions hyperplasiques...... 246
Classement morphologique des hépatites...................... 252

Les hépatites non scléreuses.

I. *Hépatite hyperparenchymateuse à type de clivage*.......... 255
II. *Hépatite hyperparenchymateuse à type dissociant*.......... 260
III. *Hépatite hyperparenchymateuse avec stéatose*............ 263
IV. *Hépatite hyperparenchymateuse graisseuse modelante*.......... 269
V. *Hépatite hyperparenchymateuse avec amylose*.............. 275
VI. *Hépatite avec lésions diapédétiques*..................... 282

Les hépatites avec sclérose ou cirrhoses.

Des différents aspects du tissu hépatique dans la cirrhose.......... 294

Tissu cirrhotique à zone scléreuse lâche...................... 295
Tissu cirrhotique à zone scléreuse dense..................... 303

Les lésions du collecteur porto-sus-hépatique 318
Les lésions du bourgeon biliaire 321

Cirrhoses hypoplasiques et hyperplasiques.

La cirrhose avec hyperplasie minima ou hypoplasique 367
La cirrhose avec hyperplasie maxima ou hyperplasique 336
L'atrophie des zones scléreuses 353
La surcharge graisseuse dans la cirrhose 364
Ictère et cirrhose 367
     Phénomènes habituellement liés à l'ictère 370
La circulation collatérale dans la cirrhose 374
Ascite et cirrhose 378

Les cirrhoses doivent être classées étiologiquement.

Les cirrhoses tuberculeuses.

I. *Cirrhoses tuberculeuses hypoplasiques* 393
II. *Cirrhoses tuberculeuses hyperplasiques* 413
III. *Faits intermédiaires aux faits de cirrhose hyperplasique et à ceux de cirrhose hypoplasique* 431
     I. Cirrhoses intermédiaires comportant une quantité variable de parenchyme néoformé 431
     II. Cirrhoses avec rétraction atrophique au niveau des zones scléreuses 439
     III. Cirrhoses avec prédominance du type dissociant 453
     IV. Cirrhoses graisseuses 460

Les cirrhoses syphilitiques.

Les ficelures du foie 473
     I. Cirrhoses avec prédominance des ficelures 481
     II. Cirrhoses avec déformation exubérante 499
Lithiase biliaire d'origine syphilitique 510

Notes de technique 519

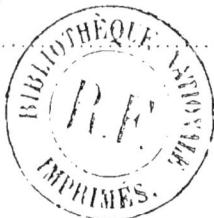

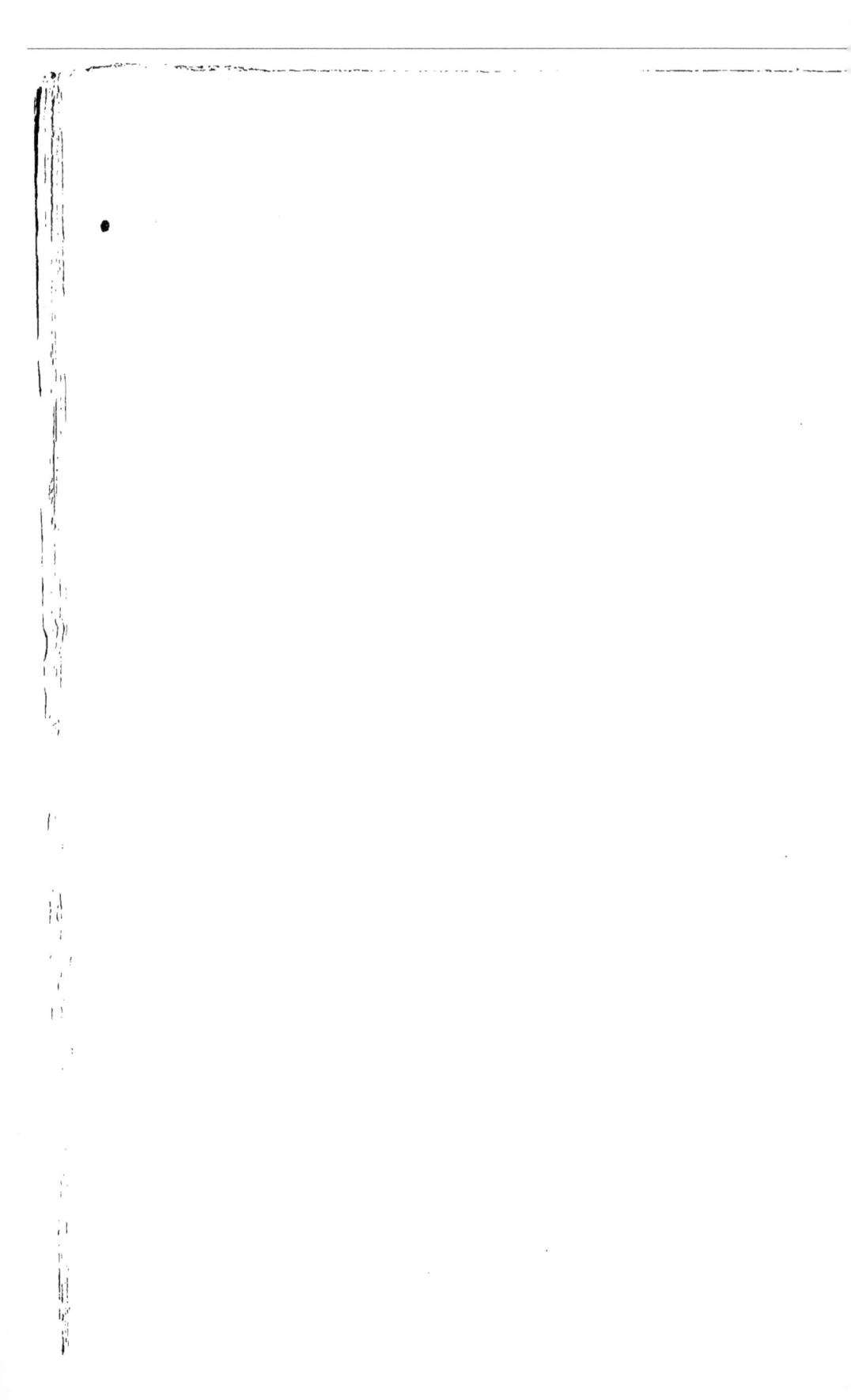

MASSON ET Cie, ÉDITEURS

LIBRAIRES DE L'ACADÉMIE DE MÉDECINE

120, BOULEVARD SAINT-GERMAIN, PARIS — VIe ARR.

Janvier 1909.

RÉCENTES PUBLICATIONS MÉDICALES

G.-M. DEBOVE

Doyen de la Faculté de Médecine, Membre de l'Académie de Médecine.

Ch. ACHARD	**J. CASTAIGNE**
Professeur agrégé à la Faculté,	Professeur agrégé à la Faculté,
Médecin des Hôpitaux.	Médecin des Hôpitaux.

DIRECTEURS

Manuel
des
Maladies des Reins
et des Capsules surrénales

PAR MM.

J. CASTAIGNE, E. FEUILLIÉ, A. LAVENANT, M. LOEPER
R. OPPENHEIM, F. RATHERY

1 vol. grand in-8°, de VI-792 pages, avec figures dans le texte. **14** fr.

Manuel
des
Maladies du Tube digestif

Tome I
BOUCHE, PHARYNX, OESOPHAGE, ESTOMAC

PAR

G. PAISSEAU, F. RATHERY, J.-Ch. ROUX

1 vol. grand in-8° de 725 pages, avec figures dans le texte. . **14** fr.

Tome II
INTESTIN, PÉRITOINE, GLANDES SALIVAIRES, PANCREAS

Par MM. M. LOEPER, Ch. ESMONET, X. GOURAUD, L.-G. SIMON,
L. BOIDIN et F. RATHERY

1 vol. grand in-8° de 810 pages avec 116 figures dans le texte. **14** fr.

Tome III   Sous presse :

FOIE - RATE

Par MM. CASTAIGNE, CHIRAY et L.-G. SIMON

CHARCOT — BOUCHARD — BRISSAUD

BABINSKI — BALLET — P. BLOCQ — BOIX — BRAULT — CHANTEMESSE — CHARRIN
CHAUFFARD — COURTOIS-SUFFIT — CROUZON — OUTIL — GILBERT — GRENET
GUIGNARD — GEORGES GUILLAIN — L. GUINON — GEORGES GUINON — HALLION — LAMY
CH. LAUBRY — LE GENDRE — A. LÉRI — P. LONDE — MARFAN — MARIE
MATHIEU — H. MEIGE — NETTER — ŒTTINGER — ANDRÉ PETIT — RICHARDIÈRE
H. ROGER — ROGUES DE FURSAC — RUAULT — SOUQUES — THOINOT
THIBIERGE — TOLLEMER — FERNAND WIDAL

OUVRAGE COMPLET

TRAITÉ DE MÉDECINE

DEUXIÈME ÉDITION (ENTIÈREMENT REFONDUE)

PUBLIÉE SOUS LA DIRECTION DE MM.

BOUCHARD	**BRISSAUD**
Professeur à la Faculté de médecine de Paris, Membre de l'Institut.	Professeur à la Faculté de médecine de Paris, Médecin de l'Hôtel-Dieu.

10 volumes grand in-8°, avec figures dans le texte . . . . . **160** fr.

Chaque volume est vendu séparément.

TOME I⁺. — 1 vol. grand in-8° de 845 pages, avec figures. . . . . **16** fr.
Les Bactéries. — Pathologie générale infectieuse.— Troubles et maladies de la nutrition. — Maladies infectieuses communes à l'homme et aux animaux.

TOME II. — 1 vol. grand in-8° de 896 pages. avec figures . . . . . . **16** fr.
Fièvre typhoïde. — Maladies infectieuses. — Typhus exanthématique. — Fièvres éruptives. — Érysipèle. — Diphtérie. — Rhumatisme articulaire aigu. — Scorbut.

TOME III. — 1 vol. grand in-8° de 702 pages, avec figures. . . . . **16** fr.
Maladies cutanées. — Maladies vénériennes. — Maladies du sang. — Intoxications.

TOME IV. — 1 vol. grand in-8° de 680 pages, avec figures. . . . . . **16** fr.
Maladies de l'estomac — Maladies du pancréas. — Maladies de l'intestin. — Maladies du péritoine. — Maladies de la bouche et du pharynx.

TOME V. — 1 vol. grand in-8° de 943 pages, avec figures en noir et en couleurs . . . . **18** fr.
Maladies du foie et des voies biliaires.— Maladies du rein et des capsules surrénales. — Pathologie des organes hématopoiétiques et des glandes vasculaires sanguines, moelle osseuse, rate, ganglions, thyroïde, thymus.

TOME VI. — 1 vol. gr. in-8° de 612 pages, avec figures. . . . . **14** fr.
Maladies du nez et du larynx. — Asthme. — Coqueluche. — Maladies des bronches. — Troubles de la circulation pulmonaire. — Maladies aiguës du poumon.

TOME VII. — 1 vol. gr. in-8° de 550 pages, avec figures. . . . . **14** fr.
Maladies chroniques du poumon. — Phtisie pulmonaire. — Maladies de la plèvre. — Maladies du médiastin.

TOME VIII. — 1 vol. gr. in-8° de 580 pages, avec figures. . . . . **14** fr.
Maladies du cœur.— Maladies des vaisseaux sanguins.

= ; =

============ MÉDECINE ============

TOME IX. — 1 vol. gr. in-8° de 1092 pages, avec figures. . . . . **18** fr.

Maladies de l'encéphale. — Maladies de la protubérance et du bulbe. — Maladies intrinsèques de la moelle épinière. — Maladies extrinsèques de la moelle épinière. — Maladies des méninges. — Syphilis des centres nerveux.

TOME X ET DERNIER. — 1 vol. grand in-8° de 1048 pages, avec figures en noir et en couleurs et 3 planches hors texte en couleurs . . . . . **18** fr.

Des Névrites. — Pathologie des différents muscles et nerfs moteurs. — Tics. — Crampes fonctionnelles et professionnelles. — Chorées, Myoclonies. — Maladie de Thomsen. — Paralysie agitante. — Myopathie primitive progressive. — Amyotrophie Charcot-Marie et Werdnig-Hoffmann. — Acromégalie, Gigantisme, Achondroplasie, Myxœdème. — Goitre exophtalmique. — Pathologie du grand sympathique. — Neurasthénie. — Épilepsie. — Hystérie. — Paralysie générale progressive. — Les Psychoses.

Table analytique des 10 volumes.

Ouvrage complet :

Traité des
Maladies de l'Enfance

DEUXIÈME ÉDITION, REVUE ET AUGMENTÉE

PUBLIÉE SOUS LA DIRECTION DE MM.

J. GRANCHER | **J. COMBY**
Professeur à la Faculté de Paris, | Médecin
Membre de l'Académie de médecine. | de l'Hôpital des Enfants-Malades

5 volumes grand in-8° avec figures dans le texte. **112** *fr.*

TOME I — 1 vol. grand in-8° de 1060 pages, avec fig. . . . **22** fr.
Physiologie et Hygiène de l'Enfance. — Maladies infectieuses. — Maladies générales de nutrition. — Intoxications.

TOME II — 1 vol. grand in-8° de 964 pages, avec fig. . . . **22** fr.
Maladies du tube digestif. — Maladies du pancréas. — Maladies du péritoine. — Maladies du foie. — Rate et ses maladies. — Maladies des capsules surrénales. — Maladies génito-urinaires.

TOME III — 1 vol. grand in-8° de 994 pages, avec fig. . . **22** fr.
Maladies de l'appareil respiratoire. — Maladies de l'appareil circulatoire.

TOME IV — 1 vol. grand in-8° de 1076 pages, avec fig. . . **22** fr.
Système nerveux. — Maladies de la peau.

TOME V — 1 vol. grand in-8° de 1224 pages, avec fig. . . . **24** fr.
Maladies du fœtus et du nouveau-né. — Organes des sens. — Maladies chirurgicales. — Thérapeutique. — Formulaire.

MANUEL
de
Pathologie Interne

PAR

G. DIEULAFOY

Professeur de clinique médicale à la Faculté de médecine de Paris,
Médecin de l'Hôtel-Dieu, Membre de l'Académie de médecine.

QUINZIÈME ÉDITION, ENTIÈREMENT REFONDUE

*4 vol. in-16 avec figures en noir et en couleurs,
cartonnés à l'anglaise.* **32 fr.**

Cette quinzième édition du Manuel s'est enrichie de bon nombre de chapitres qui n'existaient pas dans les éditions précédentes. Citons les chapitres suivants : Rapports des pancréatites avec la lithiase biliaire; syndrome pancréatico-biliaire, drame pancréatique ; cytostéatonécrose et hémorragies pancréatico-péritonéales. — Tréponème pâle, variétés de formes du chancre syphilitique. — Ulcères perforants du duodénum et de l'estomac, consécutifs à l'appendicite. — Epilepsie traumatique et traitement chirurgical. — Trypanosomiase et maladie du sommeil. — Anévrisme de l'aorte abdominale, son diagnostic avec les battements nerveux de l'aorte. — Phlébite syphilitique. — Tension artérielle. — Cancers du canal thoracique. — Epanchements puriformes de la plèvre, intégrité des polynucléaires. — Les fausses appendicites. — Gangrène foudroyante de la verge, discussion sur les gangrènes gazeuses et non gazeuses. — Syphilis nécrosante et perforante de la voûte crânienne. — Hémothorax traumatique.

Beaucoup de chapitres ont été remaniés et complétés.

Clinique Médicale
de l'Hôtel-Dieu de Paris

PAR **G. DIEULAFOY**

I. — 1896-1897, 1 *volume in-8°, avec figures* . . . . **10 fr.**
II. — 1897-1898, 1 *volume in-8°, avec figures* . . . . . **10 fr.**
III. — 1898-1899, 1 *volume in-8°, avec figures* . . . . **10 fr.**
IV. — 1901-1902, 1 *volume in-8°, avec figures* . . . . **10 fr.**
V. — 1905-1906, 1 *volume in-8°, avec figures et 14 planches*
hors texte . . . . **10 fr.**

TRAITÉ ÉLÉMENTAIRE

de

Clinique Médicale

PAR

G.-M. DEBOVE

Doyen de la Faculté de Médecine de Paris,
Professeur de Clinique médicale,
Médecin des hôpitaux,
Membre de l'Académie de Médecine.

ET

A. SALLARD

Ancien interne des hôpitaux.

1 *volume grand in-8° de 1296 pages,
avec 275 figures, relié toile* . . **25 fr.**

Condenser en un volume les principales notions théoriques et pratiques nécessaires au diagnostic, tel est le but de ce livre. Outre la description des procédés de recherche et d'exploration par lesquels le médecin s'efforce d'arriver à la rigueur scientifique, les auteurs y exposent, avec l'étude générale des grands syndromes propres à chacun des appareils organiques, le tableau clinique de chaque maladie.

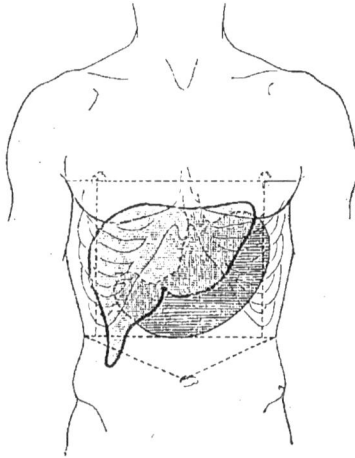

Fig. 168. — Rapports de l'estomac avec le foie et la cage thoracique. Repères permettant de les déterminer par la percussion.

Le Traitement pratique

de la

Tuberculose pulmonaire

(Sept conférences faites à l'hôpital de la Pitié)

Par Louis RÉNON

Professeur agrégé à la Faculté de Médecine de Paris
Médecin de la Pitié.

1 *volume petit in-8° de* VIII-260 *pages* . . . . **3 fr. 50**

Vient de paraître :

Aide=Mémoire
de Thérapeutique

PAR MM.

G.-M. DEBOVE	**G. POUCHET**
Doyen honoraire de la Faculté de Médecine	Professeur de Pharmacologie et Matière
Professeur de Clinique	médicale à la Faculté de Médecine
Membre de l'Académie de Médecine	Membre de l'Académie de Médecine

A. SALLARD

Ancien interne des Hôpitaux de Paris

1 vol. in-8° de 790 pages, imprimé sur 2 colonnes, cartonné toile. **16 fr.**

Cet *Aide-Mémoire de Thérapeutique* est destiné à parer aux défaillances de mémoire, inévitables dans l'exercice de la pratique journalière. Il réunit, sous une forme concise mais aussi complète que possible, toutes les notions thérapeutiques indispensables au médecin. Pour faciliter la recherche rapide, les questions sont classées par ordre alphabétique. Elles comprennent : 1° l'exposé du *traitement de toutes les affections médicales et des grands syndromes morbides*; 2° l'étude résumée des *agents thérapeutiques principaux, médicaments et agents physiques*; 3° la mention des *principales stations hydro-minérales* (situation, composition, indications) et *climatériques*; 4° l'exposé des *connaissances essentielles en hygiène et en bromatologie*.

En ce qui concerne le traitement, les détails cliniques sont réduits au strict nécessaire. L'étude de chaque médicament comprend non seulement celle de ses caractères physiques et chimiques, de ses indications thérapeutiques, de sa posologie, de ses effets utiles, mais encore celle de ses actions nuisibles et toxiques. A propos de tous les agents médicamenteux usuels sont donnés des spécimens de formules applicables aux cas les plus fréquents de la pratique courante.

Leçons sur les
Troubles fonctionnels du Cœur
(INSUFFISANCE CARDIAQUE — ASYSTOLIE)

PAR

Pierre MERKLEN

Médecin de l'hôpital Laënnec

PUBLIÉES PAR

le Dr Jean Heitz

1 volume in-8° de VIII-430 pages, avec figures . . . . **10 fr.**

SEPTIÈME ÉDITION, REVUE ET AUGMENTÉE

DU

Traité élémentaire ✦✦✦✦✦✦✦
✦✦✦ de Clinique Thérapeutique

PAR

le Dr Gaston LYON

Ancien chef de clinique médicale à la Faculté de médecine de Paris

1 *vol. grand in-8° de 1732 pages, relié toile anglaise.* . . . . **25 fr.**

SIXIÈME ÉDITION, REVUE

DU

Formulaire Thérapeutique

PAR MM.

G. LYON	P. LOISEAU
Ancien chef de clinique à la Faculté de médecine de Paris	Ancien préparateur à l'École supérieure de Pharmacie de Paris

AVEC LA COLLABORATION DE MM.

L. Delherm | Paul-Émile Levy

1 *vol. in-18 tiré sur papier indien très mince, relié maroquin souple.* **7 fr.**

Ce petit volume élégant et portatif est le véritable livre de poche du praticien. Celui-ci y trouvera mentionnés, dans la première partie, tous les remèdes qui ont cours avec les indications qu'ils comportent. Dans la seconde partie il rencontrera un exposé clair et précis des divers moyens hygiéniques et physiques : l'opothérapie, la sérothérapie, les régimes alimentaires, l'antisepsie et l'asepsie, la désinfection, l'électrothérapie, la photothérapie, la psychothérapie, la climatothérapie, la massothérapie, etc., les stations minérales, enfin des documents d'analyse biologique de l'urine, du lait, du sang et du suc gastrique.

Cette sixième édition a été l'objet d'une revision attentive. Un certain nombre de médicaments nouveaux y sont mentionnés : *alypine, atoxyl, énergétènes, eau fluoroformée, métaux colloïdaux*. La *méthode de Bier* figure au chapitre *Mécanothérapie*, et l'*Ionothérapie* au chapitre *Électrothérapie*.

Traité
de
Microscopie Clinique

PAR

Dr M. DEGUY
Ancien Interne des Hôpitaux de Paris
Ancien Chef de Laboratoire
à l'Hôpital des Enfants-Malades

A. GUILLAUMIN
Docteur en Pharmacie
Ancien Interne des Hôpitaux de Paris

1 vol. grand in-8° de 428 pages, avec 38 figures dans le texte, 93 planches en couleurs, relié toile anglaise. 50 fr.

Cet important ouvrage est en même temps un traité et un atlas, plus un atlas qu'un traité. Essentiellement pratique, il s'adresse à la fois au médecin et au pharmacien et leur rendra, dans l'exercice quotidien de leur profession, les plus grands services pour l'établissement du diagnostic microscopique, ce puissant et indispensable auxiliaire du diagnostic clinique.

Il comprend l'étude des éléments suivants :

Sang. — Sérosités pathologiques (cytodiagnostic). — Lait et colostrum. — Matières fécales. — Parasites animaux de l'organisme et leurs œufs. — Teignes cryptogamiques et dermatoses. — Microbes pathogènes. — Crachats. — Conjonctivites. — Flore et maladies de l'appareil génital. — Urines. — Sperme. — Cheveux, poils, fibres et textiles. — Trypanosomes. — Champignons vénéneux.

Un texte clair et pratique accompagne les 93 planches en couleurs, d'une exactitude scrupuleuse, qui forment le fond de ce superbe et utile ouvrage.

Pathologie générale expérimentale

Les
Processus généraux

PAR LES Drs

CHANTEMESSE
Professeur à la Faculté de Paris.

PODWYSSOTZKY
Professeur à l'Université d'Odessa.

TOME I. — 1 *vol. grand in-8°, avec* 162 *figures en noir et en couleurs.* . . . . **22** *fr.*
TOME II. — 1 *vol. grand in-8°, avec* 94 *figures en noir et en couleurs.* . . . . **22** *fr.*

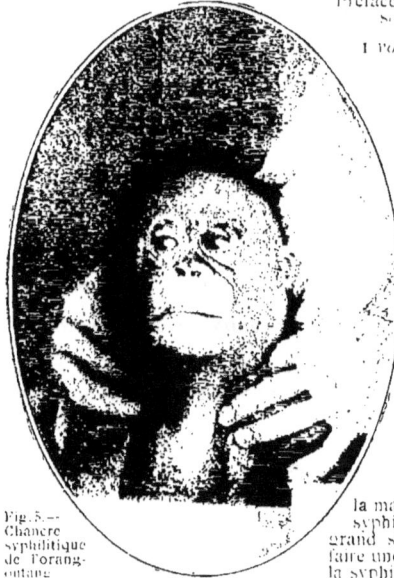

BIBLIOTHÈQUE
d'Hygiène thérapeutique

FONDÉE PAR

le professeur PROUST

Membre de l'Académie de Médecine, Inspecteur général des Services sanitaires

*Chaque ouvrage forme un volume cartonné toile
et est vendu séparément : **4** francs.*

VOLUMES PUBLIÉS

L'Hygiène du Goutteux (2ᵉ *édition*), par le Dʳ A. Mathieu.
L'Hygiène de l'Obèse (2ᵉ *édition*), par le Dʳ A. Mathieu.
L'Hygiène des Asthmatiques, par le Pʳ E. Brissaud.
Hygiène et Thérapeutique thermales, par G. Delfau.
Les Cures thermales, par G. Delfau.
L'Hygiène du Neurasthénique (3ᵉ *édition*), par le Pʳ G. Ballet.
L'Hygiène des Albuminuriques, par le Dʳ Springer.
L'Hygiène du Tuberculeux (2ᵉ *édition*), par le Dʳ Chuquet.
Hygiène et Thérapeutique des Maladies de la bouche (2ᵉ *édition*),
par le Dʳ Cruet.
L'Hygiène des Diabétiques, par le Pʳ Proust et le Dʳ A. Mathieu.
L'Hygiène des Maladies du cœur, par le Dʳ Vaquez.
L'Hygiène du Dyspeptique (2ᵉ *édition*), par le Dʳ Linossier.
Hygiène thérapeutique des Maladies des Fosses nasales, par
les Dʳˢ Lubet-Barbon et R. Sarremone.
Hygiène des Maladies de la Femme, par le Dʳ A. Siredey.

Les Maladies Populaires

Maladies vénériennes, Alcoolisme, Tuberculose

Par L. RÉNON
Professeur agrégé à la Faculté de Médecine de Paris.

DEUXIÈME ÉDITION, REVUE ET AUGMENTÉE

1 *vol. in-8° de* viii-510 *pages* . . . . **5** *fr.*

Traité d'Hygiène ❦ ❦ ❦ ❦ ❦ ❦ ❦ ❦ ❦

Par A. PROUST
Professeur à la Faculté de médecine de Paris.

Troisième édition, revue et considérablement augmentée

AVEC LA COLLABORATION DE :

A. NETTER   et   **H. BOURGES**
Professeur agrégé à la Faculté de Paris   Chef du laboratoire d'hygiène à la Faculté

1 *vol. in-8° de* 1240 *pages, avec figures et cartes dans le texte.* **25** *fr·*

L'Alimentation et les Régimes
chez l'homme sain ou malade
Par Armand GAUTIER
Professeur à la Faculté de Médecine, Membre de l'Institut.

TROISIÈME ÉDITION, REVUE ET CORRIGÉE

1 *volume in-8° de* VIII-756 *pages, avec figures*. . . . . **12** *fr.*

Les deux premières éditions de cet ouvrage ont été épuisées en trois ans. Cette troisième édition, outre l'étude de l'alimentation rationnelle et des régimes à l'état sain et pathologique, s'est enrichie de très nombreux documents sur la composition des aliments usuels, sur la proportion de leurs déchets, sur le calcul des calories qu'ils fournissent, sur le parasitisme des viandes, sur le botulisme, sur l'emploi du sucre et de l'alcool comme aliments, sur les variations des besoins alimentaires avec les climats, sur le prix de revient des régimes ouvriers européens. etc., etc.

Manuel Technique de Massage
Par J. BROUSSES
Membre correspondant de la Société de Chirurgie.

TROISIÈME ÉDITION, REVUE ET AUGMENTÉE

1 *vol. in-16 de 407 pages. avec 66 figures dans le texte. cartonné toile souple*. . . . . **4** *fr.* **50**

Vient de paraître :

Ce qu'il faut savoir d'Hygiène

PAR

R. WURTZ
Professeur agrégé à la Faculté de Médecine de Paris Médecin des Hôpitaux.

H. BOURGES
Ancien chef du Laboratoire d'hygiène de la Faculté de Médecine de Paris.

1 *vol. petit in-8°, de* VI-333 *pages, avec figures dans le texte*.. . **4** *fr.*

Bien que le mot d'hygiène soit prononcé à tout propos en France, il est aisé de constater que l'éducation générale, en cette matière, est encore très incomplète, même sur les points les plus élémentaires. Cependant il existe en France, depuis le 15 février 1902, une loi destinée à protéger la santé publique. Mais l'application de cette loi demeurera pratiquement vaine tant que le public n'en aura pas saisi l'utilité et ne sera convaincu qu'il doit en retirer un bénéfice considérable. Le moment est donc bien choisi pour faire connaître ce petit livre destiné à mettre les notions fondamentales de l'hygiène à la portée de tous. en les exposant avec clarté et précision.

❧ ❧ ❧ ❧ LES VENINS ❧ ❧ ❧ ❧

LES ANIMAUX VENIMEUX ET LA SÉROTHÉRAPIE ANTIVENIMEUSE

Par A. CALMETTE
Directeur de l'Institut Pasteur de Lille.

1 *vol. in-8°, de* XVI-396 *pages, avec* 125 *figures. Relié toile.* . **12** *fr.*

TRYPANOSOMES et TRYPANOSOMIASES

PAR

A. LAVERAN | **F. MESNIL**
de l'Institut et de l'Académie | Chef de laboratoire à l'Institut
de Médecine. | Pasteur.

1 *vol. grand in-8°, avec* 61 *figures et* 1 *planche en couleurs.* . **10** *fr.*

❧ ❧ ❧ TRAITÉ DU PALUDISME ❧ ❧ ❧

Par A. LAVERAN

DEUXIÈME ÉDITION, REFONDUE

1 *vol. de* VIII-622 *pages, avec* 58 *fig. et* 1 *planche en couleurs.* . . . **12** *fr.*

DIAGNOSTIC ET SÉMÉIOLOGIE

❧ ❧ DES MALADIES TROPICALES ❧ ❧

PAR MM.

R. WURTZ | **A. THIROUX**
Agrégé, Chargé de cours à l'Institut | Médecin-Major de première classe
de Médecine coloniale de Paris. | des troupes coloniales.

vol. gr. in-8°, de XII-544 *pages, avec* 97 *fig. en noir et en couleurs.* **12** *f.*

COURS DE DERMATOLOGIE EXOTIQUE

Par E. JEANSELME
Professeur agrégé à la Faculté de Médecine de Paris

1 *vol. in-8°, avec* 5 *cartes et* 108 *fig. en noir et en couleurs.* . . **10** *fr.*

MALADIES DES PAYS CHAUDS

Par Sir Patrick MANSON

DEUXIÈME ÉDITION FRANÇAISE

traduite par M. GUIBAUD sur la quatrième édition anglaise, entièrement
mise au courant

1 *vol. gr. in-8° de* XVI-815 *pages, avec* 241 *figures et* 7 *planches en
couleurs.* . . . . **16** *fr.*

La Pratique ❦❦❦❦❦❦❦❦❦
❦❦❦❦❦ Dermatologique

Traité de Dermatologie appliquée

PUBLIÉ SOUS LA DIRECTION DE MM.

ERNEST BESNIER, L. BROCQ, L. JACQUET

PAR MM.

AUDRY, BALZER, BARBE, BAROZZI, BARTHÉLEMY, BÉNARD, ERNEST BESNIER
BODIN, BRAULT, BROCQ, DE BRUN, COURTOIS-SUFFIT,
DU CASTEL, A. CASTEX, J. DARIER, DEHU, DOMINICI, W. DUBREUILH, HUDELO
L. JACQUET, JEANSELME, J.-B. LAFFITTE, LENGLET, LEREDDE,
MERKLEN, PERRIN, RAYNAUD, RIST, SABOURAUD, MARCEL SÉE, GEORGES
THIBIERGE, TRÉMOLIÈRES, VEYRIÈRES.

4 volumes reliés toile formant ensemble 3870 pages, et illustrés de 823 figures en noir et de 89 planches en couleurs. **156 fr.**
Chaque volume est vendu séparément.

Depuis la publication de la *PRATIQUE DERMATOLOGIQUE*, les applications électrothérapiques ont acquis une grande importance. Aussi MM. BESNIER, BROCQ et JACQUET ont-ils fait refondre entièrement, en Janvier 1907, l'article **Electricité**.

On y trouvera maintenant exposées, avec clarté et précision, les diverses modalités de la cure électrique : courants galvaniques, électrolyse et ionisation ; courants faradiques et sinusoïdaux ; franklinisation ; courants de haute fréquence, radiothérapie, etc., etc.

En outre, à chacune des dermatoses justiciables de ces méthodes, on trouvera les renvois et indications nécessaires.

TOME I. — 1 *vol. avec* 230 *fig. et* 24 *planches* . . . . . . **36** *fr.*
Anatomie et Physiologie de la Peau. — Pathologie générale de la Peau. — Symptomatologie générale des Dermatoses.— Acanthosis nigricans à Ecthyma.

TOME II. — 1 *vol. avec* 168 *fig. et* 21 *planches* . . . . **40** fr.
Eczéma à Langue.

TOME III. — 1 *vol. avec* 201 *fig. et* 19 *planches*. . . . . **40** *fr.*
Lèpre à Pityriasis.

TOME IV. — 1 *vol. avec* 213 *fig. et* 25 *planches*. . . . . . **40** *fr.*
Poils à Zona.

MANUEL ÉLÉMENTAIRE

de

Dermatologie ✦✦✦✦✦✦
✦✦✦✦✦ topographique

régionale

PAR

R. SABOURAUD

Chef du laboratoire de la Ville de Paris
à l'hôpital Saint-Louis.

1 *volume grand in-8° de* XII-736 *pages, avec*
231 *figures dans le texte.*

Broché. . . . . **15** fr. | Relié toile . . . **16** fr.

Ce livre, le premier ainsi conçu, réalise dans l'étude des maladies cutanées ce que représentent, pour la botanique élémentaire, les flores dichotomiques qui donnent le moyen de reconnaître une plante alors même qu'on la rencontre pour la première fois.

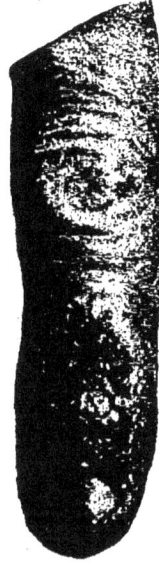

Thérapeutique des ✦✦✦✦✦✦✦✦✦✦
✦✦✦✦✦ Maladies de la peau

PAR LE
D' LEREDDE
Directeur de l'Établissement dermatologique de Paris.

1 *vol. in-8° de* 700 *pages, broché* . . . . **10** *fr.*

Les Maladies du Cuir chevelu

PAR LE
D' R. SABOURAUD
Chef du Laboratoire de la Ville de Paris à l'hôpital Saint-Louis.

I. — Maladies séborrhéiques : Séborrhée, Acnés, Calvitie
1 *vol. in-8°, avec* 91 *figures dont* 40 *aquarelles en couleurs.* **10** *fr.*

II. — Maladies desquamatives : Pytiriasis et Alopécies
pelliculaires
1 *vol. in-8° avec* 122 *fig. dans le texte en noir et en couleurs.* **22** *fr.*

L'Année Psychologique

DIRIGÉE PAR

ALFRED BINET

AVEC LA COLLABORATION DE MM :

Von Aster, Becher, Benussi, Bergson, Bloch, Borel, Cantecor, Chabot, Geissler, Goblot, Hamann, Heymans, Houllevigue, Imbert, Jacobs, Jaensch, Jung, Ratz, Lévy, Lipmann, Maigre, Mitchell, Oesterreich, Pick, Rauh, Simon, Souriau, Spearman, V. D. Torren, S. Witasek

Secrétaire de la Rédaction : **LARGUIER DES BANCELS**

Quatorzième année — 1908

1 *volume in-8°, avec nombreuses figures* . . . . **15** *fr.* franco

En vente : Tomes ii à vi, chaque volume . . . . **30** fr.
Tome vii . . . . **18** fr.
Tomes viii à xiv, chaque volume . . . . **15** fr.

Vient de paraître :

L'Éducation de soi-même

Par le Dr DUBOIS

professeur de Neuropathologie à l'Université de Berne.

DEUXIÈME ÉDITION. 1 *volume in-8° de 200 pages, broché.* . . . **4** *fr.*

Vient de paraître :

Les Psychonévroses
et leur traitement moral

Leçons faites à l'Université de Berne

Par le Dr DUBOIS, professeur de Neuropathologie.

PRÉFACE DU PROFESSEUR DÉJERINE

TROISIÈME ÉDITION. 1 *volume in-8° de 500 pages* . . . . **8** *fr.*

Vient de paraître :

Les Affections
du Système digestif
en Neuropathologie

Leçons faites à la Faculté de Médecine de Genève

Par le Dr H. ZBINDEN

Privat docent de Neuropathologie à l'Université

PRÉFACE DU Dr J. AUCLAIR, Médecin des Hôpitaux de Paris.

1 *volume in-8° de XVI-230 pages, broché.* . . . . **3** *fr.*

Vient de paraître :

OUVRAGE COMPLET

Abrégé d'Anatomie

PAR

P. POIRIER	**A. CHARPY**
Professeur d'Anatomie	Professeur d'Anatomie
à la Faculté de Médecine de Paris.	à la Faculté de Médecine de Toulouse.

B. CUNÉO

Professeur agrégé à la Faculté de Médecine de Paris.

TOME I. — EMBRYOLOGIE — OSTÉOLOGIE — ARTHROLOGIE — MYOLOGIE.

TOME II. — CŒUR — AR-
TÈRES — VEINES — LYM-
PHATIQUES — CENTRES
NERVEUX — NERFS CRÂ-
NIENS — NERFS RACHI-
DIENS.

Vient de paraître :

TOME III. — ORGANES DES
SENS — APPAREIL DI-
GESTIF ET ANNEXES —
APPAREIL RESPIRA-
TOIRE — CAPSULES SUR-
RÉNALES — APPAREIL
URINAIRE — APPAREIL
GÉNITAL DE L'HOMME
— APPAREIL GÉNITAL
DE LA FEMME — PÉRI-
NÉE — MAMELLES —
PÉRITOINE.

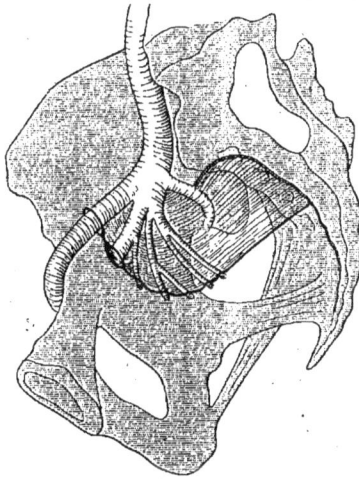

Fig. 953. — Schéma de la gaine hypogastrique
(d'après Marcille).

*3 volumes in-8°, formant ensemble 1620 pages avec 976 fi-
gures en noir et en couleurs dans le texte, richement reliés toile. . . . .* **50** *fr.*

=== ANATOMIE ===

OUVRAGE COMPLET

Traité
d'Anatomie Humaine

PUBLIÉ SOUS LA DIRECTION DE

P. POIRIER   ET   A. CHARPY

Professeur d'anatomie à la Faculté de
médecine de Paris. Chirurgien des hôpitaux.

Professeur d'anatomie à la Faculté
de médecine de Toulouse.

AVEC LA COLLABORATION DE

O. AMOEDO — A. BRANCA — A. CANNIEU — B. CUNÉO — G. DELAMARE — PAUL DELBET
A. DRUAULT — P. FREDET — GLANTENAY
A. GOSSET — M. GUIBÉ — P. JACQUES — TH. JONNESCO — E. LAGUESSE
L. MANOUVRIER — M. MOTAIS — A. NICOLAS — P. NOBÉCOURT — O. PASTEAU — M. PICOU
A. PRENANT — H. RIEFFEL — CH. SIMON — A. SOULIÉ

5 volumes grand in-8°, avec figures noires et en couleurs. **160 fr.**

TOME I. — (3ᵉ *édition refondue*) : Introduction. Notions d'embryologie.
Ostéologie. Arthrologie, *avec 807 figures.* . . . . (*Sous presse*).

TOME II. — 1ᵉʳ Fasc. (2ᵉ *édition refondue*) : **Myologie**, *avec 331 fig.* . **12 fr.**

  2ᵉ Fasc. (2ᵉ *édition refondue*) : Angéiologie. Cœur et Artères. Histologie
avec 150 figures. . . . . **8 fr.**

  3ᵉ Fasc. (2ᵉ *édition refondue*) : Angéiologie. Capillaires. Veines,
83 figures. . . . . **6 fr.**

  4ᵉ Fasc. : **Les Lymphatiques** (2ᵉ *édition refondue*) *avec 126 figures.* **8 fr.**

TOME III. — 1ᵉʳ Fasc. (2ᵉ *édition refondue*) : **Système nerveux. Méninges.**
Moelle. Encéphale. Embryologie. Histologie, *avec 265 figures.* . . . **10 fr.**

  2ᵉ Fasc. (2ᵉ *édition refondue*) : **Système nerveux. Encéphale,** *avec
131 figures* . . . . **10 fr.**

  3ᵉ Fasc. (2ᵉ *édition refondue*) : Système nerveux. Les Nerfs. Nerfs crâniens.
Nerfs rachidiens, *avec 228 figures.* . . . . **12 fr.**

TOME IV. — 1ᵉʳ Fasc. (2ᵉ *édition refondue*) : Tube digestif, *avec 201 fig.* **12 fr.**

  2ᵉ Fasc. (2ᵉ *édition refondue*) : Appareil respiratoire, *avec 121 fig.* . **6 fr.**

  3ᵉ Fasc. (2ᵉ *édition refondue*) : Annexes du tube digestif. Péritoine. *1 vol.*
avec 448 figures. . . . . **16 fr.**

TOME V. — 1ᵉʳ Fasc. : Organes génito-urinaires (2ᵉ *édition revue*), *avec
431 figures.* . . . . **20 fr.**

  2ᵉ Fasc. : Les Organes des sens. Les Glandes surrénales, *avec 544 figures.* . . . . **20 fr.**

Petite Chirurgie Pratique

PAR

TH. TUFFIER | **P. DESFOSSES**
Professeur agrégé à la Faculté de Médecine de Paris, Chirurgien de l'hôpital Beaujon. | Ancien interne des hôpitaux de Paris, Chirurgien du Dispensaire de la Cité du Midi.

DEUXIÈME ÉDITION. REVUE ET AUGMENTÉE

1 *vol. petit in-8° de* VIII-568 *pages, avec* 353 *fig., cart. à l'anglaise.* **10** *fr.*

Le but de ce livre est d'exposer aussi clairement que possible les éléments de petite chirurgie indispensables à l'infirmière, à l'étudiant, au praticien.

Les remaniements de cette édition portent sur plus du cinquième du livre.

Les additions comprennent le *pansement des brûlures*, les *greffes dermo - épidermiques*, l'*anesthésie par la slovaïne*, la *méthode de Bier*, la *gymnastique de la respiration et du maintien*, etc...

Les médecins de campagne sont dans la nécessité de s'occuper de la bouche de leurs malades; le Dr Neveu a écrit pour eux un chapitre très substantiel sur les *extractions dentaires* et l'*hygiène de la bouche et des dents*.

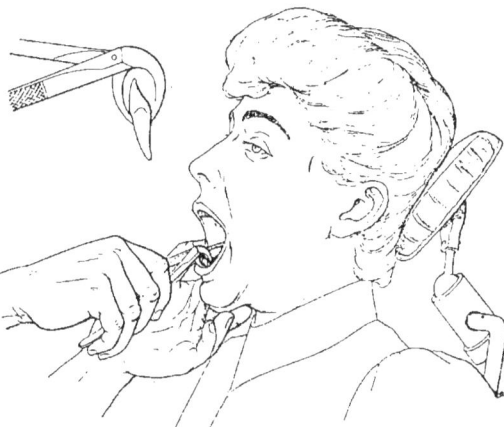

Fig. 346. — Extraction d'une incisive inférieure.

Guide anatomique
aux Musées de Sculpture

PAR

A. CHARPY | **L. JAMMES**
Professeur d'Anatomie à la Faculté de Médecine de Toulouse. | Professeur adjoint à l'Université de Toulouse.

1 *vol. petit in-8° de* VIII-112 *pages, avec figures* . . . . **2** *fr.*

Ce guide n'a point pour but d'apprendre l'anatomie aux artistes : il se propose simplement de permettre aux visiteurs de musées d'étudier avec fruit et de comprendre les œuvres de sculpture.

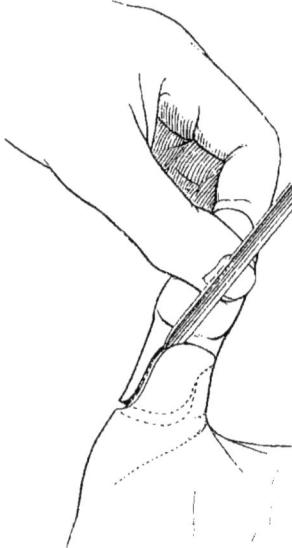

Vient de paraître :

OUVRAGE COMPLET

Traité de
Technique Opératoire

PAR

CH. MONOD
Professeur agrégé à la Faculté de Médecine
de Paris,
Chirurgien honoraire des hôpitaux
Membre de l'Académie de Médecine.

J. VANVERTS
Chirurgien des hôpitaux de Lille.
Ancien interne lauréat des hôpitaux
de Paris, Membre correspondant
de la Société de Chirurgie.

DEUXIÈME ÉDITION

entièrement
refondue

✿ ✿ ✿

2 volumes grand in-8°, formant ensemble xii-2016 pages avec 2337 figures dans le texte . . . **40 fr.**

Le tome I n'est plus vendu séparément. Le tome II est vendu aux acheteurs du tome I . . . . **18 fr.**

Condenser les descriptions sans rien sacrifier de la clarté, supprimer tout ce qui semblait tombé en désuétude, et cela pour pouvoir donner place à certaines opérations nouvelles ou à d'autres intentionnellement omises dans la première édition parce que non encore consacrées par l'usage, tel est le travail considérable qu'ont poursuivi les auteurs dans cette deuxième édition. La plupart des chapitres anciens ont été remaniés, quelquesuns même complètement trans-

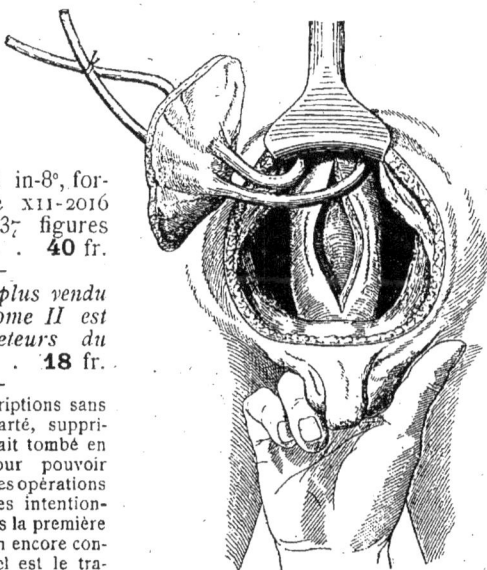

Fig. 695. — *Cysto-entérostomie extra-péritonéale pour exstrophie vésicale. Abouchement rectal des uretères* (Peters) — Les uretères sont libérés. — La paroi antérieure sous-péritonéale du rectum est ouverte.

formés. Les index bibliographiques ont été intégralement mis au courant en même temps que nombre d'indications anciennes, et aujourd'hui sans intérêt pratique, étaient supprimées.

Enfin l'illustration a été à la fois augmentée et entièrement révisée : nombre de clichés de la première édition ont fait place à des figures nouvelles.

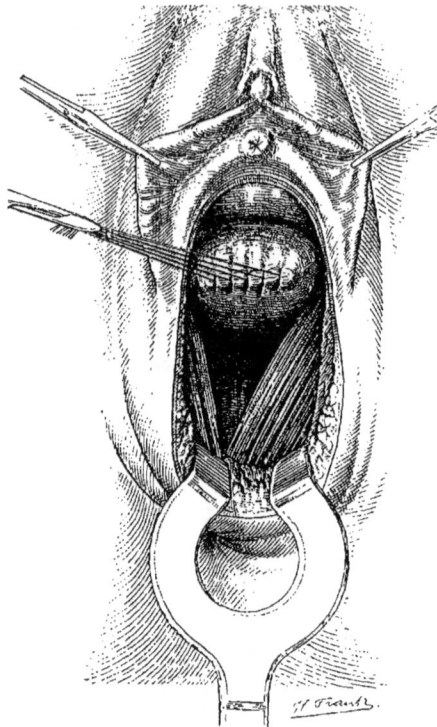

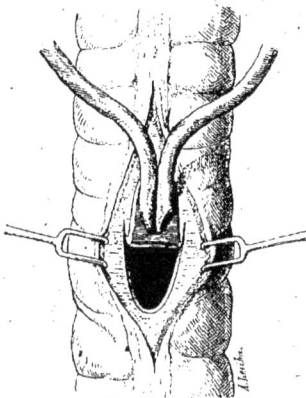

Précis ❦ ❦ ❦ ❦ ❦ ❦ ❦ ❦ ❦
❦ ❦ d'Obstétrique

PAR MM.

A. RIBEMONT-DESSAIGNES
Professeur à la Faculté de médecine
Accoucheur de l'hôpital Beaujon
Membre de l'Académie de médecine

G. LEPAGE
Professeur agrégé à la Faculté de médecine
de Paris
Accoucheur de l'hôpital de la Pitié

SIXIÈME ÉDITION

AVEC 568 FIGURES DANS LE TEXTE, DONT 400 DESSINÉES PAR M. RIBEMONT-DESSAIGNES

1 vol. *grand in-8° de* 1420 *pages, relié toile.* **30** *fr.*

En supprimant la presque totalité des notions anatomo-physiologiques concernant l'appareil génital de la femme et en procédant à une révision soigneuse des figures et du texte, les auteurs ont pu, sans augmenter le volume : 1° ajouter un certain nombre de figures nouvelles; 2° développer certaines questions de pratique, telles que celles des complications et hémorragies de la délivrance, des infections puerpérales, des ruptures de l'utérus, de l'ophtalmie purulente des nouveau-nés, etc.; mettre au point la plupart des questions importantes; 3° traiter des sujets nouveaux, tels que l'application de la radiographie à l'obstétrique. A la pathologie médicale du nouveau-né ont été ajoutées des notions sommaires sur la pathologie chirurgicale de l'enfant qui vient de naître.

Iconographie Obstétricale

Par A. RIBEMONT-DESSAIGNES
Professeur à la Faculté de Médecine de Paris

FASCICULE I

Rétention du Fœtus mort dans l'Utérus avec intégrité des membranes

12 *planches en couleurs gr. in-8°, avec texte explicatif et observations* . . . . **12** *fr.*

FASCICULE II

Anomalies et Monstruosités Fœtales

12 *planches en couleurs gr. in-8°, avec texte explicatif et observations* . . . . **12** *fr.*

DIVERS

CALMETTE. — **Recherches sur l'épuration biologique et chimique des Eaux d'Égout,** par le D' A. CALMETTE, membre correspondant de l'Institut et de l'Académie de médecine, avec la collaboration de MM. E. ROLANTS, E. BOULLANGER, F. CONSTANT, L. MASSOL, de l'Institut Pasteur de Lille, et de M. le professeur A. BUISINE, de la Faculté des Sciences de Lille.

TOME I. — *(Epuisé).*

TOME II.— 1 *vol. gr. in-8°, avec 45 fig., nombreux graphiques et 6 planches.* **10** *fr.*

TOME III. — 1 *vol. gr. in-8°, avec 50 figures* . . . . **8** *fr.*

1" *Supplément.* — **Analyse des Eaux d'Égout,** par E. ROLANTS, chef de laboratoire à l'Institut Pasteur de Lille. 1 *vol. gr. in-8°, avec 31 figures.* . **4** *fr.*

CALOT. — **L'Orthopédie indispensable** (*Tuberculoses externes, déviations, etc.),* par F. CALOT, chirurgien en chef de l'hôpital Rothschild, etc. 1 *vol. in-8° de* 741 *pages, avec 825 figures, relié toile* . . . . **16** *fr.*

— **Traité pratique de Technique Orthopédique,** par le D' CALOT.

    I. *Technique du Traitement de la Coxalgie,* avec 178 fig. 1 *vol.* . . . **7** *fr.*

    II. *Technique du Traitement de la Luxation congénitale de la hanche,* avec 206 figures et 5 planches. 1 *vol.* . . . . **7** *fr.*

    III. *Technique du Traitement des Tumeurs blanches,* avec 192 fig. 1 *vol.* **7** *fr.*

CHAPUT. — **Les Fractures malléolaires du Cou-de-Pied et les Accidents du Travail** par le D' CHAPUT, chirurgien de l'hôpital Lariboisière. 1 *vol. petit in-8° de* 160 *pages, avec* 73 *figures dans le texte* . . . . **3** *fr.* **50**

DAREMBERG. — **Tuberculose pulmonaire** (**Les différentes formes cliniques et sociales de la**). *Pronostic, Diagnostic, Traitement,* par G. DAREMBERG. 1 *vol. in-8° de* 400 *pages.* . . . . **6** *fr.*

HENNEQUIN et LOEWY.— **Les Fractures des Os longs** (*leur traitement pratique*), par les D' J. HENNEQUIN, membre de la Société de chirurgie, et ROBERT LOEWY. 1 *vol. grand in-8°, avec* 215 *fig. dont 25 planches représentant* 222 *radiographies originales* . . . . **16** *fr.*

KENDIRDJY. — **L'Anesthésie chirurgicale par la Stovaïne,** par le D' LÉON KENDIRDJY, ancien interne des hôpitaux. 1 *vol. in-12 de 206 pages.* . . . . . **3** *fr.*

MENARD. — **Étude sur la Coxalgie,** par le D' V. MÉNARD, chirurgien de l'hôpital maritime de Berck-sur-Mer. 1 *vol. in-8° de* IX-439 *pages, avec 26 planches hors texte.* . . . . **15** *fr.*

RECLUS. — **L'Anesthésie localisée par la Cocaïne,** par P. RECLUS, professeur à la Faculté de Paris. 1 *vol. petit in-8°, avec* 59 *figures.* . . . . . . **4** *fr.*

RUDAUX (P.). — **Précis élémentaire d'Anatomie, de Physiologie et de Pathologie,** par P. RUDAUX, ancien chef de clinique à la Faculté de médecine de Paris. Avec préface de M. RIBEMONT-DESSAIGNES. 1 *vol. in-16 avec* 462 *figures, cartonné toile* . . . . **8** *fr.*

WEISS. — **Leçons d'Ophtalmométrie** (*Cours de perfectionnement de l'Hôtel-Dieu*), par G. WEISS, professeur agrégé à la Faculté de Paris. Avec Préface de M. le P' DE LAPERSONNE. 1 *vol. petit in-8°, avec* 149 *fig.* . . . . . . **5** *fr.*

===== COLLECTIONS =====

L'ŒUVRE MÉDICO-CHIRURGICAL (Dʳ CRITZMAN, Directeur)

Suite de Monographies Cliniques

SUR LES QUESTIONS NOUVELLES

EN MÉDECINE, EN CHIRURGIE ET EN BIOLOGIE

Chaque Monographie est vendue séparément. . . . . 1 fr. **25**

Il est accepté des Abonnements pour une série de 10 Monographies consécutives, au prix à forfait et payable d'avance de **10** francs pour la France et **12** francs pour l'Etranger (port compris).

DERNIÈRES MONOGRAPHIES PUBLIÉES :

37. **Pathogénie et traitement des névroses intestinales,** par le Dʳ Gaston Lyon.
38. **De l'Enucléation des fibromes utérins,** par Th. Tuffier, professeur agrégé, chirurgien de l'hôpital Beaujon.
39. **Le Rôle du sel en pathologie,** par Ch. Achard, professeur agrégé.
40. **Le Rôle du sel en thérapeutique,** par Ch. Achard.
41. **Le Traitement de la Syphilis,** par le professeur E. Gaucher.
42. **Tics,** par le Dʳ Henry Meige.
43. **Diagnostic de la Tuberculose par les nouveaux procédés de laboratoire,** par le Dʳ Nattan-Larrier.
44. **Traitement de l'hypertrophie prostatique par la prostatectomie,** par R. Proust, professeur agrégé à la Faculté de Paris.
45. **De la Lactosurie** (*Études urologiques de médecine comparée sur les états de grossesse, de puerpéralité et de lactation chez la femme et les femelles domestiques*) par M. Ch. Porcher, professeur à l'Ecole vétérinaire de Lyon.
46. **Les Gastro-entérites des nourrissons,** par A. Lesage, médecin de l'Hôpital des Enfants (Hérold).
47. **Le Traitement des Gastro-entérites des nourrissons et du Choléra infantile,** par A. Lesage.
48. **Les Ions et les médications ioniques** par S. Leduc, professeur à l'Ecole de médecine de Nantes.
49. **Physiologie de l'acide urique,** par P. Fauvel, docteur ès sciences, professeur à l'Université catholique d'Angers.
50. **Le Diagnostic fonctionnel du cœur,** par W. Janowski, professeur agrégé à l'Académie médicale de Saint-Pétersbourg.
51. **Les Arriérés scolaires,** par R. Cruchet, professeur agrégé à la Faculté de Médecine de Bordeaux.
52. **Artério-Sclérose et Athéromasie,** par J. Teissier, professeur à l'Université de Lyon.
53. **Les Sulfo-éthers urinaires** (*physiologie et valeur clinique dans l'auto-intoxication intestinale*) par H. Labbé, chef de laboratoire et G. Vitry, chef de clinique à la Faculté de Paris.
54. **Les Injections mercurielles intra-musculaires dans le traitement de la Syphilis,** par le Dʳ A. Levy-Bing.
55. **Anticorps antigènes et Méthode de déviation du Complément** (*Le Mécanisme de l'Immunité*) par le Dʳ P.-F. Armand-Delille.

Encyclopédie Scientifique ✹✹✹✹✹✹

✹✹✹✹✹ des Aide-Mémoire

Publiée sous la direction de **H. LÉAUTÉ,** Membre de l'Institut

Au 1er Janvier 1909, 397 VOLUMES publiés

Chaque ouvrage forme un volume petit in-8°, vendu : Broché, **2 fr. 50**

Cartonné toile, **3 fr.**

DERNIERS VOLUMES PUBLIÉS DANS LA SECTION DU BIOLOGISTE

MALADIES DES VOIES URINAIRES, URÈTRE, VESSIE, par le D' Bazy, chirurgien des hôpitaux, membre de la Société de chirurgie, 4 vol.
>   I. *Moyens d'exploration et traitement.* 2ᵉ édition. II. *Sémiologie.* III. *Thérapeutique générale. Médecine opératoire.* IV. *Thérapeutique spéciale.*

GUIDE DE L'ÉTUDIANT A L'HOPITAL, par A. Bergé, interne des hôpitaux. 2ᵉ édit.

BIOLOGIE GÉNÉRALE DES BACTÉRIES, par le D' E. Bodin, professeur de Bactériologie à l'Université de Rennes.

LES BACTÉRIES DE L'AIR, DE L'EAU ET DU SOL, par E. Bodin.

LES CONDITIONS DE L'INFECTION MICROBIENNE ET L'IMMUNITÉ, par E. Bodin.

L'OREILLE, par Pierre Bonnier, 5 vol.
>   I. *Anatomie de l'oreille.* II. *Pathogénie et mécanisme.* III. *Physiologie : Les Fonctions.* IV. *Symptomatologie de l'oreille.* V. *Pathologie de l'oreille.*

TECHNIQUE RADIOTHÉRAPIQUE par le D' H. Bordier, professeur agrégé à la Faculté de Médecine de Lyon.

PRÉCIS ÉLÉMENTAIRE DE DERMATOLOGIE, par MM. Brocq et Jacquet, médecins des hôpitaux de Paris. 2ᵉ édition, entièrement revue. 5 vol.
>   I. *Pathologie générale cutanée.* II. *Difformités cutanées, éruptions artificielles, dermatoses parasitaires.* III. *Dermatoses microbiennes et néoplasies.* IV. *Dermatoses inflammatoires.* V. *Dermatoses d'origine nerveuse. Formulaire.*

LA PELADE, par A. Chatin, membre de la Société de Dermatologie, et F. Trémolières, ancien interne à l'hôpital Saint-Louis.

LA CHIRURGIE DU CHAMP DE BATAILLE. Méthodes de pansement et interventions d'urgence d'après les enseignements modernes, par le D' Demmler, membre correspondant de la Société de Chirurgie de Paris.

TRAITEMENT DE LA SYPHILIS, par L. Jacquet, médecin de l'hôpital Saint-Antoine, et M. Ferrand, interne à l'hôpital Broca.

LA LEUCÉMIE MYÉLOÏDE, par P. Menetrier, professeur agrégé, médecin de l'hôpital Tenon, et Ch. Aubertin, ancien interne des hôpitaux de Paris.

EXAMEN ET SÉMÉIOTIQUE DU CŒUR, par les D" Pierre Merklen, médecin de l'hôpital Laënnec et Jean Heitz. 2 vol.
>   I. *Inspection, palpation, percussion, auscultation.*
>   II. *Le Rythme du cœur et ses modifications.*

LES APPLICATIONS THÉRAPEUTIQUES DE L'EAU DE MER par le D' Robert-Simon.

LA MÉNOPAUSE par Ch. Vinay, professeur agrégé à la Faculté de Médecine de Lyon.

PÉRIODIQUES MÉDICAUX

Extrait de la liste des 50 Périodiques scientifiques

Publiés par la Librairie MASSON et Cie

Journal de Physiologie
et de Pathologie générale

PUBLIÉ TOUS LES 2 MOIS PAR MM. LES PROFESSEURS

BOUCHARD ET CHAUVEAU

Comité de Rédaction : MM. J. COURMONT, E. GLEY, P. TEISSIER

Chaque numéro contient, outre les mémoires originaux, un index bibliographique de 30 à 40 pages comprenant l'analyse sommaire des travaux français et étrangers de physiologie et de pathologie générale. L'année forme un fort volume d'environ 1250 pages, avec nombreuses figures et planches hors texte.

ABONNEMENT ANNUEL : Paris et Départements, **35** fr. — Union postale, **40** fr.
Le numéro, **7** fr.

Archives de Médecine Expérimentale
et d'Anatomie pathologique

Fondées par J.-M. CHARCOT

Publiées tous les 2 mois par MM. LÉPINE, PIERRE MARIE, ROGER

Secrétaires de la Rédaction : CH. ACHARD, R. WURTZ

Créées en 1889, les **Archives de Médecine expérimentale** *sont un recueil de mémoires originaux consacrés à la médecine scientifique. Éclairer la clinique par les recherches de laboratoire, tel est leur but.*

ABONNEMENT ANNUEL : Paris, **24** fr. — Départements, **25** fr. — Union postale, **26** fr.

Comptes Rendus Hebdomadaires
des Séances de la Société de Biologie

Les comptes rendus de la **Société de Biologie** *paraissent le vendredi de chaque semaine, donnant ainsi, dans l'intervalle des deux séances, le compte rendu complet de la séance du samedi précédent.*
Ces comptes rendus forment chaque année deux forts volumes in-8°, avec figures dans le texte, ayant une table des matières commune.

ABONNEMENT ANNUEL : Paris et Départements, **25** fr. — Union postale, **28** fr.

Table cinquantenaire des auteurs et des matières des comptes rendus de la Société de Biologie (1849-1898), publiée par **Auguste PETTIT**, archiviste de la Société. 1 volume in-8°, de IV-425 pages. . . . . **20** fr.

BULLETIN
de l'Académie de Médecine

PUBLIÉ PAR MM.

S. JACCOUD, secrétaire perpétuel | **E. TROISIER**, secrétaire annuel

Parait le Dimanche de chaque semaine, donnant ainsi, dans l'intervalle de deux séances, le compte rendu complet de la séance du mardi précédent. Forme chaque année un volume in-8e de plus de 1 000 pages.

ABONNEMENT ANNUEL : Paris, **15** fr. — Départements, **18** fr.
Union postale, **20** fr.

Mémoires de l'Académie de Médecine
Chaque vol. gr. in-8, publié en deux fascicules. **20** fr. ; Etranger. **22** fr.

Archives
DE
MÉDECINE DES ENFANTS

PUBLIÉES TOUS LES MOIS PAR MM.

V. HUTINEL — O. LANNELONGUE — A. BROCA — J. COMBY — L. GUINON
A.-B. MARFAN — P. MOIZARD — P. NOBÉCOURT

Dr **J. COMBY,**   Dr **R. RÖMME,**
Directeur de la Publication.   Secrétaire de la Rédaction

ABONNEMENT ANNUEL : Paris et Départements, **16** fr. Union postale, **18** fr.

Les Archives sont le plus important des recueils français de pédiatrie. Elles forment chaque année un volume d'environ 960 pages contenant des mémoires, des recueils de faits, des revues générales et près de 300 pages de bibliographie et d'analyses.

Revue de la Tuberculose

Paraissant tous les deux mois

SOUS LA DIRECTION DE
Ch. BOUCHARD, Président de l'Œuvre de la Tuberculose

RÉDACTEUR EN CHEF :
Dr **Pierre NOBÉCOURT**
Professeur agrégé à la Faculté de Médecine de Paris

SECRÉTAIRE DE LA RÉDACTION :
Dr **Georges VILLARET**

ABONNEMENT ANNUEL :
Paris. **12** fr. — Départements. **14** fr. — Union postale. **15**

========= PÉRIODIQUES MÉDICAUX =========

Le plus important des journaux français de médecine

LA

PRESSE MÉDICALE

Journal bi-hebdomadaire, paraissant le Mercredi et le Samedi

— DIRECTION SCIENTIFIQUE —

L. LANDOUZY
Professeur de clinique médicale
Doyen de la Faculté
de Médecine de Paris
Membre de l'Académie de médecine.

F. DE LAPERSONNE
Professeur de clinique ophtalmologique
à l'Hôtel-Dieu.

H. ROGER
Professeur de Pathologie expérimentale
à la Faculté de Paris.
Médecin de l'hôpital de la Charité.

E. BONNAIRE
Professeur agrégé
Accoucheur de l'hôpital Lariboisière.

M. LETULLE
Professeur agrégé
Médecin de l'hôpital Boucicaut.
Membre de l'Académie de Médecine.

M. LERMOYEZ
Médecin
de l'hôpital Saint-Antoine.

J.-L. FAURE
Professeur agrégé
Chirurgien de l'hôpital Cochin.

F. JAYLE
Ex-chef de clinique gynécologique
à l'hôpital Broca
Secrétaire de la Direction.

REDACTION :]

P. DESFOSSES, *Secrétaire de la Rédaction.*

J. DUMONT — R. ROMME, *Secrétaires.*

ABONNEMENT ANNUEL : *Paris et Départements,* **10** *fr.* — *Union postale,* **15** *fr.*
Le Numéro : Paris, **10** cent. — Départements et Etranger, **15** cent.

BULLETINS ET MÉMOIRES
de la Société Médicale ✢✢✢✢
✢✢✢✢ des Hôpitaux de Paris

Les **Bulletins et Mémoires de la Société Médicale des Hôpitaux de Paris** paraissent le Jeudi de chaque semaine, donnant ainsi, dans l'intervalle de deux séances, le compte rendu *in extenso* de la séance du vendredi précédent et forment chaque année un fort volume in-8°, d'environ 1200 pages, avec figures dans le texte.

ABONNEMENT ANNUEL : *Paris,* **18** *fr.* — *Départements,* **20** *fr.* — *Union postale,* **22** *fr.*

PÉRIODIQUES MÉDICAUX

JOURNAL
DE
CHIRURGIE

Revue critique publiée tous les mois

PAR MM.

B. CUNÉO — A. GOSSET — P. LECÈNE — Ch. LENORMANT — R. PROUST
Professeurs agrégés à la Faculté de médecine de Paris, Chirurgiens des Hôpitaux.

AVEC LA COLLABORATION DE MM :

AMEUILLE — BAROZZI — BASSET — A. BAUMGARTNER — L. BAZY — BENDER
CAPETTE — CARAVEN — CAVAILLON — M. CHEVASSU — CHEVRIER — CHIFOLIAU
DE JONG — DESFOSSES — DEMAREST — DUJARIER — FREDET — GRISEL
GUIBÉ — GUYOT — P. HALLOPEAU — IMBERT — JEANBRAU — KENDIRDJY — KÜSS
LABEY — LANGLOIS — GEORGES LAURENS — LERICHE — LÉTIENNE — LEW
P. LUTAUD — MASCAREÑAS — P. MATHIEU — MAYER — MERCADÉ — MICHEL
MOCQUOT — MOUCHET — MUNCH — OKINCZYC — PAPIN — PICOT
ROUDINESCO — SAUVÉ — SENCERT — WIART

SECRÉTAIRE GÉNÉRAL
J. DUMONT

Paraît le 15 de chaque mois. Chaque numéro contient : les *Sommaires des principaux Périodiques chirurgicaux* spéciaux et de médecine générale, — les *Sommaires des comptes rendus des Congrès et Sociétés de Chirurgie*, ainsi que des principaux Congrès et Sociétés mixtes de Médecine et de Chirurgie, — l'Index des *Thèses* et des *Livres de Chirurgie* les plus importants, — des *Analyses* très complètes, illustrées au besoin, des principaux articles, communications, ouvrages énumérés dans le Sommaire, — des *Informations* de nature à intéresser le chirurgien, — une *Revue générale* sur une question nouvelle. En outre, chaque numéro contient une *table analytique et alphabétique*, facilitant toutes les recherches.

ABONNEMENT ANNUEL : Paris, **30** fr. — Départements, **32** fr. — Étranger, **34** fr.
Le Numéro, **3** fr.

Prix du tome premier (1908) : **30** fr.

BULLETINS ET MÉMOIRES
de la Société de Chirurgie
DE PARIS
publiés chaque semaine

Le *Bulletin de la Société de Chirurgie* forme chaque année un volume grand in-8°, d'environ 1300 pages, avec nombreuses figures dans le texte.

BONNEMENT ANNUEL : Paris, **18** fr. — Départements, **20** fr. — Union postale, **22** fr

63400. — Imprimerie Générale Lahure, 9, rue de Fleurus, à Paris

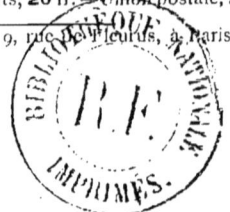

www.ingramcontent.com/pod-product-compliance
Lightning Source LLC
Chambersburg PA
CBHW031343210326
41599CB00019B/2632